看護学テキスト NiCE

リハビリテーション看護

障害のある人の可能性とともに歩む

改訂第3版

編集 酒井郁子　金城利雄　深堀浩樹

南江堂

執筆者一覧

▼ 編 集

酒井　郁子	さかい　いくこ	千葉大学大学院看護学研究院
金城　利雄	きんじょう　としお	金城大学看護学部
深堀　浩樹	ふかほり　ひろき	慶應義塾大学看護医療学部

▼ 医学監修（第Ⅶ章）

高岡　　徹	たかおか　とおる	横浜市総合リハビリテーションセンター

▼ 執筆者（執筆順）

酒井　郁子	さかい　いくこ	千葉大学大学院看護学研究院
金城　利雄	きんじょう　としお	金城大学看護学部
中島八十一	なかじま　やそいち	長野保健医療大学
山崎千寿子	やまざき　ちずこ	東京医療保健大学医療保健学部看護学科
大塚眞理子	おおつか　まりこ	長野県看護大学
細田満和子	ほそだ　みわこ	星槎大学大学院
岩隈　美穂	いわくま　みほ	京都大学大学院医学研究科
鈴鴨よしみ	すずかも　よしみ	東北大学大学院医学系研究科
出江　紳一	いずみ　しんいち	医療法人社団三喜会鶴巻温泉病院
末永　由理	すえなが　ゆり	東京医療保健大学医療保健学部看護学科
黒田久美子	くろだ　くみこ	千葉大学大学院看護学研究院
鳥田美紀代	とりた　みきよ	東邦大学健康科学部看護学科
遠藤　淑美	えんどう　よしみ	鳥取看護大学
Nancy Feeley		Ingram School of Nursing
周　　宇彤	Yutong Zhou	北京大学护理学院
黒河内仙奈	くろこうち　かな	神奈川県立保健福祉大学保健福祉学部看護学科
田中　康之	たなか　やすゆき	千葉県千葉リハビリテーションセンター地域支援センター
宮下　　智	みやした　さとし	帝京科学大学大学院医療科学研究科
伊藤　靖代	いとう　やすよ	元帝京科学大学医療科学部看護学科
泉　キヨ子	いずみ　きよこ	帝京科学大学医療科学部看護学科
高岡　　徹	たかおか　とおる	横浜市総合リハビリテーションセンター
大久保暢子	おおくぼ　のぶこ	聖路加国際大学大学院看護学研究科
塩田美佐代	しおた　みさよ	湘南医療大学保健医療学部看護学科
佐藤多美子	さとう　たみこ	横浜市総合リハビリテーションセンター看護課
飯田　直子	いいだ　なおこ	千葉県千葉リハビリテーションセンター看護局

石川ふみよ　いしかわ　ふみよ　　上智大学総合人間科学部看護学科

千葉　由美　ちば　ゆみ　　横浜市立大学大学院医学研究科看護学専攻

菅井亜由美　すがい　あゆみ　　独立行政法人地域医療機能推進機構　星ヶ丘医療センター看護部

尾上　　望　おのうえ　のぞみ　　前千葉県千葉リハビリテーションセンター看護局

西垣　昌和　にしがき　まさかず　　国際医療福祉大学大学院医療福祉学研究科

荒木　暁子　あらき　あきこ　　東邦大学看護学部

佐瀬真粧美　させ　まさみ　　東邦大学健康科学部看護学科

深堀　浩樹　ふかほり　ひろき　　慶應義塾大学看護医療学部

藤井　博之　ふじい　ひろゆき　　長野大学社会福祉学部

織井優貴子　おりい　ゆきこ　　東京都立大学大学院人間健康科学研究科看護科学域

大舘　千歳　おおだて　ちとせ　　国立障害者リハビリテーションセンター看護部

はじめに

　本書初版は，2010年に出版されました．そして東日本大震災をはさんで2015年に第2版を刊行し，初版から10年が経過した2020年11月に第3版の校了を迎えています．2015年からの5年間で世界は大きく変貌を遂げました．まず，本書第2版の完成間近であった2015年9月には，国連サミットで持続可能な開発のための2030アジェンダが採択されました．これを受けて，ユニバーサル・ヘルス・カバレッジの達成が位置づけられました．そして，2017年にWHOはリハビリテーションの定義を「リハビリテーションは，環境との相互作用における健康状態の個人の機能の最適化と障害を軽減するために設計された介入のセットである．急性慢性の疾患，障害，外傷，妊娠，老化，ストレス，先天異常などの状況を含んだあらゆる健康状態の人に対して，生きて働き，学び，潜在能力を最大限に引き出すための活動である」と改定したのです．

　本書はこの大きな変革の動きを受けて，内容を更新しています．改訂作業開始から3年近くかかりましたが，この間に日本は「平成」から「令和」に代わり，そしてCOVID-19のパンデミックで世界の様相は一変しました．リハビリテーション提供のありよう，長期ケア施設での生活支援のありよう，そして住み慣れた地域での暮らしのありようが，感染予防と感染制御に圧倒され，障害のある人たちは活動・参加の場や機会の縮小という脅威にさらされています．

　今こそ，あらゆる健康状態の人に対して，生きて働き，学び，潜在能力を最大限に引き出すための活動である，リハビリテーションとリハビリテーション看護は，その価値を最大限に発揮するときです．看護学を学び，近い将来に臨床の現場でケアを提供する学生の皆さんには，本書で論述されているリハビリテーション看護の価値と哲学，そしてそれに基づいた効果的な方法とシステムを理解し，看護実践に活用していただきたいと思っています．

　第3版で大きく改訂したのは，Ⅰ章・Ⅱ章・Ⅲ章です．リハビリテーションとリハビリテーション看護の解説を，グローバルな変化に対応させました．これに伴い，急性期のリハビリテーション看護および生活期のリハビリテーション看護と補装具などについて，具体的な看護の方法と評価を新しい知見に基づいて更新しています．また，2020年現在の研究状況を基に，遺伝や栄養とのかかわり，新たな手法などについてのコラムを設けました．次回の改訂では，これらのコラムの記載内容は本文で解説されていることと思います．次の新しい扉はもうそこにあります．

　さあ，リハビリテーション看護の探究の旅に出かけましょう．

2020年11月

酒井郁子
金城利雄
深堀浩樹

初版の序

　いつも，どこかに，戦争で傷つく人々がいます．さまざまな国で災害が発生し，被災者が助けを求めています．アジア諸国は，急速に高齢社会へとシフトしながらも，社会のシステムは追いついていません．人間は常に病（やまい）とともにあり，結果として病にともなう生活機能障害は，人類にとって切っても切れない深い関係のものとなっています．今も昔も，世界中で看護とリハビリテーションが必要とされているといえます．そして，これからもっと必要とされるようになるでしょう．この本を読もうとしている皆さんにまずそのことを伝えたいと思います．現代社会で看護職という職業を選択するということは，"障害をもつ人"と"リハビリテーション"について考え続けることでもあるのです．

　ナイチンゲールは，「病は回復過程である」と言いました．ヘンダーソンは，「看護独自の機能は，病人であれ，健康人であれ，各人が，健康あるいは健康の回復（あるいは平和な死）に資するような行動をするのを助けることである．この援助はその人ができるだけ早く自立してできるように仕向けるやり方で行う」と説明しました．つまり看護は，常にリハビリテーションという考え方を実践に包みこんで行われてきました．

　リハビリテーションが対象とする人は，障害をもった人々です．障害をもった人々が，勇気と信頼を携えて，その後の人生という旅をその人らしく歩んでいくことができるように，障害とともに生きるためのさまざまな知恵とスキルと態度を身につけることを，チームで支援する活動がリハビリテーションです．

　しかし，一方で，リハビリテーションという用語は，さまざまな場所で，さまざまな人が，いろいろな意味で使っています．たとえば，「リハに行ってくる」という言葉ひとつにしても，それは理学療法士などとともに行う本格的な運動練習を指す場合もあれば，患者1人でも行うことができるような，たとえば散歩のような簡単な運動のことを指す場合もあります．その意味合いは広範にわたり，何を指して"リハビリテーション"または"リハビリテーション看護"というのか，保健・医療・介護において必ずしも共有されていないという問題があります．このことが，リハビリテーションに携わる看護師たちに，自分の行う実践の専門性とその領域について，あいまいさあるいは疑念を起こさせることにもつながります．これは常に悩ましい問題です．「リハビリテーションにおける看護の役割ってなんだろう」「看護師は何を期待されているのだろうか」と自分たちの活動を振り返っては考え，振り返っては考え，それでも明確な答えは簡単に出るものではありません．

　そこで，こう見方を変えてはいかがでしょうか．すなわち，看護師が，障害をもつ人の「問題点」を数えるのではなく，むしろ障害をもつ人の「強さ」と「可能性」を信頼することに重きをおく専門職であり，その点にこそ看護師の大きな"強み"があると考えるのです．「強さ」と「可能性」への信頼は，自分にとっての相手が，また相手にとっての自分が，互いに"唯一無二の存在である"という関係性を築きうる重要な働きかけです．そのような医療従事者−患者間の好ましい信頼関係の構築は，とくに看護師が果たしうる特

徴的な価値であるといえます．この看護師の役割に気づくことができれば，リハビリテーション看護は，障害をもつ人にとっても，看護職者にとっても，魅力とやりがい，また達成感に満ちた意義深い活動となります．リハビリテーション看護の感動は，人間の強さと成長の可能性を目の当たりにし，障害をもつ人との相互作用によって，看護師自らも成長することを実感できるところにあります．

　"リハビリテーション看護"とは，"健康な生活"という視点から，障害をもった人の可能性を見出し，困難に満ちているかもしれない人生の長い旅を支え続ける活動です．長期間の視野に立つ，また生活機能障害をもつ人の日常生活に添った援助というためには，ただ単に"リハビリテーション"という言葉では足りず，やはり"リハビリテーション看護"という観点が欠かせません．本書は，看護学を学ぼうとしている皆さんに，"看護"だけではなく，また"リハビリテーション"だけではなく，"リハビリテーション看護"の本質を伝えたいとの思いに貫かれています．以下，その特長を紹介します．

本書の特長

　まず，リハビリテーションとリハビリテーション看護に関する考え方をしっかりと学び，看護師らしく考えるための基礎を確認しましょう（第Ⅰ章）．また，リハビリテーション看護が，近年，学問・理論の領域においても大きな進歩を遂げていることをふまえ，学問的基盤に立脚して日々の看護援助を創造するために必要な重要概念・理論の理解に重点をおきました（第Ⅱ章・第Ⅲ章）．さらに，リハビリテーション看護は，生活機能障害を有する人のQOL（Quality of Life）を向上するという具体的な目的を有する活動です．そして"Life"とは，生命・生活・人生を含む包括的な概念です．つまり看護師は，"生命レベル"では廃用を予防し，"生活レベル"ではその人の活動を促進し，"人生レベル"では社会への参加を促進する，という多くの役割があります．それらのさまざまな看護援助を創造するための基本的な考え方と知識を理解しておく必要があります（第Ⅳ章）．

　リハビリテーションの過程は，障害をもつ人の自然回復力を最大限引き出し，その回復過程に当事者が適応していくように援助する過程です．ひとりの看護師が当事者の回復過程のすべてにかかわることはありませんが，それぞれの回復過程には必ず看護職者がかかわっています．そのため看護師は，リハビリテーションにおける一連の回復過程を理解しておくことが大切です（第Ⅴ章）．また，多様な生活機能障害への援助を実践的に考えていくことができるように，代表的な生活機能障害を挙げ，その具体的な援助方法を解説しました（第Ⅵ章）．

　リハビリテーション看護は，倫理的実践である必要があります．倫理的感受性を磨くためには，リハビリテーション看護に特有の倫理的課題を検討することが役に立ちます．本書で紹介する具体的な問題を材料に，場面を想像しながら，自分がとるだろう行動などを考えてみるのもよいかもしれません（第Ⅶ章）．なお，最後に，質の高いリハビリテーション看護活動を保証していくための，今後の教育や管理のありかたについても言及しています（第Ⅷ章）．

　以上の内容は，国内外の研究者と実践者が総力を挙げて執筆し，また編集作業を行い，実現したものです．気鋭の研究者と豊かな経験を有する実践者のコラボレーションも本書の大きな特長であり魅力となっています．

　皆さんは，これから本書という地図を片手にリハビリテーション看護の探求の旅に出かけるのです．思いつくまま歩き回ることも楽しいでしょう．あるミッションを達成するためにこの本を開くときもあるかもしれません．探している答えがなければ，文献リストを参考に，さらなる探求の旅に出てください．本書は，かなり役立つガイドブックになることでしょう．しかし，旅をするのは皆さん自身です．

　2010年4月

酒井郁子
金城利雄

目　次

　撮影協力（所属は撮影当時）
　　丸尾朝之（金城大学医療健康学部理学療法学科）
　　本間文子（金城大学医療健康学部理学療法学科）

第I章

リハビリテーションとは

この章を学ぶにあたって

　社会がどのような状態を「障害」ととらえるのかにより，リハビリテーションの定義は変化してきた．リハビリテーションの理念が確立してきた歴史およびかかわる法律を理解したうえで，国際生活機能分類を理解しよう．本章は，これからスタートするリハビリテーション看護の学習の基盤である．

1 リハビリテーションの理念

この節で学ぶこと

1. リハビリテーションの哲学と目指すところを理解できる.
2. リハビリテーションの定義を理解できる.
3. 日本の医療・介護・福祉サービスにおけるリハビリテーションの位置づけを説明できる.

A. リハビリテーションの哲学と目指すところ

　リハビリテーションを支える哲学の前提として，すべての個人には，その人固有の価値があり，自分のヘルスケアの専門家になる権利がある[1]，というものがある．すなわち，障害のあるなし，健康状態の良し悪しにかかわらず，人間1人1人は自分の健康を自分で高めていく権利があり，そのようにする価値が備わっているということを示している.

　急性期医療では，患者のために日常生活活動援助を含む医療ケアが提供されるが，リハビリテーションでは，患者が日常生活を自分で行うことができるように，教育やトレーニングをすることに焦点があたる[2]．リハビリテーションはラテン語では〝rehabitate〟と表記され，「適する，身に着ける，身支度をする」ことを意味しており，もともとは戒律を犯して，教派の服装を身に着けることを一時的に禁止されたものが以前と同じ服装をしてもよいとされることを表していた[3].

　以上から，リハビリテーションの目指すところ（目標）は，セルフケアの育成，最大限の自立レベルの促進，機能の維持，合併症の予防，最適な機能の復元，潜在能力の最大限の引き出し，能力の強化，適応の促進，QOL（quality of life，生命の質）の復元，尊厳の保持，再教育，コミュニティへの再統合の支援，ウェルネスの改善とされている[1]．リハビリテーションとは「疾患からの回復」だけにとどまらず，その人の「未来の適応と改善」に焦点があたった未来志向の活動であるといえる.

B. リハビリテーションの定義

1● WHO の定義の変遷

　リハビリテーションは「障害」を対象とする活動である．そのため，どのような状態を社会は障害としてきたか，という障害のとらえ方の変化に伴い，リハビリテーションの定義も変遷してきた[4]．詳しくは国際生活機能分類を解説する節で説明する（p.22 参照）.

　たとえば，WHO リハビリテーション専門委員会の定義においては，1969 年の定義は個人に焦点があてられたものであったことがうかがえる．

1969 年の WHO の定義

　障害（disability）の場合，機能的能力（functional ability）が可能な限り，最高の水準に達するように，個人を訓練あるいは再教育するため，医学的，社会的，職業的手段を合わせ，かつ調整して用いることである[5]

　その後 1981 年に国際障害者年の目標「**完全参加と平等**」が制定されたことを受け，WHO によるリハビリテーションの定義はこの目標を反映したものに変更された．

1981 年の WHO の定義

　能力障害あるいは社会的不利を起こす諸条件の悪影響を減少させ，障害者の社会統合を実現することを目指すあらゆる手段を含むものである．リハビリテーションは障害者を訓練してその環境に適応させるだけでなく，障害者の直接的環境および社会全体に介入して社会統合を容易にすることを目的とする．障害者自身，その家族そして彼らが住む地域社会はリハビリテーションに関係する種々のサービスの計画と実施に関与しなければならない[6]

　さらに，2017 年には，ユニバーサル・ヘルス・カバレッジの推進の方向性を受けた WHO は，リハビリテーションの定義を以下のように変更した．

2017 年の WHO の定義

　リハビリテーションは，環境との相互作用における健康状態の個人の機能の最適化と障害を軽減するために設計された介入のセットである．急性慢性の疾患，障害，外傷，妊娠，老化，ストレス，先天異常などの状況を含んだあらゆる健康状態の人に対して，生きて働き，学び，潜在能力を最大限に引き出すための活動である[7]

　そして，ヘルスケアの仕組みの中にあまねくリハビリテーションが組み込まれること，多職種連携のもとに実施されること，病院だけでなくコミュニテイでもリハビリテーションが受けられるようにすること，などが強く推奨されるようになった．

2 ● 定義の変遷の考察

　以上の WHO によるリハビリテーションの定義の変遷をみると，1960 年代のリハビリテーションが個人への教育と訓練であるという，いわば「障害はその人の属性である」という考え方から，1980 年代の障害ある人の社会統合を目指した地域での総合的なリハビリテーションという「障害者の機能の改善だけでなく社会変革を行い社会に障害が統合されることを目指す」考え方に変化したことがわかる．そして最新の 2017 年の定義では，リハビリテーションの対象は障害が引き起こされる状況を含んだあらゆる健康状態の人と明記された．これは 1960 年代の「障害はその人の属性」という考え方と比較すると，「どのような人でも障害ある状態になる可能性がある」ととらえていることを指しており，1981 年の国際障害者年の目標である，「完全参加と平等」の理念を実現してきたことを表している．

　そして，2017 年の定義で，ヘルスシステム（その国の医療・保健・介護制度）の中にリハビリテーションが社会的なシステムとして組み込まれ，**必要な人に必要なリハビリテーションが届けられる**というユニバーサル・ヘルス・カバレッジの理念が明確になったといえる．

C. リハビリテーションの分類

1 ● トータルリハビリテーションの課題

　日本において，1980 年代からこれまで，長い間，トータル（総合）リハビリテーションという考え方があり，医学（医療），教育，職業，社会 4 分野それぞれのリハビリテーションが緊密な連携をとり，効果的効率的に進めていくことが期待されていた．

　教育的リハビリテーションとは，障害のある状態の人が教育を受けることによりその人の能力を引き出し，社会的自立を目指すものである．職業的リハビリテーションとは障害のある人の職業復帰（もしくは新たに従事）を支援することで生産的な活動に参画し経済的な自立を目指すものである．社会的リハビリテーションとは社会的な側面から機会の平等化を実現させるものである．

　一方，このトータルリハビリテーションと呼ばれる 4 つの領域に限定し，分類することは，現代の日本の医療・福祉・介護システムにとって現実的でなくなってきた[8]という指摘もある．このトータルリハビリテーションという考え方が提唱された1980年代の日本には介護保険制度はなく，地域包括ケアという考え方はなかった．であるからこそ障害のある人に医療，教育，職業，社会的なサービスを総合的に提供する「トータルリハビリテーション」が重要視されたといえる．

2 ● 日本の医療・介護・福祉サービスにおけるリハビリテーションの位置づけ

　日本においては，介護保険法が「尊厳と自立」を理念として 2000（平成 12）年に施行され，2008（平成 20）年から地域包括ケアシステムの導入が検討され，2011（平成 23）年には地域包括ケアの推進を目指した介護保険法の改正があった．そして，2012（平成 24）年には「自助，互助，共助，公助」の概念が提示され，2016（平成 28）年には地域包括ケアシステムのサービス要素が明確になった[9]（詳細は p.338 参照）．

　すなわち，本人の選択と本人家族の心構えがますます重要とされ，住まいと住まい方が確保されて，介護予防と生活支援が提供される．そのうえで重度化予防や自立支援に向けた生活機能の改善は，生活リハビリテーションとして専門職による多職種連携により取り組みを強化するという位置づけとなった．これからの日本において，中途障害のある人を対象としたリハビリテーションは，日常生活活動だけでなく，障害のある人の「参加」を促進することにより，「**年老いても，障害があっても，住み慣れたところで，その人らしく暮らす**」ことを支援するという地域基盤のリハビリテーション（community based rehabilitation：CBR）の役割を担うこととなった．そして医療と介護の一体的提供が提唱され，リハビリテーションは医療と介護をつなぐ重要な社会資源とみなされるようになった．

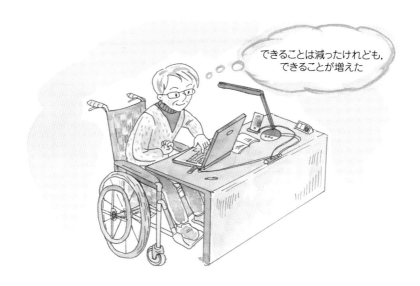

また，生活期のリハビリテーションを充実させるために，急性期，回復期でのリハビリテーションの充実と円滑な連携，地域のリハビリテーション拠点や福祉用具，住宅改修などのサービス要素の充実が重要であり，地域包括ケアの進展とともにこれらのサービスも充実しつつある．

この流れに呼応するように，2018（平成30）年には障害者の日常生活及び社会生活を総合的に支援するための法律（障害者総合支援法）の整備が完了した．これは，障害の有無によらず，地域で自立した生活を営む権利として「基本的人権を享有する個人としての尊厳」が明記され，先天性の疾患や障害，難病も対象にし，障害ある人を権利ある主体として基本理念に掲げたものである．

以上のように，日本においてリハビリテーションは医療・介護・福祉サービスのシステムの中に位置づけられ，障害ある人の社会参加を促進するためになくてはならないものとなっている．また小児から高齢者まで必要な人に必要なリハビリテーションが提供できる仕組みとして発展してきたといえる．

社会参加を促進するというリハビリテーションの原則は，どの場でどの対象に行われるリハビリテーションであろうと，共通している．すなわち，その人個人の回復と適応のみならず，社会の障害への適応の促進，能力の最大化，その人全体をケアする，障害が患者だけでなく家族に与える影響への考慮，合併症の予防とともに発症第1日目からのリハビリテーションの開始[1]，である．

学習課題

1．急性期医療とリハビリテーション医療の違いを説明しよう．
2．リハビリテーションの定義の変化を説明しよう．
3．日本の医療・介護・福祉サービスにおけるリハビリテーションの位置づけを説明しよう．

▌引用文献▌

1) Mauk KL：1 Overview of Rehabilitation. Rehabilitation Nursing A Contemporary Approach to Practice, Mauk KL（ed）, Jones & Bartlett Learning, p.1-13, 2012
2) Mauk KL：The effect of advanced practice nurse-modulated education on rehabilitation nursing staff knowledge. Rehabilitation Nursing **38**（2）：99-111, 2013
3) 中村隆一：第1章リハビリテーションの基礎　1-1 定義. リハビリテーション事典（伊藤利之, 京極高宣, 坂本洋一ほか編）, 中央法規出版, p.2, 2009
4) 中村隆一：第1章リハビリテーションの基礎　1-2 歴史. リハビリテーション事典（伊藤利之, 京極高宣, 坂本洋一ほか編）, 中央法規出版, p.6-11, 2009
5) WHO：WHO Expert Cimmittee on Medican Rehabilitation Second Report, in World Health organization Technical Report Series No. 419, p.6, 1969
6) WHO：Disability prevention and rehabilitation：report of the WHO Expert Committee on Disability Prevention and Rehabilitation［meeting held in Geneva from 17 to 23 February 1981］
7) WHO：Rehabilitation in Health Systems Guide for Action, p.2, 2017
8) 上田　敏：総合リハビリテーションを求めて—障害者の「全人的復権」実現のための歩みを振り返る. ノーマライゼーション：障害者の福祉 **30**：343, 2010
9) 厚生労働省：地域包括ケアシステムの実現に向けて, 2016年3月〔https://www.mhlw.go.jp/stf/seisakunitsuite/bunya/hukushi_kaigo/kaigo_koureisha/chiiki-houkatsu/〕（最終確認 2020年5月1日）

リハビリテーションの歴史

この節で学ぶこと

1. リハビリテーションの歴史について理解する.
2. リハビリテーション看護の歴史について理解する.

A. 概　要

　身体障害に対するリハビリテーションの治療体系と理念は，20世紀になって古代から永々と発展してきた物理療法に運動療法，作業療法が統合されていく流れと，障害により自立的生活に困窮する人に対する社会的理解や責任感の芽生えが密接に結びつく中で形成されてきた．その歴史を振り返ると，好むと好まざるとにかかわらず，これまで一度に多くの身体障害者を生み出す**戦争**を契機として発達し，戦傷者に対する補償と治療が，一般障害者への理解と援助につながっていった[1]といえる．リハビリテーションの対象は，20世紀前半では2回の世界大戦と**感染症**を起因とした障害が中心であり，後半では医学の進歩と公衆衛生環境や栄養状態の改善により，感染症から**慢性疾患**および加齢による障害へと変化してきた．今世紀になって，リハビリテーションはロボット技術や人工知能など最新の科学技術を取り入れながら進歩・発展してきている．

　以下では，障害のある人への欧米と日本のリハビリテーションについて歴史的に概観する（表Ⅰ-2-1）.

B. 欧米のリハビリテーションの歴史

1 ● 古　代

　有史以前のペルシアの壺に先天性四肢切断の姿が描かれていたり，エジプトのミイラに骨格変形や関節炎，脊椎カリエスが認められたりするなど，身体障害の存在は人類の歴史でも明らかになっている[2]．古代において，障害により自立した生活を営むのが困難な人は，適者生存の理(ことわり)によって見捨てられていた社会が少なくなかった．一方で障害があっても社会の一員として包容され生活できていた社会もあるなど，障害のある人への社会的態度は必ずしも同一ではなかったとされる[2-4]．

　古代ギリシアに生きた医学の父とされるヒポクラテス（Hippocrates，おおよそBC460-370）はその著書『外科学』の中で「運動は筋肉を強くし，**動かさないと萎縮する**ことを銘記すべきである」と記述しているが，これはリハビリテーションの基本原則である．身体

表Ⅰ-2-1　リハビリテーション関係年表（欧米と日本）

年	欧米	日本
1917	アメリカ陸軍軍医総監部の下に「身体再建およびリハビリテーション部門」（division of physical reconstruction and rehabilitation）が設けられる	
1945		第二次世界大戦終結
1946		日本国憲法成立
1947		児童福祉法成立
1948	世界人権宣言（WHO）	保助看法（保健師助産師看護師法）成立
1949		身体障害者福祉法成立
1955		第5回日本看護協会総会：教育委員会で「リハビリテーション」のシンポジウム開催
1959	1959年法成立（デンマーク；バンク・ミケルセンの唱えたノーマライゼーションの理念が基調になったもの）	
1960	第1回パラリンピック（ローマ）	身体障害者雇用促進法成立
1963		日本リハビリテーション医学会設立
1964		第2回パラリンピック開催（東京）
1965		理学療法士及び作業療法士法成立
1969	第11回リハビリテーション・インターナショナル（RI）世界会議（ダブリン）で国際シンボルマーク」を採択	
1970	リハビリテーションの10年（1970～1980年）リハビリテーション法成立（アメリカ）	心身障害者対策基本法成立
1971	知的障害者の権利宣言（WHO）	
1972	自立生活運動（Independent Living Movement）が起こる	
1973	アメリカリハビリテーション看護師協会（ARN）設立	
1975	障害者の権利宣言（WHO）	
1976	第1回冬季パラリンピック（スウェーデン）	身体障害者雇用促進法の改正
1979		総合せき損センター，国立身体障害者リハビリテーションセンター，国立職業リハビリテーションセンター設置
1980	国際障害分類（ICIDH）採択（WHO）	
1981	国際障害者年（WHO）〔テーマ「完全参加と平等」〕	
1982	国連総会「障害者に関する世界行動計画」および「障害者に関する世界行動計画の実施」採択	
1983	「国連障害者の10年」（1983～1992年）FIM（機能的自立度評価法）がアメリカで開発される	
1987		義肢装具士法，社会福祉士及び介護福祉士法成立
1989		日本リハビリテーション看護研究会発足（1992年に日本リハビリテーション看護学会へ名称変更）
1990	ADA（障害をもつアメリカ人法）成立（アメリカ）	
1993		障害者基本法成立
1994		ハートビル法（高齢者，身体障害者等が円滑に利用できる特定建築物の建築の促進に関する法律）成立
1995		障害者プラン（ノーマライゼーション7ヵ年戦略）を策定
1997		介護保険法，精神保健福祉士法及び言語聴覚士法成立
1998		第7回冬季パラリンピック開催（長野）
2000		交通バリアフリー法（高齢者，障害者等の移動等の円滑化の促進に関する法律）成立
2001	国際生活機能分類（ICF）採択（WHO）	
2002		身体障害者補助犬法の成立
2005		障害者自立支援法成立
2006	障害者権利条約（障害者の権利に関する条約）採択（WHO）	バリアフリー新法（高齢者，障害者等の移動等の円滑化の促進に関する法律）成立
2010		障害者自立支援法改正　脳卒中リハビリテーション認定看護師教育開始
2011		障害者基本法改正
2012		「障害者自立支援法」を「障害者総合支援法（障害者の日常生活及び社会生活を総合的に支援するための法律）」とする法改正
2013		障害者差別解消法（障害を理由とする差別の解消の推進に関する法律）が成立
2016		障害者雇用促進法改正
2021		第16回夏季パラリンピック（東京）：予定

障害のある人へのいろいろな治療法や補助具については，遠い昔から記録に残されている．たとえば，日光浴療法のような治療は神話の時代から行われ，太陽はその治癒力のため，当時は神としてあがめられていた．水治療法は，古代の中国やエジプトなどの記録に残され，ローマ時代には水浴が流行していた．義肢の記録は，ほぼヒポクラテスの時代にまでさかのぼり，一方，クラッチ（杖）を使用したという史上最初の記録は紀元前2380年ごろのエジプトの墓碑に残されている．さらにマッサージやシビレエイを用いた電気療法の始まりもこの時代にみることができる[5]．

2●中　世

中世は，リハビリテーションの歴史の中で，社会的にも科学的にも進歩のなかった暗黒の時代と称されることがある．ヨーロッパでは多くの障害は超自然あるいは悪霊によるものとされていた．11世紀には，悪魔祓いや魔女狩りが始まるなど，障害のある人は酷い扱いを受けるか無視されるか，あるいは嘲笑されたり，迫害を受けたりした[2]．とくに，知的障害者や精神障害者はその対象となった．

14世紀になると，火薬が発明され，戦いに大砲が初めて使用された．ただこの1つの発明によって戦傷者という新しい障害者が生まれ，ここに初めて出生時の事故以外の原因で手足を失ったり，身体に障害を受けた人が多数生み出され，新しい医学的処置の仕方が要求されるようになった[3]．

3●近　代

近代になると，中世に障害の原因として広まっていた悪霊（悪魔）の観念は，障害者への同情と支援を説く宗教運動により払拭されていった．ルネッサンス期では科学的思考の興隆に影響され，障害に対する医学的側面への科学的探求が開始されたが，障害のある人への配慮や社会連帯の強化の方向には向かわなかった[2]．

この時代，各国で精神病院が設立されるようになった．盲聾児や知的障害児，肢体不自由児の学校も設立され教育が始められる一方で，障害のある人（知的障害や先天奇形など）を見せ物にする興行も行われた．さらに，知的障害のある人は，優生学の立場から社会的脅威とみなされ障害児の施設入所の促進，医師の治療拒否や救命放棄などの扱いをされることもあった．障害の医学として，18世紀に**整形外科**が肢体不自由に対する専門領域として発展していった．

19世紀になり，障害への医学的アプローチが発達する中で，訓練と機能回復が強調され始めたことに，リハビリテーションの概念の萌芽を垣間見ることができる[2]．

4●20世紀〜現代まで

20世紀になると，それまで水治療，マッサージ，運動療法などばらばらに分かれて行われていた分野をまとめて**物理療法**（physiotherapy）と呼ぶようになった[5]．

第一次世界大戦（1914-1918）のさなか，1917年にアメリカ陸軍軍医総監部の下に「身体再建およびリハビリテーション部門（division of physical reconstruction and rehabilitation）」が設立され，医学の世界で初めて「リハビリテーション」の語が使われた．

　　1920〜1930 年代はポリオ（急性灰白髄炎, poliomyelitis anterior acuta）が流行し, ポリオ患者のリハビリテーションの努力の中から, 徒手筋力テスト法, 筋力増強訓練の原理, 麻痺性疾患に対する装具療法などリハビリテーション医学の基礎をなすものが生みだされた[6]. 1941 年に, 医師クルーゼン（Frank H. Kruzen, 1898-1973）は "Physical Medicine"（物療医学）を著した. これは, 治療法に関する包括的な教科書として初めてのものだった[3].

　　第一次世界大戦では, 殺戮兵器の進歩により欧米諸国に多くの戦傷者を生み出し, 青壮年期の身体障害者に対して身体機能の回復や職業復帰を意図したリハビリテーションが行われ始めた. 第二次世界大戦（1939-1945）でも同じように, 戦傷者に対する早期回復と職業復帰を早めるリハビリテーション・プログラムが開発された. ニューヨークに設けられた身体障害者の施設では, 数百人の戦傷軍人にトレーニングプログラムを実施し, 一定の成果をあげた. やがてそのプログラムは病院にも取り入れられ, 一般市民にも利用されるようになった. そのころ, 戦争による障害から回復を果たす状態を, 再建(reconstruction), 再調整（reconditioning）, 再教育（reeducation）, 回復期ケア（convalescent care）などと呼んでいた. これらが戦後になって, リハビリテーション（rehabilitation）という言葉に統一された[5].

　　第二次世界大戦後は予防医学・治療医学の進歩がめざましく, 抗菌薬によって感染症による障害は激減し, 代わりに工業の発達に伴って労働災害が増え, 自動車の増加は交通事故による負傷者を増大させた. さらに, 人口の高齢化による脳卒中や関節疾患など慢性疾患の増大もリハビリテーションの必要性をいちだんと高めることになった.

5 ● 現代におけるリハビリテーションの理念の変遷

　　第二次世界大戦前後から 1960 年代までリハビリテーションは障害者の**日常生活活動**（activities of daily living：**ADL**）の自立を重要視し, 納税者として社会復帰をさせることを最大の目標としていた. しかしながら, このような ADL の自立を第一とする考え方は, ADL の自立や職業復帰の達成が困難な重度障害者には, そもそもリハビリテーションは不用, 適応外という差別構造を生み出すという自己矛盾を生じさせる結果に陥ってしまうことになった.

　　そこで, 1970 年代に入って, 障害の程度にかかわらず,「**その人らしく生きる権利**」,「**生活の自己決定権**」を保障するべきであるという**自立生活運動**（Independent Living Movement, IL 運動）が重度障害者を中心として起こった. さらに, ノーマリゼーションの思想と連動し, 障害者が施設から地域へ生活の拠点を移し, 主体的に自立的な生活を送る運動に発展した. このような運動の結果, 1973 年にアメリカでリハビリテーション法（Rehabilitation Act）が成立した. この動きは, 1980 年の国際障害者年のスローガンである「**完全参加と平等**」の宣言の思想的背景となった. このようにリハビリテーションの理念は 1970 年代以降に大きく変遷し, 以前のように職業復帰, 経済的自立のみを目標にせず, その人の能力に応じて, 人間らしい, 積極的で, 何らかの意味で生産的な生活を目指して努力するという, 障害者 1 人 1 人の QOL（quality of life, 生命・生活の質）を向上させることが最も重要であるという, 現在のリハビリテーションの基本的な考え方につながっていったといえる[7].

C. 日本のリハビリテーションの歴史

1 ● 近代以前

　障害に対するリハビリテーションの史実は乏しいが，日本でも障害は祟りによって起こると思われる時代があるなど，障害のある人への社会的態度は，ヨーロッパの歴史と大きく変わることはなく，古代より近代に至るまで遺棄や迫害をされたり，あるいは仏教思想などに基づいて庇護されていた．11世紀頃には，障害のある子は一家の不幸・災いを一身に引き受けているという「福子思想」により，大切に育てられた社会もあった[8]．障害の中でも視覚障害に限っていえば，大宝律令（701年）の医疾令に，**按摩師**，按摩博士，**鍼師**，鍼博士の制が設けられており，医術・調剤の法を医生に教授する医博士は呪術，医薬とならんで鍼，按摩などに通じるべきだとされ，物理的治療についても触れられている．律令時代では，盲人に対する天皇の庇護が起こり，管弦や鍼，按摩などは盲人の独占とするなど手厚い保護が江戸時代まで続いた[9]．

2 ● 明治時代〜第二次世界大戦まで（1868-1945）

　明治時代になって，ドイツ医学の導入より物理療法が始められた．1922年に東京大学の整形外科教授である高木憲次（1888-1963）はドイツに留学した際に，クリュッペルハイム（肢体不自由児施設）を見学し，肢体不自由児が人間らしく社会の一員として成長するために医療と教育を統合して行う必要性を痛感し，「**療育**」という概念を生み出した．「療育」という考え方には，医学，教育，職業の3つの面にわたる総合的なリハビリテーション事業の必要性が認識されており，リハビリテーションという言葉は使われていないものの，これは世界的にみても先駆的な思想であったといえる[10]．

　日中戦争や2度の世界大戦により下肢切断した傷痍軍人などに対して，義足装着訓練が行われたり，回復期患者を収容した陸軍病院では物理療法，運動療法，職業準備教育の三部門が設けられていたことから，リハビリテーション思想に基づく組織的な治療が行われていたとされる[9]．

3 ● 第二次世界大戦後〜現在まで

　第二次世界大戦後に，アメリカから現代的な医学的リハビリテーションが導入され，体系的なリハビリテーションが始まった．1960年頃は，子どもを中心にポリオが大流行し，ポリオ後遺症による運動麻痺に対するリハビリテーションとして運動療法や装具療法などがさかんに行われた．その後は，欧米と同様に予防医学，治療医学の進歩等により感染症に伴う障害の割合は減少し，脳卒中をはじめとする生活習慣病が主要原因の障害が増大するという，疾病像と障害像の構造的な変化を示した．また，産業構造の変化や自動車の普及による事故に伴う障害も増大したが，近年では産業安全，交通安全の啓蒙活動により減少傾向にある．

　高齢者人口の増大に伴う高齢障害者の介護予防対策として，2000（平成12）年に介護保険制度が施行された．同時に，脳卒中などによるADL障害のある高齢者に対して集中的にリハビリテーションを提供し，在宅復帰を目的とする「**回復期リハビリテーション病棟**」

も創設された．21世紀になって急速な高齢者人口の増大に対して2025年を目途に地域包括ケアシステムの構築が推進されているが，その中でリハビリテーションの役割は大きくなってきている．

D. 日本のリハビリテーション看護の歴史

1● 導入期～1970年代まで

前述のように，リハビリテーションの理念や治療体系が戦後間もなくアメリカから日本に導入されたころに，リハビリテーション看護もその専門分野として知られるようになった．1950年代には，国内看護雑誌に海外のリハビリテーション看護文献の翻訳掲載やリハビリテーション看護技術が特集掲載されるようになり，1955（昭和30）年の第5回日本看護協会総会教育委員会ではリハビリテーションをテーマにシンポジウムが開催されている．

戦後いち早く導入されたリハビリテーションも，1970年代頃までは現在と異なって都市部にリハビリテーションを専門とする病院は少なく，多くは都市から離れた**地方の温泉地**にあるリハビリテーション病院で行われていた．そのため，国民がリハビリテーションの実際に触れる機会が少ないこともあり，一般病院の機能訓練室で整形外科術後等に後療法として行われる**理学療法やマッサージ・温熱療法**等がリハビリテーションそのものとして理解される時代があった．

看護界においても既述したようにリハビリテーション看護の存在そのものは戦後の早い段階から知られるようになったものの，リハビリテーションの本質やリハビリテーション看護の独自性について理解が広がらない時代が続いた．その原因の1つとして，看護基礎教育カリキュラムの中においてリハビリテーション看護の位置づけが明確にされず，看護基礎教育課程の中でリハビリテーション看護について学ぶ機会が乏しかったことも少なからず影響していたと思われる．

2● 1980年代～現在まで

1980年代になって**都市部**にリハビリテーション専門病院が開設されるようになり，都市部でもリハビリテーションが積極的に行われるようになった．全国各地にリハビリテーション専門病院が増えるに従い，リハビリテーション看護に従事する看護師も増えていった．

1987（昭和62）年には，看護教育カリキュラム改正に合わせて，看護基礎教育課程の中でリハビリテーションの概念が初めて教授されるようになった．1996（平成8）年のカリキュラム改正では，健康の状態に応じた看護としてリハビリテーションが入るようになった．全国各地のリハビリテーションの看護現場でばらばらに実践されている知識・技術を集約し，リハビリテーション看護の質の向上や発展に寄与することを目的として，1989（平成元）年に日本リハビリテーション看護研究会（1992年に日本リハビリテーション看護学会へ名称変更）が発足し，リハビリテーション看護に関する教育研究活動がさかんに行われるようになった．

1990年代頃から21世紀の超高齢社会の到来を見据えた医療福祉政策として介護保険が

検討されるようになり，2000年4月に**介護保険**として制度化された．それに合わせた診療報酬改定で，寝たきり高齢者の予防を目的とする**回復期リハビリテーション病棟**が誕生し，全国各地に数多く開設されるようになった．それに伴いリハビリテーションの場で働く看護職者が飛躍的に増大したこともあり，リハビリテーション看護に関する論文が増え，専門書や雑誌などが数多く出版されるようになった．さらに，2010年には日本看護協会が認定するリハビリテーション看護に関連した脳卒中リハビリテーション看護認定看護師が誕生している（2019年8月現在有資格者714名）．その他，回復期リハビリテーション病棟協会がリハビリテーション看護師の教育研修を定期開催し，独自にリハビリテーション看護の熟練看護師を養成している．

　このように，日本にリハビリテーション看護がもたらされて半世紀以上を経過した現在，加齢や慢性疾患により障害のある人のADLの回復とQOLの向上を支援する看護の専門分野として，リハビリテーション看護の独自性と重要性が改めて認識されてきている．

コラム

「ギャッチベッド」と「ギャッチアップ」

　中央から蝶番式に上半身を起こすことができる装置のあるベッドを，「ギャッチベッド」あるいは「ギャッジベッド」とも呼ばれることがあり，どちらが正しいのか最近まで混乱した状況がみられていた．正しくは「ギャッチベッド（Gatch bed）」である．「ギャッチベッド（Gatch bed）」という名称は，外科用ベッドとして最初に考案したアメリカの外科医ギャッチ（Willis Dew Gatch, 1878-1961）の名前に由来するとされている[i]．日本の医学辞典（縮版　医学英和大辞典（加藤勝治編）南山堂，1976）では，「蝶番を用いて半端を自由に挙げることのできるように工夫した床，ガッチ床（Gatch bed）」として紹介されている．臨床現場において，ギャッチベッドで患者の上体を起こすことをギャッチアップするという言い方をときどき耳にすることがあるが，これも言葉の由来からいえばあまり適切な表現とはいえない．

　ちなみに「ギャッチ（Gatch）」という語句については，アメリカの高名なリハビリテーション専門病院の1970年代の教育用マニュアルにも，jointed（gatched）という形容詞的な記載があり，リハビリテーション先進国のアメリカにおいても用語の由来が知られずに使われた時期があったようである．

引用文献
ｉ）Medical Definition of gatch bed〔https://www.merriam-webster.com/medical/gatch bed〕（最終確認2020年5月1日）

学習課題

1．障害のある人々の生きる権利を擁護してきたリハビリテーションの歴史的意義について考えよう．
2．これからの社会に求められるリハビリテーション看護の役割について考えよう．

┃引用文献┃

1）砂原茂一：リハビリテーション，岩波書店，p.80，2017
2）中村隆一編：入門リハビリテーション概論，第 7 版増補，医歯薬出版，p.1-7，2013
3）Stryker R：Rehabilitative Aspects of Acute and Chronic Nursing Care, WB Saunders, p.5-7, 1977
4）文献 1），p.48-49
5）文献 1），p.86-88
6）日本リハビリテーション医学会編：リハビリテーション白書，第 2 版，医歯薬出版，p.72-73，1994
7）文献 1），p.202-214
8）生瀬克己：障害者の自立と生活保障　福祉と障害，江戸の危機管理（山本博文編），新人物往来社，p.174，1997
9）文献 1），p.103-106
10）文献 2），p.8

3 リハビリテーションにかかわる法律

この節で学ぶこと

1. リハビリテーションの現場で働く看護師の業務を定める法律について理解する.
2. 障害者に向けた医療と福祉に関する法律について理解する.

A. 法律の役割, 法律を学ぶ意義

　法律を知るということは世の中の仕組みを知ることである. リハビリテーションの領域では重度の患者および障害者である人たちは常にどのように生活できるのか迷っているのが現実である. 日本において, そのような人たちにも生きる権利（**生存権**）を理念的に保障するのが日本国憲法第 25 条である.

　第 1 項　すべて国民は, 健康で文化的な最低限度の生活を営む権利を有する.
　第 2 項　国は, すべての生活部面について, 社会福祉, 社会保障及び公衆衛生の向上及び増進に努めなければならない

　この憲法 25 条に定める生存権を具体的に法律化することで国民健康保険法等の社会保険に関する法律, 国民年金法等の公的年金制度, 障害者基本法等の社会福祉に関する法律などさまざまな仕組みが法的に成り立っている. また, 国際連合総会で採択された障害者権利条約は, 日本の障害者基本法の改正の契機となった. このように大きな理念の下に個々の法律が作られている.

　リハビリテーションの現場にいる看護師は患者やその家族と最も密接に接する立場にあり, 負傷を含む疾病の後遺症やそれに向けた社会保障までさまざまな質問を受けることから, リハビリテーションに関する法律を知っておくことは自身の素養にとどまらず, 最終的にリハビリテーションを受ける患者の利益につながる. 何より法律は規制するばかりではなく, 何が可能であるかも示しているからである.

　リハビリテーションという用語については近年使用範囲が拡大していて, 社会復帰までを含めて使用することが多い. そこで, 1 人の人が病気になって病院で治療した後, 後遺症をもって社会に出ていく過程でどのような法律に接するのかをイメージしながら順序立て, 解説する. なお, 法律とそれに基づく規則を含めて「法令」という用語に統一する. 法令のうち特記していないものは厚生労働省（厚労省）所管のものである.

B. リハビリテーションにかかわる法律の概要

1 ●「医療」と「福祉」の区分

　　本節ではおおまかに,「医療」を疾病（負傷を含む）を治療するための仕組みとし, 同様に「福祉」を疾病治癒後に後遺症により生じた生活の困難を社会的に援助するための仕組みとして解説する. 経時的に医療の後に福祉が続くことになる. ただし, 疾病治癒後も医療的介入の継続が必要であったり, 難病や老化のように治癒という言葉の使用が難しい例もあることから, いつ医療から福祉へ移行したと区分できないこともある.

　　この一連の過程の中で, 医療機関で医学的リハビリテーションを実施し, 福祉施設で福祉サービスの提供および社会的リハビリテーションを実施することに関連する法律を, リハビリテーションにかかわる法律（**表Ⅰ-3-1**）としてまとめた.

2 ● 法律の役割分担

　　このような各種の法律は, 組み合わさって1人の患者が社会に出て行くための方策が可能になるというそれぞれの役割を知ることが大切である.

　　たとえば, 医療機関の開設に関する法律は医療法である. 独立した訪問看護ステーションの開設は介護保険法にもとづく. このように目的が異なる機関や施設は開設そのものが

表Ⅰ-3-1　リハビリテーションにかかわる法令

法・制度の枠組み	法令名	法律の概要
リハビリテーション実施医療機関を定める法令	医療法	・医療機関の開設
	介護保険法	・訪問看護ステーションの開設
リハビリテーション実施者の身分を定める法令	医師法, 保健師助産師看護師法, 理学療法士及び作業療法士法, 視能訓練士法, 言語聴覚士法, 義肢装具士法, 精神保健福祉法*¹, 臨床工学技士法など	それぞれの職種の国家資格を定める
障害者として認定する法令	身体障害者福祉法	・身体障害者手帳の発行
	精神保健福祉法*¹	・精神障害者保健福祉手帳の発行
	厚生省発児第156号, 厚生事務次官通知等	・療育手帳の発行
障害者を支える福祉サービスを定める法令	障害者基本法	・障害者支援の基本的理念の制定
	障害者差別解消法*²	・障害者差別の禁止
	障害者総合支援法*³	・障害者の日常生活や社会生活全般を支援する法律
	バリアフリー新法*⁴	・高齢者や障害者に移動を容易にするための法律
	身体障害者補助犬法	・介助犬, 聴導犬に関する法律
	道路交通法	・盲導犬や車椅子の走行に関する法律
	国民年金法, 厚生年金保険法	・障害年金に関する法律

法令の正式名称
*¹：精神保健及び精神障害者福祉に関する法律
*²：障害を理由とする差別の解消の推進に関する法律
*³：障害者の日常生活及び社会生活を総合的に支援するための法律
*⁴：高齢者, 障害者等の移動等の円滑化の促進に関する法律

異なる法律によって規定され，届け出る役所や窓口が異なってくることも普通である．そればかりか運用にあたり，得られる報酬も異なる法令により規定される．まずはそのようなものであるという認識をもつことが必要である．

　医療にかかわる法令は厚労省所管であることが大部分であるが，医師，助産師，薬剤師が患者について知り得た秘密の保持が法務省所管の刑法で規定されていることは例外的である．看護師，保健師の秘密保持は保健師助産師看護師法で規定されるので厚労省の所管である．

　一方，福祉にかかわる法令は厚労省が所管する例が多いものの，関係する官庁は国交省，警察庁など多様である．たとえば車椅子について，福祉用具としての取り扱いは厚労省の所管であり，建築物へのアクセスは高齢者，障害者等の移動等の円滑化の促進に関する法律（バリアフリー新法）の対象で国交省がかかわり，公道での走行は道路交通法で規定され警察庁がかかわる．さらに電動車椅子であれば内閣府令によって規定される．

　このようにひとつの事物がその目的次第でかかわる法令が異なってくるので，どの法律にかかわるのか知るためには，知りたいことがその事物のどのような局面でのことかよく考えてから調べる必要がある．

C. 医療機関と法律

1 ● 看護師が働く医療機関

　看護師が実際に働く医療機関は医療法で医療提供施設と呼ばれ，開設もこの法律に基づく．病院，診療所などがあり，病床には一般病床，精神病床，感染症病床，結核病床，療養病床が区分される．療養病床の中に**医療保険法**のもと医療保険が適用となる療養病床と**介護保険法**のもと介護保険が適用となる療養病床があり，回復期リハビリテーション病棟は前者に含まれる．回復期リハビリテーション病棟はリハビリテーション医療に特有の病棟であり，これを主体にする専門病院がある．別途，介護保険法で規定される介護老人保健施設（老健）でも医療的ケアやリハビリテーションが実施される．

　看護師の給料のもととなる医療機関の収入は国民健康保険法をもととする国民健康保険（自営業者など）と健康保険法をもととする健康保険（会社員など）による診療報酬と患者の自己負担金からなる．保険を利用しない自由診療はすべて自己負担金となり，価格は医療機関が任意に設定する．

2 ● 医療機関でのリハビリテーションの実施

　リハビリテーションを急性期，回復期，生活期（維持期）の3つの時期に分けて考えることができる．法令という観点からは医療保険法の対象となるリハビリテーションと介護保険法の対象となるリハビリテーションがあり，急性期と回復期でのリハビリテーションは専ら医療保険の適用となる．リハビリテーション医療は手術や投薬といった他の医療と法律上での取り扱いに違いがあるわけではないが，運用規則上では回復期でのリハビリテーション医療はかなり特徴的である．

　回復期は患者の病態あるいは機能障害に着目して専門職による各種の訓練を集中的に実

施する時期であり，その専門病棟が回復期リハビリテーション病棟である．回復期リハビリテーションの目的は自宅での自立生活を可能にすることにあり，基本的に運動機能障害に対応する．脳血管障害や，骨・関節系疾患などの患者が対象となる．

通院リハビリテーションは外来リハビリテーションのことで医療保険の適用であり，入院を必要としない患者のリハビリテーションや，回復期リハビリテーションを終えて生活期に入った患者が在宅生活に移行したのちに機能維持の目的で実施する．とくに後者の場合には，一般的には介護保険のリハビリテーションに移行する．また神経難病の患者がこの制度を用いて機能維持を図ることがある．なお「在宅」という用語は法令上では用いず，「居宅」を用いる．

D. 障害者福祉と法律

1 ● 障害者のかかわる法律

障害者に向けた福祉サービスを規定する最上位にある法律は**障害者基本法**〔2011（平成23）年施行〕であり，障害者施策の理念を規定している．これに則り，障害を理由とする差別の解消の推進に関する法律（**障害者差別禁止法**）が制定された〔2016（平成28）年施行〕．ともに所管は内閣府である．

実務上では，**障害者自立支援法**〔2006（平成18）年施行〕により，ホームヘルプサービス，ショートステイ，入所施設等の介護給付費，自立訓練（リハビリテーション等），就労移行支援等の訓練等給付費（障害福祉サービス），心身の障害の状態の軽減を図る等のための自立支援医療（公費負担医療）等の相談支援と給付を通じた障害者の自立が制度化された．また，この法律を改定した障害者の日常生活及び社会生活を総合的に支援するための法律〔**障害者総合支援法**，2013（平成25）年施行，以後改正継続〕により障害程度区分から障害支援区分への見直し，重度訪問介護の対象拡大，ケアホームとグループホームの一元化などが施行された．この中で自立支援医療は公費負担医療制度として定着した．たとえば腎機能障害をもつ者は内部障害として身体障害者の認定を受けると，この法律の適用により人工透析を継続して利用できる．

福祉用具については障害者総合支援法に基づく補装具や日常生活用具と，介護保険法給付の対象となる用具とがある．前者は義肢や装具に代表される義肢，装具，歩行器，補聴器，重度障害者用意思伝達装置などがある．後者は車椅子，歩行器，自動排泄処理装置などが貸与の対象であり，腰掛便座や簡易浴槽などが例外的に購入の対象となる．また厚労省所管の**身体障害者補助犬法**により介助犬，聴導犬が規定され，盲導犬は警察庁主管の道路交通法により規定される．

加齢に伴って生じる心身の能力減退に向けた福祉サービスを規定する法律は介護保険法であり，別途解説する．

2 ● 障害者としての認定作業

医療機関で病気や負傷によりリハビリテーションを受けた後に後遺症を遺した者には，**障害者手帳**を発行することで公的福祉サービス利用の門戸を開く必要があり，申請用診断

書作成は医師の重要な業務となっている.

　法令上での障害者という用語には医療従事者が日常使用する意味合いとは異なる点がある. 最もそれが明確なのは身体障害者についてであり, 身体障害者福祉法の条文を示す.

　第4条　この法律において, 身体障害者とは, 別表*に掲げる身体上の障害がある十八歳以上の者であって, 都道府県知事から身体障害者手帳の交付を受けたものをいう.

　四肢の切断, あるいは視力喪失といった明白な医学的事実だけではなく, 障害者手帳を所持することで初めて障害者として認められる. したがって下肢を切断して, 障害者手帳を申請せずに生活している限りは障害者としての行政的取り扱いはなく, 公的福祉サービスの利用はできない.

　障害者は ① 身体障害, ② 精神障害, ③ 知的障害の3分野からなり, 障害者手帳も3種類ある. この中で身体障害者手帳は身体障害者福祉法により規定され, 精神障害者保健福祉手帳は精神保健及び精神障害者福祉に関する法律(精神保健福祉法)により規定される. いずれも医師による診断書を必要とするため必ず医療機関で手続きを行う. 知的障害のための療育手帳は厚生労働省事務次官通知により規定され, 判定は18歳未満であれば児童相談所が, 18歳以上であれば知的障害者更生相談所が行い, 通常その実務に医療機関が関与することはない. 1人の人間が2つの異なる障害者手帳を所持することはありうる.

　また, 難病患者は医師の診断書があれば障害者総合支援法により障害者と同様に公的福祉サービスが利用できる.

　別途, 労働に従事することで発生した疾病や負傷は労働災害（労災）と呼ばれ厚生労働省所管の労働者災害補償保険法により補償される. 交通事故による被害者への補償は国土交通省主管の自動車損害賠償保障法に基づく自動車損害賠償責任保険（自賠責）により補償される.

3 ● 障害者手帳等

a. 身体障害者手帳

　身体障害に含まれる障害は大きく分けて, 視覚障害, 聴覚障害, 音声・言語機能障害, 咀嚼機能障害, 肢体不自由, 内部障害である. 内部障害は内臓の障害を意味し, 心臓機能障害, 呼吸器機能障害, 腎臓機能障害, 膀胱または直腸機能障害, 小腸機能障害, 免疫機能障害, 肝臓機能障害が含まれる. 失語症は音声・言語機能障害の中に含まれる.

　この身体障害者手帳の所持により, 車椅子や義肢装具などの福祉機器の交付, 医療費助成, 税金の減免, 交通費補助, 介助犬の利用, その他の福祉サービスの利用が可能になる.

b. 精神障害者保健福祉手帳

　精神障害者保健福祉手帳が対象とする疾患は統合失調症, 躁うつ病, 非定型精神病, てんかん, 中毒精神病, 器質性精神障害であり, 治療により症状が変動するため手帳発行後2年に1度更新する必要がある. 高次脳機能障害は器質性精神障害としてこの手帳の対象である. また知的障害を伴わない発達障害はこの手帳の対象となる.

*別表：身体障害者障害程度等級表を指す（p.364 参照）

　　この障害者手帳の所持により，税金の減免，交通費補助，その他の福祉サービスの利用が可能になる．また，精神障害に限り手帳を所持しなくても医師の診断書のみで福祉サービスの利用が可能になる．

c. 療育手帳

　　療育手帳は名称が自治体ごとに異なり，等級の仕組みも異なる．原因疾患は先天性疾患，周産期での疾患に加えて，乳幼児期の病気や負傷によるものが多い．18歳未満であっても高次脳機能障害であれば精神障害者保健福祉手帳を選択することも可能である．発達障害で知能が高い場合は精神障害者保健福祉手帳の対象とすることが一般的である．

　　この手帳の所持により税の減免，医療費助成，日常生活用具の給付，交通費補助などを受けることができ，自治体ごとに異なる仕組みになっている．

d. 難　病

　　2013（平成25）年4月1日から**難病**が障害者総合支援法の対象となり，2019（令和元）年7月1日時点で361疾病が指定されている．難病患者に障害者手帳の発行は必要でなく，医師の診断書により福祉サービスの利用が可能になる．神経・筋疾患で運動麻痺の強い事例では身体障害者手帳を申請できる．

E. 介護保険制度

　　介護保険法〔2000（平成12）年施行〕は，高齢者が家族の支えだけでは自立した生活を営むことが困難になった時に，公的支援制度により自立生活を可能にする**介護保険制度**の根拠法である．

　　この法律に基づく介護サービスを利用するためには区市町村（介護認定審査会）による要介護認定を申請しなければならない．通常65歳以上であることが要件であるが，がん末期，関節リウマチ，筋萎縮性側索硬化症，パーキンソン病などの厚労省が定める特定疾病に罹患している場合は40歳から可能である．

　　障害者手帳を所持する者は介護保険適用年齢に達すると介護保険による福祉サービス利用が優先されるが，介護保険で補えないサービスがある場合は併合利用が可能である．

　　介護保険による介護サービスにはリハビリテーションに関連する事業として，訪問リハビリテーション事業と通所リハビリテーション事業がある．またその他の介護サービス事業に看護師（保健師）が関与することは多く，重要な役割をもつ．介護保険法により設置された地域包括支援センターでは，保健師，主任ケアマネジャーとして勤務している．また，老人福祉法で規定された特別養護老人ホームや介護付有料老人ホームなどでは看護師の配置が義務づけられている．さらに介護保険法に基づく事業として，居宅介護支援事業所で介護支援専門員（ケアマネジャー）として勤務する看護師や，訪問看護事業所（訪問看護ステーション）の運用にあたる看護師がいる．訪問看護ステーションの開設は介護保険法に基づき看護師だけで可能であり，運用は健康保険法にもとづく訪問看護事業所の指定を受けたとみなされる．

F. 障害年金と税

　障害年金とは，国民年金法，厚生年金保険法等に基づいて，病気または負傷によって，一定程度の障害の状態になった者に対して支給される公的年金の総称である．受給要件については細かい取り決めがあり，老齢年金との関連などかなり複雑な仕組みとしてでき上がっている．この認定は障害者手帳を所持しなくても可能である．

　税金について，障害者手帳を所持している場合に財務省所管の所得税法施行令等に基づき障害者控除の対象となる．介護保険の要介護認定で障害者と同等であるとみなされれば税控除の対象となるが，制度化されてはいないため市町村により一様ではない．

学習課題

1．リハビリテーション看護の現場の運用に法律はどのようにかかわっているか考えよう．
2．後遺症を残した患者が障害者として社会保障制度を利用するためにはどのような法律があるか示してみよう．

生活機能分類と生活機能障害の構造

A. 国際生活機能分類（ICF）とは

1● 生活機能（functioning）と健康

　健康は，疾病にかからないこと，疾病から回復すること，疾病によって死亡しないこと（寿命）に焦点をあてて考えることができる．この疾病の国際的分類には国際疾病分類（International Classification of Disease：ICD）がある．一方，通常多くの人にとって大切なことは生きている間に何ができるのかということにある[1]．言い換えると，健康は人間が日常的にどのように機能（function）しているのかという点に密接にかかわっている．

　WHO は，日常的に人間がどう機能するのかという肯定的で実用的な側面について，評価し，把握し，介入策を検討するために**国際生活機能分類**（International Classification of Functioning, Disability and Health：ICF）を作成した．この国際生活機能分類（ICF）は国際疾病分類（ICD）と対をなし，世界の保健統計に使用されている．

　生活機能は，健康に影響する心身機能，身体構造，活動，参加のすべてを含む包括的用語である[2]．

2● 生活機能と障害

　リハビリテーションの対象は「障害」のある人である．人々の生活機能に困難（difficulty）が存在すれば，その結果が障害（disability）である[1]．障害は健康を阻害するかもしれないが，かといって障害は「疾病・病気」であるとは限らない．

　WHO は**生活機能**に基づいて**障害**の概念を規定し，「障害とは，完全に機能する状態と完全に機能しない状態との間にある連続体で特定のレベルを下回る状態」[1]とした．その特定のレベルを WHO は定めていない．その国の社会，人口，医療水準，福祉水準，その人の所属する集団の特性，その人と家族のとらえ方，などに照らして，この連続体のどこに「障害なのか」，「障害ではないのか」の分岐点があるのかが決まるといえる．

　歩行という生活機能を例にして説明すると，歩行とは，常に片方の足が地面についた状

態で，1歩1歩，足を動かすことをいう．たとえば散歩，ぶらぶら歩き，前後左右への歩
行である．これには，短距離あるいは長距離の歩行，さまざまな地面あるいは床面上の歩
行，障害物を避けての歩行が含まれ，乗り移り，移動は除かれる．短距離歩行とは，1 km
未満の歩行を指し，長距離歩行は 1 km 以上の歩行を指す[3]．さまざまな地面や床面上の歩
行は，傾斜や凸凹がある床面，雪や草の上，乗り物など動く床面上の歩行のことである．
障害物を避けての歩行とは，動いていたり静止していたりするものや人を避けるために必
要な歩行を指す[3]．

　さて，このような歩行が「完全に機能する状態」は，誰の助けも借りず，疲労もなく，
痛みもなく何かにぶつかることもなく歩行できることであり，「完全に機能しない状態」と
は，常に片足が地面についた状態で，1歩1歩足を動かすことがまったくできない状態を
指す．この間には多様な困難のバリエーションが存在し，それが一時的なものであるなら，
ほぼすべての人が一生のうちに幾度となく「歩行障害」を経験するといえる．たとえば，
慣れない雪道，砂浜などの道路（環境因子）の性質に影響され一時的な歩行障害となるこ
ともあれば，めまい（健康状態の変調）などにより一時的にバランスを崩して歩行が困難
になることもある．妊娠末期には長距離歩行は困難になることも多く，その場合は長距離
歩行の障害が生じるといえる．

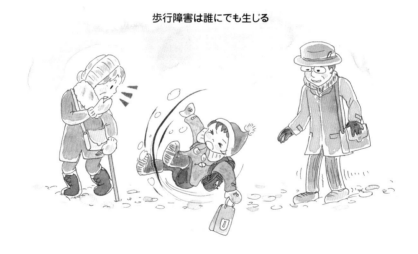

歩行障害は誰にでも生じる

　つまり，「障害」のある状態は，障害者特有のものではなく，健常な人もいつでも障害の
ある状態になりうるのだということを，WHO は生活機能と障害の図で説明している（**図
I-4-1**)[1]．

　このように連続体で生活機能をとらえることは，患者，利用者，障害のある人，住民に
とって重要である．病気や治療の情報ももちろん当事者にとって重要であるが，それとと
もに，自分で歩けるのか，歩けるようになるのか，自分の行きたいところに行けるように
なるのか，友達に会いに行けるのか，通勤できるのか，といったことはその人の人生と生
活と健康に大きな影響を及ぼすという点で大きなポイントといえる．またこのような障害
のある人に治療ケアを提供するさまざまな専門職にとっても，生活機能はリハビリテー

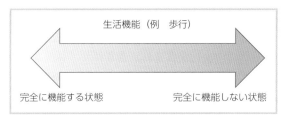

図Ⅰ-4-1　ICF における生活機能と障害
［日本リハビリテーション医学会監訳：1. 生活機能とは何か？
なぜ重要なのか？. ICF コアセット　臨床実践のためのマニュア
ル，医歯薬出版，p.1-2，2015 より許諾を得て転載］

ションの効果評価の指標として重要である.

　以上のような性質をもつ生活機能を国際比較できるように分類し，用語を規定したもの
が前述の国際生活機能分類（ICF）である.

3 ● ICF の目的

　生活機能と生活機能障害を世界共通の枠組みと用語で分類した ICF の目的は以下の 3 点
に整理できる.

　まず，健康状態と健康関連状況，結果，決定因子を理解し，研究するための科学的基盤
の提供があげられる. 次に，健康状態と健康関連状況を表現するための共通言語を確立し，
それにより，障害のある人々を含む，保健医療従事者，研究者，政策立案者，一般市民な
どのさまざまな利用者間のコミュニケーションを改善することという目的がある. そし
て，各国，各地域の専門保健分野，各種サービス，時期の違いを超えたデータの比較，健
康情報システムに用いられる体系的コード化分類リストの提供である[2].

B. 国際生活機能分類の成り立ちとその経緯

1 ● ICF 以前の障害概念モデル

　1980 年に WHO は**国際障害分類**（International Classification of Impairments, Disabilities and
Handicaps：ICIDH）を発表した. この分類は，疾病を原因として 3 つの障害が生じると
する，障害を疾病の帰結とする医学モデルによって障害を説明するものであった（**図Ⅰ-
4-2**）[4].

　この障害概念は，環境からの影響と個人の要因が含まれず，一方向性矢印で示されたこ

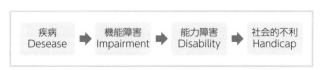

図Ⅰ-4-2　国際障害分類（ICIDH）
［WHO：Disability prevention and rehabilitation：report of the WHO
Expert Committee on Disability Prevention and Rehabilitation（meeting
held in Geneva from 17 to 23 February 1981）より引用］

とにより、障害という状態があたかも個人の属性であるかのような印象を与えたことから、疾病を回復させても疾病から引き起こされた機能障害が別の疾病を引き起こすという場合や、能力障害を改善させたとしても環境的障壁があって社会参加が困難となり、行動範囲が縮小することによって新たな機能障害が引き起こされるというような場合など、生活機能の障害がもつ双方向性の影響を説明することが困難であるという欠点があった。とくに現代のリハビリテーションが有している社会参加という理念は個人の努力や治療ケアだけでなく社会変革がともに行われなければ実現しない。

たとえば、歩行障害が永続的となり車椅子の「移動」という生活機能は保持される状態になったとしよう。しかし職場までの通勤経路が車椅子に対応しておらず段差が多い場合、これは車椅子使用者に問題や障壁があるわけではなく、その環境に障壁が多く結果的に移動が制限され社会参加が制限されるという状況になる。これは障害のある人個人の努力で克服できるものではなく、社会全体が段差の解消を行う必要があるなどのことである。

2 ● ICIDH から ICF へ

以上のような障害概念への問題提起から、1990 年より、WHO は ICIDH の改訂の準備を始め、改訂作業に障害のある当事者を含めた検討を開始した。そして 2001 年に ICF を発表した。

この改定のポイントは、① 医学モデルである疾病からもたらされる機能障害重視から統合的で学際的な医学社会統合モデルへの転換、② 障害や不利といったネガティブな視点から中立的な視点への移行、③ 活動と参加の障害分類を詳しく表現し「環境」を強調して導入、の 3 点である[5]。

この改定により、リハビリテーションにおいては、障害のある人の心身機能へのアプローチだけでなく、個人因子や環境因子に配慮し、活動と参加を促進することが強調されるようになった[6]。

C. 生活機能および生活機能障害の構造と構成因子

1 ● 生活機能と障害と健康の統合モデルとしての ICF モデル

ICF モデルを図 I-4-3 に示した。モデルの構成因子は、健康状態、心身機能と身体構造、活動、参加、環境因子、個人因子である。図中の（　）内に示しているのは、これらの因子の否定的側面である。すなわち、健康状態の問題は変調または病気であり、心身機能と身体構造の問題を機能障害、活動の難しさを活動制限、参加の難しさを参加制約と表現している。

「生活機能」は、心身機能と身体構造、活動、参加から成り立つ包括的用語である。そして生活機能は健康状態（変調、病気、傷害を含む）と直接結びつくものとして概念化されてはいない。環境因子と個人因子の相互作用として生活機能があり、その結果として健康状態が位置づけられている。そしてそれぞれの因子には相互作用があるため、1 つの構成因子が変化することで他の構成因子に影響があることが図示されている[5]。このような相互作用性をもって生物・心理・社会的統合モデルといわれている。

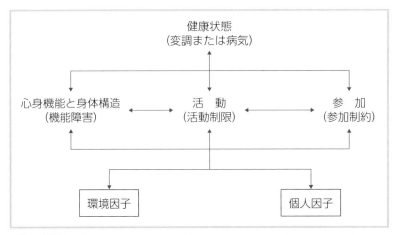

図Ⅰ-4-3　生活機能と障害と健康の生物・心理・社会的統合モデル

［WHO（障害者福祉研究会編集）：5. 生活機能と障害のモデル. 国際生活機能分類—国際障害分類改訂版—, 中央法規出版, p.16-18, 2002 より許諾を得て転載］

表Ⅰ-4-1　ICF の構成因子の定義

肯定的	否定的
心身機能とは身体系の生理的機能（心理的機能を含む）である	機能障害（構造障害を含む）とは, 著しい変異や喪失などといった, 心身機能または身体構造上の問題である
身体構造とは, 器官・肢体とその構成部分などの, 身体の解剖学的部分である	
活動とは, 課題や行動の個人による遂行のことである	活動制限とは, 個人が活動を行うときに生じる難しさである
参加とは, 生活・人生場面へのかかわりのことである	参加制約とは, 個人が何らかの生活・人生場面にかかわるときに経験する難しさのことである
促進因子	阻害因子
環境因子とは, 人々が生活し, 人生を送っている物的な環境や社会環境, 人々の社会的な態度による環境を構成する因子のことである	
個人因子とは, 人々の人生や生活の特別な背景であり, 健康状態や健康状況以外のその人の特徴からなる	

［日本リハビリテーション医学会監訳：2. 国際生活機能分類への入門　2.1 生活機能と障害と健康の統合モデル. ICF コアセット臨床実践のためのマニュアル, 医歯薬出版, p.3-4, 2015 より許諾を得て転載］

2 ● ICF における構成因子の定義と用語の説明

　ICF の構成因子の定義を**表Ⅰ-4-1**に示した. 肯定的な側面は生活機能であり, 環境因子および個人因子は促進因子となる. 否定的な側面は生活機能障害を示し, 環境因子および個人因子は阻害因子となる[7].

a. 心身機能

　心身機能とは身体系の生理的機能（心理的機能を含む）であり, ① 精神機能, ② 感覚機能と痛み, ③ 音声と発話の機能, ④ 心血管系・血液系・免疫系・呼吸系の機能, ⑤ 消化器系・代謝系・内分泌系の機能, ⑥ 尿路・性・生殖の機能, ⑦ 神経筋骨格と運動に関する機能, ⑧ 皮膚および関連する構造の機能が含まれる（第 1 レベルの分類）. そしてこの 8 つの機能は, たとえば ③ 音声と発話の機能でみると, 音声機能, 構音機能, 音声言語（発

話）の流暢性とリズムの機能，代替性音声機能，その他の特定の音声と発話の機能，詳細不明の音声と発話の機能とさらに分類される（第2レベル）

　身体構造とは，器官・肢体とその構成部分などの，身体の解剖学的部分であり，①神経系の構造，②目・耳および関連部位の構造，③音声と発話にかかわる構造，④心血管系・免疫系・呼吸器系の構造，⑤消化器系・代謝系・内分泌系に関連した構造，⑥尿路性器系および生殖系に関連した構造，⑦運動に関連した構造，⑧皮膚および関連部位の構造に分類される（第1レベル）．

b. 活動と参加

　活動とは，課題や行動の個人による遂行のことであり，**参加**は生活・人生場面へのかかわりのことである．これは，分類上は活動と参加と統合して示されているが，それは基本的学習から雇用というような複雑な領域を含んでおり分けられないからである[8]．この領域は，能力と実行状況の2つの評価視点により評価される．

　活動と参加には，①学習と知識の応用，②一般的な課題と要求，③コミュニケーション，④運動・移動，⑤セルフケア，⑥家庭生活，⑦対人関係，⑧主要な生活領域，⑨コミュニティライフ・社会生活・市民生活が含まれる（第1レベルの分類）．これらの9つの活動と参加は，たとえば，⑤セルフケアをみると，自分の体を洗うこと，身体各部の手入れ，排泄，更衣，食べること，飲むこと，健康に注意すること，その他の特定のセルフケア，詳細不明のセルフケアの9つに分類される（第2レベル）．

c. 環境因子

　環境因子とは，人々が生活し，人生を送っている物的な環境や社会環境，人々の社会的な態度による環境を構成する因子のことである．①生産品と用具，②自然環境と人間がもたらした環境変化，③支援と関係，④態度，⑤サービス・制度・政策の5つから構成される（第1レベル）．たとえば①の生産品と用具には，食品や薬などの個人消費用の生産品や物質，日常生活における個人用の生産品と用具，個人的な屋内外の移動と交通のための生産品と用具，コミュニケーション用の生産品と用具，教育用の生産品と用具，仕事用の生産品と用具，文化・レクリエーション・スポーツ用の生産品と用具，宗教とスピリチュアリティ儀式用の生産品と用具，公共の建物の設計・建設用の生産品と用具，私用の建物の設計・建設用の生産品と用具，土地開発関連の生産品と用具，資産，その他の特定の生産品と用具，詳細不明の生産品と用具に分類される（第2レベル）．

d. 個人因子

　個人因子とは，人々の人生や生活上の特別な背景であり，健康状態や健康状況以外のその人の特徴からなるもので分類されていない．

D. ICFの使い方と活用の一例−ICFコアセット

　以上説明してきたように，ICFは人間が生活し人生を送るときにかかわる因子を網羅し，定義づけるものであり，人間の生活機能障害を国際的に共通の分類枠をもって評価するものである．生活とは多機能で多元的である．ICFの分類はその生活のすべてを細かく網羅しているため，分類の階層は第4レベルまである．これらの評価は点数を付けられるよう

表Ⅰ-4-2　利用可能な ICF コアセット（2020 年時点）

急性期ケア	亜急性期ケア	長期ケア
神経系健康状態	神経系健康状態	多発性硬化症
		脳卒中
		外傷性脳損傷
	脊髄損傷	脊髄損傷
呼吸循環器系健康状態	呼吸循環器系健康状態	慢性虚血性心疾患
		糖尿病
		肥満
		閉塞性肺疾患
筋骨格系健康状態	筋骨格系健康状態	強直性脊椎炎
		広範囲の慢性的疼痛
		腰痛
		変形性関節症
急性炎症性関節炎		
	高齢患者	
		双極性障害
		うつ病
		乳がん
		頭頸部がん
		手の健康状態
		炎症性腸疾患
		睡眠
	職業リハビリテーション	

［日本リハビリテーション医学会監訳：3. ICF コアセット　3.2 入手可能な ICF コアセット. ICF コアセット　臨床実践のためのマニュアル, 医歯薬出版, p.12-13, 2015 より許諾を得て転載］

になっており，この点数は「0：障害，困難，阻害因子なし」から「4：完全な障害，困難，阻害因子」までの 5 段階と，「8：詳細不明」，「9：非該当」の 5 つの評価点（ICF コード）をつけられるようになっている．

　これらの ICF コードを完成することにより，個人の生活機能と生活機能障害のレベルと全体像が把握できるという仕組みである．すなわち，ICF は，生活機能と生活機能障害を記述するための科学的なツールであり，標準化された国際分類である．

　一方このままでは実際の診療・ケア・サービス提供には項目が多すぎて使いにくいため，国際比較統計に必要な情報を失うことなく，利用者の実践ニーズに合わせた実用的なツールが必要とされ[7]，ICF コアセットの開発が進んでいる．

　ICF コアセットの開発の目的は，ICF の臨床利用を促進し，ある健康状態を考慮して生活機能と障害を評価することである．2020 年時点で利用可能な ICF コアセット[9]を表Ⅰ-4-2 に示す．

　ICF コアセットは，大きくは急性期ケア，亜急性期ケア，長期ケアに分類される．

　急性期ケアのコアセットでは，入院期間の短さを反映して生活機能における最も緊急な

問題解決に必要な項目がセットになり，医師，看護師，療法士などが使用することを想定して開発されている[10].

亜急性期ケアのコアセットはリハビリテーションの導入から終了までを想定しており，高齢者および障害のある人を想定したセットになっている．そのためリハビリテーションにかかわるすべての専門職が，患者中心の多職種連携を行い，望ましい生活機能のレベルに到達することを目指している．標準化されたコアセットによりリハビリテーションの目的と情報を共有するためのツールとして使用される．

長期ケアのコアセットは，地域および生活期リハビリテーションの現場で利用されるように開発されており，医療職だけでなく，社会福祉，雇用者，家族，友人など障害のある人にかかわる関係者が全員このコアセットを理解できるように作られている．とくに環境因子の影響の評価を重要視している．

患者の健康状態に応じた ICF コアセットを，急性期から統一して使用することにより，次のリハビリテーションを予測した介入が可能となる．たとえば脊髄損傷のある人へのリハビリテーションにおいて，急性期ケアからリハビリテーションを想定した生活機能の評価がなされる．また回復期リハ，長期ケアと標準化された脊髄損傷のコアセットでかかわる専門職がリハビリテーションのゴールと患者の生活機能および生活機能障害の状況を共通認識して患者中心のリハビリテーションを提供することが可能となる．

ICF は患者の生活全体を網羅して，その困難を洗い出すために使用される．また多くの専門職の共通言語として機能することによりチームアプローチを効果的効率的に展開するための情報ツールとしても機能する．

学習課題

1．国際生活機能分類の概念を，図を書いて説明できるようにしよう．
2．国際生活機能障害の構造を，図を書いて説明できるようにしよう．

引用文献

1) 日本リハビリテーション医学会監訳：1. 生活機能とは何か？　なぜ重要なのか？. ICF コアセット　臨床実践のためのマニュアル，医歯薬出版，p.1-2，2015
2) WHO（障害者福祉研究会編集）：2. ICF の目的. 国際生活機能分類—国際障害分類改訂版—，中央法規出版，p.5-6，2002
3) WHO（障害者福祉研究会編集）：詳細分類と定義　活動と参加　④運動・移動　歩行と移動. 国際生活機能分類—国際障害分類改訂版—，中央法規出版，p.142-145，2002
4) WHO：Disability prevention and rehabilitation：report of the WHO Expert Committee on Disability Prevention and Rehabilitation［meeting held in Geneva from 17 to 23 February 1981］
5) WHO（障害者福祉研究会編集）：5. 生活機能と障害のモデル. 国際生活機能分類—国際障害分類改訂版—，中央法規出版，p.16-18，2002
6) 三上直剛，中村春基：ICF の現状と課題. 総合リハビリテーション 46（1）：5-12，2018
7) 日本リハビリテーション医学会監訳：2. 国際生活機能分類への入門　2.1 生活機能と障害と健康の統合モデル. ICF コアセット　臨床実践のためのマニュアル，医歯薬出版，p.3-4，2015
8) WHO（障害者福祉研究会編集）：2. ICF の目的. 国際生活機能分類—国際障害分類改訂版—，中央法規出版，p.13，2002
9) 日本リハビリテーション医学会監訳：3. ICF コアセット　3.2 入手可能な ICF コアセット. ICF コアセット　臨床実践のためのマニュアル，医歯薬出版，p.12-13，2015
10) 山田　深：ICF コアセット日本語版. 総合リハビリテーション 46（1）：13-18，2018

第Ⅱ章

リハビリテーション医療に必要なチームアプローチ

この章を学ぶにあたって

　リハビリテーションにはさまざまな専門職の実践が不可欠である．なぜならリハビリテーションは生活機能を対象としているためである．生活機能は多様な機能の集合体であり，その障害には，単一職種アプローチでは課題解決が困難である．また，さまざまな専門職の中の看護師の専門性について，他の職種との連携という視点から理解しよう．

1 リハビリテーションに必要なチームアプローチ

この節で学ぶこと

1. チームに必要な要素を理解する.
2. リハビリテーションチームのモデルを把握し, チームメンバーに必要な行動が理解できる.

A. チームとは

1● チームに必要な要素

　単に複数の職種が集まり各々がサービスを提供するだけではチームとはいえない. 山口は[1)]チームには以下の4つの要素が必要であると述べている.

① チームとして達成すべき明確な目標があり, メンバーに共有されている.
② チームの目標達成に向けてメンバー同士がお互いに協力しながら課題を遂行し, 相互に依存し合う関係にある.
③ メンバーには目標に向かって課題を遂行するための役割があり, その役割を果たせるような能力がメンバーに求められる.
④ チームのメンバーが誰なのかをメンバー同士が認識できており, メンバーが入れ替わったとしてもチームの境界は維持されている.

　リハビリテーションチームは, リハビリテーションの目的である**患者・利用者の活動の促進と参加**を支援するために構成される. その目的をチームメンバー全員が理解したうえで, 患者・利用者とともにチームで目指す明確な**目標**を設定し, メンバーが共有していることが必要である. また, 患者・利用者のニーズやサービスが提供される場によりメンバーが入れ替わっても, チームの目標達成に向けてメンバーが役割を発揮しつつ, 協働し相互依存的に働くことが求められている.

2● リハビリテーション医療におけるチームの構成

　リハビリテーションは患者・利用者が主体であり, チームが目指す目標は患者・利用者, 家族と共有されていることが必要である. 患者・利用者は医療・保健・福祉の専門家ではないが, 当事者として自分自身の健康や生活, 社会的状況については専門家であるため, チームの一員であることをチームメンバー全員が理解しておくことが重要である.

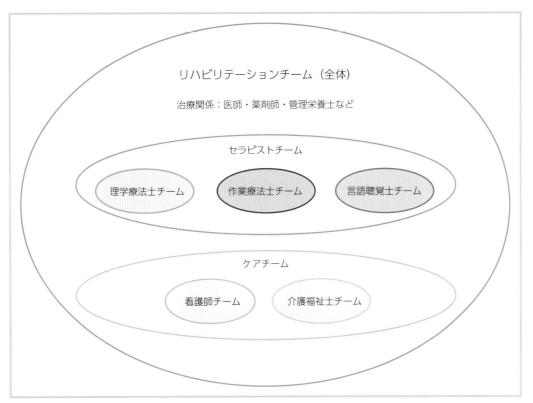

図Ⅱ-1-1　　回復期リハビリテーション病棟におけるチームのイメージ

このほか，管理栄養士（栄養士）・医師・看護師をメンバーとして栄養サポートチーム（nutrition support team：NST）も構成される．

本図に挙げていないが，以下の職種もチーム医療という点からメンバーとなる．医療ソーシャルワーカー（medical social worker：MSW）は，医療機関で患者や家族の社会福祉や社会保障関係の相談を受け，問題解決の援助をする．「社会福祉士」がこの専門職における国家資格であり，社会福祉士は病棟専従となっている施設も多い．義肢装具士もセラピストチームのメンバーとなるが，医療機関に直接所属することはまれである．基本的に訪問時（パートタイム）のメンバーとして考える．公認心理師は2018年に第1回の資格試験が行われた新しい国家資格であり，カウンセリング等，心理面のケアを行う．

　　チームの構成は活動の場によって異なる．回復期リハビリテーション病棟（p.165参照）では，多職種が病棟配置となりリハビリテーションチームを構成している（**図Ⅱ-1-1**）．看護師チーム，介護士チームだけでなく，看護師と介護士がケアチームを形成し患者の日常生活に責任をもっている．また，**セラピスト**＊も365日のリハビリテーションの実施，イブニングケアやモーニングケアの実施により交代勤務となっており，理学療法士，作業療法士，言語聴覚士の各職種がチームを形成し，さらにはセラピストチームとして患者のリハビリテーションプログラムの実施に責任をもっている．

　　このように「リハビリテーションチーム」の中に複数の「チーム」が存在し，日々の治療・ケアの実践にかかわるすべてのメンバーはチームの一員として役割を遂行することが必要である．在宅の場では，利用者の担当者は多機関に所属する多職種で構成されている．

＊セラピスト：セラピストは療法士を意味するが，本項では回復期リハビリテーション病棟入院料で規定されている職種である理学療法士，作業療法士，言語聴覚士の総称としてセラピストを用いる．

　また，病院から在宅につなぐ場合には，病院で構成されたチームメンバーと在宅で構成されるチームメンバーが一時的にチームを形成する．このように，リハビリテーションチームは，サービスが提供される場や患者・利用者の特性によってチームを構成する職種，機関が異なっており，構成されているメンバーが誰なのかを理解し，1人1人がチームの一員としてチームに貢献することが効果的なチームアプローチにつながる．

3 ● チームのモデル

　多職種によるチームは，チームメンバーの相互依存，役割のオーバーラップの程度で分類された3つのチームモデルがあり[2]，チームが達成すべき課題や場の特性によって求められるモデルが異なっている．

a. マルチ・ディシプリナリチーム（multidisciplinary team，多職種チーム）

　各専門職は医師やケアマネジャーなどの公式なリーダーのもと各自の役割を遂行し，専門職間の相互依存の程度は小さい．このチームは救急や急性期の場など生命に直接かかわるような緊急の課題がチームにあるときに適している．

b. インター・ディシプリナリチーム（interdisciplinary team，相互関係チーム）

　チームに課せられた複雑なタスク達成のために，各専門職が協働・連携しチームの中で果たすべき役割を分担して行うもので，マルチ・ディシプリナリチームよりメンバー間の相互依存は大きくなる．

c. トランス・ディシプリナリチーム（transdisciplinary team，相互乗り入れチーム）

　メンバー間に密なコラボレーションがあり，リーダーシップは共有されチームが抱える課題によってリーダーは変更する．各専門職がチームの中で果たすべき役割を意図的・計画的に専門分野を超えて共有するものであり，各専門職の役割の境界は不明瞭になる．

　回復期〜生活期のリハビリテーションでは，多職種が密に連携し，患者の療養の場を中心にADLの拡大に向けて各職種が役割の重複をいとわずに，協力して治療・ケアを提供することが必要であり，トランス・ディシプリナリチームが望ましいといえる．

B. チームアプローチを促進する体制

1 ● 情報の共有

　チームが機能するためには，まずチームメンバーが情報を共有する必要がある．そのための体制としては，**診療情報の一元化**がある．患者ごとに各職種の記録がまとめられ，すべての職種がいつでも患者の情報にアクセスできる電子カルテによる情報共有システムが望ましいが，電子カルテの普及率は十分とはいえない〔2017（平成29）年度調査では一般病院の普及率は400床以上で85.4％，全体では46.7％である[3]〕．カンファレンスの場や日々の実践の中で，直接会って情報共有する場を有効に活用することも重要である．

2 ● 目標と評価の共有

　リハビリテーションチームの目標とは，患者・利用者とともに目指す目標であり，チームの**目標達成**に向けて，**評価し実践を改善する**ことが必要である．回復期リハビリテー

ション病棟や在宅では定期的に入院時カンファレンスやサービス担当者会議のような多職種によるカンファレンスが開催されているが，この場が単に情報交換や自職種の目標達成状況の報告になっている場合がある．チームの目標に焦点をあてて，各職種の専門性から評価し改善に向けて検討するために，参加メンバーにはチームの目標達成というカンファレンスの目的を理解し参加することが求められる．

日頃から実践を評価し改善することが目標達成につながるため，チームメンバーすべてが共有できるようチームの目標，各職種の目標を可視化し，日々のカンファレンスが多職種で行われることが望ましい．

3● 活動の場の共有

各職種の活動の場が共有されていることで，互いのかかわる時間が増え，互いを知る機会となって他の職種に対する理解が深まり，職種間の垣根がなくメンバーが協働しやすい関係がつくられることが期待されている．たとえば，回復期リハビリテーション病棟では，「スタッフステーション」という名称で，作業スペースを共有し，日々の申し送りやカンファレンス，病棟運営についての話し合いも多職種が参加して行われる．また，訓練が病棟で行われることで，お互いの実践がみえるため，それぞれの専門性を理解することにつながる．

4● 教育支援

チームが機能するために，チームメンバーには個人の専門職としての能力とチームで効果的に働く能力の両方が求められる．特に専門職で構成されるチームの場合は，専門性の違いから職種間に対立が生じやすく，他の職種と協働する力を身につけることが重要である．医療系の大学や専門学校では**専門職連携教育**（interprofessional education：IPE）を行っているところもあり，専門職連携能力を測定する尺度も開発されている（p.371 参照）．実践の場においてはチームメンバーが一緒にお互いから学び，お互いについて学ぶ多職種合同研修などの教育支援を行うことで，質の高いチーム医療が提供できる．

C. リハビリテーションチームメンバーに求められるもの

1● 密なコミュニケーション

チームメンバーが協働するためには，**コミュニケーション**は重要な要素であり，特に日常のインフォーマルなコミュニケーションが重要である．日常的に互いに声を掛け合い，患者に関するちょっとした情報を話すことで変化する患者情報を共有し，患者の変化に合わせてそのつど互いの実践を振り返り，改善につなげることができる．そのためには，メンバーが意図的に自分以外の職種と話をする時間をつくることが必要である．

他の職種とコミュニケーションをとる際には，共通の言語を用いることが必要であり，職種に特有の専門用語を使用せず，お互いが理解できるように伝えあうことが大切である．

2 ● 職種を超えた相互支援

　チームの目標を達成するためには，職種にかかわらずチームメンバーが互いに支援することが大切である．具体的には，互いの専門的知識・技術を学びあうこと，チームメンバーの能力を考慮し職種を超えて補完しあうことで，チーム全体の医療の質の向上につながる．

　また，多職種が治療・ケアを協力して行うことが必要である．例として，セラピストによる訓練時間以外に病棟生活の中で看護師や介護職が訓練を行う，病棟生活での食事・排泄などの生活動作の介助をセラピストも行うなどである．これにより，患者の生活動作を多職種が共有し，専門的な視点からとらえて検討することができ，より効果的な動作の再獲得につながる．

　相互支援を可能とするためには，お互いを理解し尊敬する姿勢をもち，協力しやすい関係性をつくることも重要である．

学習課題

1．チームに必要な要素を挙げてみよう．
2．回復期，生活期に適しているリハビリテーションチームのモデルの特徴を説明しよう．
3．チームアプローチを促進する体制，メンバーの行動を説明しよう．

引用文献

1) 山口裕幸：チームワークの心理学．サイエンス社，p.8-11，2008
2) 菊地和則：多職種チームの3つのモデル：チーム研究のための基本的概念整理．社会福祉学 39（2）：273-290，1999
3) 厚生労働省：医療分野の情報化の推進化について〔https://www.mhlw.go.jp/stf/seisakunitsuite/bunya/kenkou_iryou/iryou/johoka/index.html〕（最終確認 2019 年 9 月 17 日）

2 リハビリテーション医療に携わる専門職の役割・機能

この節で学ぶこと

1. リハビリテーション医療に携わる職種とその役割・機能を理解する.
2. 看護師の役割・機能を理解する.

A. リハビリテーション医療に携わる専門職種

　リハビリテーション医療は，専門的な知識や技術をもった異なる専門職がチームで行う医療であり，多くの専門職が携わっている.

　リハビリテーション医療には**急性期**，**回復期**，**生活期**があり，さらに患者には「小児期」，「成人期」，「老年期」などの発達段階があり，これらがリハビリテーション医療の特徴となっている. リハビリテーション医療のタイプは患者のニーズによって決定され，そのタイプによって**リハビリテーション医療チーム**の構成メンバーは変化する.

　急性期リハビリテーションの入り口では救急隊員との連携，さらに疾病の発症予防では保健師との連携などもありうる. 介護保険制度とともに誕生した介護支援専門員（ケアマネジャー）は，リハビリテーション医療を受けながら介護保険の適応を受ける患者の支援者として，チームメンバーとなる. 地域リハビリテーションにおいては，治療・介護・予防を担う保健・医療・福祉の専門職のみならず，行政職もチームメンバーになることもある.

　このようにチームの構成メンバーは，それぞれの専門的な知識と技術をもつ専門家としてそれぞれの専門性を十分発揮し，患者のリハビリテーションに携わる必要がある. そして，患者の状態に応じてチームメンバーが変化する中で，看護師はどのような形態のチームであっても必要不可欠な存在である.

B. 専門職の役割と機能

　リハビリテーション医療に携わる専門職は，以下のような役割と機能をもっている（図Ⅱ-2-1）. さらに各専門職の特徴を以下に述べる.

a. 看護師

　看護師は患者の苦痛や苦悩を和らげ，機能訓練がより適切に，療養生活がよりよく送れるよう，生活環境や生活過程を整える. 患者にかかわる多職種をコーディネートし，患者に統一したよりよい医療が提供できるようにする.

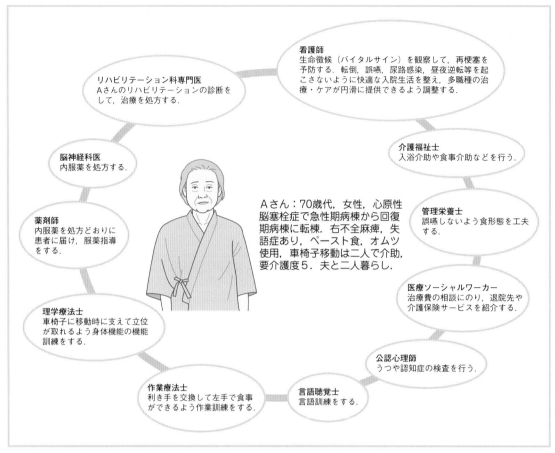

図Ⅱ-2-1　脳卒中後の回復期の片麻痺患者への専門職の役割の例

　　リハビリテーション医療に携わる看護師の中には「摂食・嚥下障害看護認定看護師」，「皮膚・排泄ケア認定看護師」，「脳卒中リハビリテーション看護認定看護師」（p.354 参照），「老人看護専門看護師」などのより専門性の高い看護師がおり，組織横断的に活動している．それらの看護師は，対象となる患者がいる場合に，それぞれの分野のケアの専門家として患者の評価を行い，専門的なケア方法をチームメンバーと共有することでチームに貢献している．

b. 医　師

　　リハビリテーション医療に携わる医師には，**リハビリテーション科専門医**とその他の医師がいる．

（1）リハビリテーション科専門医

　　日本リハビリテーション医学会が認定する．病気や外傷の結果生じる障害を医学的に診断治療し，機能回復と社会復帰を総合的に提供する．患者の全身状態を評価し，適切なリハビリテーションの指示，予後予測，治療方針，患者指導，装具の作製，訓練など，全身管理と疾病・障害に対する総合的な診断と治療を行う．

（2）各種専門医

　患者がさまざまな疾病をもっている場合に，循環器や泌尿器，精神科など臓器や病態別に診断とその分野の治療を行う．

c. 薬剤師

　薬剤師は，医師が処方した薬を調剤して患者に提供し，さらに服薬指導などの支援をする．これに加えて，薬に関する知識をもとに，医師が適切な薬の処方ができるように支援し，薬の効果や副作用のモニタリングをして医師に処方へのフィードバックを行う．リハビリテーション医療の場でも医師や看護師と連携した活動が期待されている．

d. 管理栄養士

　栄養に関する専門職には，**管理栄養士**と栄養士がある．栄養士は都道府県知事の免許を受けた者であるが，管理栄養士は国家資格である．リハビリテーション医療でも，管理栄養士，看護師，医師などがメンバーとなる栄養サポートチーム（nutrition support team：NST）が機能し効果を上げている．管理栄養士は患者の栄養状態の評価，栄養指導，栄養管理，給食管理などを行う．施設に対する栄養改善上必要な指導を行う．

e. 理学療法士

　理学療法士（physical therapist：PT）は，身体に障害のある患者の基本的動作能力の回復を図る．身体機能の評価，運動療法，教育指導，温熱・寒冷・光線・水・マッサージ，電気などの物理療法を治療手段として理学療法を行う．痛みの緩和や循環の増加，障害の予防と改善を図る．介護予防のための運動プログラムの作成や実施など，病院内ばかりでなく地域にも活躍の場が広がっている．

f. 作業療法士

　作業療法士（occupational therapist：OT）は，身体または精神に障害がある患者の応用的動作能力または社会的適応能力の回復を図る．手芸や工芸などを治療手段として，その人特有の生き方や習慣，嗜好を考慮した評価や作業療法を行う．発達障害や高次脳機能障害のある患者への生活支援，病院から在宅への移行に伴う日常生活支援などでも専門性が発揮されている．

g. 言語聴覚士

　言語聴覚士（speech therapist：ST）は，音声機能，言語機能，聴覚に障害のある患者の機能の維持向上を図る．失語症や言語障害，聴覚障害などに対する言語訓練，必要な検査，人工内耳の調整などを行う．言語機能や聴覚機能ばかりでなく，摂食・嚥下障害に対する評価と援助の役割も担い，看護師や管理栄養士と連携して食の支援にも携わっている．リハビリテーション専門職としては最も新しい職種である．

h. 義肢装具士

　義肢装具士は義肢および装具の装着部位の採型，義肢および装具の作製，身体への適合を図る．その多くは義肢装具製作会社に勤務している．国家資格であり，リハビリテーション医療のチームメンバーであるが，医療機関には訪問してその役割を果たしているので，専門職との連携が不十分になりがちなことが課題である．

i. 公認心理師

　公認心理師等の心理職は疾病や障害による心理的・精神的問題をもつ患者に対する心理

的アプローチを行う．心理検査，神経心理学的検査，心理面接，心理訓練，カウンセリングなどを行う．なお，心理職として「臨床心理士」という資格があるが，これは，日本臨床心理士資格認定協会が認定する民間資格である．2015（平成 27）年に公認心理師法が成立し，国家資格の心理職が誕生した．臨床心理士として働いていた人たちは，2018（平成 30）年 9 月以降に実施されている公認心理師試験を受けて公認心理師となった人が多い．

j. 医療ソーシャルワーカー

医療ソーシャルワーカー（medical social worker：MSW）は，医療機関で社会福祉の専門家として働く．1953 年に日本医療社会事業協会が職能団体として発足し，認知されるようになった．1987 年に社会福祉士の資格が誕生したのちは，社会福祉士の国家資格を取得するよう推奨されている．

患者や家族の経済的問題，職業，家庭生活上の問題など，福祉に関する相談支援を行う．患者の入退院にかかわり，他の医療機関や福祉機関，行政機関などとの機関間連携を担っている．患者あるいは家族との面接による問題解決の援助やエンパワメント（自分の力で解決する力をつける）をし，社会保障や社会福祉サービスなどの社会資源を患者，家族に紹介・活用する，関係機関とのネットワーク化や調整する機能を有する．

k. 介護福祉士

介護福祉士は看護師と一緒に，患者の入浴，整容，排泄，食事などの日常生活の介護を行う．レクリエーションなど生活の楽しみを企画・運営し，患者の生活支援を行う．2011（平成 23）年の介護保険法などの一部改正により，喀痰の吸引などの行為ができるようになった．看護師との連携による安全確保のうえで，介護福祉士の役割・機能が拡大している．

学習課題

1．リハビリテーション医療に携わる職種を列挙しよう．
2．医療ソーシャルワーカー，介護福祉士の役割・機能を説明しよう．
3．理学療法士，作業療法士，言語聴覚士，義肢装具士，公認心理師の役割・機能を説明しよう．
4．リハビリテーション医療に携わる医師の役割・機能を説明しよう．

3 リハビリテーション看護の専門性

この節で学ぶこと

1. リハビリテーションにおける看護の機能と役割を理解する.
2. リハビリテーション看護のリハビリテーションチームへの貢献を理解する.
3. 障害のある人の発達段階と療養の場の特性に応じたリハビリテーション看護を理解する.
4. リハビリテーション看護に携わる看護職に必要な看護実践能力を理解する.

A. 保健師助産師看護師法からみたリハビリテーション看護の業務

看護師の業務は, 保健師助産師看護師法第5条において「傷病者若しくはじょく婦に対する療養上の世話または診療の補助を行う」と規定されている[1].

このうち「**診療の補助業務**」は,「検査技師, 理学療法士, 作業療法士は, その範囲内で看護の独占業務である診療の補助業務の一部を行うことができる」とされ, これらの職種においては限定解除（看護師ではないがやってもよい）されている. また**療養上の世話**に関しては, 限定解除がついていないことから, 看護師の独占業務とされる.

療養上の世話とは, 生活機能障害への援助であり, たとえば国際生活機能分類（ICF）の活動と参加因子の, 自分の体を洗うこと, 身体各部の手入れ, 排泄, 食べることなどの障害のある人へのセルフケアへの援助などは療養上の世話である. 以上から看護師は, 入浴, 排泄, 食事などへの援助方法は看護師の専門的判断に基づいて行うことができる.

そして看護師と同じように, 医師, 理学療法士, 作業療法士, 言語聴覚士, 介護職, 社会福祉士なども, その職種特有の知識と技術に基づいた専門的判断をもとに生活機能障害への治療ケアの方法を判断している. これらの専門職の専門的な判断を, リハビリテーションを行う患者の目標に統合していくことが**チームアプローチ**である[2].

リハビリテーションにおいて, 生活機能障害のある人の自立に向けた取り組みを支援することは, ある職種がある職種に指示を出して決定することではなく, かかわる専門職がそれぞれの専門的判断（意見）をもちより, 患者中心にリハビリテーション目標を統合し, より良い方法を創造的にチームで合意し実施するということである. チームアプローチとは, チームの方向性に合わせて自分の仕事を調整したり, 他の職種の調整をしたりすることだけではない. チームの目標達成（すなわち患者のリハビリテーションゴールの達成）に, 看護職として貢献することが必要であり, チームの調整とともにチームへの貢献がで

きなくてはならない.

　以上から，リハビリテーションにかかわる看護師は，さまざまな専門職に自分の看護師としての専門的な判断を説明し，患者が生活機能障害を改善するために取り組む方向性を明確にすることに対して，看護師として適切な判断と具体的な援助を提供する必要がある.

B. リハビリテーション看護の機能と役割

1● リハビリテーション看護の定義から

　日本リハビリテーション看護学会は，リハビリテーション看護を，「リハビリテーション看護とは，疾病・障害・加齢等による生活上の問題を有する個人や家族に対し，障害の経過や生活の場にかかわらず，可能な限り日常生活活動（ADL）の自立とQOL（生命・生活・人生の質）の向上を図る専門性の高い看護である[3]」と定義している.

　この定義から，生活上の問題（困難）という言葉で生活機能障害を表現し，そのような生活機能障害のある個人と家族が対象となる看護であること，また"障害の経過や生活の場にかかわらず"という表現から，急性期，回復期，生活期と障害の経過全般を対象とすること，リハビリテーション施設だけでなく，自宅，長期ケア施設などもリハビリテーション看護活動の場に含まれることがわかる.

　そして，リハビリテーション看護とは，**日常生活の自立**と**QOL の向上**が目的となった看護であり，疾患からの回復だけではなく**生活機能の改善**，とくに**活動**と**参加**に焦点をあてた看護であることがわかる.

2● リハビリテーション看護の4つの役割と具体例

　アメリカリハビリテーション看護師協会は，リハビリテーション看護の専門的な役割について，①看護師主導の介入，②サクセスフルリビング（生活がうまくいくこと）の促進，③リーダーシップの発揮，④専門職連携によるケア，の4つを示している[4].

　このアメリカリハビリテーション看護師協会が提唱しているリハビリテーション看護師の役割について，回復期の歩行障害のある人への看護を例にとって考えてみよう.

　回復期にある患者が歩行障害という生活機能障害のためにリハビリテーションが必要となったとき，この患者にはリハビリテーションチームがかかわる. 看護師はリハビリテーションチームのメンバーとして，歩行障害の改善のために何ができるだろうか.

　歩行の練習へのアドバイスは理学療法士が行う. 基礎疾患に対して治療計画を立てて薬を処方するのは医師である. ただそれだけでは歩行障害は改善しない. つまり患者が「うまく歩行をする（successful walking）」ためには，その患者が歩きたいのか，歩けるようになりたいのか，歩いていきたい場所はどこか，という歩行への希望の表現を支え，行きたい場所を患者が見出すように情報を提供したり，歩行の際に気をつけるべき危険な場所を一緒に確認し学習を支援したり，リハビリテーションのためにさまざまな職種がかかわる患者の治療や訓練や検査を1日の患者の生活の中に入れ込んでスケジュールを調整したり，体調を万全に整えるために血圧を管理したり痛みをとったりという体調管理をしたりしなければ，歩行の練習そのものができない可能性が高い（**図Ⅱ-3-1**）.

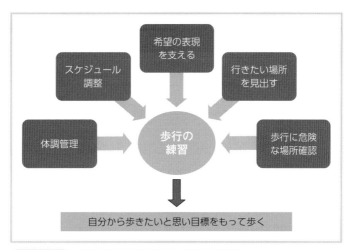

図Ⅱ-3-1　回復期の歩行障害と看護の役割

　体調を万全に整えるために血圧を管理したり痛みをとったりという体調管理は看護師主導の介入により可能になる．また歩行の際に気をつけるべき危険な場所を一緒に確認するのは，サクセスフルリビングの促進である．スケジュール調整や体調管理には専門職連携によるケアが欠かせない．これらのことを患者に説明して患者をエンパワーすることは看護師のリーダーシップの発揮にかかっている．

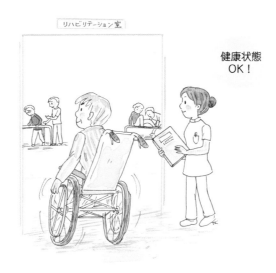

　このように看護の役割が発揮されることにより，患者が自ら歩きたいと思い目標をもって歩くという歩行の練習の実質化が可能となる．リハビリテーションチームの中で看護の役割が発揮されない場合，体調の悪化，スケジュールの重複，歩行に関するセルフケアの不足などが生じ，危険で不快な歩行練習となることが予測される．

C. リハビリテーション看護に携わる看護職に必要な看護実践能力

前項で例示をもとに説明した4つのリハビリテーション看護の役割を実現するための具体的な看護実践について，以下に要点を解説する（図Ⅱ-3-2）．アメリカリハビリテーション看護師協会は，リハビリテーション看護に携わる看護職はこれらを実践する能力を有する必要があるとしている[4]．

1 ● 看護師主導の介入

リハビリテーション看護では，障害のある人の慢性的，長期的な健康状態を管理する．そのためリハビリテーション看護領域における看護師主導の介入（nurse led intervention）は，具体的に以下の4点が挙げられる[4]．

a. QOLを改善するためのテクノロジーの使用

これは在宅でのリハビリテーションや健康管理に資するモニタリング機器，家庭内でのテクノロジーを使用した療養環境の整備などを含む．リハビリテーション看護に携わる看護職は，患者にどのようなテクノロジーが必要か，実際に使うためにどうすればよいかを患者と介護者に教育し，患者と介護者が家に戻った時に，そのテクノロジーを使用して慢

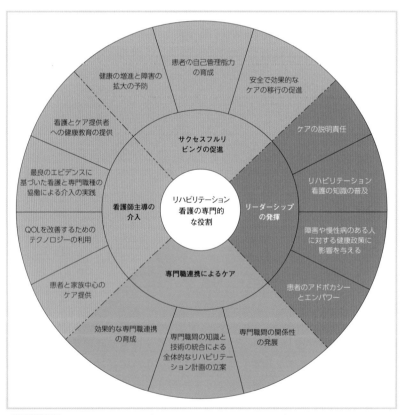

図Ⅱ-3-2　専門的なリハビリテーション看護のコンピテンシーモデル
［Vaughn S, et al：The Competency Model for Professional Rehabilitation Nursing. Rehabilitation Nursing **41**（1）：33-44，2016 より筆者が翻訳し引用］

性疾患の自己管理を行ったり，リハビリテーションを継続できるようにする必要がある．

　現代のリハビリテーションは情報通信技術（ICT）を用いた情報共有や環境制御などが実装されつつあり，慢性病と永続的な障害のある人にとってそのようなテクノロジーの使用と管理によって健康的な生活を送ることができる可能性が高まっている．そのため看護師にも QOL の改善を目指したテクノロジー使用に関連した能力が必要とされる．

b. 最良のエビデンスに基づいた看護と専門職種の協働による介入の実践

　一般的な慢性疾患や障害の管理のための根拠に基づいた介入は，リハビリテーションを必要とする疾患（例：頭部外傷や脳卒中，脊髄損傷や神経難病）のある人たちにとって健康寿命をまっとうするために有益である．根拠に基づいた介入はそれらの研究の発展に伴い常に更新されているため，リハビリテーションにかかわる看護職は，最新の研究動向に注意を払い，ガイドラインの更新に遅れることなく，リハビリテーション看護実践に取り入れられる能力を有している必要がある．

c. 障害と慢性疾患に関連した健康教育を患者とケア提供者に提供する

　患者だけでなく，家族や専門職チーム，そして地域への障害と慢性疾患に関連した健康教育を看護過程として展開することが必要である．たとえば脳卒中の患者に対しての血圧管理や血糖コントロールのための服薬行動，移動の制限に伴うフレイルの予防（虚弱化を防ぐ）など，障害のある人が合併しがちな慢性病管理および障害の拡大の予防についての教育などがある．

d. 患者と家族中心のケア提供

　リハビリテーションは，個人とその家族の価値に基づいた人生を支えるものであり，患者と家族の意思の尊重のもとに成立する活動である．患者および家族がリハビリテーション計画の立案実施評価のプロセスに最大限関与できるように情報の提供，患者家族の選択の支援を行うことができる，協働的パートナーシップを構築できることが必要である．

2● サクセスフルリビング（生活がうまくいくこと）の促進

　現代のリハビリテーションは，入院期間が短縮され，慢性的永続的な障害とともに生活するためのさまざまな工夫を患者家族とともに行うことが難しくなりつつある．そのような中で，患者のサクセスフルリビングの促進という看護の役割を果たすためには，以下の3点の能力が必要とされる．

a. 健康を増進し（ヘルスプロモーション），これ以上の障害の拡大を予防する

　たとえば脳卒中の発症はリハビリテーションのスタートであるが，高血圧や高コレステロール血症や糖尿病といった慢性疾患の帰結であるということもできる．また脊髄損傷などの外傷によりリハビリテーションが必要となる場合でも，その後の長い経過で慢性病を有することでさらなる障害の拡大が生じるおそれがある．患者の健康を促進しさらなる障害の拡大を予防することで介護状態の悪化を予防できる．

b. 患者の自己管理の力を育成する

　患者の慢性疾患と障害についての自己管理能力の育成は，患者の自己管理能力や経験，価値を活かした患者との協働的な活動である．また，患者のセルフケアを促進することは，看護の専門的活動の1つである．

c. 安全で効果的なケアの移行を促進する

　リハビリテーションは，急性期，回復期，生活期と長期にわたる活動であり，同じ看護師が急性期から生活期までを支援することはできない．療養の場を移行する患者に対して，安全で効果的なケアを継続させるために，看護師は患者と家族を支援できる必要がある．そのためには，タイミングよく患者と家族にとって適切な退院を支援するために，患者と移行先の療養環境の両方を評価し，ケア継続の阻害要因の解決や，ケア継続のための資源の開発なども必要に応じて行う必要がある．

3 ● リーダーシップの発揮

　リハビリテーションに携わる看護職には，リハビリテーションの質を改善し，患者や家族専門職チームや地域，行政にリハビリテーション看護がどのように安全で有効なケアを提供しているのか求めに応じて開示し，さらに社会の変革を推進する役割がある．これがリーダーシップの発揮である．具体的には以下の4点がある．

a. ケアの説明責任

　リハビリテーションの品質管理と安全で効果的な看護の提供に関してデータをもとに，患者や家族，専門職チーム，地域，そして行政に説明できる能力を示している．そのためにはリハビリテーションが行われている部署の組織的なデータの収集と分析ができることが基盤となる．

b. リハビリテーション看護の知識の普及

　活動と参加の促進のための看護実践の知識がリハビリテーション看護の知識の中核を占める．このような知識を，たとえば急性期の治療の場でリハビリテーション看護の知識を活用すれば生活機能障害の拡大を防止でき，退院支援がより円滑になる．また災害時の避難所のような生活を制限される場においてリハビリテーション看護師が支援に行き，さまざまな活動促進の援助を行うことで住民の健康状態を維持できる．また公開講座などのように地域でリハビリテーション看護の知識の普及活動を行うことで ICF の環境因子の阻害要因を低減できる．

c. 障害ある人への健康政策に影響を与えること

　健康政策がより障害のある人にとって有益になるように，リハビリテーションに携わる看護職が発信していくことで，社会という環境因子がより促進的に働くようになり，生活機能障害のある人たちの活動と参加がしやすくなる．他領域の人たちにわかるように課題を説明し，建設的な議論ができる力は障害ある人の暮らしやすさへの貢献とともに，リハビリテーションとリハ看護の活動のしやすさにもつながる．

d. 患者のアドボカシーとエンパワー

　患者のアドボカシー（p.315 参照）とエンパワーはリハビリテーションの基盤であり，看護実践の根幹である．患者の権利に対して常に敏感に配慮し，それを損なうものに対して解決を目指し続ける姿勢はリーダーシップの発揮であり，リハビリテーションに携わる看護職に必要な力である．

4 ● 専門職連携によるケア

　リハビリテーションは多様な職種による協働により成立するチームアプローチによる活

動である．具体的には ① 効果的な専門職連携の育成，② 専門職間の知識と技術の統合により全体的なリハビリテーション計画を立案できる，③ 専門職間の関係性を発展させることができる，という実践が必要である．異なる専門性を有する専門職に対して，看護の役割と責務をわかりやすく発信することはリハビリテーションチームの中で看護とは何に価値を置き，何を目指して何を行う職種であるのかという看護職としてのアイデンティティを発達する機会にもなる．

D. リハビリテーション看護の場と障害発症時の発達段階

　これまで述べてきたようにリハビリテーション看護は発症時から生活の場で安定した生活が可能となるまでの長期間にわたる．またどのような発達段階であっても，生活機能障害が生じたその時からリハビリテーション看護は実施される．たとえば脳卒中を発症した場合，発症したその日からリハビリテーション看護は救命治療および看護とともに展開されるものである．

　図Ⅱ-3-3 は，リハビリテーション看護の場を発症時の発達段階別にマッピングしたものである．発症時の発達段階別に，リハビリテーション看護の場を整理すると図に示したようになる（なお，本書では小児で発症した場合の急性期，回復期は取り扱わない）．

　発症時期が高齢者である場合リハビリテーション看護の目的は，高齢者が住み慣れた場所で最後まで健康にすごすことであり，目標は，できる限りの介護状態の予防による自立支援である．発症時期が成人である場合，対象としたリハビリテーション看護の目的は，生産活動への寄与による社会参加の達成であり，目標は職業復帰（家庭内役割の獲得含む）となる．小児で発症した場合は，できる限り最良の成長発達を実現し，もって社会参加を可能とすることが目的である．いずれの発達段階のリハビリテーションであっても参加が促進されるような社会活動を含む．

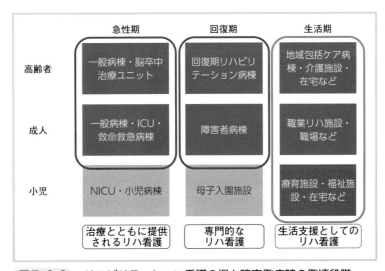

図Ⅱ-3-3　リハビリテーション看護の場と障害発症時の発達段階

1 ● 急性期で行われる疾患の治療とともに提供されるリハビリテーション看護

　急性期では，治療に伴う看護とともに，治療や入院に起因する生活機能障害の予防や回復が目的となる．また回復期への移行を視野に入れ，専門的集中的なリハビリテーションを可能にする心身の調整と機能向上が目標となる．心身の調整には患者が自分の体の状態を理解し，リハビリテーションの意味を納得して回復期での専門的なリハビリテーションに取り組む準備状態を整えることが含まれる．

2 ● 回復期で行われる専門的なリハビリテーション看護

　障害のある人が障害者として社会に統合され自分の人生を生きていくために最大限の生活機能の回復を目指して，必要な学習支援と健康管理を行うことである．生じている活動制限と参加制約という困難を，患者とともに専門職チームが解決していく過程である．ここで行われるリハビリテーション看護は，障害のある人の潜在能力に焦点をあて，それを最大限引き出す，生活機能障害と健康状態の相互作用を的確にアセスメントし，活動制限と参加制約による健康状態への影響を最小限に抑える，生活機能障害により生じる将来的なライフスタイルの変更に対処する方法を学習できるようにする，などがある．

3 ● 生活期で行われる生活支援の一要素としてのリハビリテーション看護

　生活機能をより良い状態で維持することを目的とした健康管理と生活機能障害への対処が生活期でのリハビリテーション看護の要となる．障害のある人がどのような生活を続けていきたいかにより，リハビリテーション看護の位置づけが変化する．たとえば慢性疾患を多く有する脳卒中のある高齢者の場合，リハビリテーション看護の中の慢性疾患の自己管理の教育や健康の増進などがその役割となるが，職業復帰を果たした成人障害者である場合，職業継続のための体力の増進や慢性病予防などが役割となる．また医療的ケアが必要な心身障害者の療育施設での生活を支援する場合は，リハビリテーション看護の役割は，医療的ケアの提供と健康管理の実施による社会参加のための準備状態を整えることとなる．

学習課題

1．リハビリテーションにおける看護の機能と役割を説明しよう．
2．急性期，回復期，生活期それぞれで必要なリハビリテーション看護の内容を説明しよう．
3．リハビリテーション看護に携わる看護職に必要な看護実践能力を説明しよう．

■引用文献■
1)　田村やよい：保健師助産師看護師法：私たちの拠りどころ，日本看護協会出版会，2008
2)　酒井郁子：リハビリテーション看護　総論　リハビリテーション看護の理念と専門性．総合リハビリテーション 46（8）：751-757，2018
3)　NPO 法人日本リハビリテーション看護学会：リハビリテーション看護の定義，2018 年 4 月 16 日
4)　Vaughn S, et al：The Competency Model for Professional Rehabilitation Nursing. Rehabilitation Nursing 41（1）：33-44, 2016

第III章

生活機能障害のある人と
その家族の理解

この章を学ぶにあたって

　リハビリテーション看護の対象は，生活機能障害のある人とその家族である．看護師が人間の強さ，可能性への信頼を基盤に，複雑で統合された唯一無二の存在である人間に価値をおいた理解ができれば，リハビリテーション看護は看護師にとってやりがいと魅力に満ちた達成感の大きい活動となる．

　まず，生活機能障害を理解し，その要因と影響と障害の広がりを理解しよう．そして，生活機能障害という体験に迫り，体験の意味を自分なりに想像してみよう．

1 障害とともに生きる技法

この節で学ぶこと

1. 障害とともに生きる経験は多様であることを理解する.
2. 当事者にとっての障害とともに生きることの意味について理解し,専門職としてできることを考える.

A. 障害経験の多様性

1 ● 現代の障害者

　今日の日本では人口の高齢化が進み,糖尿病や高血圧のような慢性疾患の増加という傾向が顕著で疾病構造が大きく変わった[1].医療の高度化によって,脳卒中や心筋梗塞など以前なら救命が困難であった重篤な疾患の患者の治療を可能にし,発病後の身体や脳の機能の回復にも一定の貢献をしている.そして従来からの健康に対する希求に加えて近年,積極的な患者としての権利の主張がなされたり,快適な医療環境の提供を求める声も出ている.インフォームド・コンセントやカルテ開示の要求は,そうした潮流の中から主張されてきているものといえる.

　また,病気が治った,からだが動かせるようになったというだけでなく,完治しない場合であっても,病気や障害をもちながら生きていかざるをえないこれからの生活を,できるかぎり豊かなものにしていきたいと考える人が増えている.病気や障害ごとに,各所でさまざまな患者会などが立ち上げられていることからも,それはうかがえる.

2 ● 病人役割と障害のある生

　一方で,現代社会において病気をもちながら生きることは,医療制度や社会的規範や常識的社会感といった視座構造の中で,非日常や通常の身体状態からの逸脱（deviance）という位置づけがされている.すなわち病者には,この社会から「こうあるべき」とか「こうすべき」という社会的役割が期待されていることがある.

　アメリカの医療社会学者であるタルコット・パーソンズ（Talcott Parsons, 1902-1979）は,病人に期待された規範的行動（normative behavior）を,**病人役割**（sick role）として定式化した[2].パーソンズの病人役割は,2つの権利と2つの義務からなる.第一の役割は,病気であれば通常の社会的役割の責務を免除される権利があることである.たとえば会社員であれば,病気のときに会社を休むことは業務を怠っているとはみなされず,休むことが正当なこととして許されている.第二の役割は,病気であることは本人の責任ではないので,

病気を克服して健康を取り戻すためには，自力で回復する義務を免除され，医療専門職による援助を受ける権利があることである．そして第三の役割は，第一の役割に対応しており，病気であることは通常の社会的役割を遂行できない望ましくない状態なので，その状態から回復する義務を負うことである．すなわち，病気で会社を休むにしても，いつまでも休んでいることは許されない．第四は第二の役割と対応しており，回復を援助する医療専門職と協力する義務があることである．医療専門職から指示された薬を飲んだりリハビリテーションをしたりすることは，義務として病人に課せられている．

　一時的な疾患であって治るものである場合，病気になった人はこの病人役割に従っている．しかし，それが治らない病気である場合や，ある程度症状が固定していて病や障害をもちながら生きることになる人々にとって，病人役割は受け容れがたいものになってくる．

3 ● スティグマとセルフスティグマ

　さらにこの病人役割によって，病いや障害をもつことは，能力において劣るものという見方がされることがあり，現代社会においてスティグマ（Stigma, 烙印）となる[3]．そして現代の病人や障害者は，この病人役割を内面化し，自らをスティグマ化して（これをセルフスティグマという），しばしば自己否定の感情をもってしまうこともある．

　しかし，障害や病むという経験には，非日常や逸脱，あるいは能力において劣るといったものだけには回収されない豊饒な意味がある．このように考えるのは，かつて筆者が，障害があったり病んだりしている人の経験をていねいに詳らかに聴くという作業をし，人が障害や病をもつようになって獲得する，より豊かな世界に触れてきたからである[*]．障害をもちながら生きることや病むという経験には，深遠な意味が込められている．

　以下，脳卒中を中心に，障害のある人々自身が経験する世界をみてみよう．その際に，アメリカの医療人類学者のアーサー・クラインマン（Arthur Kleinman, 1941-）が区別した"disease"（疾患；医学的側面から見た病気）と"illness"（病い；患者が体験する病気の経験）という視座のうち，「病い」に注目する[4]．

B. 脳卒中を生きる意味

1 ● 危機としての突然の発症

　脳卒中は，脳の血管が破れる脳出血と血管が詰まる脳梗塞とに大別されるが，"卒"に「にわかに」という意味があるように，急な発症によるものである．いつもと変わらない日常生活を送っている中で，ある日突然に襲ってくる病気である．多くの人にとって，身体的に健康で，自立した大人として他人に迷惑をかけることなく，家族のそして社会の一員として活動することは，当たり前のことであった．そして，それこそまさに「自分である」と認識できる生き方であった．だから脳卒中になることは，今までの世界がまったく崩れ落ちてしまったような経験となる．

　自分の意思どおりに話せなくなったり，身体を動かせなくなったりといった経験をす

---

[*] 本節の内容は，筆者（細田満和子）が継続的に行っている，脳卒中になった人々やその家族，医療専門職へのフィールド調査に基づくものである（以下の本文の「聴き取り」など）．

る．時には生命が危険な状態に陥ったりすることもある．これは，当たり前の日常が失われていく（自明性の崩壊）ということができる．またそれは，人として「生きる」ことの危機でもある．脳卒中の当事者からは，「自分が自分でなくなるよう」，「自分の立っている地盤が抜け落ちるような破局」，「このような自分が生きていてもよいのだろうか」などと訴えられる．脳卒中の発症は，自らの存在を否定するような〈生〉の根源に対する疑問となって現れてくる．

　人が「生きる」ということは，生命体として生存するというだけでなく，他者とコミュニケーションをとる，身体を動かす，家族生活を送る，社会的活動を行うなど，さまざまな位相がある．脳卒中はそれぞれの位相における「生きる」ことに危機をもたらしている．このとき，危機の具体的なあり方は，その人のおかれた状況によってさまざまであるが，危機の状況の中で多くの人が自殺さえ考えるようになる．

2● 「生きる」ための試行錯誤

　しかしながら，そのような状況に追いつめられても，大多数の人々は生き抜いている．そして，従来とは変わってしまった自らの身体や生活を受け容れて，脳卒中のあとを「生きる」ことを肯定する「新しい自分」を見出してさえいる．それでは，そこに至るまでにどのような過程があったのだろうか．

　脳卒中になった人々は，「生きる」ことが危機にさらされるが，元の状態を取り戻そうとしたり，あるいは変わってしまった新しい状態もまた自分の姿なのだと思い返して，身体の動かし方を再練習したり，家族との関係性をつくり変えたり，生活を再構築したり，その人なりのさまざまな試行錯誤をしている．

a. 身体の再練習の場合（障害の克服）

　「身体の再練習」を例にとってみよう．ある人にとっての歩く練習は，ただ歩けるようになればよいというのではない．駅前の信号が青の間に横断歩道を渡り切るため，ある程度の速さと段差を越えられる歩みが必要であり，何度も失敗しては，挑戦を繰り返し，やっと成功するという長い道のりなのである．また，書道をたしなむ人にとって利き手の交換という練習は，単に字が書けるようになればいいというものではない．その人の納得のいく字が書けるようにならなくてはならない．そのために，やはりその人は，何度も失敗しながらも練習を重ねて，可能なかぎり努力して，やっと自分で納得できる字が書けるようになるのである．

　このように練習する目標や方法は，人によってそれぞれである．このことは身体の動かし方や使い方の再練習だけでなく，家族との関係性をつくり変えたり，生活を再構築したりという場合にもあてはまる．各人によって目標や方法はさまざまであり，失敗を繰り返しながらも挑戦を繰り返すという試行錯誤の積み重ねがある．

b. 変わっていないと思えること（新しい自分を受け容れる）

　また逆に，脳卒中によってまったく異なったと思えるようなことでも，実はあまり変わっていないと考えることが，人々を「生きる」という方向に導いていることもある．身体のあり方がそれまでとは変わったとしても，たとえば夫や妻としての家族内の地位，地域社会の一員としての社会的地位といったものは変わらないのである．ただし，変えない

ようにするために，あるいは変わっていないということに気づくまでには，多くの試行錯
誤の過程があることも事実である．

3 ● 「新しい自分」の発見と「重要な他者」との「出会い」

　聴き取りをした人々の中には，肯定的な意味で「新しい自分になった」「生まれ変わった」という感想を述べた人が何人もいた．中には，「脳卒中になって良かった」という人さえいた．1995年に脳卒中を発症した社会学者の鶴見和子（1918-2006）は，脳卒中からの回復を「いったん死んで命甦る．それから魂を活性化する．そしてその活性化された魂によって，新しい人生を切り開く」こととして，「回生」と概念化した[5]．今，ここにある障害をもつ身体や実際に営まれている現実の生活を，ほかならぬ自分のものであると受け容れたうえで，今まで以上の力をみなぎらせて，それまでとは異なる人生を切り開いていこうというのである．

　以前とは変わってしまった現実の身体や生活を受け容れはするが，それは決して人生を諦めたということではない．能動的に世界とのかかわりをもち，新しく人生を切り開こうというのである．「新しい自分」は，言葉や身体が不自由であったとしても，仕事をもたなくなったとしても，それもまた自分なのだと思い返せる自分である．かつて自らがもっていた経験を参照してみれば危機でしかない状況であっても，その状況に試行錯誤の働きかけをし，その過程で状況を自分で納得できると思えるようにしている．すなわち新しい体験を重ねて，それを自ら意味づけて新しい経験として蓄積しているのである．

C. 社会の中で生きてゆく—共生へ

1 ● 「出会い」と「変容」を経て「新しい自分」になる

　病いや障害をもちながら生きることが可能になるには，医療専門職や家族や同じ病気のある仲間の支えや助けが不可欠である．何年にもわたる苦しいリハビリテーションを続けてきたという過程や，回復や復職のためにさまざまな可能性を探って挫折したり，成功したりしてきたというような，他者の支えを伴うさまざまな体験が堆積していた．こうした体験を自ら反省する時に，肯定的な意味を与え，新しい経験としていき，その経験を参照できるのが「新しい自分」なのである．

　「新しい自分」は，たとえ受苦的で受動的で弱くあったとしても，他者の支えを得ながら，困難な病気の後を〈生きる〉ことを決意し，〈生きる〉方法をいくつでもみつけることのできる能動性も兼ね備えた存在である．そして，以前とは異なるものとなった身体や生活を受け容れ，自分の〈生〉だけでなく，いかなる他者の〈生〉をも尊重し，配慮するまなざしをもてる存在である．

　また，その自分は過去の自分からの連続性を保ちつつ，かつ「変容」もしている．制限された状況においてさえ〈生きる〉ことは可能であり，現実の身体や生活を受け容れて，それもまた自分なのだと思い返せる存在が，不確実ではあるが「希望」をもつことのできる「新しい自分」なのである．

2 ● 重要な他者との出会い

　この過程において，人々は「重要な他者」との「出会い」を経験している．他者は，それまで見知っていた家族や友人のこともあるし，病気になってから知り合うようになった同病者や医療専門職のこともある．

　たとえばある人は，担当の看護師との間に，信頼や親愛といった肯定的な感情を交えた関係性が築かれたとき，リハビリテーションをがんばってみようという気持ちになれたことが，自らが再び生きようと思えるようになるうえで重要な転換点になったという．そのような関係性は，看護師が，日常業務的に清拭をしたり体位変換をしたりするだけでは築かれない．その人を 慮 （おもんぱか）っているのだという態度が示されたり，どのようになりたいかという希望がていねいに聴かれたり，良くなってほしいという気持ちが伝わったからこそ，信頼や親愛が生まれてきたのである．

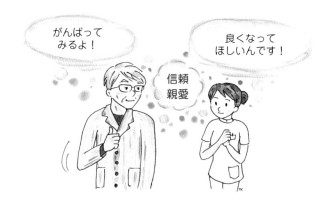

　家族や同病者も同様である．「家族だったら互いに協力するものだからその人の支えになる」というわけではない．家族の気持ちや態度が，本当にその人を大切に思っていて，協力的なものとして現れているときのみ，家族は回復に向けた大きな力となる．

3 ● 患者会・同病者との交流

　患者会や同病者同士の交流の重要さは，聴き取りにおいてよく聞かれたことである．リハビリ病院での日々を「学校」にたとえ，退院することを「卒業」，退院していった人を「卒業生」といっていた人が何人かいた．また，病院や患者会で知り合った同病者は，「仲間」，「病友」，「戦友」と表現されていた．また，先に脳卒中になった人を「先輩」，後からなった人を「後輩」と表現する人もいた．こうしたことから，同じ病気になった人との間には，それ以外の人とは異なる特別な仲間意識が生まれ，信頼関係がつくられやすいことが伺われる．

　ただし，同じ病を患っている者どうしであれば自然にわかり合えるというものでもない．確かにわかり合える可能性は高く，事実，苦しみやその乗り越え方を心から理解し合える関係になることもしばしばあるものの，必ずそうなるとはいえない．同病者どうしの肯定的な関係性も，お互いに尊重し，大事に思い合えるようになったときに初めて築かれるのである．

どのような他者とどのように「出会う」のかということは，脳卒中になった人がその後の生を「生きる」ために重要な役割を果たしている．それゆえ，多くの人とのよい出会いを可能にする場が用意されることが大切である．

4 ● ともに生きる社会へ

同じ脳卒中という病気になった「先輩」と「後輩」との間には，互いに互いを必要とし，支え合うという「出会い」があった．このような「出会い」と「変容」を経験した主体どうしの関係性やあり方が，「共生社会」を支えるもの，あるいは「共生社会」と呼べるものなのではないか．

筆者が初めて「共生」を価値的用語として強く認識したのは，滋賀県の障害のある子どものための療育施設，近江学園の創設者である糸賀一雄（1914-1968）についての記述の中であった．糸賀は，どんなに重い障害のある子であっても，その子は，だれとも取り替えることのできない，かけがえない個性的な存在であると主張していた．そして，そうした子どもたちに対して，憐れみの念から「世の光を」あててあげようというのではなく，この子どもたちこそが自ら輝きを放っているので，さらに磨きをかけて「世の光に」していこう，と考えていた．

この思想は，糸賀の自著の中でも展開されており，子どもだけではなく大人でも，誰にでもあてはまることであろう[6]．障害があってもなくても，誰もが互いに認め合える「共生社会」の条件を，われわれは当事者から学ぶことができる．

学習課題

1．たとえコミュニケーションが難しい場合でも，いかにして対象者の希望を聴き取ることができるか考えよう．
2．障害のある人が家族や友人，同病者や医療専門職とよい関係をつくりあげるための「出会い」の場はどのように用意できるか，環境整備の面から考えよう．
3．障害のある生を理解するときに大事なことは何か，考えてみよう．

▌引用文献▌

1)　細田満和子：脳卒中を生きる意味—病いと障害の社会学，青海社，p.104-106，163-318，321-322，2006
2)　Parsons T：The Social System, Free Press, 1951（佐藤勉訳：社会体系論，青木書店，1974）
3)　Goffman E：Stigma：Notes on the management of spoiled identity, Simon & Schuster, 1963
4)　Kleinman A：The Illness Narratives：Suffering, Healing, and the Human Condition, Basic Books, 1988（江口重幸，五木田紳，上野 豪訳：病いの語り—慢性の病いをめぐる臨床人類学，誠信書房，1996）
5)　鶴見和子：私の回生，＜シンポジウム＞生命のリズム—倒れて後に思想を語る．環（7号）：220，2001
6)　糸賀一雄：この子らを世の光に，柏樹社，1965（復刊　この子らを世の光に—近江学園 20 年の願い，NHK 出版，2003）

2 患者と家族が体験する障害の世界

この節で学ぶこと

1．「障害」という社会的現象を理解する．
2．中途障害者が経験する社会的な移行とはどのようなことか理解する．

　本節では，最も身近な「環境」である「身体」が障害をもつことによって異質の存在となり，「新しい肉体」という異文化になじんでいくプロセスについて，インタビューした中途障害者の言葉をはさみながら，「社会化」と「文化統合」という概念を用いて説明する．

A. 健常者の文化から障害者の文化へ移行すること

1 ● 社会化と文化統合

　私たちが生まれ落ちた瞬間から，**社会化**（enculturation）は始まり，それにより言葉，社会的ルール，道徳観，しぐさなどの非言語的コミュニケーションなどを体得していく．それには他者グループへの適切な距離のとり方も含まれる．

　障害者に関しては，たとえば車椅子を初めてみた幼児は，複雑な乗り物と認識して嬉々としてさわりたがるが，成長するにつれて「足の悪い人が使うものだから遊んではダメ」と教わり，「体の不自由な人には優しくしましょう」といった障害者への（社会が適切だと判断する）振る舞い方を学んでいく．この社会化は無意識に浸透していくのだが，次に説明する「文化統合」がないかぎり，意識にのぼることはない．

　文化統合（acculturation）は，異文化に触れたのちに新しい環境に適応していく過程を指すが，その副産物として，これまで疑問に思っていなかった社会化で培われてきた自文化の輪郭が浮き上がってくることがある．「外国に行って初めて日本がよくわかる」という経験が文化統合の特徴である．

　社会化と文化統合は空気と呼吸のような関係で，たとえば私たちは日常の生活で空気の存在を意識することはほとんどない．あるとすれば，それはガス臭い，あるいは溺れかけた，といった呼吸を意識させるような非日常を味わったときである．

　中途障害者（生涯の途中で病気や事故で障害をもつようになった人）にとって，障害をもったことは，究極の非日常を経験し「障害者の世界」という新しい文化と出会い，それまでの社会化で培われてきた「健常者の世界観」を少なからず意識するできごととなる．

2●新しい「環境」─障害をもった身体

　私たちは誰でも自分の首の上には頭があることは知っている．しかし，実際は頭が肩の上に乗っているのを意識するのは，頭痛やかゆみがあるときなどで，このとき初めて意識が頭部に向かう．つまり，身体とは空気のように社会化された存在なのであるが，中途障害者は，このいちばん身近な環境である「身体」が障害をもつことで激変し，自分の肉体でありながら初めて発見したような錯覚を経験する．主に脊髄損傷者への筆者が行ったインタビューでは以下のような話を聞いている．

事例①

　「今は人を見上げている．初めて車椅子に乗って人と話している最中に気がついた．まわりの人が急に大きく感じて，大きいなと思った」
　「今は天井が高い．それで装具つけて立ったりすると怖い．高すぎて自分じゃないみたいな感じもする」

　こうして「新しい肉体」を手に入れた障害者たちは，異次元に入り込んだ探検者のように，まわりを見渡し始めるのである．

3●文化統合と情報収集

a. 情報収集

　私たちが外国に行って不安に感じる理由を例にしてみよう．外国では，今まで自文化で培ってきた社会化されたやり方が通じないために，たとえば銀行で口座の開き方がわからなかったり，バスや電車に乗る際にとまどったり，オフィスでの慣例に疎いと感じたりして，大きなストレスになる．そうしたとき，ストレス軽減のためにまず私たちが貪欲に行うのが，「まわりのまねをする」（観察）や「人に聞く」（聞き取り）などの情報収集である．中途障害の場合，今までの「健常者のやり方」ではこれからはやっていけない不安感，また「みる立場からみられる立場へ」といった社会でのポジションへの恐怖感がある[1]．

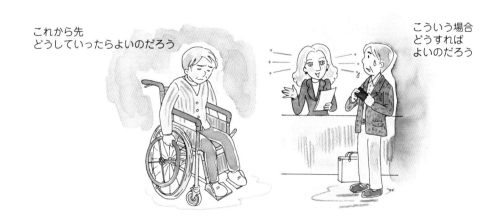

これから先
どうしていったらよいのだろう

こういう場合
どうすれば
よいのだろう

事例 ②

　Aさん：「自分が健常者のときの障害者のイメージというのが，暗い．やっぱり自分も偏見の目でみていたんだなって思うんだけれども，なんかすごく暗くて，そういう仲間になっちゃうのかなって」

　Aさんは，受傷当時の強い不安感・嫌悪感を正直に語っている．これらに対処するために，障害（者）に関しての医療・生活・心理面での情報収集を始めた．そして，「これからどうしていったらよいかわからない」という恐怖感は，情報が増えるにつれて和らいでいった．

事例 ③

　Bさん：「おれはこういう状態なんだけど，どういうふうにしたらいいのか教えてもらった．こんなふうにしたらいいんじゃないのかとか，いろんな情報が入るよね」
　Cさん「Dさんを通じて，いろいろな人と友達になった．E君とは恋の話もする．E君が車椅子に（異性の友人のプリクラを）いろいろペタペタはっているのを俺もまねしている」

　こうして中途障害者たちは，人に聞き，まわりをみて模倣をしながら，「新しいやり方」を学んでいく．

b. 障害の細分化

　一方で情報収集が進むとともに，以下のように健常者時代には気がつかなかった「障害者」と呼ばれる人たちの「多様性」に気がつき，障害の「細分化」が行われる．

事例 ④

　Fさん：「最初は，頸損（頸髄損傷），脊損（脊髄損傷）があるなんて知らなくて，車椅子に乗っているのは脳性麻痺の人たちだけだと思っていた」
　Gさん：「車椅子の乗りこなし方によって，頸椎か腰椎か，この人は体幹がいいから腰の何番目くらいかなとか，わかるようになる」

4● 社交の場，緩衝地帯としての「情報がたまる場所」

a. 情報がたまる場所

　障害者が集まる場所，たとえば病院，リハビリテーションセンター，障害者スポーツセンターなどは，障害者文化への文化統合の始まりの場所であるだけでなく，時間の流れも独特のコミュニティであり，見舞いなどで立ち入ると，外とは違った空気が流れている空間である[1]．

　これらの場所を，Hさんは「情報がたまってくる場所」と呼んでいた．これらの場所で

は，最新の車椅子モデルや排泄の工夫，どうやって温泉に入るのか，といった情報交換がさかんに行われ，また「外の世界でのコミュニケーション」について，先輩が後輩にレクチャーしていることもある．

> **事例 ⑤**
>
> 　Ｉさん：「（就職の）面接に行ったとき，面接担当者は"その話"にいきたいんだけれども（「足が悪い」って答えを聞きたいんだけれど），遠まわしに聞いてくる．障害をもってから，だいたいわかります」
> 　Ｊさん：「私はまだ若葉マークなんで，自分ではそれを悟る能力がないですね」

b．緩衝地域

　加えて「情報がたまる場所」は自宅とは違い，パブリックな場所でありながら，障害者がマイノリティ（社会的少数者）ではなくなる数少ない環境で，外の社会とのバッファーゾーン（緩衝地域）でもある．

> **事例 ⑥**
>
> 　Ｋさん：「年寄りがたいして悪くないのに病院に集まって話している気持ちがよくわかる．リハは社交の場．障害をもった"健康な"人たちが多く集まる」
> 　Ｌさん：「居心地いいですよ，はっきりいって．ここは障害をもってからの人生，第二の人生みたいなもの」

　ＫさんもＬさんも，単なる治療・医療の場でない意味を「情報がたまる場所」に見出していた．彼（女）たちが感じている「居心地のよさ」は，女性が女性専用の車両で緊張しなくてすむ，日本人が外国のジャパンタウンで日本語表記をみかけてふと安心する，といった社会のあちこちに点在する「マイノリティがマジョリティに合わせなくてもいい場」での様子とよく似ている．

B．マイノリティへの移行に寄り添う

1 ● The Wise―2 つのコミュニティのはざまで出会う「橋渡し」

　アメリカの社会学者であるアーヴィング・ゴッフマン（Erving Goffman, 1922-1982）は，自分自身はマジョリティ（多数派）であるが，職業，家族関係，社会的立場からマイノリティの社会にも精通する人々のことを"The Wise"（事情通）と呼んだ[2]．

　病院，リハビリテーションセンター，職業訓練所といった場所が，障害者社会への初期の文化統合の舞台だとすれば，そこで出会う医師，看護師，栄養士，指導員，作業療法士といった関係者たちはそのプロセスに寄り添う道先案内人で，The Wise といえる．

　また，さまざまな情報の最初のゲートキーパーでもあるこの人たちとの出会いが，その

後の生活を大きく左右するといってよい.

> 事例 **7**
>
> 　Mさん：「その人たち（テニスの指導員）がバスケの試合に連れて行ってくれた. そういう人たちに出会わなかったら, 今たぶん（テニスを）やっていないんじゃないかなって思う」
> 　Nさん：「2冊同じ本をもっているからって, 看護師さんが『五体不満足』をくれた. 看護師さんはたぶんわざわざ買ってくれたんだろうと思った」
> 　Oさん：「いちばん大切なのは, けがした後にどれだけ情報を与えられるか, そこで右と左にかなり人生が変わってくる. スタートが大事. いちばん最初にけがしたときに, 情報を与えるのが大切」

「障害者として生きていく」という分岐点に立ち会い, その後の方向性に少なからず影響を与えるThe Wiseが担う役割の大きさは多大であるといえる.

2●2つの言語を獲得する

　日本人が外国に行ったとして, そこでの暮らしが長くなるにつれ, 現地の言葉を理解するようになり, 新しい土地で受け入れられ期待される行動をとれるようになっていく. つまり新しい「スクリプト（台本）」を手に入れるのである.
　インタビューでは,「けがをしていいっていうことはないけど」という前置きから以下のような話が聞かれた.

> 事例 **8**
>
> 　Pくん：「普通に生活していたら, こういう世界に関心をもたなかった. 普通にしていたらわからない世界を知ることができた. 損したことばかりではなかった」
> 　Qさん：「健常者と障害者の2つの世界を経験して, 健常者のときしかみえなかった視野と, 障害者になってわかったこと, 感じたことはすごく違う. 生まれつき障害のある人とも, 健常者で障害をとてもよく理解してくれる人とも, 目線が違うと思う. 中途障害者のいいところはそれなんだって. 障害者しか知らなくても, 健常者しか知らなくても, どちらの気持ちもわからない. 両方みれたっていうことは, その人の財産になるって思う」

　以上のインタビューデータは, 健常者社会と障害者社会の両方を経験した, 周縁的（marginal）で「両方の見方ができる」バイ・カルチュアルな中途障害者の存在を表現しているといえるだろう.
　障害者になるということは, いちばん身近な環境である「身体」が変わることによって「非日常の世界」に足を踏み入れることである. 病院や障害者スポーツセンターといった場所は情報交換, 社交, そして緩衝地域としての機能をもち, また看護師を含むThe Wiseに出会う場でもある.

学習課題

1. 障害のある人が家族や友人，同病者や医療専門職とよい関係をつくりあげるために援助者としてどのようなことができるか考えよう．
2. 医療現場での「社会化」「文化統合」の具体例を挙げよう．

■引用文献■

1) 岩隈美穂：見る立場から見られる立場へ．超リハ学（酒井郁子編），文光堂，p.12-21，2005
2) Goffman E：Stigma：Notes on the management of spoiled identity, Simon & Schuster, 1963

3 障害とともに年をとる

この節で学ぶこと

1. 「障害と加齢」について，2つの仮説の違いを理解する．
2. 「障害とともに年をとる」（aging with disability）をめぐる現状と基本的な考え方を把握し，看護師からのアプローチの仕方を考える．

本節では主に脊髄損傷者たちをめぐる状況から考えていく．

A. 「障害と加齢」をめぐる2つの仮説

従来「障害と加齢」については，人種・文化的マイノリティのエイジング*をもとにした2つの仮説がある．1つは「二重の危険」（double jeopardy）と呼ばれ，もともとある障害というハンデに加えて，高齢化による二重の負担を強いられるという説である．そしてもう1つは「高齢化がもたらす平等」（age as leveller）と呼ばれ，それによると，高齢期に入る前は障害者と健常者との違いから，両者の社会での棲み分けが行われやすいが（たとえば，教育，雇用，社会参加），高齢期に入ると健常者と呼ばれていた人たちも身体的変化が生じ，高齢障害者との差がぼやけてくる，という説である．

この2つの仮説をめぐっては現在でも論争が続いている．

B. 「障害者の高齢化」に対して看護職に期待されること

1 ● 高齢障害者と障害高齢者の共通項である痛みのマネジメント

高齢者によくみられるのは筋骨格系疼痛であるが，脊髄損傷者も長年にわたる車椅子生活で肩や腕，背中の痛みを抱えていることが多い．痛みは身体機能だけでなく，社会生活，あるいは心理状態に影響が及ぶことが多く，そのためペインマネジメントに関する知識が重要である．車椅子使用者の場合，痛いならしばらく車椅子をこがないで肩を休めましょうというわけにはいかない．車椅子を使わないということは，これまでの行動を大幅に縮

---

*障害者と人種的・社会的マイノリティとの共通点はよく知られているところである．しかしアメリカ社会における黒人や西洋社会に暮らすムスリムといったマイノリティは，経験やしきたり，ルールといった規範が身近な人たち（たとえば家族やコミュニティ）にも共有され，時代を超えて継承されることが多いことに対して，障害者の場合（遺伝性疾患を除いて）「障害者は家族の中で自分一人」という環境ですごすことが多い．この点について自身が脳性麻痺者だった横塚晃一は「脳性麻痺者にとっていちばん不幸なことは脳性麻痺者の親から健全者といわれる子どもが生まれることである」と述べている[1]．

小するしかなく，その結果生活パターンの急激な変化，介護する側の負担増を意味している．

　またこのような慢性疼痛の場合，本人の望む生活（介護者への負担軽減，痛みの除去，精神的安定，活動レベルの向上など）を実現するために，痛み削減に向けた資源（経済的・心理的・社会的）をコーディネイトしていく必要がある．

2● 「年齢別」 ではなく 「障害別」－積極的に障害者同士のネットワークに参加を勧める

　今のわが国での保険制度では，「65歳以上」といった年齢で線引きがされ，年齢による区切りでサービスが決定されているが，高齢者の介護を中心とした介護保険と障害者の社会参加を促進するための障害者総合支援法（旧障害者自立支援法）では法の趣旨や受けられるサービスの種類が違う．そのため，高齢障害者にとっての現在の大きな関心は「65歳以上の介護保険への移行」問題である．

　それまで障害福祉サービスを受けていた障害者が65歳に達して介護保険に切り替わったために，負担額が増えたりこれまで受けられていたサービス（支給量・支給内容）が受けられなくなったりというケースも出てきており，筆者の一人（岩隈）が現在行っている聞き取り調査でも，「介護保険への移行」に対する懸念が多く聞かれた[2]．65歳になった途端「高齢かつ障害者（aging and disability）」というくくりになるわけだが，それまでの分離された社会生活（障害者同士が主）から，高齢者というくくりで健常者と同じ環境で暮らすことになる．この結果，たとえば手話が第一言語である高齢ろう者が，年を取って耳が遠くなった高齢者と同じ施設に入所し，手話を理解しない職員，介護者，医療関係者の中で孤立してしまう，という報告[3]もみられ，高齢障害者と障害高齢者の統合の際に摩擦が起きることは珍しいことではない．

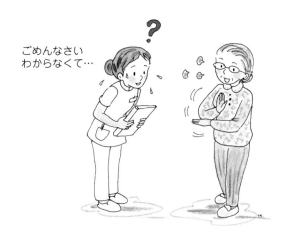

ごめんなさい
わからなくて…

　「自分が現在経験しているしんどい状態やつらい気持ち，解決したい事態」は今まで他の誰かがすでに通ったプロセスであることが多い．その経験知を共有できれば，対処への手がかりがみつかるかもしれない．しかし大多数の障害者の場合，「自分以外は全員健常者」の環境で生活し似たような状態の人が周りにいないため，身体的違いからくるニーズが理

「障害高齢者」と「高齢障害者」

　筆者の一人（岩隈）が以前カナダで参加した学会で，"aging into disability" と "aging with disability" という言葉を参加者たちが使っているのを聞いた．前者は非障害者が高齢化によって障害をもつことになるのに対し（「障害（をもつ）高齢者」），後者は障害をもちながら高齢期を迎える（「高齢（となった）障害者」）という意味である[i]．

　先行研究によると，医療の発達に伴って脊髄損傷者の寿命は伸び続けており，少なくとも20％が現在 60 歳以上で，ほかの年齢グループに比べてこの「60 歳以上の脊髄損傷者」の増加のスピードが著しい[ii]．

引用文献

ⅰ）McColl MA, Arnold R, Charlifue S, et al：Aging, Spinal Cord Injury, and Quality of Life：Structural Relationships. Arch Phys Med Rehabil **84**（8）：1137-1144, 2003

ⅱ）木下知威，大原一興：ろうあ高齢者の住生活と意識．日本建築学会　学術講演紀要集，p.377-378，2006

解されないことが多い[*]．別の研究でも，高齢障害者グループ内（ポリオ，脊髄損傷者，脳性麻痺）で障害がもつ特性から加齢への影響に違いがみられ[5]，筆者の一人（岩隈）の聞き取り調査でも，同じような障害のある自分より年上の人と接点をもつことがエイジング対応に役に立つ，という声を聞いた[6]．

　同じような障害のある年長者を間近にみる機会があれば，障害のある人が将来どう変化していくのか，というシミュレーションを描きにくい障害者たちへの不安を取り除く助けになる．そのため，患者会への積極的な紹介や，似た障害をもった「先輩」に引き合わせるのは有効な手段だろう．

　一方で注意したいのが，教科書に出てくるような「模範患者」やマスコミに登場するような「スター障害者」をいきなり紹介しても，今の自分の状況に照らし合わせて差がありすぎ，「別世界の人」あるいは「参考にならない」と思われることもある．自分の現段階から 1 歩半先を行っている人と話すほうが，「自分もあとちょっと頑張れば」というリアリティが増すようである．

3 ● 「障害共生」の知恵を社会に還元し，障害高齢者に役立てる

　ベビーブーマー，あるいは団塊の世代（1947-49 年くらいの生まれ）の障害者たちは，初めて施設を出て試行錯誤しながらコミュニティで暮らし始めたパイオニア世代であり，障害者運動を通じて障害者権利の向上や生活環境改善に影響を与え続けた歴史がある[7]．彼（彼女）が目指した「障害者専用」ではなく，「障害者でも使える」というバリアフリーやユニバーサルデザインは，今では官民挙げてあたり前の考え方である．彼（彼女）らが地域に暮らしながら長年にわたり培ってきた「障害とうまく共存していく」障害共生の方法は，これからますます増える慢性疾患患者や高齢期に入り障害者の仲間入りをする人たちにも応用できる知恵や工夫となりうる．

---

[*]安積遊歩はこの点について，自分と同じ障害のある子どもに，自分は母親としてだけではなく，障害者の先輩として自分がたどってきた道を伝えることができるという利点を挙げている[4]．この「障害者としての生きざま，知恵を伝える」ことに関しては，安積と先に挙げた横塚は対照的である．

障害者の高齢化

　筆者の一人（岩隈）がカリフォルニア大学でフェローとしてすごしていた時, 毎週金曜日に3人のフェローが交代で勉強会を開催した. 毎週違ったトピックを提供し発表のあとディスカッションを行ったが, 話が「障害者の高齢化」にわたると議論は決まって白熱して面白かった. 研究生活を送ったバークレーという場所は, 1960年代に公民権運動と連動して障害者運動が始まった地であり, その当時の過激な解放運動に実際に参加した障害者活動家が現在でも多く住んでいる.

　1960年代に青春時代をすごした彼らの現在の大きな関心は「エイジング」であるが,「障害者の高齢化」についての研究は老年学では今まであまりされてこなかった. 重度障害者（脊髄損傷者など）が, 高度医療技術が発達する前の時代には受傷後何十年も生存し70歳, 80歳の誕生日を迎えることは, まれなできごとだったからであろう.

　長年にわたって障害と共生してきた経験から, 多くの障害者は身体的状態に敏感であり, 障害をもつことによって築かれたネットワーク, 行政サービスに関しての情報資源もある. つまり健常者が高齢期に入って, 重い障害への対応を待ったなしで迫られるのに対して, 障害者は高齢化に必要なさまざまな適応（身体的, 社会的, 精神的）を早くから長い時間をかけて経験していく. この「高齢化へのソフトランディング」が障害者にとってメリットをもたらす, という考え方は先に述べた「高齢化がもたらす平等」に近い.

　具体的な問題に対して障害者たちが実際にどう対処したのかをていねいに拾い上げ, この経験知やリソースが社会的にもっと認知され共有されれば, 加齢に対して漠然とした悲観的なビジョンを描いている人たちに現実的な青写真を提示できるのではないだろうか.

　また障害者がもつさまざまなリソースを社会に還元できれば, 障害者全般に対する見方も変わることができるかもしれない. 看護師はこの役割の一端を担うことができる可能性を秘めており,「高齢障害者」と「障害高齢者」との橋渡しができるスタッフが増えることを強く望む.

　超高齢化時代に入った日本では「障害高齢者」の膨大な数にまぎれるように, これまで「高齢障害者」に関してはこれまだあまり知られてこなかった. 今後は「障害とともに年をとる」（aging with disability）研究が, リハビリテーション, 老年学, ライフスパンスタディ, 障害学を巻き込んだ新しいアプローチを生み出すことを期待したい.

aging with disability という研究領域の確立へ向けて－社会学からの提言

　欧米では1980年ごろから"aging with disability"（「障害をもちながら年をとる」）に対して関心が高まってきたとされている. わが国ではこれまで「高齢障害者」についての研究がほとんどなく, 今のところ欧米での研究結果から推測するしかない. しかしその先行研究からも福祉制度など各国のお国事情が「どうやって障害者が障害をもちながら年をとるのか」に与える影響の大きさが指摘されていることを考えると, アメリカ, イギリス, カナダでの状況がそのまま日本でもあてはまるか, 考えてみる必要がある. そしてパイオニアである現在の60歳代以上の高齢障害者のエイジングの軌跡をコホート研究などで今から調査・記録しておくことがこれから高齢化を迎える予備軍への貴重なデータとなり,「転ばぬ先の杖」となるだろう.

学習課題

1. 障害福祉サービスを利用して生活していた障害者が，65歳になって介護保険を使うようになった場合，具体的にどのような生活上の変化が起きるか考えよう．
2. 障害のある人とそのほかの社会的マイノリティとの共通点・相違点を挙げよう．

▋引用文献▋

1) 横塚晃一：母よ！殺すな，生活書院，p.27，2007
2) 岩隈美穂：障がい当事者は高齢化や高齢化研究についてどう考えているか，についての質的研究．第10回日本プライマリ・ケア連合学会学術大会，2019年5月19日
3) 木下知威，大原一興：ろうあ高齢者の住生活と意識．日本建築学会 学術講演紀要集，p.377-378，2006
4) 安積遊歩：車イスからの宣戦布告，太郎次郎社，p.65-75，1999
5) Kemp BJ, Krause JS：Depression and life satisfaction among people ageing with post-polio and spinal cord injury. Disability and Rehabilitation **21**：241-249, 1999
6) Iwakuma, M：Ageing with disability in Japan. Disability and the Life Course（Priestley M, ed），Cambridge University Press, p.219-230, 2001
7) 中西正司，上野千鶴子：当事者主権，岩波書店，p.21-67，2003

リハビリテーション看護の展開に必要な概念と理論

この章を学ぶにあたって

　リハビリテーション看護は，近年大きな進歩を遂げている．その学問的基盤に立脚して日々の看護援助を創造するために，重要概念と理論の理解は欠かせない．

　まず，リハビリテーション看護の目的を定めるために，QOL，自立と自律，セルフケア，主体性，自我発達の概念を理解しよう．また，リハビリテーションを必要とする人との関係構築は看護の基盤であるから，相互作用と協働的パートナーシップの理解は必須である．

　さらに，具体的な看護援助を創造するためには，日常生活活動，成人学習，専門職連携の本質を理解している必要がある．

1 リハビリテーションを必要とする人への看護の目的を定めるために

この節で学ぶこと

1. リハビリテーション医療のアウトカム（帰結）としての QOL の重要性や評価方法について理解する.
2. リハビリテーションを必要とする人にとっての「ジリツ」について理解する.
3. リハビリテーションにおけるセルフケア支援の要点を理解する.
4. リハビリテーション看護において，患者の動機や主体性に着目することがなぜ必要なのか，また主体性の発揮を妨げる看護師側の要因について理解する.
5. 自我発達の考え方とリハビリテーション看護とのつながりを理解する.

A. QOL

1 ● QOL とは何か

　QOL は "quality of life" の略であり，「生活の質」,「人生の質」,「生命の質」などと訳すことができるが，「クオリティ・オブ・ライフ」,「QOL（キューオーエル）」という用語がそのまま使われている.

　「QOL が高い」とはどのような状態を指すのだろうか. ある人は経済的に裕福であることと考えるかもしれないし，また，ある人は健康体であることと，ある人は健康を損ねていても生きがいをもっていることと考えるかもしれない. また，建築や都市環境の分野であれば，緑地面積が広く大気汚染がない地域が，QOL が高いと考えられている.

　このように，QOL は，使う人や分野によってさまざまにとらえられており，確定した定義はない.

　保健・医療分野においては，WHO（世界保健機関）は健康を「身体的，精神的，社会的に完全に良好な状態であることであり，単に病気がないことではない」[1]と定義しているが，QOL はここでいう "良好な状態（well-being）" を指し，複数の構成要素をもつと考えられている.

　広義の QOL（overall QOL）には，身体的・心理的・社会的な健康のほかに，社会的役割の遂行，人間関係，職務満足度，経済状況，生活水準，個人的な幸福感なども含まれる.

QOL とは

① **訳語**：生活の質，人生の質，生命の質
② **保健・医療分野**：健康に直接関連する生活の質を示し，身体的，精神的，社会的側面を含む
③ **広義**：身体的・心理的・社会的な健康のほかに，社会的役割の遂行，人間関係，職務満足度，経済状況，生活水準，個人的な幸福感も含む

また，QOL は医療者の側が判断するものではなく，患者自身が感じている主観的な評価であることも大きな特徴である．

2● 健康関連 QOL

医療の効果判定においては，従来，生命予後などの指標が重視されてきた．しかし，医療効果は生存率や延命だけで判断するのでなく，生活するうえでの質が重要であると考えられるようになり QOL が医療のアウトカム（帰結）指標として使用されるようになった．

保健・医療分野では，健康に直接関連する QOL を**健康関連 QOL**（health-related QOL：**HRQOL**）と呼んで，広義の QOL と区別している[2,3]．

HRQOL は，病気やその治療によって直接に影響される部分の QOL である（**図Ⅳ-1-1**）．広義の QOL は，間接的には健康の影響を受けるものの，疾病や医学的治療介入によって直接には影響されにくい部分の QOL である．

医療アウトカムを評価する際には，HRQOL に限定して評価が行われることが多い．広義の QOL では，医療介入だけでは変化しにくく，臨床的な改善をとらえにくいからである．

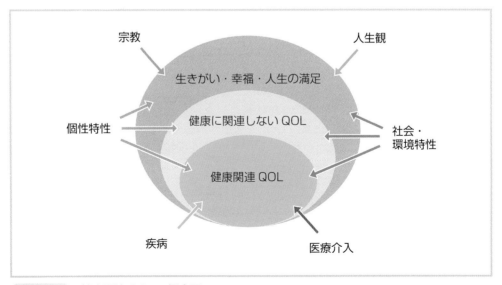

図Ⅳ-1-1　健康関連 QOL の概念図
［福原俊一：いまなぜ QOL か―患者立脚型アウトカムとしての位置づけ．臨床のための QOL 評価ハンドブック（池上直己，福原俊一，下妻晃二郎ほか編），医学書院，p.5，2001 より引用］

3 ● QOL の測定

a. HRQOL の測定

　HRQOL は本人の主観的な評価なので，自己記入式の調査票（尺度）に患者が回答することによって測定される．信頼性・妥当性・反応性などといったものさしとしての特性が確かめられた，多くの QOL 尺度が開発されている．

　QOL 尺度は，包括的（general）尺度と特異的（specific）尺度に分類される．

QOL 尺度

包括的尺度：多くの人に共通する基本的要素を網羅する　　例）SF-36，SIP，
　　　　　　　　　　　　　　　　　　　　　　　　　　　　　　　WHOQOL

特異的尺度：特定の疾患や状況を詳細に評価する　　　　　例）SS-QOL，KDQOL

　包括的尺度の代表的なものは，SF-36（MOS 36-Item Short-Form Health Survey）[4]で，リハビリテーション領域でも広く使用されている．そのほかに SIP（Sickness Impact Profile）[5]や WHOQOL[6]がある．

　リハビリテーションに関連する特異的尺度は，脳卒中特異的尺度の SS-QOL（stroke-specific QOL）[7]（付録 2，p.370）や，腎疾患特異尺度の KDQOL（kidney disease QOL）[8]などがある．

b. 広義の QOL の測定

　広義の QOL を測定する尺度は，開発途上にある．広義の QOL は対象となる概念が広範囲にわたるだけでなく，個人によって価値観に差があるなど，個別性が高く複雑であるため，測定が難しいのが現状である．

4 ● リハビリテーション医療における QOL

　リハビリテーション領域でも，患者の視点による QOL 測定を治療やケアの効果判定に用いる傾向が高まっている．治療やケアの効果や副作用などを，医療提供者側が臨床的に評価するだけでなく，治療を受けた患者自身が直接報告する QOL 評価を加えることで，臨床に役立つ情報が得られるからである．

　患者の生活全体をみるリハビリテーション医療では，一般の医療では影響されにくいと考えられている広義の QOL も対象となることから，リハビリテーション領域では，HRQOL のみならず，広義の QOL を考慮する必要がある．

　ブラウン（Ivan Brown）らは，QOL が人の全生涯を改善することを基本としているととらえ，QOL への 3 つのアプローチを挙げている[9]．

QOL への 3 つのアプローチ

レベル 1：基本的で不可欠なものの獲得（生命）

レベル 2：その人にとって大切な生活側面に満足を感じること（生活）

レベル 3：高レベルでの自分の喜びや実現の達成（人生）

　3 つのレベルはそれぞれ"生命""生活""人生"と言い換えることができる．リハビリテーション看護においては，基本的にレベル 1 にアプローチすることによって，患者の

QOL の改善を試みる．しかし，レベル 1 のみにとどまることなく，そのアプローチを通じて，レベル 2・3 にどのようにかかわることができるかを常に考える必要があるだろう．

B. 自立から自律へ

1 ● 「自立」と「自律」

「ジリツ」には**自立**と**自律**がある．広辞苑では以下のように定義されている[10]．

自立：他の援助や支配を受けず，自分の力で判断したり身を立てたりすること（independence）

自律：外部からの支配や制御から脱して，自身の立てた規範に従って行動すること（autonomy）

また，自立の対義語は「依存」，自律の対義語は「他律」である．上記の定義および対義語から「自立」は自分の力で行うことが重視され，「自律」は自分で決めることが重視されているといえる．

2 ● 日本における「自立支援」

a. 身体的自立への支援

リハビリテーション医療では，疾病や障害をもった人に対し，機能の維持・向上を目指した機能訓練や生活動作の指導，再発予防を目的とした生活指導のほか，家屋改造に関する情報提供などが行われている．これらは内容の画一性や医療者主体といった課題があるものの，障害者の生活範囲を広げ，不自由さや不便さを減少し，自分の力で暮らすといった身体的自立に向けた支援といえる．

b. 経済的自立への支援

職業リハビリテーションとは障害者の**就労**を支援する活動であり，障害者の雇用の促進等に関する法律に基づき，公共職業安定所（ハローワーク）や障害者職業センター，障害者就業・生活支援センターなどで，職業紹介や準備訓練，職場定着に向けた支援などが行われている[11]．

2019 年のデータによると[12]，民間企業における障害者の実雇用率は法定雇用率*にはわずかに届かず，法定雇用率を達成した企業は半数である．しかし，前年度に比べ増加しており，雇用障害者数および実雇用率ともに過去最高であったことから，障害者が就労する機会は少しずつ拡大しているといえる．就労は経済的自立の手段としてだけでなく，社会に参加し，役割を果たすことにもつながる．自己実現のあり方の可能性を広げるためにも，就労支援の継続とさらなる発展が望まれる．

---

*法定雇用率：民間企業，国，地方公共団体は，「障害者の雇用の促進等に関する法律」に基づき，それぞれ以下の割合（法定雇用率）に相当する数以上の身体障害者または知的障害者を雇用しなければならないこととされている．一般の民間企業 2.2％，独立行政法人等 2.5％，国，地方公共団体 2.5％．

3● リハビリテーション医療が目指す自律

　自律とは，自身の立てた規範，つまり自分のなかに判断の"よりどころ"をもち，それに照らして意思決定・行動し，その結果に対する責任を引き受けることである．自分の価値観をみつめ，下した判断の結果に対し，人のせいにせず，自分でなんとかしようと向き合うことを通して，その人だけの人生が形づくられていく．

a. 意思決定のための援助

　身近な人とは濃厚な人間関係を築き，頼り合って暮らす日本社会でリハビリテーションを必要とする人が意思決定する際には，医療者や介助者，家族などの反応が大きく影響することが考えられる．周囲の人との関係を大事にしながら意思決定してきた人に対し，「自分で決めてください」というだけでは，意思決定の支援にはならない．とくに，突然の発症や事故によってリハビリテーションが必要となった人の場合は，認知機能の障害や感情の混乱，痛みなどによって，判断を下せる状態ではないこともある．

　この場合，まず心身の状態を整えることが意思決定を支える第一歩となる．また，体調や回復の見通しなど，専門家としての判断を伝えることは，意思決定を行うための材料を提供することになる．さらに，介助する側が生活行為の時間や介助の方法を一方的に伝えるのではなく，対象者の意思を確認したり，希望を聞いたりすることによって，本人自身で決める機会を提供することになり，行為の主体は自分であるという感覚を取り戻すことにつながるだろう．

b. 自律へのアプローチ

　急性期治療の場では，さまざまな制約によって自律することが難しい状態となる人も多いが，人は誰しも自分のことを自分で決め，責任を引き受ける能力や権利をもっていることを忘れてはならない．

　ニューヨークのリハビリテーション病棟で経験を積んだホール（Lydia Hall）は看護師と患者の関係を，人格（コア，core），身体（ケア，care），病気（キュア，cure）の3つの円の組み合わせによって説明している[13]．生命の危機的状況など急性期ケアでは「キュア」の円が大きく，主に看護師が主体となってそのケアに責任をもつが，危機的状況を脱し，リハビリテーションが進むと，患者が学習の主体者となるよう「コア」への働きかけが大きくなる（図Ⅳ-1-2）．

　他者から支配される状況にいる患者に対し，状況の変化に応じて患者がもともともっている力や権利を行使できるようかかわっていくことが，その人らしい人生を取り戻すことにつながる．こうした援助には，専門家として判断する力と，相手にゆだねる決定を下した責任を引き受ける覚悟を伴う．そこには看護師自身の自律も求められる．

C. セルフケア

1● セルフケアとは

a. 二重の意味をもつ言葉

　セルフケアは，self（自己）とcare（世話をする，気にかける，心配する）の2つの言葉からなる．看護理論家のオレム（Dorothea E. Orem, 1914-2007）は，セルフケアについて，

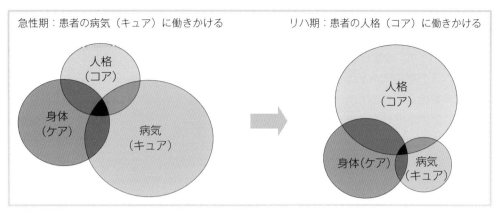

急性期：患者の病気（キュア）に働きかける　　　　　リハ期：患者の人格（コア）に働きかける

図Ⅳ-1-2　病期による看護アプローチの違い

"自分自身のためのケア"と"自分自身で行うケア"の「二重の意味をもつ」と述べている[14]が，これがセルフケアを最もよく言い表しているだろう．

b．概念の時代的変化

「セルフケア」という概念が注目を集めるようになったのは，1960年代以降である．第二次大戦後の高度成長期に，慢性疾患や健康障害が増加し，一方で市民運動の一環である患者の人権運動により，自分の健康は自分で守るという意識が高まった．日本で本格的な高齢化社会に突入した1980年代以降は，医療費の増大に対する施策が進められ，生活習慣病の早期発見が強化された．セルフケアという言葉は，患者や患者予備軍の人々に推奨され，実施されるべき行動の意味合いで用いられるようになった．

1990年代以降，診断・治療の進歩に伴い，生存率の改善とオーダーメイド治療が可能となると，治療後あるいは治療をしながらの，長い生活を見据えた対応の必要性が生じるようになり，cure（治療）ではなくcare（ケア），QOLの追求，患者自身の意思の尊重や生き方の尊重がより強調されるようになった．2000年以降になると，マスメディアの発達，情報量の増加，教育レベルのアップを背景に，医療費対策として第一次予防の強化がさらに図られるようになり，多くの一般の人々にも"自分自身のためのケア"という意味合いでセルフケアという言葉がなじみのあるものになってきた．

2●看護におけるセルフケア

a．「セルフケア」の意味を深く考える

セルフケアは，立場や年代によってさまざまに定義されている．

たとえば，1970年代から公衆衛生の領域で活躍していたレビン（Lowell S. Levin, 1927-2019）は，セルフケアを「一般の人々が専門家の援助なしに行うものであり，健康増進，疾病予防，疾病の発見や治療を効果的に機能することができるもの」[15]と述べている．

また，社会学者である園田恭一は，セルフケアという言葉は用いていないが，健康についていくつかの観点から述べており，その1つとして「健康というものを，病気や症状や異常の有無とかその程度とかからではなしに，生命や生存を維持し，存続させ，生活や人生を高めていくという，個人や集団などの主体的制御（control）能力の程度という観点か

らとらえる見方」[16]を紹介している.

b. オレムの理論

　一方，看護理論家のオレムは，1970年代の疾病構造や人の認識が変化していく時代に看護の理論構築をはじめ，最初の著作である"Nursing：Concept of Practice"（邦訳：『オレム看護論—看護実践における基本概念』）を刊行している．オレムは，人は成長とともに発達をするという前提に立ち，「セルフケアはそれに不可欠な調整機能であり，セルフケア自体も学習されていく」と考えている．そして，セルフケアには自発的行動，意図的行為（目標または結果を追求する活動），対人関係およびコミュニケーションを通じて学習された活動の特徴があると述べている[17,18].

　また，オレムの理論では，人はセルフケアの必要性（セルフケア・デマンド）に対して，それを充足するために実行する能力（**セルフケア・エージェンシー**）が不十分な場合にセルフケア不足となり，その場合，看護師が，必要なケアを代償あるいは一部代償する，また患者がセルフケアを達成し，セルフケア・エージェンシーの行使と開発を調整するように支持・教育的にかかわる，としている[19,20].

セルフケア・エージェンシーについて

- 自発的な学習過程を通じて毎日の生活の中で発達する．その発達は，知的好奇心，他者の指導・監督，セルフケア方策を実行する経験などによって育まれる
- 特定のことがらに注意を払い，それらの特徴と意味を理解する能力，観察したことがらを変化させたり調整したりする必要性を把握する能力，調整に必要な一連の行為について知識を得る能力，なすべきことを意思決定する能力，ならびに変化もしくは調整を達成する行為を行う能力を含むものとして概念化される
- その能力には，さまざまな実践的努力に携わるために，彼らがもち，使用している技能レパートリー，およびある種の知識が含まれる

　セルフケア・エージェンシーは，セルフケアの必要性を充足するための能力であり，セルフケア・エージェンシーの開発が看護師と対象者双方の課題となる．

　セルフケアとは，人間にとって望ましい状態を実現し，保つために必要であり，主体的，意図的に営まれるものである．また個人や集団を調整，統御しようとする努力であり，学習され，育まれるものといえる．

3 ● 日本におけるセルフケア

　「セルフケア」は英語であり，もともとは自立・自主性などを文化の特徴とする中流・上流階層のイギリス系アメリカ人の価値観を背景に生まれている．そのため，アメリカ人の看護理論家によって提唱された背景をもつが，この点につき，文化ケアの多様性と普遍性について述べている**レイニンガー**（Madeleine M. Leininger, 1925-2012）は，オレムのセルフケア理論について，「必ずしも他の民族や異なる文化的価値をもつ人々に合致しないのではないか」と指摘している[21].

　日本人の場合，個人をとらえていく道筋（how to know）や，また個人がどのようにあるべきかの価値観が欧米とは異なり，他者との関係に大きく影響を受ける．欧米では，自分

が認識する「我」が先に立ち，「我」を前提として，二次的に家族や周囲の人がとらえる自分のありようや，メンバーや目的が異なる場における自分のありようを明確に認識していくとされている．それに対して日本人の場合では，初めから日常的な他者がみる自分のありようから，「我」を認識していくとされている．

日本人の個人のとらえ方の特徴

〔コラム〕

　谷本は，西田幾多郎や和辻哲郎の哲学と西洋の哲学を個人のとらえ方から比較し，「日本人の個人のとらえ方は，他とのかかわり合いを通して形成されていく特徴がある」と述べている[22]．

　西田と和辻の哲学では，個人の自我が自明のものとされる西洋思想とは異なる．つまり，自他の自明な区別からは始まらず，他とのかかわり合いを通して形成されていくものとして個人のあり方をとらえるところに，西田と和辻の哲学に共通する特徴が見出せる．

　西田は，個人の自我意識に焦点をあて，「我」とは経験からつくられるもの，他を通してつくりつくられるものとしての「我」をとらえている．また，和辻は，日常的人間存在が自我意識に先立ってすでにそこにあるものであり，間柄こそが自明のものであって，個人は間柄によって規定されるものととらえている．

　この観点から日本人のセルフケアをみてみると，他の人の意見に従っているかのようにみえるような行為や，周囲の人との相互作用としてみられる行為，いわゆる主体的・自発的にみえない行為を通して，「我」について理解し，そこで初めて自分の意図や期待などを自覚していくのではないかと考えられる．

4● セルフケア支援のためのセルフケアのとらえ方

　ここでは，セルフケアがどのような現象としてとらえられるのかを考えてみたい．

事例① 上下肢の麻痺のために外出も家事もしなかったAさん

　Aさんは，夫と2人暮らしの70歳代の専業主婦であった．脳卒中後，左上下肢の麻痺が残り，その姿を人にみられるのが嫌で外出を滅多にしなくなり，家事も夫に任せるようになった．主治医からは，筋力低下を防ぐためにも，体を動かすことを勧められたが，そのような気になれず，また動くと疲れてしまい，居間に座っていることが多くなっていた．

　ある日，敬老会の集まりに行く夫が，くしゃくしゃのハンカチをもって行こうとしているのを見て，「恥ずかしい」とあわてて，新品のハンカチを出してもたせた．洗濯物などを見ると，どれもくしゃくしゃのままでたたんであることがわかり，アイロンをかけることにした．思うようには手を動かせず時間はかかったが，くしゃくしゃのハンカチやシャツがピンとなり，達成感を感じた．次の日から，洗濯とアイロンがけをするようになり，段々とコツがわかり短時間でできるようになった．そうすると，他の家事も気になり，食事づくり，食材を買うために買い物にも出かけることにした．

　気がつけば，ほとんどの家事をするようになり，動いても疲れなくなり，自分でも体力がついてきたことを実感した．特別なことをするのではなく，「今までどおりに家事をすることが私のリハビリだ」と思うようになり，夫に任せなくなった．また，買い物で近所の人と会うことを嫌だと思っていたが，自分が思うよりも手足のことを気にしている人はなく，おしゃべりが楽しく，買い物も苦痛ではなくなった．

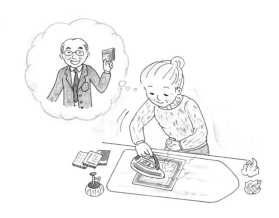

　Aさんは，当初，夫がくしゃくしゃのハンカチをもっていくのを恥ずかしいと思い，アイロンがけを始めた．これは，夫に恥ずかしい思いをさせたくないという妻としての自負心からの行動であり，これも妻の役割を果たしたいという意図をもつAさんのセルフケアである．当初は自分自身の体のための行動ではなかったが，洗濯とアイロンがけは，自分自身の達成感を感じる機会，体を動かす機会となった．それに気づいた時，家事は別の意図をもつセルフケアとなった．

　そのような経験を通して，自分の身体や心の変化，人との関係性に気づき，「今までどおりに家事をすることが私のリハビリだ」と学習することで，自分の心身のために家事を継続するようになったといえる．

　医療者としてAさんとかかわった場合，実際には，タイムリーにAさんの考えていることや感じていることを逐一把握できないので，事例のようにはわからないこともある．しかし，Aさんが実際に行っていることを注意深く見守り，それを何のために行っているのか，どうしてその方法で行うのかなどをたずねて理解していく過程で，Aさんの一連のセルフケアのありようが本当にみえてくるのではないだろうか．

5 ● リハビリテーションにおけるセルフケア支援

　リハビリテーションが必要となる状態とは，なんらかの形態・機能の障害によって活動が制限され，生活の再構築あるいは維持しようとしている状態である．活動が制限される中で改めて活動の仕方を身につけ，そのために必要なことがらを学んでいく．

演習 ① 片麻痺の人へのセルフケアを促す援助を考える

　脳卒中で片麻痺になった人は，当初は医療者や家族の支援を受けながら，徐々にバランスのとり方や方向転換，段差の乗り越え方を学び，麻痺のある下肢で歩行動作を再獲得していく[23]．この過程におけるセルフケアを促す援助を考えてみよう．

a. 医療者や家族に協力を求める

　この時期は，歩行時のバランスのとり方などの学習段階であり，筋力低下もある場合には，疲労したらそれを医療者や家族に伝え，協力を得ることも必要となる．まず当事者に，医療者や家族に協力を求める必要性がわかり，協力してもらえるよう伝えることが，セルフケアを進めるうえで重要である．

　このようなセルフケアを促すためには，その必要性を知識として伝えることも大事であるが，医療者に報告した際に快く支援してもらえたり，体が楽になったなど，そのセルフケアのよさや必要性を実感できることが重要である．

　当事者は，医療者や家族の働きかけからも，特定の行動の必要性・重要性を学習する．たとえば医療者から日々繰り返してアドバイスされたことは重要なこととして学習する．そして，医療者から受けたよいケアは，その後「自分でもそれをやってみよう」というセルフケアへの動機にもなる．たとえば，医療者から受けた気持ちのよいマッサージを自分でも歩行練習後にやってみようと思えるかもしれない．

b. 医療者や家族からのケアがセルフケアに与える影響

　このようにリハビリテーションにおけるセルフケアを考えるうえで，医療者や家族からのケアが，その後のセルフケアにどのような影響を与えるかという観点は重要である．

　また，医療者や家族からのケアを受けている時期では，セルフケアの当事者が，自分自身のために何かをしようとする，その意図が育まれることこそが大切である．その意図が必ずしも医療者からみて効果的とは思えなくても，セルフケアが自分自身のために役立っていると実感し，そのセルフケアが自分にとってどのような意味があるかについて気づけるようなフィードバックが重要である．

c. リハビリテーションの目標とセルフケアの意図を結びつける

　リハビリテーションの目標が定められてからは，個々のセルフケアの意図をその目標と結びつけて意味づけること，セルフケア能力を高めることが重要である．医療者は，どのような知識・技術・調整が必要であるのかを当事者自身が気づき，それを高められるよう支援していく．

　たとえば，片麻痺のある人は，歩行練習の過程で，疲労したら麻痺側の下肢は健側よりも何倍も重くなることを学習していくが，このとき「疲労したら麻痺側の下肢は健側よりも何倍も重くなる」という当事者自身の気づきを「それは適切でセルフケアに役立つ知識である」と医療者が保証することによって，当事者の気づきは，学習した知識となっていく．

　そして，その段階での目標が，「長く歩けること」ではなく「転ばず体調に合わせて歩けること」であれば，気づきとその目標とを結びつけて，「疲労したら麻痺側の下肢は健側よ

りも何倍も重くなることを知ることは，“転ばずに体調に合わせて歩くために”とても有用な知識である」と意味づけることができる．そして，さらに転ばずに体調に合わせて歩くためには，何がわかればよいかを当事者に問いかけ，一緒に考えながら支援していく．

　具体的には，疲労の程度は，脚の重さ以外にどのようなことからわかるのか，その際に安全に歩けるかどうか，疲労した場合の歩行の際に危険と感じるところはどこか，安全に移動できるためには何が必要かなどを当事者と一緒に考えていく．

　その結果，疲労する前に休息をとる，朝の動き始めに下肢の調子をみて動きが悪いようなら，その日は普段よりも注意深く床の状態をみながら歩く，精神状態が不安定なときは無理せず車椅子を使う，雨の日は外出を避ける[23]といった，さまざまな移動に関する調整方法を当事者自身が考えることができ，それを使い分けることができるようになる．すなわち，そのことでさまざまなセルフケアを身につけることにつながっていく．

D. 動機と主体性

1 ● リハビリテーション看護における動機と主体性

　動機（motivation）とは，患者が行動を引き起こす原因やきっかけになるものであり，主体性とは，その人自身のありようである．そのため，リハビリテーションの方向性や方法をその人自身にふさわしいものに定めていくときの核になる．

　たとえば，同じメニューの機能訓練を行っていても，ある人は“孫を自分の手で抱くために”行い，またある人は“自分のことは自分でできるようになりたいと思い，食事の時にスプーンを口まで運ぶために”行っているかもしれない．

　患者が自らの望む生活や生き方に向かって動機づけられ，主体的にリハビリテーションに取り組めるように支援することが必要である．

2 ● 患者の主体性をどのようにとらえるか

主体性のある人？　主体性のない人？

　日常生活の中で工夫したり身体を動かしたりすることや機能訓練を行うことに積極的ではないようにみえる患者に対して「この人は主体性がない」という表現を使うことはないだろうか．

　人生の途中で障害を負い，リハビリテーションが必要になった患者では，障害を負ったことそのものが，その人の主体性をゆるがす大きな体験である．障害によって，それまで当たり前にしてきた生活が困難になり，家族や社会の一員として果たしてきた役割が果たせなくなってしまうことは，患者にとっては，たとえその状況が一時的であっても“日常生活の崩壊”や“自分が自分でなくなるような体験”であり，危機的な状況となるだろう．そして，このような危機的な状況だからこそ，看護師が「患者がそれまで培ってきた自分の生き方や周囲の人との関係性を保ち発展させながら，主体性を維持できるように支援する」という視点や「主体性を発揮できるように支援する」という視点が必要となる．小児の場合は，心身の成長発達のプロセスで「主体性を“育む”」という視点も重要であろう．

　いずれにせよ，主体性とは患者の中にすでにあるものであり，疾患や障害によって失わ

れたり減じられたりするものではない．また，他者によって規定されたり，押しつけられたりするものでもなく，"どういう自分でありたいか" "どのように生活したいか" という患者自身からわきあがってくるものである．リハビリテーションが患者の人生の体験の一部であることをふまえ，患者をその人のリハビリテーションにおける主人公（主役），つまり "主体" としてとらえることが最も重要なことである．

3 ● 援助者がとらえた主体性は，どのように動機づけや援助に活用されるか

どんな生活をしたいか，どのように生きたいか，どうする（あるいはされる）ことが心地よいのかなどは，価値観や感情が伴う個人的なことである．したがって，相手の語りに耳を傾け，語りを聴き，対話する中でしか把握することはできない．ここでの対話とは，言葉のやりとりだけではなく言葉にならない患者の反応を看護師が推測・判断し，その結果を患者にフィードバックして，推測・判断したことが患者の思いに沿った適切なものであったのかを確かめることも含まれる．患者を主人公としたリハビリテーション看護の展開には，相互作用を通して看護師がこのような患者の思いを共有することが欠かせない．

たとえば，「1 日 3 回の食事を車椅子に移乗して食堂で食べること」を，看護師は「1 日 3 回の坐位練習」として実施しているかもしれないが，患者にとっては "苦楽をともにしている入院仲間に会える楽しみ" であるかもしれない．この場合，患者にとって動機になっているのは「友人に会いたい，楽しみたい」という気持ちである．この患者の気持ちを看護師が理解してかかわることによって，車椅子への移乗という行動が，初めて患者の望みや生きがいをかなえるためのリハビリテーションとして成立するのである．

患者の動機は，ときには「家族のためにしかたなく練習する」というような，いわゆる積極的な動機にみえないこともあるかもしれない．しかし，このような動機もまた，その時点における患者の主体的な希望や願いであることに変わりはない．看護師は患者が「どうありたい」と願っているのかを考え，患者とともに，患者の動機を次のステップ（たとえば「家族に心配をかけないようにやっていきたい」など）につなげていけるように支援をすることが必要である．

4 ● 主体性の発揮が妨げられるとき

患者はどのようなときに主体性の発揮を妨げられ，動機をもてなくなるのだろうか．以下の 3 つの観点から考えてみる．

a. 偏った価値観でとらえられるとき

「患者はまじめに積極的に機能訓練に取り組むべき」，「意欲的に機能訓練を行う患者がよい患者」というような，看護師が期待する患者像に沿って患者をみていることはないだろうか．患者に意欲的にがんばることを強要していないだろうか．

このような偏った価値観に基づく患者のとらえ方があると，目の前の患者が発揮している，あるいは発揮しようとしている主体性に気づくことができない．

b. 主体的な存在として受けとめられないとき

主体性を発揮する相手や発揮した主体性を受けとめてくれる相手がいなければ，患者は

主体的であることはできない.

　たとえば, 見守りが必要であるのに看護師を呼ばずに車椅子に移乗してしまう患者に対して,「危ないですから看護師を呼んでください！」と注意して終わるのか,「なぜ看護師を呼ばずに自分で移ろうとされたのでしょうか」と患者を主体的な存在としてとらえ, その意思を確認するのか, では, 援助の方向性はまったく異なったものになる.

　看護師自身が, 患者に対してひとりの人格として"主体的に"向き合っていなければ, 患者も"主体的な"存在ではありえなくなる. 患者の主体的なリハビリテーションを支援するためには, 患者の訴えや反応を患者の声として真摯に受けとめる看護師の主体的な姿勢が必要不可欠である（p.317 も参照）.

c. 主体性の発揮を阻害する環境におかれたとき

　「○○したい」,「○○やってみよう」という欲求（つまり動機）をもてるかどうかは, 環境に左右される部分も大きい.

　たとえば,「○○してください」といわれると, 患者の状態によっては, 本当の自分の意見をいえないかもしれない. 一方,「どうしますか」とたずねられることで, 患者は自分で考えたり, 自分の意見を述べたりすることができるかもしれない. このように看護師の言葉も1つの"環境"ととらえることができる.

　また, 患者自身が何も考えずにすむ環境や, やらなくてもすむ環境にあると, 主体的な動機をもつこと自体が難しくなる. リハビリテーション看護では, 患者が自分で考え, 意見を述べ, 行動できるような環境を整える必要がある.

5 ● "主体的なリハビリテーション"を支える

　以上をふまえ, 主体的なリハビリテーションを支えるための看護に必要なポイントを5点にまとめた.

- 自分の偏った考え方やものの見方に気がつく
- 患者を主体的な存在（主人公）としてとらえる
- 患者の体験に目を向け, 患者の声を聴く
- 患者がリハビリテーションの主人公として存在できるように支援する
- 看護師が患者のリハビリテーションの過程に主体的にかかわる

　リハビリテーション看護において, これらのことがらは心がけとしてではなく, 技術として身につけておくべきである.

E. 自我発達

1 ● 自我発達という考え方

　リハビリテーションの過程には, 患者の「意欲」が大きくかかわっている. 一方, 人は障害を負うと, とても「意欲的」ではいられなくなる. これまで何の不自由もなく動いていた自分の手が自分のものではないように感じる, 足を引きずりながら歩く自分, うまく話せない自分, 食べこぼしてしまう自分……そんな状況を想像してみてほしい（「日常生活

活動（ADL）の構造」，p.102以下参照）．

　とまどいや困惑，あるいは恐怖さえ感じていてもおかしくない状況の中で，リハビリテーションは開始される．容易ではないこの過程を乗り越えるための1つの力は「1日も早く良くなりたい」という患者の「意欲」である．

　リハビリテーション過程を乗り越えていくこの意欲をもつ主体，あるいは主体性（p.78）を発揮する主体そのものを，私たちは「自我」と呼ぶ．体が不自由になったとしても内面的には変わることのない自分を自覚したり，危機を乗り越えていっそう成長した自分に出会うことができるのは，この自我が発達することの表れにほかならない．

　リハビリテーション過程は，五体満足な自分でなくても，"価値ある自分"，"人として変わることのない大事な価値をもち合わせた自分"として自己の価値が拡大する自我発達とともに進む過程である．

2 ● 自我発達に関するさまざまな理論

　一般的には，発達は子どもから成人になるまでの形態や機能がより高度になる上昇的な変化としてとらえられがちである．たとえば，身長や体重など身体が大きくなることや，使える言葉が増えたり物覚えがよくなるといったことである．このように形態や機能の側面に焦点をあてると，成人期以降は当然衰退し下降する過程ということになる．上昇の過程を「成長」といい，その反対を「老化」といったりして区別するのも形態や機能への注目といえる．

　これに対して**自我発達**は，形態や機能が衰えても生涯を通じて発達する自我に焦点をあてて発達を考えようとするものである．リハビリテーションを必要とする人においては，機能に注目すれば明らかに以前の機能の衰退であり喪失である．しかし自我発達の視点をもつことにより，発達を多面的・多方向的にとらえることができ，合わせて，自我発達を要請する環境との相互作用を含めて，リハビリテーション過程にいる人を理解することが可能になる．

　以下に自我発達にかかわるいくつかの理論を紹介する．

a. ビューラーの生涯発達の段階理論

　ビューラー（Charlotte Bühler, 1893-1974）は400以上の自伝や伝記から，**表Ⅳ-1-1**のような5つの段階によって示される人生の一般的構造を明らかにした[24]．

　たとえば脳卒中患者の多くは，第4〜5段階で発症を経験すると考えられる．したがって脳卒中患者の多くは「人生を評価する時期に，価値の見直しを迫られる」という，大きな自己決定の岐路に直面するのだと理解することができる．

b. エリクソンの心理社会的発達理論

　エリクソン（Eric H. Erikson, 1902-1994）は，フロイトの精神分析の流れを汲みつつ，フロイトの発達論に，対人関係的，社会・文化的側面を加えて，自我を統合の主体とする「心理社会的発達理論」を展開した[25]．

　図Ⅳ-1-3は人生周期と漸成的発達を示すが，その横軸は，8つの対になった構成要素が経時的に並び，縦軸は発達段階を示している．空白部分は実際には埋まっており，どの段階にも構成要素の芽はある．しかし，対角線上に構成要素が並んでいることで，前面に現

表Ⅳ-1-1 人生に関する自己決定の5段階（ビューラー）

第1段階	15歳以前	人生の目標についてまだ自己決定されない時期
第2段階	15〜25歳	仮の目標が試行され，予備的に設定される時期
第3段階	25〜45または50歳	人生の目標が特定され，明確にされる時期
第4段階	45または50〜60または65歳	どれだけ目標が達せられたかを評価する時期
第5段階	60または65歳〜	自己決定以後の人生が定まる時期．目標が達せられると自己決定は終結し，そうでない場合や部分について，さらなる目標を設定するか否かへ動機づけられる時期

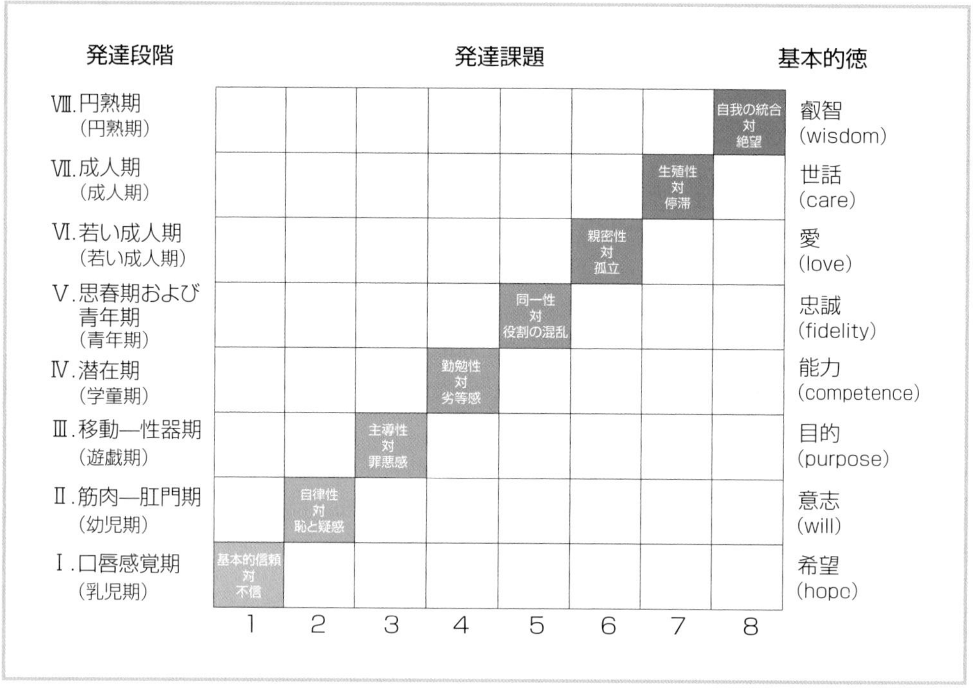

図Ⅳ-1-3 人生周期と漸成的発達（エリクソン）

れる順序や時期が決まっていることを示している．対角線上にある構成要素は，「葛藤」の形で表現されており，各段階で，人間が成長するときに克服すべき発達課題となっている．

エリクソンの理論は，この順序どおりに，前の要素を土台にして次の要素が発達すると考えることから，「漸成的発達論」と呼ばれている．さらにこうした各段階の課題を克服した結果として，人格的強みである基本的な徳（basic virtues）を獲得するとされる．

3● 発達を促進するもの

エリクソンの理論は，発達課題が克服されれば**発達の契機**になり，そうでない場合は**危機**にもなることを，対立する要素の**葛藤**というかたちでうまく示している．

たとえば，母親はいつも必ず子どもの求めに応えたいと思い，多くの場合，それがうまくいくことによって「基本的信頼」が形成される．しかし，現実にはそうできないことが多々ある．子どもにとっては，求めても得られなければ，それは「不信」の体験として記

憶される．日々，このように葛藤する2つの要素の間でゆれ動きながら，発達は進む．

これについて，エリクソンは，発達とは否定的な要素をなくすことではなく，2つの要素の肯定的なバランス（「不信」よりは「基本的信頼」，「恥と疑惑」よりは「自律性」）を発達させることであると述べている[26]．たとえ子どもが親に対してその時々で「不信」をもつことがあったとしても，相対的に子どもの中で「基本的信頼」が「不信」より優位になっているかどうかが重要なのである．

しかしながら，母親との相互作用の失敗により「不信」が優位になったとしても，「基本的信頼」を回復する機会もまた，母親をはじめとした環境との相互作用によって得られる．

このように，母親と子どもの出会いを始まりとして，その後もその人の人生の中で積み重ねられる**環境との相互作用**の質そのものが，その人の発達を促しもし，あるいは妨げもするのである．

4 ● 自我発達にかかわる看護師として

リハビリテーションを必要とする人にとって，看護師は**危機が発達の契機**となるかどうかにかかわる重要な環境要因の1つだということになる．障害を負った患者が，その危機を乗り越え，さらに深くかつ豊かな価値へと出会う未来になるか，絶望に向かう未来になるか，その成否の一端を看護師は担っているということである．

このようなことは荷が重すぎると思われるかもしれない．しかしながら，その重い荷を負うという点において，看護師にとっても「危機は発達の契機」なのである．互いの危機に向かい合った2人の人間が，未知なる危機から逃げ出すことなく，相互に作用をするとき，そこには，意図するしないにかかわらず，発達が生じると考えられる．看護師の真剣に応対しようとするその一貫した態度に，患者は自分の存在の変わらない価値を見出すことができるのであり，同様に，看護師もまた，患者の危機に向き合う姿によって，自身の存在することの意味を問う機会となるからである．

学習課題

1. QOLはどのように定義でき，構成されているか，また，健康関連QOLとは何かを説明しよう．
2. 自分自身や周囲の人の姿から，「自立」，「自律」していると思う言動を挙げてみよう．
3. リハビリテーションにおけるセルフケア支援の要点を挙げよう．
4. リハビリテーション看護の目的を動機と主体性という言葉を用いて説明し，患者の主体性をとらえて援助する際に，看護師が注意することは何かを述べよう．
5. ビューラーやエリクソンの理論を参考にしながら，リハビリテーション過程にある患者の自我発達を支えるために，看護師としての自分はどのような発達課題を克服していく必要がありそうか考えよう．
6. 自分がこれまでに経験した危機（苦しい，きつい，困った体験）を乗り越えたとき，自分に対してどのような発見や変化があったか考えよう．

引用文献

1）　WHO：Constitution in basic documents, World Health Organization, 1948
2）　Cramer JA, Spilker B：An introduction. Quality of Life and Pharmacoeconomics, Lippincott-Raven, p.46, 1998
3）　福原俊一：いまなぜ QOL か―患者立脚型アウトカムとしての位置づけ．臨床のための QOL 評価ハンドブック（池上直己，福原俊一，下妻晃二郎ほか編），医学書院，p.2-6, 2001
4）　福原俊一，鈴鴨よしみ：SF-36v2 日本語版マニュアル，第 4 版，iHope International，2019
5）　Bergner M, Bobbit RA, Carter WB, et al：The sickness impact profile；Development and final revision a health status measure. Medical Care **19**（8）：787-805, 1981
6）　田崎美弥子，中根允文：WHO/QOL-26 手引き，金子書房，1997
7）　問川博之，新藤恵一郎，和田勇治ほか：脳卒中特異的 QOL スケールに関する検討．J Clinical Rehabilitation **14**（7）：684-689, 2005
8）　三浦靖彦，Joseph Green，福原俊一：KDQOL-SF^{TM} version 1.3 日本語版マニュアル，健康医療評価研究機構，2004
9）　Brown I, Brown RI：Quality of Life and Disability；An Approach for Community Practitioners, Jessica Kingsley Publisher, p.17-34, 2003
10）　新村　出（編）：広辞苑，第 7 版，岩波書店，p.1485-1486, 2018
11）　日本職業リハビリテーション学会（編）：職業リハビリテーションの基礎と実践―障害のある人の就労支援のために，中央法規出版，p.64-65, 2012
12）　厚生労働省：令和元年障害者雇用状況の集計結果，2019
13）　都留伸子（監訳）：看護理論家とその業績，第 3 版，医学書院，p.146-147, 2004
14）　オレム E（小野寺杜紀訳）：オレム看護論―看護実践における基本概念，第 4 版，医学書院，p.42, 2005
15）　Levin LS：Self-care in health. Annu Rev Public Health **4**：181-201, 1983
16）　園田恭一：健康観の転換―新しい健康理論の展開（園田恭一，川田智恵子編），東京大学出版会，p.5, 1995
17）　前掲 14）p.124
18）　前掲 14）p.236
19）　前掲 14）p.237
20）　前掲 14）p.320
21）　レイニンガー M（稲岡文昭監訳）：レイニンガー看護論―文化ケアの多様性と普遍性，医学書院，p.236, 1995
22）　谷本真理子：日本文化における関係性の特徴．日本文化型看護学への序章―実践知に基づく看護学の確立と展開，千葉大学 21 世紀 COE プログラム，p.131-135, 2008
23）　酒井郁子：リハビリテーションにおける転倒予防．超リハ学―看護援助論からのアプローチ（酒井郁子編），文光堂，p.164, 2005
24）　Bühler C：The course of human life as apsychological problem. Human Development **11**：184-200, 1968
25）　エリクソン EH（仁科弥生訳）：幼児期と社会 1，みすず書房，1977
26）　Erikson EH：Childhood and society, 2nd ed, WW Norton & Company, p.27, 1963

2 リハビリテーションを必要とする人との関係を構築するために

この節で学ぶこと

1. リハビリテーションにおいて，患者と共同目標を設定することの意義を理解する．
2. 協働的パートナーシップの特徴を理解する．
3. リハビリテーション看護における協働的パートナーシップを，らせんモデルを活用して理解する．
4. リハビリテーションの主体は患者であることを理解する．
5. 相互作用の理論的背景を理解する．
6. リハビリテーション看護における患者と看護師の相互作用を理解する．

A. 協働的パートナーシップ

1 ● 共同目標設定

リハビリテーションとは，患者，患者とともに作業する保健医療の専門家，また患者の家族やその他の重要な人物がかかわるプロセスである．近年，リハビリテーション看護において，患者を"ケアを受ける人"ではなく，積極的なパートナーとしてとらえることの重要性が高まっている[1]．このため，患者が自立した生活を回復するという目標を立て，達成するために，看護師が患者とともに作業を行うことが提唱されている[1,2]．

さらにいえば，**共同目標設定**（mutual goal setting）はリハビリテーションを成功させる基礎である[3]．共同目標設定とは，看護師が患者とともに評価し，目標を決定し，その目標を達成するための行動計画を作成してそれを実施し，目標達成に向けた進捗を定期的に評価することである．このため，リハビリテーションプロセスでは，そのプロセスの進捗管理を看護師とともに行う管理者であるという意味から，患者は看護師とともに「共同マネジャー」とみなされる[2]．

患者が自らリハビリテーションの目標を設定すれば，その目標は，患者の具体的状況に沿ったものとなる．さらに重要なのは，自らの治療計画に関して意思決定する患者は，積極的に意思決定にかかわらない患者よりも健康レベルが改善しやすいということである[4]．さらに，患者が自らのケアの計画立案に参加できれば，そのケア計画に従う可能性が高くなり[5]，患者は，自ら参加して決めた目標に向かって取り組み，達成することができると感じる可能性が高くなる．

2● 協働的パートナーシップ関係の主な特徴

　ゴットリーブ（Laurie N. Gottlib）とフィーリー（Nancy Feeley）は，看護実践への**協働的パートナーシップ・アプローチ**について説明している[5]．

協働的パートナーとは

　「パートナー全員の積極的な参加と同意のもとのダイナミックなプロセスを通して，当事者志向の目標を追求すること」を特徴とするような看護師-患者関係のこと[5]

　これは，共同目標設定に基づくものであるため，リハビリテーション看護実践に非常に適している．協働的パートナーシップ・アプローチでは，患者は，自身のケアへの積極的な参加者またはパートナーであるととらえられる．看護師は，患者とともに共同で目標を設定し，患者が決めた目標を達成することを促進するという役割を有する[5]．

　協働的パートナーシップの関係は，それぞれのパートナーが関係に対し何かをもたらし，またそこから何かを受けとる互恵的なものである．各々のパートナーが，互いの関係を通し，ともに作業することで，ともに成長する．

　協働的パートナーシップ関係の主な特徴として，以下の5つが挙げられる[5]．

協働的パートナーシップ関係の主な特徴

1. 力を分かちもつこと
2. 率直さと敬意を表現すること
3. 看護師の基準で価値判断せずに受容的であること
4. あいまいさを受け入れること
5. 自己認識と内省

　それぞれの特徴を以下に検討する．

a. 力を分かちもつこと

　協働的パートナーシップ関係の主な特徴は，看護師と患者の間で**力を分かちもつ**ということである[6,7]．分かちもたれる力は，誰がどのような目標を決め，それをどのように達成し，その作業をどのように分配し，誰がその作業を行う責任をもち，目標達成状況を誰が評価するかによって配分される[8]．

　看護師には，教育や臨床経験から得た専門的な知識がある．しかし患者も人生経験から得た専門的な知識をもっている．つまり患者は，自分自身とおかれた状況を認識しているのだから，患者にとっての最善のケアを決めるには，看護師と患者の双方の専門知識が欠かせない．

　患者は，障害のために感覚-知覚障害，運動障害，機能的制約が生じている場合がある．このため，無力感を感じたり，自律性が低下したり，状況に対しコントロールができない状態が生じてしまう[2,3]．しかし，看護師との協働的パートナーシップ関係を経験することで，患者は自分のおかれた状況をコントロールしている感覚が高まり，それによって患者の主観的幸福感が向上するだろう．

　協働的パートナーシップ関係は，ダイナミックなプロセスである．看護師と患者の関係の性質は，時間とともに変化する[5]．力といっても，看護師と患者の間でいつでも平等に

力が同じように分かちもたれるわけではない．むしろ力とは，決定する力，コントロールする力であり，生じることがらに対して，責任を引き受ける力でもある．看護師と患者は，その関係性の変化に応じて決定し，責任を引き受ける力の配分をより適切に行いながら，ともにコントロールし，ともに責任をもつのである．時に，リハビリテーションのプロセスでは，看護師のもつ力のほうが大きくなり，患者の力が小さくなることがある．しかし一方で，看護師と患者のもつ力が，より均衡することもある．

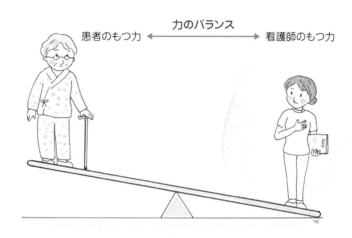

たとえば，脳卒中になった直後は，患者は目標設定に参加することが医学的に難しくなるため，患者のケアについて看護師の負う責任（力）のほうが重くなるだろう．しかし，患者が，回復するにつれ，自らの役割を果たせると思うようになれば，ケアに関する意思決定を行う力は，看護師から患者のほうへと移っていく．

　力を分かちもつとは，看護師と患者がともに，患者のリハビリテーションの目標設定を行い，目標達成のために最適な行動計画を決めることである．この計画を実行することも，パートナーの有する能力，時間，エネルギーに応じて共有される．そして，この行動計画が有効かどうかについては，患者が判断すべきである．

b. 率直さと敬意を表現すること

　看護師と患者の関係が率直なものであり，互いに敬意を払い，受容的なものであれば，よりよく力を分かちもつことができる．

(1) 率直さ

　率直さは，協働的パートナーシップの主要な要素である．そのため，以下の点を心がけておく必要がある．

① 看護師と患者は互いに相手との協働的パートナーとしての関係を育み，ともにさまざまな行為（action）を行うという心構えをもつこと

② 看護師と患者は，考え，意見，情報を互いに率直にやりとりできるような関係を築いておくこと

③ 看護師と患者の双方がそれぞれ別に学び，独自に新しいことを試したり，何かをする意思をもつこと

リハビリテーションを受ける患者は，同時に多くの望ましくない変化を経験することが多く，変化に対し率直でいることが難しいことがある．その場合は，看護師がサポートしなければならない．

(2) 敬　意

敬意は，協働的パートナーシップ関係において重要な要素であり，率直さとも関連している．患者と看護師は，パートナーである相手の知識，経験，技能を評価し，敬意を払う必要がある．看護師が自分の能力を認め，敬意を払っていると感じることで，患者はその関係に満足することができる[9]．敬意とは，自分と同様に相手にも意見があり，自分とは異なる，優れた問題への対処法・解決法を相手がもっているということを認めるということである．

c. 看護師の基準で価値判断せずに受容的であること

協働的パートナーシップ関係においては，看護師と患者の双方は，自分と相手の意見に対して中立的でなければならない．つまりこれは，相手の信念，価値観，意見，行動に対し寛容であるということである．中立的であるということは，相手のものの見方を理解しようと努めることでもある．

d. あいまいさを受け入れること

看護師と患者があいまいさに耐えることができれば，協働的パートナーシップは実現しやすい．リハビリテーションの目標設定に2人以上がかかわる場合，どのような目標が設定され，それがどのように達成されるべきか，なかなかはっきり決めることができない．そのような場合に先行き不透明な時期が現れ，不確実性が生じる．また，現在の状況をすっきり理解し，より有効な行動計画に到達することに力を注ぐあまり，必要以上の時間を費やすことにもなる．

つまりリハビリテーションでは，看護師と患者は，ともに患者の状況を理解し，その目標を達成するために，どのような最善の共同作業をとるべきか決めなければならない状況にある．しかし，患者はすでに不確実で予測不能な疾患という状況に直面している[3]ことから，どのように適切に対処しても，やはりどこかにあいまいさが残るのである．つまり，協働的パートナーシップでは，時に，看護師と患者双方が一時的な予測不可能性や不確実性に対処する必要が生じる．このため，看護師と患者は，ともに柔軟性をもち，そのあいまいさを受け入れる必要がある．

e. 自己認識と内省

協働的パートナーシップでは，患者と看護師のニーズ，とらえ方，好みといったことがらで，効果的かつ細やかにバランスをとる必要がある．パートナーどうしが，それぞれ自分自身と相手のとらえ方を理解することができればこのバランスはとりやすくなる．このため，協働的パートナーシップでは，自己への気づき（自己認識）だけでなく，相手の考え・感情・行動への気づきも必要となる．

内省（self-awareness and reflection）することで自分と相手について気づきを深めることができる．内省とは，看護師-患者間に生じていることを，看護師が独力で，また患者と一緒になって検討し，考察する振り返りである．また，専門家が自らの実践を意味のあるものにし，理解するのに役立つ方法である[10]．内省することで，看護師が患者のニーズと価値

観に合わせてケアを個別化するのが容易になり，看護師と患者が自分たちの進歩を評価するのにも役立つ．

3 ● 協働的パートナーシップのらせんモデルと共同目標設定プロセス

　協働的パートナーシップのらせんモデル（spiralling model）は，協働的アプローチに基づく看護師-患者関係の諸相とプロセスを説明する概念モデルである[5]．**図Ⅳ-2-1** はこのモデルについて示している．

　看護師と患者の間で行われる共同目標設定プロセスは，① 互いの理解，② 焦点の絞り込み，③ 取り組み，④ 振り返り，の 4 つの相で連続的に構成されている．

　この 4 つの相は互いに関連しており，看護師と患者は，どの相にあっても，次の相に進んだり，前の相に戻ることができるため，「らせんモデル」と名づけられている．看護師も患者も，各相のそれぞれで果たすべき役割をもち，その役割はしばしば相互的で相補的である．このモデルでは，患者と看護師は患者の状況の概略を探る相から，より具体的に目標やその達成に取り組む相へと移っていく．

a. 第 1 相：互いの理解 （exploring and getting to know each other）
（1）探索と情報交換

　協働的パートナーシッププロセスの最初の相であり，情報と心配ごと（問題）を分かち合うことを通じてパートナーが相手を知る．

　患者の役割は，自分の心配ごとに関する情報を看護師と共有することである．看護師の役割は，患者が自分の関心を看護師と分かち合い，自らの状況を説明できるように支援することである．看護師が情報のやりとりを促すためには，「脳卒中になったことで人生にどんな影響が出ましたか」，「このできごとについてどのように対処してきましたか」，「今いちばん困るのはどんなことですか」など，**的確な質問や積極的な傾聴**が有効である．患者

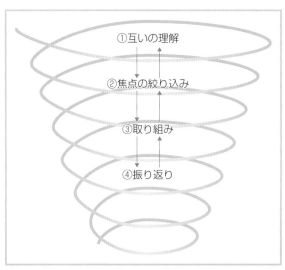

**図Ⅳ-2-1　協働的パートナーシップのらせんモデル
と 4 つの段階**

が自らの心配ごとや受けとめ方を打ち明け，信頼に基づく関係を築くために，看護師には**中立的・受容的な態度**が求められる．

　看護師は，協働的パートナーシップに基づいた援助を提供するということを患者に説明し，その意味するところについて話し合う必要がある．すなわち，看護師が患者に，患者ケアに関する意思決定に積極的に参加することを望んでいることを伝え，患者の役割とリハビリテーションの目標達成のためにどのように役立つことができるかについても説明しなければならない．

(2) 信頼関係の構築

　看護師と患者が出会う最初の数回は，看護師と患者が一緒になってどのように取り組んでいくかという舞台を形づくるものであり重要である．最初は，看護師は患者にとって重要な心配ごとや問題に集中すべきである．そうすることで患者が看護師を**信頼**し，積極的に役割を果たすようになる．さらに，患者の感じ方・振る舞い方は，できごとに対する患者の受けとめ方が影響するので，看護師は，患者が自分のおかれている状況をどのようにとらえているかを探る必要がある．

　看護師が患者のとらえ方を尊重することで，患者は自分のとらえ方を自由に表現することができる．このときの看護師の役割は，患者のとらえ方と心配ごとを理解することであり，患者の役割は，看護師が十分に理解できるように，自分のとらえ方と心配ごとを説明することである．

(3) 問題の明示（revealing）

　協働的パートナーシップ関係が深まるにつれ，看護師と患者は互いを信頼するようになる．信頼が確かなものとなれば，患者はしばしばより個人的で，デリケートな情報を打ち明けるようになる．

　協働的パートナーシップは，らせんモデルで進展するものであり，段階的なものではない．そのため，看護師と患者はともに十分情報が得られたと思えれば，いつでも次の「焦点の絞り込み」相に移ることができる．

b. 第2相：焦点の絞り込み（zeroing）

　「焦点の絞り込み」相では，現実的に達成可能な目標を具体的に突き止め，その目標について優先順位をつける．

(1) 目標の明確化

　目標達成のために何を行うべきかを考えるためには，まずその**目標**をより明確化する必要がある．このとき期待される看護師の役割は，患者との話し合いを適切に組み立て，患者が達成したいと思っていることを理解し，また患者自身が理解するのに役立てることである．一方，患者の役割は，達成したいと思う目標をより具体性をもって明らかにすることである．

　患者が目標を明確にするのを支援するために，看護師は，患者を観察し，質問を行い，注意深く話を聴き，患者の話す内容を確認する．患者が達成したいと思っていることを看護師が理解できたとき，看護師は「その目標の実現可能性はどれくらいか」，「いまはその目標に取り組むのに適した時期か」など，患者の目標についての自分の考えを伝えてもよい．

　状況によっては，患者が明確にした目標が複数になる場合がある．このような場合，看

護師と患者は，その目標に**優先順位**をつけ，お互いに1つの目標に集中できるようにする必要がある．目標を明確化するのが難しい場合は，看護師と患者が焦点を絞り込むのが早すぎたためかもしれず，「互いの理解」相に戻る必要があるかもしれない．

(2) 目標の優先順位をつけ，集中的に取り組む

　共同の目標設定を行うこの相では，合意形成のための話し合いが非常に重要となる[3]．看護師と患者で目標が違う場合，目標について両者の受けとり方が異なる場合，目標の数が多い場合は，話し合いが必要となるだろう．看護師と患者はどの目標が最も重要か，最も変化させやすいか，達成しやすいかについて話し合うことが必要となる．

　たとえば，看護師は「目標をいくつか話してくださいましたが，まずどれに取り組むべきだと思いますか」というように患者に問いかける．看護師と患者は，相手の視点を理解するために，注意深く，敬意をもって相手の話を聴くべきである．看護師と患者が共同で優先順位をつけるのは，話し合いを通じてである．

　患者と看護師が，取り組むべき目標について合意したなら，第3相の「取り組み」相に移る用意ができたことになる．

c. 第3相：取り組み（working out）

　「取り組み」相では，看護師と患者は問題解決に取り組む．両者は何を達成したいかを決めており，その目標を達成するために作業を始める用意ができている．「取り組み」相には，「選択肢の検討」と「計画の試行」の2つの活動が含まれる．看護師の役割は，患者が目標に達する方法を発見できるように支援することである．

(1) 選択肢の検討

　看護師と患者は，目標を達成するためのたくさんの方法をみつけ，多くの**選択肢**の中から選べるようにする．まず看護師が，患者が考えうる選択肢を患者自身にみつけてもらう．それにさらに看護師が選択肢を加え，患者に検討してもらう．そのあと，各選択肢の実行可能性を検討するが，どれが患者の状況に最適かを決めるのは患者自身でなければならない．

　目標を達成する選択肢を考え出すのが難しいこともある．あまりに難しい場合は，目標を十分に理解できていなかったということかもしれない．その場合は「互いの理解」相や「焦点の絞り込み」相に戻る必要がある．

(2) 計画の試行

　次のステップでは，患者の目標を達成するために実際に**計画を試してみる**．まず，看護師と患者は，さまざまな計画を実行する責任を，誰が負うかを決めなければならない．患者が計画を実行する責任を負い，看護師がサポートする場合もある．

　一方で，患者に計画を実行に移す活力，やる気，能力がない場合がある．このような状況は，リハビリテーションの急性期で，患者の疾患の程度が重く，精神的なストレスが強かったり，心身の機能障害により能力を十分に発揮できない場合にみられる．このような場合は，看護師が計画を実施する責任を多く負うことになる．それでも，ある時点で状況が変われば，患者に責任を移すようにしていく．

d. 第4相：振り返り（reviewing）

　「振り返り」相は，重要なステップであり，実行した計画が患者にとって有効かどうかを

評価するものである．目標が達成されているかどうかを判断するのは患者でなければならない．検討を行えば，看護師と患者が，何を行ったことで目標達成が促されたかを考えることができる．何が成功に役立ったかがわかれば，患者は学んだことを将来直面するかもしれない状況で活用できるようになり，患者のコーピングを高めることになる．

らせんモデルにおけるプロセスの各相について直線的，連続的順序で説明してきたが，実際にはこのプロセスが違うかたちで進展していく場合もある．協働的パートナーシップはきわめて流動的なプロセスであり，いくつかの相が重なったり，同時に進行していくこともある．看護師と患者の関係が進展していく中で，両者が各相の間を何度も，さまざまな方法で行きつ戻りつする．

4 ● リハビリテーション看護における協働的パートナーシップ

リハビリテーションを必要とする患者は，認知的，感覚−知覚的，運動的障害を経験しており，そのような障害をもっていない患者と比べれば協働的パートナーシップ関係に参加することが難しくなる場合があるが，それでもなお看護師は，患者がパートナーとして参加できると認識して患者にかかわることが求められる．

看護実践へのアプローチ

協働的パートナーシップでは，**コミュニケーション**が重要となる．看護師は，非言語的行動や筆記によるコミュニケーションなど，多くのコミュニケーション形態を活用することが大切である．また，昏睡や意識障害などのために患者がコミュニケーションできない場合，看護師は患者のニーズと目標についてコミュニケーションをとるために，患者の家族や深い関係のある他者に頼る必要が生じる場合がある．このような状況であっても，なお看護師は，患者の家族と協力することができるのである．

協働的パートナーシップ関係は，リハビリテーション看護にとくに適した看護実践へのアプローチであるが，それは目標設定のプロセスに基づいて患者のケアを決めるにあたり，患者と看護師の双方が積極的にかかわるものだからである．この関係において，看護師は，患者とともに作業し，目標を設定し，達成するというプロセスを促進する役割を果たす．

B. 相互作用と意味ある世界

1 ● リハビリテートするのは誰か

患者と看護師の相互作用は，援助関係の基盤であり，リハビリテーション看護を「看護」として価値づける概念である．患者がおかれた状況を理解し，意味づけるときには，援助者である看護師との相互作用が基盤となる．

a. 障害受容論への批判

障害受容とは，障害を受けた人がその「障害」を受け入れた状態のことである．この概念は，1980 年代に日本に紹介され，その後あたかもそれがリハビリテーションのゴールのように扱われてきた．しかし，**障害受容論**が生まれたアメリカでは，1950 年代に，その是

非について活発に議論がなされ，1970 年代には批判の焦点が定まりつつあった．

　障害受容論は，大きく分けると 2 つあり，1 つは価値の転換論[11]，もう 1 つは障害受容のステージ理論[12]である．日本にこれを紹介した上田敏の障害受容論[13]は，この 2 つを結びつけたものということができる．

(1) 価値の転換論

　「価値の転換論」とは，障害をもったという「不幸」から脱却するには，その人自身が価値観を変えなければならない，という主張である．この理論の前提には「障害をもつことは不幸である」という偏った考え方がある．この偏った考え方は，当事者の価値観というより，当事者ではない立場の者の価値観である．当事者がそのように感じるか感じないかは，周囲の環境や人との関係性によるのであって一概に決めることはできない．

(2) 障害受容のステージ理論と上田の障害受容論

　また，障害受容のステージ理論および上田の障害受容論により，障害を受けた人は，「障害受容」がゴールとしてあり，そこにいたるまでの道筋〔ショック期→否認期→混乱期（悲嘆期）→解決への努力期→受容期〕があるという受けとられ方をしてきた．これに対しては，リハビリテーションを必要とする当事者たちに「障害受容」というゴールを押しつけることになっているとの批判[14]がある．

　障害には，環境が整っていないことから派生するさまざまな社会生活上の不便や，周囲の人から負わされる否定的なまなざし，すなわち「活動の制限」や「参加の制約」も含まれる．つまり，「障害受容」をゴールとする考え方をとると，バリアが多い環境や否定的な関係性までをも，当事者が個人的に受容しなければならないという考えにつながる可能性がある．

　このように障害受容論は，周囲の人に，あるいは援助者との相互作用ぬきで理論が活用された場合，心の苦しみは当事者の努力によって解決できる（するべきだ）というとらえられ方をされるおそれがあり，「障害受容」できないのは「患者が悪い，成長しない」というアセスメントに行きつく可能性がある．

　それでは，患者のリハビリテーションを促進する相互作用とは何だろうか．

b. 「リハビリテーション」の主体である患者との相互作用

　リハビリテーションを必要とする人にかかわるときに留意しておくことがある．それは「リハビリテートするのは当事者である患者」ということである．

　しかしリハビリテーションがスタートするとき，多くの患者は援助を受けて生活しており，体調の悪さ，意識の不明瞭さ，あるいは突然障害を負ったことへのとまどいなどによって，リハビリテーションの必要性を感じるまでにいたっていないことが多い．医療者は「患者はリハビリテーションに取り組むべきだ」というところからスタートしているのに対し，患者はそのような認識をもっているとはかぎらないのである[15]．そこで，医療者の認識と患者の認識とにそのような差異が生じた場合に，看護師および医療者は，患者にリハビリテーション看護を提供し，「ともに」ゴールに向かうために何を支援するか，と考える．

　本来，リハビリテーションのスタートを切るのは当事者である患者であり，医療従事者ではない．とすれば医療従事者は，患者がリハビリテーションの当事者として，リハビリ

テーション過程を自分のこととして引き受けられるように，現実を認識していくための支援を行う必要がある．患者の認識が変化するものであるととらえ，患者にとって良い方向に変化することを支援するためには，患者の認識の変化の兆しに援助者が気づき，またそれによって患者への認識をさらに変化させるという，お互いに影響を与え合う「行為」を行う必要がある．これが患者との「相互作用」である．

　相互作用は，社会生活を営んでいる人間に必ず生じる．患者は環境と相互作用しているが，その環境の中で重要なポジションにいるのが看護師である．看護師の立ちふるまい（行為）が，リハビリテーションを必要とする患者に与える影響が大きいことを認識することが，肯定的な相互作用の関係を築く第一歩となる．

　リハビリテーション看護では，エビデンスに基づいた「何を行うか」ということ以上に，患者の理解や認識を看護師が気づき，看護師自身の認識を振り返り，自身の行為を修正しつつ，看護師自らがどのように行為するかということが重要といえる．

2 ● 相互作用とは何か

a. シンボリック相互作用論

　「社会は，それらを構成している諸要素（個人）の間の絶え間ない相互作用の過程である」ととらえる見方を，社会学ではシンボリック（有意味）相互作用論という．

　ブルーマー（Herbert G. Blumer, 1900-1987）によれば，シンボリック相互作用論は，以下の3つの基本的前提を有する[16]．

　1．人間は，あることがらが自分にとってもつ意味に基づいて行為する
　2．ことがらの意味は，その人間がそのある相手ととり行う社会的相互作用から導き出される
　3．そうしたことがらの意味づけは，そのことがらに対処する際に，その人間が活用する解釈過程（＝自分自身との相互作用）を通じて，取り扱われたり，修正されたりする

　自己と他者はお互いに完全にはわかりえない存在である．そのような前提に立ったとき，わかり合う，すなわち共通理解に達しようとするためにはどちらか一方だけの行為では不十分であり，自己の表現と他者からのフィードバックによって成立する．共通理解とは，自分からみた他者の行為の意味を理解することであり，さらに自分という存在を考慮に入れた他者の行為の意味を自分が解釈することである．この場合の「理解」とは，完全に他者を他者として理解するということではなく，「自分が他者をどのように理解したか」ということである．

b. 看護理論家たちのとらえ方

　相互作用は，看護理論家のあいだでも議論されてきた．

　たとえば，ペプロウ（Hildegard E. Peplau, 1909-1989）は看護を"対人プロセス"として位置づけ，患者と看護師の関係は4つの局面（方向づけ，同一化，開拓利用，問題解決）があり，局面ごとに看護師と患者の役割が変化していくことを示している[17]．

　トラベルビー（Joyce Travelbee, 1926-1973）は，"ラポール"という概念を「看護師と患者

が人間対人間の関係のうえで，看護師が病人の苦悩を軽減する行為を行うこと」と説明し，「看護師とその看護を受ける人が同時に体験するプロセス，できごと，体験である．それは一群の相互に関係のある志向や感情から成り立っており，その思考，環境，態度はある人からある人に伝達されるものである」と説明し，患者と看護師の関係（人間対人間の関係）を「最初の出会い」，「アイデンティティの出現」，「共感」，「同感」，「ラポール」と進展していくことを説明している[18]．

さらに**キング**（Imogene M. King, 1923-2007）は，看護を「看護師と看護を受ける人がその看護状況において両者が知覚した情報を分かち合う行為，対応行為，相互行為から目標を共有し，ともに向かう相互浸透行為までのプロセスである」と説明し，またこのプロセスにおいて自己と他者の行為の結果がそれぞれの「知覚」としてフィードバックされ，判断され，次の行為が導かれることを説明している[19]．

このほかにも，多数の看護理論家が，患者との創造的で有意義な関係形成について言及している．

これらをまとめると，相互作用とは，① 他者をどのように理解したかという自己の振り返りと，② その理解に関する他者との共通理解（合意），そして，③ 合意に基づく自己と他者の理解と，その修正の絶え間ない過程であるといえる．そして私たちが生きているこの世界は相互作用に満ちていると考えることができる．相互作用の蓄積の結果，今ここに存在している患者である「あなた」と看護師である「わたし」が奇跡的に出会い，さらに相互作用し，影響を与え合うということである．

3 ● リハビリテーション看護における相互作用

リハビリテーション看護における相互作用を説明するために，周による「脳卒中患者と看護師の相互作用の過程のモデル」[20]を用いて説明する（**図Ⅳ-2-2**）．

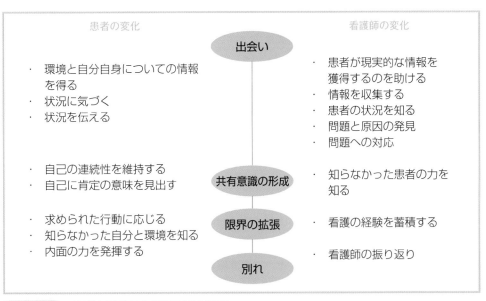

図Ⅳ-2-2　患者と看護師の相互作用の過程

a. 出会い

　患者は，脳卒中の発症によって今まで知らなかった環境におかれる．看護師と脳卒中患者の出会いは予測されるものではない．患者は，脳卒中という人生最大の危機を機会に看護師と出会う．出会いの時期は，患者によってさまざまである．緊急入院したそのとき，あるいは意識障害から目覚めたとき，あるいは周囲のことに目を向けられるまでに体調が回復したときに看護師の存在に気づく（出会う）こともあるだろう．いつ，患者にとって有意味な出会いになるのかを看護師はコントロールできない．

b. 患者が現実的な状況に気づくための問いかけと情報提供

　出会いのときに，看護師が患者の名前を呼び，自己紹介し，時間や場所の情報を提供し，患者に対して今どのような治療がなされているか，患者の体に何が起こっているかといった現実的な情報をわかりやすく提供することで，患者は，環境と自分自身についての情報を知り，また状況に気づく．

　また，看護師は，患者がどのように自分のおかれている状況（患者と環境との相互作用）を認識したかについて推測し，患者に問いかける（情報を収集する）．それに呼応して患者は自分の状況を伝える．このやりとりから，看護師は患者が表現している個性の発揮状況を知り，患者は今の自分のありようを確認し，全体的な状況がわかってくる．つまり患者は１人で自分の状況を認識することはできない．周囲の環境とやりとりをして初めて，さまざまな気づきが生まれるのである．

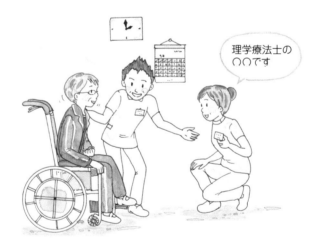

理学療法士の
○○です

c. 自身の連続性を維持し，肯定的に意味づける

　患者の立場からすれば，今まで住んでいた世界とはまったく違ってみえる．思うようにならない身体や気持ち，考えがまとまらずぼんやりしてしまったり，さまざまなことが気になりイライラしたりと否定的な意味があふれ出してくることもあるだろう．

　これらのさまざまな感情を患者の状況として看護師が受けとめつつ，発症前の患者と現在の患者は連続していること，つまり脳卒中のために今はさまざまな苦しいことが起こっているが，「あなた」は変わらず「あなた」であり，以前の意味ある世界に戻っていく大切な存在であるというメッセージを伝え続けることが，患者自身の連続性と肯定的意味をも

たらす.

　このような相互作用を促進するのは，基本的には援助者の態度であり，また，その態度に基づいた具体的な患者の心配ごとへの対応方法である.「何に困っているか聞く」,「この行為をしたいか確認する」,「このような援助方法で快適か確認する」,「やってみてほしいことをお願いする」,「やってみてどうだったかを問いかける」,「次どのようにしたいか，たずねる」というように，一連の生活の行為を援助する際，このように問いかけ，患者と合意しつつ援助を展開することそのものが相互作用である.

d.　患者と看護師の限界の拡張

　「やってみたらそんなに大変ではなかった」,「自分でやってみたらここはできた」というように自分に対して肯定的に意味づけられることができれば，患者は，看護師に求められる行動を行うことができ，その行動に応じて看護師から肯定的な意味づけを返されることで,「これはできる」,「これはやってみよう」と思うことができる.

　また，看護師の助けを受けることができる，そしてそれに感謝することができるという自分の発見の結果として，患者と看護師の共有意識が出現する．これらの過程は，看護師にとっても「このようにすれば患者は力を出せる」という患者の力を発見することでもあり，生きた看護の経験となる．看護師自身の限界を拡張させることにもつながり，看護師の成長を促しうる経験となるのである.

e.　患者と"絆"を結ぶ

　これらの相互作用は，入院から退院までの過程においてもとらえることもでき，1日の受けもち看護師と患者の過程でもとらえることができ，さらには1つの援助場面の過程でもとらえることができる.

　リハビリテーション看護を展開するということは，専門的知識に基づきながら，ていねいにきめ細かく患者と相互作用を積み重ね，お互いに成長し，そして別れていくということである．患者が自己を理解し，状況を受けとめるためには，その理解や状況を映し出す「鏡」としての存在が必要であり，かつ「鏡」をみても自分では気づかないような，細かいけれど肯定的な変化を意味づける存在が必要である.

　このような相互作用を看護師だけでなく，周囲の人と結ぶことが「世界の取り戻し」，意味ある世界に帰ってくることであり[21]，リハビリテーションの本質である．ある患者はこれを「"絆"を取り戻す」と表現していた.「絆」という言葉は，相互作用の性質の1つを表現していると考えられる．看護師は，患者と絆を結ぶ存在である.

学習課題

1. リハビリテーションを必要とする人にとって，なぜ共同目標設定が重要かを説明しよう.
2. 協働的パートナーシップの5つの特徴を説明しよう.
3. リハビリテーション看護における協働的パートナーシップの実践において留意すべき点を説明しよう.
4. リハビリテーションの当事者は誰だろうか，それはなぜそういえるのか説明しよう.
5. リハビリテーション看護における患者と看護師の相互作用の特質を説明しよう.

引用文献

1) Booth S, Jester R：The rehabilitation process. Advancing Practice in Rehabilitation Nursing（Jester R, ed）, Blackwell Publishing, p.1-13, 2007

2) Lutz BJ, Davis SM：Theory and practice models for rehabilitation nursing. Rehabilitation Nursing；Prevention, Intervention, & Outcomes, 4th ed（Epstein SR, ed）, Mosby Elsevier, p.14, 2008

3) Pryor J：Patient and family coping. Rehabilitation Nursing；Prevention, Intervention, & Outcomes, 4th ed（Epstein SR, Ed）, Mosby Elsevier, p.448, 2008

4) Greenfield S, Kaplan S, Ware JE：Expanding patient involvement in care；Effects on patient outcomes. Annals of Internal Medicine **102**：520-528, 1985

5) Gottlieb LN, Feeley N：The Collaborative-Partnership Approach to Care；A Delicate Balance, Mosby Elsevier, 2006

6) Courtney R, Ballard E, Fauver S, et al：The partnership model；Working with individuals, families, and communities toward a new vision of health. Public Health Nursing **13**：177-186, 1996

7) Henneman EA, Lee JL, Cohen JI：Collaboration；A concept analysis. Journal of Advanced Nursing **21**：103-109, 1995

8) Hewison A：Nurses'power in interactions with patients. Journal of Advanced Nursing **21**：75-82, 1995

9) Thorne SE, Robinson CA：Reciprocal trust in health care relationships. Journal of Advanced Nursing **13**：782-789, 1988

10) Clarke B, James C, Kelly J：Reflective practice；Reviewing the issues and refocusing the debate. International Journal of Nursing Studies **33**：171-180, 1996

11) Dembo T, Leviton GL, Wright BA：Adjustment to misfortune；A problem of social-psychological rehabilitation. Artificial Limbs **3**：4-62, 1956

12) Fink SL：Crisis and motivation；A theoretical model. Archives of Physical Medicine & Rehabilitation **48**（11）：592-597, 1967

13) 上田　敏：障害の受容—その本質と諸段階について．総合リハビリテーション **8**（7）：515-521，1980

14) 南雲直二：相互作用という方法—心理学的援助から．超リハ学—看護援助論からのアプローチ（酒井郁子編），文光堂，p.54-63，2005

15) 横田　碧：ともに歩むリハビリテーション過程．超リハ学—看護援助論からのアプローチ（酒井郁子編），文光堂，p.45-53，2005

16) ブルーマー H（後藤将之訳）：シンボリック相互作用，勁草書房，p.2，1992

17) ペプロウ HE（稲田八重子ほか訳）：人間関係の看護論，医学書院，1973

18) トラベルビー J（長谷川浩ほか訳）：人間対人間の看護，医学書院，p.223-224，1974

19) キング M（杉森みど里訳）：キング看護理論，医学書院，p.71，1985

20) 湯浅羊千代：脳卒中患者の自我発達を促進する．超リハ学—看護援助論からのアプローチ（酒井郁子編），文光堂，p.282-296，2005

21) ベナー P，ルーベル J（難波卓志訳）：現象学的人間論と看護，医学書院，p.373，1999

③ リハビリテーションを必要とする人への看護を展開するために

A． 動きやすい環境

1● 動きやすい環境とは何か

　動きやすい環境とは，患者が安全・快適に活動することができる環境である．国際生活
機能分類（International Classification of Functioning, Disability and Health：ICF）に環境因子が
あるように，環境は患者の生活機能に大きな影響を与える．

　環境因子には，階段や家屋のように，患者が食事や入浴，歩行といった日常生活活動
（ADL）を行ううえで使用する物的環境だけではなく，家族・介護者のような人的環境，
サービス・社会制度・法律といった制度的環境も含まれる．

　機能障害を有する者の多くは，転倒するかもしれないという恐怖を抱きながら日々の生
活を送っている．そのため，リハビリテーションを受けている者にとって動きやすい環境
とは，患者が安心して残存機能を発揮できる環境を意味する．以下では主に物的環境につ
いて述べるが，人的環境，制度的環境も患者を取り巻く重要な環境の1つである．

2● 環境調整における看護師の役割

a． 環境を見極める （表Ⅳ-3-1）

（1）患者の身体機能に合った環境であるか

　患者の身体状況を把握し，患者の行動範囲を確認する．その中で，転倒しやすい場所，
不便さが生じている場所や患者の行動を特定する．転倒しやすい環境としては床に物が置
かれている，患者がつかまると動いてしまう物の存在（可動式のテーブルや椅子），散ら
かった部屋，手すりがない階段，段差，滑りやすい履き物などがある．

　患者の行動範囲については，患者や家族から情報を得る以外に，他の医療職から情報を
得たり，物の動いた形跡から患者の行動範囲を推測する．

　また，身体観察による外傷の有無や転倒する状況の有無を確認することで，患者が安
全・快適な生活を送っているかをアセスメントする．

表Ⅳ-3-1　環境調整における看護師の観察の視点

観察の視点		観察場所	観察する場所の詳細
患者が安全・安楽に動作を行うことができるか	安全・安楽に屋内外を移動できるか	廊下	障害物の有無
	患者の歩行時につかまることのできる手すりや物があるか	手すり，家具	手すりの有無 家具が固定されているか
	立ち上がり動作など，一連の動作を1人で安全に行うことができるか	ベッド	高さ
		トイレ	便座の高さ ドア 手すりの有無
		浴室	シャワーの利用の可否 浴槽の段差の有無 手すりの有無
	転倒・転落をしていないか	患者の身体状況	外傷の有無
患者・介護者が安全に福祉用具を使用できているか	ベッドの昇降が安全に行ううえで支障となる物が置かれていないか	ベッド	ベッドの下
	上にある物が落下した場合に，安全な配置であるか	ベッド周囲	周囲に置かれている物の配置
	安定して設置されているか	手すりの状態	安全性
患者の身体機能に合った環境であるか	患者の機能状態に適したものであるか	現在使用しているケア用品	安全性
	患者の身体機能に応じた必要な場所に設置されているか	手すりの状態	設置場所
	患者の行動範囲はどの程度か	患者の身体状況	患者のADL
患者の症状を悪化させる環境ではないか	清潔が保たれているか	ベッド	汚染の程度
	ほこりが溜まっていないか	ベッド	ベッドの下
	換気が行われているか	室内の臭気	尿臭
	湿気のある場所に薬が置かれていないか	内服・外用薬の保管場所	換気
患者がこの環境を将来も利用できるか	患者や療養者の身体機能と合わせて考えた時に，将来もこのまま使っていけるか	トイレ	便座の高さ，ドアの状況，手すりの有無
		浴室	シャワーの利用の可否 浴槽の段差の有無 手すりの有無
		手すりの状態	設置場所
		ベッド	介護用ベッドであるか
患者の機能維持につながる環境であるか	段差を残すことで機能維持・向上につながるかどうか	段差・敷居	患者の脚力（段差を越えられる力の有無） 患者の握力（手すりを握る力）
	患者が通院や散歩など外出を行える環境であるか	玄関や室内の段差	段差を越えられる脚力 車椅子が通れる幅の確保
緊急時の対応が可能な環境であるか	（在宅で）いざというときに，住宅改修や引越しができるかどうか	家屋の条件	持ち家か否か
	緊急時に助けが呼べるか	電話や非常用ベル	配置
患者と介護者がこの環境に満足しているか	支障なく生活を送ることができているか	患者・介護者の表情 室内・廊下	患者・介護者の言動 患者の動線上に物が置かれていないか
	行きたい場所に行くことができているか		
	思い出の品・なじみのものが身近に置かれているか		身近でかつ安全な場所に置かれているか

(2) 危険性を判断する

環境を整えなければ，大きな事故につながる，あるいは患者の身体機能が低下してしまう場合は，環境を調整する必要がある．しかし，これまで生活をしてきた環境が変わることは，患者にとって身体的，心理的に大きな負担になる．そのため，できれば環境を変えることなく療養生活を送ることが望ましい．患者・介護者の気持ちを汲み，今すぐに環境を変える必要があるのかどうか，**危険性**を見極め，患者や家族・介護者へ環境調整の必要性をわかりやすく説明する．

(3) 患者が将来も在宅療養を継続できる環境であるか

入院中にできていた ADL が，自宅へ退院するとできなくなることがある．その要因の1つとして環境が挙げられる．それは，病院や施設にしかない整った環境（たとえば，廊下の手すりやスロープ）から，病気になる前（機能が低下する前）に生活していた環境に変化するためである．患者が動きやすい環境を考える際，今現在の身体機能に合わせた環境を整える必要があるが，合わせて，将来も継続できる環境であるかを考える必要がある．

(4) 患者と介護者がこの環境に満足しているか

いくら安全な環境であっても，患者や介護者が暮らしにくく不満であると感じるならば，その環境は適切であるとはいえない．安全面からは多少不安はあったとしても，行きたい場所に行き，やりたいことが行え，思い出の品・なじみの物に囲まれて生活することを望む患者や介護者もいる．その場所で生活を送る人たちが在宅療養を継続できるよう，安全と生活環境への満足のバランスに折り合いをつけながら，生活環境の観察と微調整を継続する．

b. 環境調整の成果を見届け，評価を継続する

環境調整が必要と判断し実施した場合は，必ずその成果を見届ける必要がある．安全に活動できているか，新しい環境に患者がなじめているか，環境を変えたことで他の弊害が生じていないか，確認を行う．また，患者の生活機能は日々変化しているため，常に患者に合った環境であるかの評価を継続していく．また，安全性が確保されたことで，患者が行動に自信をもてることを確認する．

3 ● 動きたくなる環境を整える

環境調整では，利用できるあらゆる物や社会資源を検討する．患者の歩行を助けるものは，手すりだけではない．固定されたたんすや机も患者の体を支える重要な役目を果たす．逆に，物の配置や服装，履き物の選択によって，動きにくい環境にもなりうる．さまざまな工夫をし，それでも患者の安全が確保できないようであれば，福祉用具の利用や住宅改修を検討する．

1990（平成 2）年に診療報酬に退院前訪問指導料が新設されて以降，患者の入院中から医療職による**退院前訪問指導**（home evaluation，ホームエバリュエーション［以下，**ホームエバ**］）が実施されている．退院前訪問指導料は，「継続して 1 月を超えて入院すると見込まれる入院患者の円滑な退院のため，入院中（外泊時を含む）又は退院日に患家を訪問し，患者の病状，患家の家屋構造，介護力等を考慮しながら，患者又はその家族等退院後に患者の看護に当たる者に対して，退院後の在宅での療養上必要と考えられる指導を行った場

合」に算定される[1].

　ホームエバの目的は3つに分けられる.① 実際の生活の場としての家屋とその周辺の物理的環境の整備,② 介護者としての家族および外からの介護者の人的介護環境整備,および,③ これら ① と ② の環境整備を通しての生活観や生活の仕方へのかかわりであり,それら2つの側面を通して新たな生活のイメージの実現に向け,新たな生活をしていくうえでの,安全さ,すごしやすさ,快適さの確認の指導が行われる[2].これにより,患者の入院中から生活環境の整備を行うことができ,病院から自宅へスムーズに生活の場を移行することができる.しかし,ホームエバは限られた時間での家屋評価を行うため,その際には患者や介護者の意思を尊重しつつ,利用できる社会制度を検討し,できる限り費用のかからない方法を選択し,将来を見据えて慎重に行う必要がある.また,理学療法士や作業療法士,在宅においては,ケアマネジャー,訪問看護師,福祉住環境コーディネーター,などの専門職とともに検討する.

　患者が動くということは,転倒のリスクも上がる.転倒を恐れていては,動き出せず,廃用につながる.そのためには,転ばない環境を整える必要があるが,転んでもけがをしない環境を整えるという発想の転換も重要である.

　さらに,ユニバーサルデザインやバリアフリーが必ずしも良いわけではない.バリアフリーにしたことで段差がなくなり,脚を上げる必要がなくなったために,運動の機会を失うことにつながることもあるということを忘れてはいけない.

　単に,患者の安全性のみに着目するのではなく,患者が現在の機能を維持できる環境であるか,動いた先に患者の楽しみにつながるものがあるような,「動きやすい環境」から「動きたくなる環境」にすることが環境調整の目標である.

B. 日常生活活動（ADL）の構造

1 ● ADL を考える必要性

　看護師の活動の場は医療施設にとどまらず,在宅・施設等生活に深くかかわる領域へと多様化し,かつ多職種協働が求められている.そこで理解をしておきたいのが,日常生活活動（activities of daily living：ADL）である.ADL は,リハビリテーションにかかわる多様な職種・職域で用いられる言語で,ADL の自立や向上については,患者の看護・介護計画,そしてカンファレンスやサービス担当者会議や地域ケア会議でケースの課題としてとりあげられることが多い.しかし,その患者にかかわるすべての人が同じように「ADL」を解釈しているとはかぎらない.

　職種や職域を超え,連携を促進し,効果的なリハビリテーションを展開するためには,ADL の共通理解が重要である.

2 ● ADL の概念

　1976（昭和51）年の日本リハビリテーション医学会[3]によれば,ADL は以下のように定義されている.

コラム

地域ケア会議

　地域ケア会議は，「支援が必要な高齢者への適切な支援を行うための検討を多様な関係者で行うとともに，このような個別ケースの検討によって共有された地域課題を地域づくりや政策形成に結びつけていくことによって，地域包括ケアを推進していく一つの方法」[i]と定義されており，介護保険法第 115 条の 48 第 1 項で市町村の努力義務と位置づけられている会議である．この会議は，市町村または地域包括支援センターが主催し運営する．

　その機能として，① 個別課題の解決，② 地域包括支援ネットワークの構築，③ 地域課題の発見，④ 地域づくり資源開発，⑤ 政策の形成の 5 つが求められており，看護職がかかわることが多い「地域ケア個別会議」はこの ① の機能を主に求められている．この会議に出席する専門職は各職種の職能に基づき，高齢者の課題解決を支援することやケアマネジャーの自立支援に資するケアマネジメントの実践力を高めるための助言が求められている．

引用文献

i ）地域包括支援センター運営マニュアル検討委員会：地域包括支援センター運営マニュアル 2 訂，長寿社会開発センター，p.78，2018

ADL とは

　1 人の人間が独立して生活するために行う基本的な，しかも各人ともに共通に毎日繰り返される一連の身体的動作群をいう

[日本リハビリテーション医学会，1976 年]

　ADL は，私たちが生活を営むうえでの最小限な活動の総称である．

　一方で，生活は ADL のみでは成り立たない．高齢者や障害者のリハビリテーションの目標は，生活の幅を広げ，ICF の概念の「参加」を拡大し，良好な健康状態（より豊かな人生）を創出することである（p.27 参照）．そのためには ADL だけではなく，掃除や洗濯，そして交通機関の利用や買い物，そして人的・物的・社会的な環境も考慮して，より広く生活を考える必要性がある．

　日本リハビリテーション医学会の概念[3]の中でも「注」として，**生活関連動作**（activities parallel to daily living：APDL）と呼ばれる概念に触れている[4]（**図Ⅳ-3-1**）．

生活関連動作とは

　ADL の範囲は，家庭における身のまわりの動作（self care）を意味し，広義の ADL と考えられる応用動作（交通機関の利用・家事動作など）は，生活関連動作というべきであろう．　　　　　　　　　　　　　　[日本リハビリテーション医学会，1976 年]

　欧米でもこのような考えはすでにあり，1969 年にロートン（M. Powell Lawton, 1923-2001）ら[5]が電話の利用や買い物，食事の準備，家屋維持，洗濯，外出時の移動，服薬管理，家計管理については ADL と分離して，**IADL**（instrumental activities of daily living, 手段的 ADL）という考え方をとることを提唱している（付録 2，p.369 参照）．このほか，**拡大 ADL**[6]や**応用的 ADL**[7]という考え方もある．介護保険に関わる職域をはじめ，現在のリハビリテーションの現場では IADL という用語が広く用いられている．

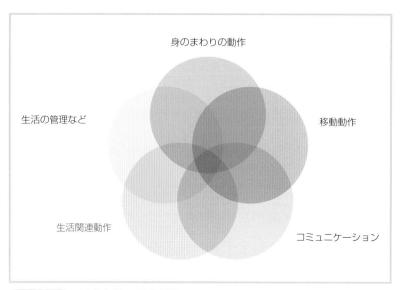

図Ⅳ-3-1　日常生活の構成要素

　これらの APDL や IADL などについては，明確な違いはなく，同義として解釈されているのが一般的である．また，これらについては生活上の重要性は高いものの，さまざまな環境の影響を大きく受けることから，評価方法やその指導方法についてもいまだに確立していないのが現状である．

3 ● リハビリテーションにおける評価

a. 代表的な評価方法

　代表的な評価方法としては，**機能的自立度尺度**（functional independence measure：**FIM**），**バーセル指数**（Barthel index：**BI**），PULSES，カッツ・インデックス（Katz index of ADL），Kenny Self-Care Evaluation などがある．この中で，リハビリテーション医療で広く利用されているのは，FIM と BI である（付録2，p.368）．

　介護保険のアセスメントに用いられる評価指標や，介護保険制度における要介護認定や身体障害者手帳を取得する際の検査項目，障害者総合支援法に基づく障害支援区分の認定にも ADL に関する項目が含まれている．

　リハビリテーションでは，1人の患者に多数の職種や複数の職域の人がかかわる．したがって，用いた評価方法を明確にすることが，職種・職域を超えて患者の ADL の共通理解のために重要となる．

b. 「している」のか「できる」のか

　ADL は，「している」ADL と，「できる」ADL を区別して考える必要がある．「している」ことと「できる」ことは必ずしも一致しない．病院や施設の理学療法室や作業療法室という特別の環境下では「できる」動作を，病棟では「していない」ことも多い．また，看護師や理学療法士が自宅に訪問し，なにかしらの動作を行ってもらうと，普段「していない」のに「できる」ことも多い．

　「できる」ADL という潜在能力を，「している」ADL にするための病棟や家庭でのかかわりが，ADL 支援の核になる．その支援のためには物理的な環境調整，日常的に活動するための体力，そして本人をはじめ家族の理解や取り組む意欲と習慣化などを考える必要がある．

　さらに「時間」の概念も必要である．たとえば病室などでとても長い時間をかけて「できる」，もしくは「している」状態を，ADL が自立していると考えることもできる．しかし，普段の生活では，個々の動作にかけられる実用的な時間には常識的な限度がある．したがって利用する評価方法に「時間」の規定がない場合は，その動作にかかった「時間」をどのように判断したのかも明らかにしておく必要がある．

　事例① 病棟では「自立」しているが，「生活」の視点で考えると……

　B さん，78 歳．脳血管疾患後遺症による右片麻痺．明らかな失語症状は認められず，認知機能についても他の同年齢の人と比較して明らかな低下はない．現在，共働きの 30 歳代の息子夫婦と小学生の孫と同居．退院が近づき，息子夫婦は，病棟看護師から「動作はゆっくりですが，1 つ 1 つの動作は自立していますよ」といわれた．

　ただし，B さんの病院での食事は……．ミキサー食ではないが，魚は骨をとる，肉は細かく切る，青菜類は柔らかめにゆでるなど食べやすいように加工されている．確かに食事をいつも 1 人で「している」．しかし，その食べる時間は非常に遅く，毎食 1 時間以上かかり，食べこぼしもある．

　この状態でも，1 人で食事を「している」のであるから，ADL 評価上は「食事：自立している」と病棟看護師は判断していた．さて，B さんの自宅での生活はどうなるだろうか．果たして，家族の負担はどうなるのだろうか．

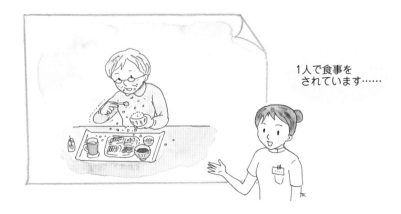

1人で食事を
されています……

　まず，食事の準備に食べやすいように加工するという手間がかかる．さらに食事に毎食 1 時間以上かかり，食べこぼしの後片づけもあるとしたら，共働きで子育て中の家族の生活は成り立たなくなることは明らかである．

　確かに，自分 1 人で「食べる」ということはできているが，生活の中の食事という視点で考えれば，B さんは明らかに自立とは言い難い．

表Ⅳ-3-2　BI（バーセル指数）とFIM（機能的自立度尺度）の差異

比較ポイント	BI	FIM	
「できる」をみているか「している」をみているか	「できる」「できない」	「している」「していない」	
評価段階	項目により2〜4段階	すべての項目で7段階	
合計点	最高点100点 最低点0点	最高点126点 最低点18点	
自立レベルの判断か介助量の判断か	自立か否かの判断	介助量の判断	
評価項目数	10項目	運動項目13　　　　　　認知項目5 計18項目	
評価項目の内容	食事 椅子とベッド間の移乗 整容 トイレ動作 入浴 移動 階段昇降 更衣 排便コントロール 排尿コントロール	食事 整容 入浴 更衣（上半身） 更衣（下半身） トイレ動作 排尿 排便 移乗（ベッド，椅子，車椅子） 移乗（トイレ） 移乗（風呂，シャワー） 移動（歩行，車椅子） 移動（階段）	理解 表出 社会的交流 問題解決 記憶

　このように解釈の違いが在宅生活の混乱を招かないように，どのような評価基準により判断したのかを明らかにしておく必要がある．

c. 判断基準を明確にして評価する

　基本的な考え方として「できる」「できない」を評価する指標がBIであり，「している」「していない」を評価する指標がFIMである．ただし，実際には在宅で福祉職と仕事をしていると「FIMやBIで何点」という表現を用いることはまれであり，「ADLは要介助レベル」などという言い方が多い．しかし，同じ動作であっても評価方法によって解釈方法が異なるため，本来は具体的にどの動作をみて，なぜそのような判断にいたったかの根拠を明確にすることが，正確な判断，そして多職種協働のうえでも重要である．

d. BIとFIM

　BIとFIMの主な差異を表Ⅳ-3-2に示した．ある患者のADL動作の変化があっても，BIではスケールの幅が広いためFIMよりも変化がみえにくいという特徴がある．

　排泄を例に両者の比較を表Ⅳ-3-3に示した．このように，同じことがらをみているようでも，解釈の違いがあることに留意したい．

　こうした判断基準の差異が，個別のリハビリテーション看護計画の立案・実践，そして他院や他事業者との連携のうえで大きな支障になることがある．

e. 評価基準の差異と看護計画

　ADLの「自立度」を議論されることが多い．しかし，その自立度の議論が，そのまま介護の「手間」につながるのかについて考慮する必要がある．

表Ⅳ-3-3　排泄に関連する BI と FIM の評価の比較

BI	
トイレ動作	トイレの出入り（腰掛け，離れを含む），ボタンやファスナーの着脱と汚れないための準備，トイレットペーパーの使用，手すりの利用は可．トイレの代わりに差し込み便器を使う場合には便器の洗浄管理ができる
排便自制	排便の自制が可能で，失敗がない．脊髄損傷患者等の排便訓練後の坐薬や浣腸の使用を含む
排尿自制	昼夜とも排尿自制が可能．脊髄患者の場合，集尿バッグ等の装着・清掃管理が自立している

FIM	
トイレ動作	会陰部の清潔，およびトイレまたは差し込み便器使用の前後で衣服を整えることが含まれる．安全に行う （完全自立：）排尿，排便後に清潔にすること．生理用ナプキンをつけること，タンポンの挿入，トイレ使用の前後に衣服を整えること
排尿コントロール	排尿の完全なコントロールおよび排尿コントロールに必要な器具や薬剤の使用が含まれる （完全自立：）完全かつ随意的に膀胱をコントロールし，決して失禁しない
排便コントロール	排便の完全なコントロールおよび排便コントロールに必要な器具や薬剤の使用が含まれる （完全自立：）完全かつ随意的に排便をコントロールし，決して失禁しない
移乗：トイレ	便器に移ることおよび便器から離れることを含む （完全自立：）歩行の場合は，通常の便器の前に近づき，座る，そしてそこから立ち上がること．これらを安全に行う 車椅子の場合，便器まで行き，ブレーキをかけフットレストを上げ，必要ならアームレストをとり，そして立位で方向を変えるか，または滑って移動し，そして元に戻ること．これらを安全に行う

　介護保険の要介護認定にかかわる調査は，介護量，すなわち介護にかかる時間の評価である．FIM でも，介護にどれだけの手間がかかるかを判断することができる．一方，BI では介護の手間の程度はみえにくい．

　また，看護計画への ADL 評価結果の活用方法も検討が必要であろう．たとえば「している」ADL は継続できるように，「できる」ADL は「している」ADL になるための支援を，「できそう」な ADL は「できる」ADL になるための支援を，そして「できない」ADL はその理由と福祉用具や人的支援等どのような代替手段を提供すると生活が変わるのか，などを考える必要がある．

f. 評価の手法

　ADL の把握を観察で行うのか，聞きとりで行うのかにも配慮する必要がある．

　観察の場合は，「できる」「できない」を観察したのか，「している」「していない」を観察したのかを明確にしておく必要がある．聞きとりの場合，「患者本人の発言か」それとも「介護者からの回答か」といった違いにも配慮する必要がある．自らの状態をより良く言う人もいれば，より悪く言う人もいる．さらに，評価者の聴き取り方によっても，結果がまちまちになってしまうことがある．さらに聞き取りの場合「やればできると思う」や「しようと思えばする」という発言をもとに判断をしてしまうと何を評価しているのかわからなくなってしまう．あいまいな聞きとりにならないように，チームで，判断基準を詳細かつ明確に決めておく必要がある．

コラム

ADLの日本語訳「日常生活活動」について

　「日常生活活動」はADLの日本語訳である．この言葉が日本に入ってきた当初，日常生活「活動」ではなく，日常生活「動作」と訳されていた．土屋らがADLに関する単行本を1978（昭和53）年に出版した際にも「日常生活動作」というタイトルであったが，1992（平成4）年の第3版の改訂からは「日常生活活動（動作）」と改題されている．その改題理由をactivityは「活動」が適しているためであると述べている[i]．

　さらに，国際生活機能分類（International Classification of Functioning, Disability and Health：ICF）の日本語版でもactivitiesは「活動」と訳され，「課題や行為の個人による遂行」と定義づけられている[ii]ことにも注目したい．

　一方で，上田ら[iii]はADLの訳を「日常生活行為」とし，「コミュニケーションを含むこと，単なる動作ではなく，計画，認知，修正を含む総合的な行為であることなどから，"日常生活行為"とよぶのが適切である」と論じている．

　このように，ADLの邦訳は多様であり，職種・職域により使われ方に差がある．

　また，ADLの邦訳には，必ず「生活」という言葉が使われている．しかし，ADLだけで患者の「生活」のすべてがみえてくるものではない．たとえばADLの評価からは，生活にかかわる人間関係はみえてこない．ADLの自立程度が，本人の生活の質の高低に短絡的につながるものでもない．ADLにかかわる支援は，リハビリテーションとして患者の生活の再構築を支援するうえでの大きな位置を占めつつも，やはりそれもいくつかの生活を構成する要素の1つであることに留意したい．

引用文献
ⅰ）土屋弘吉，今田　拓，大川嗣雄（編）：日常生活活動（動作）—評価と訓練の実際，第3版，医歯薬出版，p.4，1992
ⅱ）厚生労働省社会・援護局：「国際生活機能分類—国際障害分類改訂版」（日本語版）の厚生労働省ホームページ掲載について，2002
　〔https://www.mhlw.go.jp/houdou/2002/08/h0805-1.html〕（最終確認2019年3月23日）
ⅲ）上田　敏，大川弥生（編）：リハビリテーション医学大辞典，医歯薬出版，p.447，1996

C. 成人における学習と移行

1● 患者の"動作"に注目する

　リハビリテーションを必要とする人は，突然の疾病や事故などにより身体が不自由になる「初めての体験」をした人である．リハビリテーション室では，患者の動作をできるだけ日常生活につなげられるように，残存能力や回復可能な障害を見極め，「できる動作」獲得のために目標を掲げ，機能回復とともに退院後の生活をスムーズに行えるよう治療・エクササイズを行う．初めての体験をした患者が生活の場に戻るために，リハビリテーションを進めて行く中で行う「動作の獲得」は必要最低限の運動学習機会となる．1日のほとんどを病棟ですごす患者にとって，この学習した新たな運動能力が"日常的な動作"として定着するよう，看護師が継続した管理を行うことが求められる．

　その際考えなければいけないことは，目の前の患者は，**退院後にどのように暮らすのか**である．仕事に復帰できる場合もあるだろうし，家庭が中心になる場合もある．あるいはほかの病院や施設に移って生活する可能性もある．いずれにせよ，治療中心の病院とは異なる場へ移っていく．患者の暮らし方や生活の場を決定する大きな要因は，患者の日常生

活がどれだけ自立して行えるかである.

2● 専門職チームの看護師として

　看護師が動作のメカニズムを理解することで，運動をするうえでの問題点を理解しやすくなり，新たな運動学習の目標設定をしやすく，直接的ケアに結びつきやすい環境ができる.

　リハビリテーションにかかわる看護師は，「患者の動作をみて確認する」という能力とともに，「どのような働きかけで新たな動作を獲得するかを理解する」という能力が求められる.

a. リハビリテーションを進める中で行われていること

　看護師は，リハビリテーション室で「できる」ことも，実際の生活場面では「できていない」という場面に遭遇することが頻繁にある. このような観点から看護師が，運動・動作課題について理解することは患者の退院後の生活に大きく影響する.

　リハビリテーションを進める時，入院患者は**図Ⅳ-3-2**に示したように「今感じている動きの感覚」と「過去に記憶した動きの感覚」との間にギャップが生じている. この感覚を治療やエクササイズによって，視覚や前庭感覚，固有受容感覚から得られる情報刺激を最大限利用し，今と過去の感覚を再び統合し，再度，各感覚器にフィードバックすることで，正しい動きを理解し，日常生活への適応が促される. 仮に臥床時間が長く機能低下を起こした患者でも，過去の動きの感覚を記憶しており，今の感覚を認識できる感覚機能が保たれていれば，正しい動きを経験することによって，動きのずれを修正し，正しい動きを日常生活に活かすことができることをよく経験する.

b. 看護師が行う運動学習への支援

　日常生活で効率的に動ける動作に修正しようとするとき，学習した動きを患者が表現できず，病棟生活で以前の動きに戻ってしまえば，新たな運動学習を構築できない.「できる」ADLと「している」ADLの違いである.

　看護師が患者の動作を「できる」ADLにすることは，看護技術において重要なポイントである. 患者のニーズを把握し，ゴールに向かって生活場面で直接アプローチすることは，

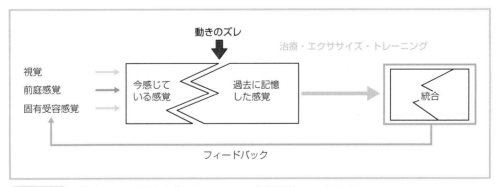

図Ⅳ-3-2　治療・エクササイズ・トレーニングが目指しているもの
［宮下　智：動きの質を高めるスリー・ステップ・コンディショニング，三輪書店，p12，2014より改変して許諾を得て転載］

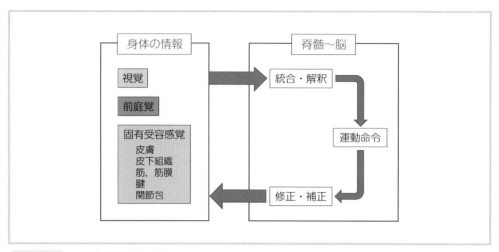

図Ⅳ-3-3　感覚-運動システム

［宮下　智：動きの質を高めるスリー・ステップ・コンディショニング，三輪書店，p.80，2014 より改変して許諾を得て転載］

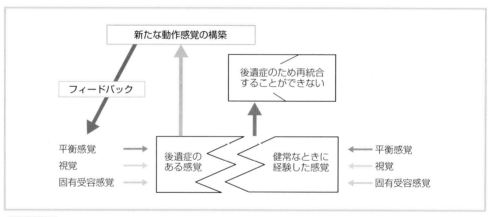

図Ⅳ-3-4　後遺症のある患者の治療・エクササイズ・トレーニングが目指すもの

患者にとっては運動学習の支援となる．看護師が適切な動作の指示を出し，患者が適切に反応すれば，**図Ⅳ-3-3** に示すようなリハビリテーションアプローチが病棟で可能となる．この方法は感覚-運動システム（sensory-motor system）に基づいた治療・指導と説明され[8]，実践導入がなされている病院もある．

c. 後遺症や運動障害が残る患者には

　一方，脳血管障害や脊髄損傷など後遺症を残す疾患もある．これは運動神経に加え，感覚神経にも大きなダメージがあり，元の動きに戻れない場合も多い．したがって，このような患者にとって，「今の動き」と「過去に経験した動き」が分断されていることが多く，前述したように，簡単に再統合することができず，残存機能によって新たに動きを構築していかなくてはならない（**図Ⅳ-3-4**）．

　以上のことから，脳血管障害・脊髄損傷患者と，骨折・人工関節置換術患者とではリハ

ビリテーション指導を進める方法が異なる．**図Ⅳ-3-2**と**図Ⅳ-3-4**を比較するとわかりやすい．後遺症とは，運動・感覚障害がこれからも続くことを指し，とくに脳血管障害患者にみられる麻痺は，一定の動作パターン（連合反応・共同運動など）に支配されることが多く，異常動作としてADL動作に影響を及ぼす．また脊髄損傷患者は損傷部位以上の機能で動作を行わなくてはならない代償的アプローチを必要とする．この両疾患に共通しているのは，過去に経験した感覚を引き出すことが難しく，今の感覚をベースに治療を組み立てなくてはならないところにある．そのため「新たな動作感覚の構築」が必要となり，新しい感覚を視覚・前庭感覚・固有受容感覚に入力し，動作を安定化させることが必要となる．したがって過去の動きを今の動きに活かせる患者と，新たな動作を構築しなくてはならない患者では，異なる対応を心がけなくてはならない．

3● 患者の運動学習を促進する

　リハビリテーションを進める際に，「動作を理解する」，「障害を受け入れる」という点で，患者の多くは葛藤と精神的ストレスを感じている．それぞれ生活背景の異なる患者に対して，どのように伝えていくかについては，成人の学習特性を理解して対応することが求められる．

a. 成人学習理論を活用する

　成人学習理論の提言者であるノールズ（Malcolm S. Knowles, 1913-1997）[9]は，「成人は自立した学習者である」，「過去に経験したことは価値観として定着しているので，それを学習のための資源としてとらえる」，「学ぶための心理的な受け入れは，人生における発達段階に応じて生じてくる」，「成人は知識や技術を学習するためにさまざまな資源を探し求め，問題解決の経験は最も効果的な学習となる」としている．

　クラントン（Patricia Cranton, 1949-2016）[10]は，成人学習者（ここでは患者）とともに取り組むモデルを示している（**図Ⅳ-3-5**）．図中にある，それぞれの構成要素は単独に存在するのではなく，他の構成要素にも複雑に影響を及ぼす．学習者の特性は，教育者の教育方法の選択に影響を及ぼし，学習活動の選択にもかかわり，学習者の態度の変容にもかかわる．同じ結果を想定しても学習活動のプロセスが異なれば，結果が異なる．

　自分の意志決定に従って学習を進めていくことが，基本的に成人学習の特徴であるといわれるが，事故や疾病といった人生の転換期に直面すると今までの価値感が崩れてしまう．そのため成人であっても自分自身の希望や今後の展開，計画などをいつも明確にできる状況にあるとは限らない．このような成人学習者の特徴をふまえると，リハビリテーションを進めていく中での看護師の役割は，新たな社会的状況に適応する価値感を構築するために，看護師（医療者）決定型ではなく，相互決定型へ，そして最終的には患者決定型への転換をさまざまな構成要素から検討し，今後を明確にできるように支援することも必要である．

b. 患者ニーズの確認と生活文脈での支援

　患者側（学習者）の表出する情報にも十分に目を向けなくてはならない．患者が表出する情報を医療者は「ニーズ（必要性）」ととらえてしまうことがあるが，表出された内容は，希望「デマンド」や，患者の主観的な欲求である「デザイア」であることが多い．デ

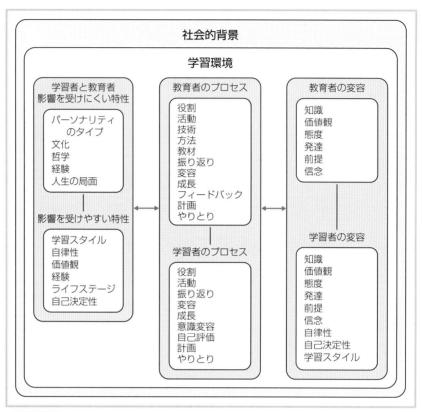

図Ⅳ-3-5　成人学習者とともに取り組むためのモデル
［パトリシア・クラントン（入江直子，豊田千代子，三輪建二訳）：おとなの学びを拓く，自己決定
と意識変容をめざして，鳳書房，p.32，2002 より引用］

ザイアは顕在化や変形加工され，デマンドという要求・要望に変化する．このデマンドは専門職チームが評価から導き出したニーズと，しばしば食い違いが起こることがある．治療を円滑に進めていくうえで，患者からのニーズは専門職チームのニーズと合致した「真のニーズ」となることが重要であるが，患者自身が病棟で抱えている運動機能や疾病経験・情報などさまざまな要因によって，必ずしも「真のニーズ」となっていない場合がある．専門職チームの集団的認識としてのニーズを，患者主観へ反映させるために成人学習理論を使用することが望ましい．

　成人である患者自身がもっている知識・経験・価値観を土台に，学習しようとする内容を取り込んでいく．これには患者自身がもつ前提の気づきが必要であり，教えようとする側が，教えたことを飲み込ませる子どもの学習とは大きく違う点である．患者は，どんな新しいことを習得しようとしているのか，顕在的ニーズだけでなく，潜在的ニーズにも基づいて情報を提供することが大切なのである．また教える側の専門職も教育者としての変容を遂げることが大切である．

　健常者が日常で繰り返している寝返り，起き上がり，立ち上がり，歩行を含めた移動などは，実際の動作の際にほとんど意識されていない．つまり動作とは無意識化された自動的運動なのである．さらに無意識化された運動は，周りの環境に対しても自然と対応し，

多様な変化を示す特徴がある．この無意識化した運動を正常運動と仮定すると，状況の中で変化する多くのパターンを秘めた運動ということになる．一方，障害のある人にとっては，健常の時に行っていた動きの多様性が，著しく減少し，むしろ同じパターンで動作を遂行するようになる．この限られたパターン動作が，さらなる弊害を生じさせる可能性がある場合，まずは運動を意識化（意識してゆっくり動く）して新たな動作を獲得していくことになる．その後，繰り返し行われることにより，自動化が進む．このことが運動課題の修得過程といえる．このような過程が進むよう，繰り返し練習の機会を保障し，生活文脈で修得した動作を活用するような環境を整えることが重要である．

学習課題

1．環境調整を行う際に，ユニバーサルデザインやバリアフリーが必ずしも良いとは限らない理由を説明しよう．
2．「できる」ADL と「している」ADL の解釈の違いから考えられる問題点を述べよう．
3．実際にリハビリテーションが必要な患者の看護計画を，成人学習者として期待する変容と運動課題の習得に必要な行動から立案しよう．

引用文献

1）　厚生労働省ホームページ：平成 30 年診療報酬改定関係資料，2018〔https://www.mhlw.go.jp/file/06-Seisakujouhou-12400000-Hokenkyoku/0000196438.pdf〕（最終確認：2018 年 8 月 18 日）
2）　永原久栄：ホームエバリュエーションと退院時生活指導．理学療法ジャーナル **27**（3）：151-157，1993
3）　日本リハビリテーション医学会：ADL 評価について．リハ医学 **13**：315，1976
4）　伍藤利之：生活関連動作（活動）の概念と評価．総合リハ **22**：543-547，1994
5）　Lawton MP, Brody EM：Assessment of older people：Self-maintaining and instructional activities of daily living. Gerontologist **9**：179-186, 1969
6）　細川　徹：ADL 尺度の再検討—IADL との統合．リハ医学 **31**：326-333，1994
7）　蜂須賀研二ほか：応用的日常生活動作と無作為抽出法を用いて定めた在宅中高年齢者の Frenchay Activities Index 標準値．リハ医学 **38**：287-295，2001
8）　宮下　智：動きの質を高めるスリー・ステップ・コンディショニング，三輪書店，2014
9）　Knowles MS：The modern practice of adult education：form pedagogy to androgogy, 2nd ed, Follett, Chicago 1980
10）　パトリシア・クラントン（入江直子，豊田千代子，三輪健二訳）：おとなの学びを拓く，自己決定と意識変容をめざして，鳳書房，2002

第V章

リハビリテーション看護の目的と方法

この章を学ぶにあたって

　リハビリテーション看護は，生活機能障害を有する人のQOL（Quality of Life）を向上するという目的をもっている．そして"Life"は「生命」「生活」「人生」を含む包括的な概念である．リハビリテーション看護は，生命レベルでは廃用を予防し，生活レベルではその人の活動を促進し，人生レベルでは社会への参加を促進するために，さまざまな看護援助を創造する．この3つのレベルの看護について，基本的な考え方と知識を理解しよう．

1 不動・低活動の予防（生命レベル）

この節で学ぶこと

1．不動・低活動により心身にどのような弊害が生じるのかを理解する．
2．不動・低活動を予防するリハビリテーション看護の方法を理解する．

A. 不動・低活動がもたらす弊害

1 ● 廃用症候群とは

　不動・低活動がもたらす弊害としては**廃用症候群**（disuse syndrome）がある．廃用症候群は，「心身の不使用による機能低下であって，『安静の害』といってもよい」[1]．**生活不活発病**ともいわれ，不動・低活動によって全身の種々の機能について生じる障害の総称である．

　廃用症候群には，数時間の不動によって生じてしまう症状もある．疾病や障害により部分的，あるいは全身的に安静が必要な状態や，心身機能が低下して低活動状態となった場合などで，発症リスクが高まる．とくに高齢者では，加齢に伴う筋力低下や意欲の減退などから元々の生活が不活発なものになりやすく，そこに疾病や障害が加わることでさらに不動・低活動状態となり，悪循環に陥りやすい．

2 ● フレイル，サルコペニア

　高齢者に対しては近年，フレイルやサルコペニアといった概念が適用されている．フレイル・サルコペニアと廃用症候群との関連は，**図Ⅴ-1-1**のように表される．**フレイル**とは，「高齢期に生理的予備能が低下することでストレスに対する脆弱性が亢進し，生活機能障害，要介護状態，死亡などの転帰に陥りやすい状態を指す frailty の日本語訳」[2]である．

　フレイルには，筋力低下などにより転倒しやすくなるといった身体的問題だけではなく，認知機能障害やうつなどの精神・心理的問題，さらには独居や経済的困窮などの社会的問題までもが含まれる[2]．対象は高齢者に限定されるが，要介護となる前段階の状態を多面的にとらえるものである．また，これらの状態は加齢に伴う不可逆的なものではなく，「しかるべき介入により再び健常な状態に戻るという可逆性をも含む概念」[2]である．

　一方，**サルコペニア**は，加齢に伴う筋力の減少，または老化に伴う筋肉量の減少と定義され[3]，筋肉量減少に加えて握力などの筋力低下か歩行速度などの身体機能の低下がある場合にサルコペニアと診断される[4]．サルコペニアは，**図Ⅴ-1-2**に示すとおりフレイル・サイクルの中に含まれる．すなわち，サルコペニアはフレイルの原因の1つになるものである．

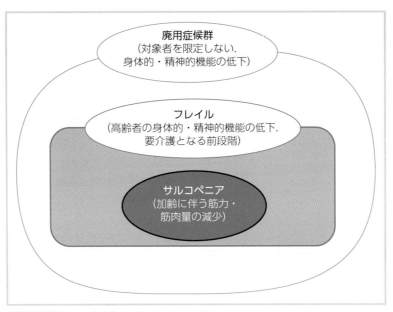

図Ⅴ-1-1　不動・低活動がもたらす弊害

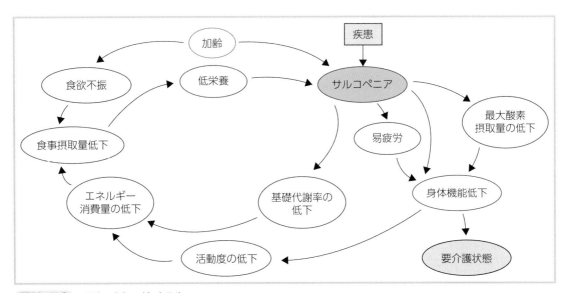

図Ⅴ-1-2　フレイル・サイクル

［Fried LP, Tangen CM, et al：Frailty in older adults：evidence for a phenotype. J Gerontol Med Sci **56**（3）：M146-156, 2001 を参考に作成］

　　サルコペニアは，活動量不足による筋肉量の低下が主体であるため，筋力トレーニングを中心とした運動によって予防していく．また，活動を支える栄養も必要となるため，栄養状態の改善も予防となる．フレイルの予防も同様に，レジスタンス運動や有酸素運動，カロリーやタンパク質のサプリメント，ビタミンＤの摂取，使用薬剤の削減が有用であることが示されている[5]．

　さらに，入院患者の場合は早期にアセスメントを行い，膀胱留置カテーテルなど活動の妨げになるものを早期に取り除くこと，多職種チームによるかかわりによって病棟でも活動性を高め，高齢者に生じやすいせん妄などを予防していくことも重要となる．地域在住の高齢者などでは，他者と交流する場を提供し，運動だけでなく楽しみながら認知機能を活性化させるような取り組みを行うことも有効である．

　高齢化が進む中で，リハビリテーションの対象も高齢者が多くの割合を占めるようになっており，フレイルやサルコペニアの概念の理解とその予防を実践していくことは今後ますます求められるが，この節では不動・低活動がもたらす弊害として，対象を高齢者に限定せずフレイルやサルコペニアを包含する概念である廃用症候群を中心に，その諸症状と予防方法について詳しく述べていく．

B.　廃用症候群の諸症状

　廃用症候群は，臥床状態による重力刺激の減少や安静・不動に対する生体反応として生じ，**表Ⅴ-1-1** のように局所性廃用症候，全身性廃用症候，精神・神経性廃用症候の 3 つに大きく分けられる．

1 ● 局所性廃用症候

a. 関節拘縮

　関節拘縮は，「皮膚や骨格筋，靱帯，関節包などの関節周囲軟部組織の器質的変化に由来した関節可動域制限」[6] と定義される．具体的には，真皮と皮下組織の器質的変化による皮膚の伸張性低下，筋線維と筋膜の器質的変化による骨格筋の伸張性低下，靱帯・腱・関節包を構成する結合組織の器質的変化による伸張性低下が生じている[7]．

　健康な関節であっても，固定して動きが制限される状態が 4 日間続くと軟部組織の変性が生じ，2 週間で関節可動域に制限をきたす（**図Ⅴ-1-3**）．

表Ⅴ-1-1　廃用症候群の諸症状

Ⅰ．局所性廃用症候	Ⅱ．全身性廃用症候	Ⅲ．精神・神経性廃用症候
1. 関節拘縮 2. 廃用性筋萎縮 　・筋力低下 　・筋耐久性低下 3. 廃用性骨萎縮 　→高カルシウム尿 　→尿路結石 4. 皮膚萎縮（短縮） 5. 褥瘡 6. 静脈血栓症	1. 心肺機能低下 　・1 回心拍出量減少 　・頻脈 　・肺活量減少 　・最大換気量減少 2. 起立性低血圧 3. 易疲労性 4. 消化器機能低下 　・食欲不振 　・便秘 5. 利尿・ナトリウム利尿・血液量減少（脱水）	1. 知的活動低下 2. うつ傾向 3. 自律神経不安定 4. 姿勢・運動調節機能低下

［上田　敏，大川弥生：脳卒中リハビリテーションガイドブック，メディックネット，p.26，1999 より引用］

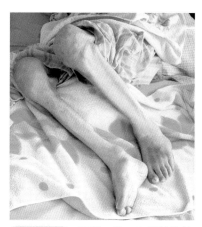

図 V-1-3　下肢に生じた関節拘縮

b. 廃用性筋萎縮

廃用性筋萎縮とは，「筋線維をある期間収縮させないことによって生じる筋肉の体積の減少」[1]で，それに伴い筋力や筋の耐久性も低下する．廃用性筋萎縮はギプス固定など部分的な安静によっても生じる．とくに**抗重力筋**は重力の影響を受けやすく，安静臥床など重力がほとんどかからない状態では急速に萎縮する．これは，筋肉を構成している筋タンパク質は常に分解と合成を繰り返しており，重力がかからない状態になると，合成量が低下し分解量が増えて，バランスが保たれなくなるためである[8-10]．

筋力低下は安静臥床の初日から始まっており，1週間で10〜15%低下する[11]．

c. 廃用性骨萎縮（骨粗鬆症）

骨は成長を終えた後も約3ヵ月周期で吸収と形成を繰り返しており（骨のリモデリング），これにより骨組織は劣化を修復して強度を保つことができている[12]．しかし，不動・低活動により，体重の支持，とくに歩行時に繰り返し加わる負荷などの機械的刺激が減少すると，リモデリングにおいて骨吸収が優位になり，**骨萎縮（骨粗鬆症）**が引き起こされる[1,12]．

臥床開始2週間後には骨密度の減少が起こり，全身的な骨粗鬆症の原因となる．運動麻痺やギプス固定を行っている場合，局所的な骨粗鬆症を引き起こすこともある．これは常に強い重力負荷がかかっている腰椎や踵骨に顕著に生じる．

d. 褥　瘡

褥瘡は，身体に加わった外力（圧迫・摩擦・ずれ）により，骨と皮膚表層の間の軟部組織の血流が低下あるいは停止した状態が一定時間持続し，組織が不可逆的な阻血性障害に陥ることで生じる[13]．寝たきりの状態や自力体動がまったくない状態は褥瘡発生のハイリスクであるため，除圧が最も重要な予防となる．他には知覚の低下や排泄物などによる皮膚の浸潤，低栄養状態なども褥瘡発生のリスクを高めるが，これらは廃用症候群を発症している患者には生じやすい状態であり，さまざまな要因が関連して褥瘡発生にいたる可能性がある．

e. 深部静脈血栓症

　不動・低活動状態では，筋ポンプ作用が機能しにくくなるため，静脈血がうっ滞する．また，血漿量減少により血液の粘稠性が高まることも加わり，血栓が生じやすくなる．深部静脈血栓症（deep vein thrombosis：DVT）とは，筋膜より深部の静脈に血栓をきたす疾患で主に下肢の大腿静脈や膝窩静脈に発症し，血栓が肺に移動すると肺血栓塞栓症となり死に至ることもある[14]（予防については p.160 参照）．

2 ● 全身性廃用症候

a. 心肺機能低下

　心肺機能は身体にかかる負荷に適応しようとするため，不動・低活動すなわち負荷が少ない状態では，それに適応して機能が低下する．たとえば，左心室の心筋の質量は 6 週間の水平臥床により 8％減少するなど，不動により心臓自体が廃用性の変化を起こしていく[15]．また，臥床が長くなると下肢の血液が上半身に流入し，胸腔内の伸展受容器を介して腎交感神経活動が抑制された結果，ナトリウム利尿が起こる．細胞外液の減少に伴って血漿量も減少し，1 回心拍出量が減少する．

　臥床状態では腹部臓器により横隔膜が押し上げられ，動きが制限されるため，肺活量および最大酸素摂取量が減少する．骨格筋の酸素摂取能の低下と，筋への酸素運搬量の減少も作用し，20 日間臥床すると最大酸素摂取量は平均 17％低下する[16]．また，気道内分泌物が肺の下側（仰臥位では背側）に貯留しやすくなるが，呼吸筋の筋力や咳嗽反射も廃用性に低下していると分泌物の喀出が困難となり，肺炎を発症するリスクが高まる．

b. 起立性低血圧

　仰臥位から立位になると，約 500〜800 mL の血液が胸腔内から下肢や腹部内臓系へ移動し，心臓への還流血液量が減少するため，心拍出量は減少し，血圧が低下する[17]．この循環動態の変化に対し，頸動脈・心肺などに存在する圧受容器，迷走神経・延髄の血管運動中枢・交感神経，効果器である末梢血管・心臓などが働き，血圧の過剰な低下を防いでいる[17]．しかし臥床が長期に及ぶと，臥位から上体挙上時にこの機能が伴わず，めまいや気分不快を起こす．下肢の静脈においては筋萎縮により筋ポンプ作用が低下することも影響する．

　起立性低血圧は，仰臥位または坐位から立位への体位変換に伴い，起立 3 分以内に収縮期血圧が 20 mmHg 以上低下するか，拡張期血圧の 10 mmHg 以上の低下が認められた際に診断される[17,18]．

3 ● 精神・神経性廃用症候（知的活動低下・うつ症状）

　不動・低活動状態にあると，おのずと生活の場は限定され，五感への刺激も少なくなり，知的活動が低下する．仰臥位から頭部を 70 度挙上したベッド上坐位にするだけでも脳波には変化がみられ，椅子坐位ではその変化はさらに大きくなり，大脳が活性化され覚醒度が高まる[19]．生活の場を広げることが困難な状態であっても，1 日をすごす姿勢を考慮することが重要となる．

　不活発な生活が長期に及ぶと，環境の変化や社会的交流が減少することによりうつ症状

が引き起こされることもある．

C. 不動・低活動の予防

　不動・低活動がもたらす弊害である廃用症候群を予防するには，動かせる部位・範囲から動かすこと，疾病の発症後や受傷後の早期から動かすこと，そしていざ活動できる状態になったときに動ける身体にしておく，という視点が重要である．たとえば，急性期において仙骨部に褥瘡を発生させてしまうと，その後坐位にすることが困難になったり，関節拘縮や筋力低下があるために回復期に入っても坐位が安定しない・立位がとれないなどといった状態になると，一気に寝たきりへの悪循環に陥ってしまう可能性がある．

　急性期では早期から廃用症候群の予防に取り組み，回復期では生活を活性化し機能回復を目指すとともに，心身の機能をそれ以上低下させないことが重要である．生活期では，生活範囲を狭小化させない，ADL能力を維持していくかかわりが必要である．終末期リハビリテーションにおいても，尊厳ある死に向けて関節拘縮などの廃用症候群を予防していくことが必要である．

　このように，廃用症候群を予防していく視点はリハビリテーションのどの過程においても重要となる．

1 ● 体位変換・ポジショニング

　褥瘡予防・管理ガイドラインによると，褥瘡予防には，基本的に2時間以内の間隔での**体位変換**と，30度側臥位・90度**側臥位**のポジショニングが推奨されている[20]．ただし，30度側臥位は患者の殿筋で身体を支えるため，寝たきりの高齢者など殿筋が乏しく骨突出がある場合は，30度にこだわらず患者の体型や好みに応じた側臥位を選択し，体圧分散用具を用いる[20]．

　また，関節拘縮・変形は同時に褥瘡発生リスクにもつながるため，体位変換後は姿勢を整えそれを保持すること，後述する**関節可動域訓練**を行うことによって，褥瘡と関節拘縮・変形を合わせて予防していく．

　さらに，体位変換をすることにより，臥床状態では身体の下側に貯留しやすい気道内分泌物の排出を促し（体位ドレナージ），肺炎を予防する効果や，**頭部挙上**も組み合わせて行うことにより，起立性低血圧の予防，精神・脳への刺激といった効果も期待できる．上半身を高く（10度の頭部挙上）した睡眠は，起立性低血圧の治療の1つでもある[21]．

2 ● 関節可動域訓練

　廃用症候群が全般的にそうであるが，とくに関節拘縮はいったん発生してしまうと改善させることが非常に困難となるため，発生を予防することが重要である．関節拘縮を予防する1つの方法として**関節可動域訓練**がある．関節可動域訓練は，動かす主体によって**自動運動**（患者が自ら動かす），**自己他動運動**（患者の動きに合わせて介助者が力を加える，または患者が健側で麻痺側を運動させる），**他動運動**（他者が動かす）に分けられる（運動の名称については付録3，p.372参照）．ここでは不動・低活動の予防としての他動運動に

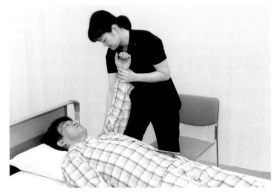

図Ⅴ-1-4　関節保持の仕方
関節可動域訓練の他動運動の際には近位関節（写真では
肩関節）を支持固定しながらゆっくりとていねいに行う.
また，たとえば肩関節と手関節など，必ず2点支持で行
う.

ついて述べるが，実施にあたっては関節保持の方法など（**図Ⅴ-1-4**）を知っておく必要が
ある.

a. 関節可動域訓練の他動運動の適用

意識障害や運動麻痺のある患者，神経・筋疾患患者，長期臥床患者などである.

b. 実施上の注意

・疾患部位への影響がないと判断されるすべての関節の運動を行う（**図Ⅴ-1-5**）.
・現在の関節可動域を評価してから行う（付録3，p.372 参照）.
・疼痛に留意しながら行う. 痛みが生じない範囲にとどめる.
・近位関節を支持固定しながら，ゆっくりとていねいに行う（**図Ⅴ-1-4**）.
・運動麻痺がある場合，健側から行い，安心感を与えてから患側（症状のある側）に移る.
　また，患側の肩関節は亜脱臼を起こしやすいため，全可動域の50％にとどめる.

c. 取り組みの工夫例

臨床では，通常の看護業務の他に関節可動域訓練を実施する時間を別に設けることは難
しい. 清拭や更衣の際に肩関節や股関節を意識的に運動させるなど，日常生活援助の中に
組み込んで実施し，継続して取り組んでいく.

3●筋力トレーニング

a. 運動開始の判断と評価法

筋萎縮とそれに伴う筋力低下を予防するためには，運動負荷をかけることが有効であ
る. バイタルサインを中心とした呼吸・循環動態が安定しているかを観察し，患者の現疾
患だけでなく既往歴からも運動が可能かアセスメントする. また，現在の関節可動域と筋
力をアセスメントし，ベッド上で可能な低強度の運動負荷から始める.

筋力の評価には，**徒手筋力テスト**（manual muscle test：MMT）を用いる（付録4，p.377
参照）. 離床する際には，重力に逆らって運動することが必要となるため，少なくとも
MMTで3以上が維持されているかを確認しておく[22)]（**表Ⅴ-1-2**）.

肩関節

屈曲

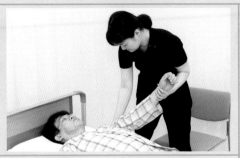

① 片手で肩関節の状態を確認しながら上肢を保持する

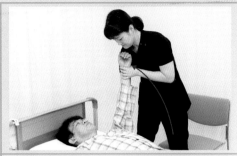

② 患者の前腕を上へもち上げ，前方挙上して180°まで上げる（屈曲，写真は90度まで上げたところ）

外転

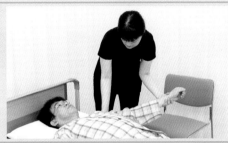

① 片手で肩関節の状態を確認しながら上肢を保持する

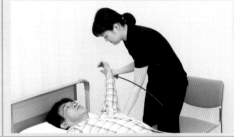

② 患者の腕を頭上に肩関節90度まで側方挙上し，90度外転位で前腕を回外させ肩関節外旋位にする（外転）

外旋・内旋

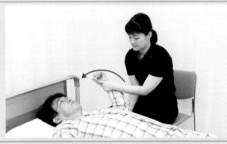

① 患者の手関節と肘を支え，まず肩関節を90度外転させ，肘を曲げて前腕を立て，頭のほうへ倒す（外旋）

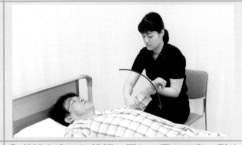

② 前腕を立てた状態に戻し，足のほうへ倒す（内旋）

肘関節

屈曲・伸展

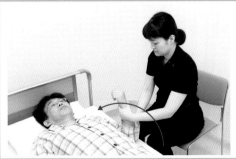

① 患者の肘と手関節を支え，上腕をベッドにつけたまま前腕を頭のほうへ曲げる（屈曲）

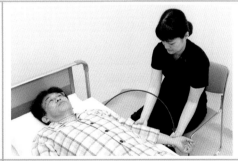

② 屈曲のあと，もとに戻す（伸展）

図V-1-5 関節可動域訓練（他動運動）

前腕	
回内・回外	

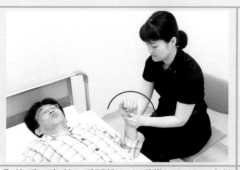 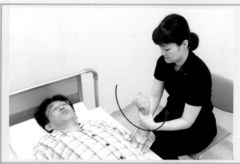

① 片手で患者の手関節から手掌にかけて支持し，他方で肘を支えながら手掌を患者の足のほうへ向ける（回内）	② 手背を患者の足のほうへ向ける（回外）

指	
屈曲・伸展	

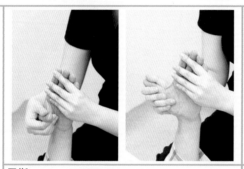 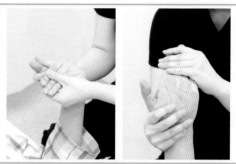

母指 ① 母指を手掌に向けて折り（屈曲），② 手背に向けて反らせる（伸展）	母指以外 ① 手掌に向けて折り（屈曲），② 手背に向けて反らせる（伸展）

股関節	
屈曲・伸展	

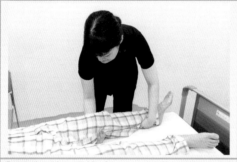 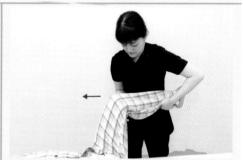

① 両手で膝と足首（もしくは踵）を下から支える	② 膝を頭のほうに90度曲げ，痛みのない程度にさらに深く曲げる（屈曲）．次に膝をゆっくり伸ばしながら元に戻す（伸展）

図Ⅴ-1-5　関節可動域訓練（つづき）

外転・内転	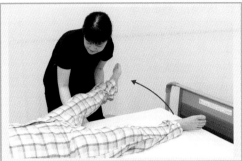	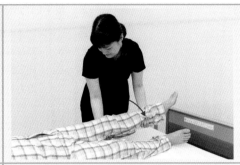
	① 両手で膝と足首（もしくは踵）を下から支え，そのまま外側に動かす（外転）	② 次に内側に動かす（内転）

外旋・内旋	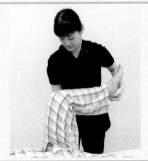	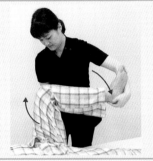	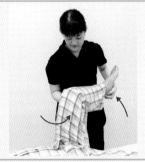
	① 片手で膝を支え，他方で踵をもち，膝を90度に曲げる	② 膝を90度に曲げたまま下腿を体の内側に向けて弧を描くように動かす（外旋）	③ 膝を90度に曲げたまま下腿を体の外側に向けて弧を描くように動かす（内旋）

足関節

背屈・底屈	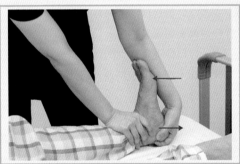	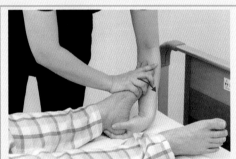
	① 足底を前腕で支えるように足関節と踵をもち，前腕で足の裏を押し，足の指先が頭のほうに向くように踵を引く（背屈）	② 他方の手を足先にもっていき，下に向かって押す．このとき足底の手は踵を頭のほうに向かって押す（底屈）

図Ⅴ-1-5　関節可動域訓練（つづき）

表Ⅴ-1-2　徒手筋力テスト（MMT）判定基準

段階	基準
0：ゼロ，Zero	筋収縮なし
1：不可，Trace	筋収縮はあるが，関節運動はできない
2：可，Poor	重力を除けば関節運動可能
3：良，Fair	抵抗を加えなければ，重力に抗して関節運動が可能
4：優，Good	ある程度の抵抗を加えても，重力に抗して関節運動が可能
5：正常，Normal	強い抵抗を加えても，重力に抗して関節運動が可能

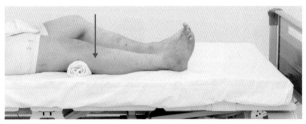

図Ⅴ-1-6　等尺性運動の例
大腿四頭筋セッティング運動（muscle setting）．仰臥位もしく
は長坐位にて，膝の下に丸めたタオルなどを入れ，それを下に押
しつけるように矢印の方向に力を入れさせる．つま先は上げる．

b. 等張性運動と等尺性運動

　通常の関節運動を伴う等張性運動ができない場合は，等尺性運動を行う．

　関節を屈曲・伸展させて筋収縮を行う運動を**等張性運動**というのに対し，関節を動かさず筋収縮を行う運動を**等尺性運動**という．等尺性運動は，関節に炎症があり動かせない場合やギプス固定中などでも実施できるメリットがあるが，運動に伴い血圧が上昇しやすいため，注意が必要である．

　たとえば，心不全など心負荷を避けるべき病態であれば，等張性運動を主体とし，変形性関節症であれば，関節軟骨を磨耗させないよう，等尺性運動を主体とする[19]（**図Ⅴ-1-6**）．

コラム
過用症候群と誤用症候群

　過用症候群（overuse syndrome）とは訓練量・運動量が大きすぎることで生じる種々の障害をいう．過用性筋力低下は休めば回復しうるが，過用性筋損傷を起こしてしまうと休んでも完全には回復しないので，注意が必要である．

　誤用症候群（misuse syndrome）とはリハビリテーション技術が正しくなかった場合に生じる種々の障害をいう．たとえば，患側への不適切な関節可動域訓練による肩関節周囲炎や肩手症候群（肩や手の痛み・関節拘縮を起こす）などがある．

4 ● 基本動作の拡大

　ベッド上での頭部挙上で問題がなければ，**端坐位**，**車椅子**への移乗と離床を進めていく．ただし，坐位で下肢をおろすと下肢静脈に血液が貯留し起立性低血圧の大きな原因となるため，血圧の変動や覚醒状態の変化には注意が必要である[22]．起立性低血圧には下肢筋活動を促したり，弾性包帯を巻くことで対応したりするが，それでもなお生じてしまう場合には，ベッド上での**背面開放坐位**（p.159 参照）や**あぐら坐位**は有効な介入方法である[22]．一方，「寝たきり」を避けるあまり車椅子に「座らせきり」になることのないよう注意する．車椅子は移動の手段としての道具であり，坐位保持が可能になったら適切な椅子を使用する．

　下肢への体重負荷が可能であれば，移乗や排泄動作時に柵や手すりにつかまり**立位**をとるようにする．その際，ふらつきや膝折れに注意し，転倒を予防しながら行う．

　坐位保持や立位がある程度可能になれば，できる活動を増やしていき，生活レベルでの活動の促進につなげていく．

学習課題

1．廃用症候群，フレイル，サルコペニアのそれぞれの概念の関係を説明しよう．
2．廃用症候群の局所性廃用症候，全身性廃用症候，精神・神経性廃用症候にはそれぞれどのような症状があるか挙げよう．
3．廃用症候群の予防にはどのような方法があるか挙げよう．

引用文献

1) 永井良三，田村やよひ監修：看護学大辞典，第 6 版，メヂカルフレンド社，p.1746，2013
2) 日本老年医学会：フレイルに関する日本老年医学会からのステートメント．〔https://www.jpn-geriat-soc.or.jp/info/topics/pdf/20140513_01_01.pdf〕（最終確認 2020 年 5 月 1 日）
3) Rosenberg IH：Summary comments：epidemiological and methodological problems in determining nutritional status of older persons. Am J Clin Nutr **50**：1231-1233, 1989
4) Cruz-Jentoft AJ, Baeyens JP, Bauer JM, et al：European Working Group on Sarcopenia in Older People. Sarcopenia：European consensus on definition and diagnosis：Report of the European Working Group on Sarcopenia in Older People. Age Aging **39**：412-423, 2010
5) Morley JE, Vellas B, et al：Fraility consensus：A call to action. JAMDA **14**：392-397, 2013
6) 沖田　実：拘縮とは，エンド・オブ・ライフケアとしての拘縮対策―美しい姿で最期を迎えていただくために―（福田卓民，沖田実編），三輪書店，p.28，2014
7) 前掲6），p.29-30
8) 越智ありさ，北畑香菜子，平坂勝也ほか：廃用性筋萎縮を防ぐ抗ユビキチン化ペプチド Cblin （Cbl-b inhibitor）の高機能化．四国医学雑誌 **68** （5，6）：217-222，2012
9) Thomason DB, Biggs RB, Booth FW：Protein metabolism and β-myosin heavy chain mRNA in unweighted soleus muscle. Am J Physiol **257** （2）：R300-R305, 1989
10) Tischler ME, Rosenberg S, Satarug S, et al：Different mechanisms of increased proteolysis in atrophy induced by denervation or unweighting of rat soleus muscle. Metabolism **39** （7）：756-763, 1990
11) Müller EA：Influence of training and of inactivity on muscle strength. Arch Phys Med Rehabil **51** （8）：449-462, 1970
12) 骨粗鬆症の予防と治療ガイドライン作成委員会編：骨粗鬆症の予防と治療ガイドライン 2015 年版，p.6，〔http://www.josteo.com/ja/guideline/doc/15_1.pdf〕（最終確認 2018 年 8 月 13 日）
13) 日本皮膚科学会編：日本皮膚科学会ガイドライン　創傷・褥瘡・熱傷ガイドライン-2：褥瘡診療ガイドライン（2017），p.1935，2017〔https://www.dermatol.or.jp/uploads/uploads/files/2bedsore_guideline.pdf〕（最終確認 2018 年 8 月 13 日）
14) 前掲1），p.1164
15) Perhonen MA, Franco F, Lane LD, et al：Cardiac atrophy after bed rest and spaceflight. J Appl Physiol **91**（2）：

645-653, 2001
16）鈴木洋児：航空宇宙医学における廃用症候群．心肺機能の廃用性症候群の発現−ベッドレスト研究を中心として．
　　総合リハビリテーション **25**（4）：333-339，1997
17）日本循環器学会，日本救急医学会，日本小児循環器学会ほか：循環器病の診断と治療に関するガイドライン（2011
　　年度合同研究班報告）失神の診断・治療ガイドライン（2012年改訂版），p.9，〔http://www.j-circ.or.jp/guideline/
　　pdf/JCS2012_inoue_h.pdf〕（最終確認 2018年8月14日）
18）Consensus statement on the definition of orthostatic hypotension, pure autonomic failure, and multiple system
　　atrophy. J Neurol Sci **144**（1-2）：218-219, 1996
19）徳重あつ子，阿曽洋子，伊部亜希ほか：脳波からみた介護老人福祉施設入居者における仰臥位から坐位への姿勢
　　変化がもたらす脳活動．日本老年医学会雑誌 **48**（4）：378-390，2011
20）日本褥瘡学会教育委員会ガイドライン改訂委員会編：褥瘡予防・管理ガイドライン，第4版，p.G-57-59，2015
　　〔http://minds4.jcqhc.or.jp/minds/prevention-and-management-of-pressure-ulcers-4thEd/prevention-and-
　　management-of-pressure-ulcers-4thEd.pdf〕（最終確認 2018年8月17日）
21）前掲17），p.10
22）西田悠一郎：理学療法士の視点から見た早期リハビリテーションの実際．杏林医学雑誌 **47**（1）：55-60，2016

2　活動の促進（生活レベル）

この節で学ぶこと

1．活動の促進に向けた看護職の役割を理解する．
2．活動の促進に向けた福祉用具の種類と使用方法を理解する．
3．活動の促進に向けた福祉用具の利用や住環境の整備にはさまざまな職種がかかわることを理解する．
4．活動の促進に向けた ADL の支援方法を理解する．

A. 活動の促進と ADL

1● 生活機能の発揮と日常生活の自立

　活動の促進を目指したリハビリテーション・アプローチ[1]として，以下のようなものがあり，これらを並行して行う．

- **機能回復アプローチ**：機能障害の予後・予測に基づいた患者の個別的な目標を設定し，機能障害に対するアプローチ
- **活動向上アプローチ**：活動制限に対するアプローチ
- **参加向上アプローチ**：参加制約に対するアプローチ

a. 生活機能モデルの相互依存性と相対的独立性

　リハビリテーションを実施するうえで，機能障害，活動制限，参加制約という障害の各レベルの相互依存性と相対的独立性という関係性について理解する必要がある[2]．

　よく考えられがちなのは，「機能障害が重度であれば，それに伴い，日常生活活動（ADL）能力の回復にも限界がある」という悪い意味での相互依存的な関係性である．

　もちろん，機能障害の程度に依存して活動制限をきたす側面もあるが，残存能力の活用や自助具，補装具の使用など，多様な**コーピング・スキル**を獲得することにより，機能障害の程度にかかわらずADL能力の向上ができるという相対的独立性という側面もある．これはリハビリテーションの最大の特色であり，最も重要な視点である．

　一方，機能障害と活動制限の関係性には，「ADL能力の向上が，機能障害の回復に良い影響を与える」という良い意味での相互依存的な関係性も存在する．活動制限と参加制約の関係性においても同様の関係性がある．

b. ADL 能力の向上

　リハビリテーションでは，このような機能障害，活動制限，参加制約の間にある〝良い

意味での相互依存的な関係性"を活かし，生活機能の向上を目指すところに大きな特徴がある．活動の促進のための ADL 練習による ADL 能力の向上は，機能障害，参加制約のいずれに対しても直接的に良い影響を及ぼすことができるという点で，リハビリテーションにおいて最も重要なアプローチといえるであろう．

　リハビリテーションにおいて，病棟や在宅という最も患者の生活に近接した場でかかわる看護師は，リハビリテーションの重要な目標である生活機能の向上に向けて，患者の ADL 能力の向上に貢献できる職種である．看護師は，生活の場における ADL の実行状況を正確に観察・評価することで，患者の ADL の実際の能力を明らかにし，生活に即した ADL 獲得練習の支援を行うことによって，患者の ADL 能力の向上を果たし，QOL の維持・向上につなげられるよう支援することが期待される．

2 ● ADL の要素

　活動促進の中核となる ADL の要素について述べる（p.102，「日常生活活動（ADL）の構造」も参照）．

a. 移　乗

　移乗とは，人や物がある平面から他の平面に移動することである．リハビリテーションでは，人が，ベッドから車椅子，車椅子からトイレなど，さまざまな対象物間を平面移動することを移乗動作と呼んでいる．

　移乗動作の自立は，車椅子を必要とする人にとって"リハビリテーションの鍵"といわれるほど重要なことである．移動動作と同じく，この動作能力の度合いにより，生活上の活動範囲や ADL の自立度が異なる．

b. 移　動

　移動とは，『広辞苑（第 6 版）』によれば「移り動くこと．移し動かすこと」とされている．リハビリテーションでは，身体を床上（ベッド上）で適当な位置に変えることや，歩行や車椅子で目的の場所まで運ぶことを「移動」と呼んでいる．

　移動障害は，四肢体幹の筋力の障害や関節可動域の制限，平衡バランスの障害などにより起こることが多く，すべての ADL に重大な影響を及ぼしてくる．この動作能力の獲得の度合いにより，生活上の活動範囲や ADL の自立度が大きく異なる．

c. 食　事

　食事とは，『広辞苑（第 6 版）』によれば「生存に必要な栄養分を取るために，毎日の習慣として物を食べること」とされている．食事は，生命活動や身体の成長・発達のために栄養素を摂取するという生理的欲求以外に，食を味わい，食を楽しむことを通して心理的・情緒的安定をもたらし，精神生活を豊かにするという精神的・文化的意義も含まれる．

　食事動作の特有な機能として，摂食動作と食器の把持動作の 2 つがあるが，食事動作を自立して行うためには，坐位の安定性や耐久性などが基礎的条件として求められる．

d. トイレ動作

　トイレ動作は，昼夜の関係なく，1 日に何回となく繰り返す動作であり，しかも，きわめてプライベートな性格をもつ動作である．

　幼少期を除き，トイレ動作の自立は，患者の尊厳にかかわる重要な意義を有しているこ

とから，トイレ動作の自立に対する患者のニーズはきわめて高いものがある．トイレ動作
は，移動・移乗動作，更衣動作のほか，排尿・排便のコントロールと排泄の後始末を含む
複合的な動作群である．そのため，難易度が高く転倒の危険性が高い．

e. 整　容

　整容とは，身なりを整えることであり，身体の清潔を保つことである．

　整容動作の自立は，社会の中で他者との相互関係を維持し，社会生活を円滑に送るうえ
で重要な意義がある．整容動作は性差や年齢などによって多様であるが，基本的項目とし
ては手・顔を洗うこと，歯を磨くこと，髪を整えること，爪を切ることなどである．

f. 更　衣

　更衣とは，日常生活における衣服の着脱を指すが，リハビリテーションでは，靴や装具
などの着脱も含まれている．

　更衣動作は，食事や整容動作に比べるとやや困難であるが，日常生活リズムの保持と関
節可動域の維持という点においても意義のある動作である．動作としては，大きな関節可
動域運動を必要とする粗大な動作（ズボンに足を通す）から巧緻な動作（ボタンをとめる）
までを含んでいる．動作時に姿勢を安定して維持できる体幹の能力も必要である．また，
衣服と身体との関係に対する空間認知能力も求められる．更衣動作では動作に要する時間
だけでなく，仕上がりが重要である．

g. 入　浴

　入浴とは，身体の清潔を保つための活動であるが，精神的緊張の緩和や疲労の回復を目
的とすることもある．粗大動作と巧緻動作の複雑な組み合わせによる活動のため，転倒な
どの危険も大きく，ADL の中では難易度が高い．

　入浴動作は，浴槽までの移動，衣服の着脱，浴槽の出入り動作，身体を洗う・拭く動作
で，移動，更衣動作を含む一連の動作で成り立つ，複合的な動作群である．

B. 福祉用具および住環境整備の意義

　福祉用具や住環境整備は，国際生活機能分類（ICF）でいうところの**環境因子**に含まれ
る．この環境因子からは，「心身機能」，「活動」，「参加」という生活機能の 3 つのレベルに
矢印が向かっている（p.26 参照）．すなわち，福祉用具の利用や住宅改修などの実施による
環境因子への働きかけが，「（生活機能の）どのレベルにも影響を与えることを示してい
る」[3]．また，ICF の矢印は双方向であることから，生活機能の 3 つのレベルの変化に応じ
て，環境因子である福祉用具などの修正・変更が必要となる可能性があるということでも
ある．

　本項では，福祉用具の利用や住宅改修による住環境整備が，人の生活に直接的，間接的
に影響を及ぼすものであることを理解するとともに，その実施にあたっては多くの職種が
かかわっていることも認識してほしい．

1 ● 福祉用具の利用や住環境整備の考え方

　福祉用具の利用や住環境整備を実施する場合には，まずそれらがなぜ必要なのか，その

表Ⅴ-2-1　福祉用具導入・住宅改修のポイント

1. 目的の明確化
2. 適切な方法の検討・選択
　　① 本人の機能・能力
　　② 介助者の能力
　　③ 環境との適合
3. 用具の試用やシミュレーションの実施
4. 制度の利用や費用負担の検討
5. 導入後の利用状況の確認

目的を明確にすることが重要である．目的があいまいであったり，さまざまな希望をひとつのもので解決しようとしたりすると，結局は中途半端な整備となり，実用性に乏しいという失敗につながることがある（**表Ⅴ-2-1**）．

　具体的な目的としては，利用者自身の ① ADL 向上や移動の安全性向上，② 社会参加・QOL の拡大，③ 介助者の介助量や負担感の軽減，などである．これらを達成するためには，以下の3つの側面から検討を行う．

① 本人自身の機能向上や動作指導による改善

② 人的資源の導入（ヘルパーや訪問入浴の導入，家族への介助方法指導など）による改善

③ 物理的な環境整備による改善

　対象者本人と家族などの介助者の機能や能力，生活拠点とその周辺の環境を評価したうえで用具の試用や整備のシミュレーションを行い，可能な限り複数のプランを立案・提示する．最終的には，制度の適用や費用負担などを考慮して決定する．本人と家族の長年の生活習慣や考え方にも影響されるため，専門職が最良と考えるプランが実際に導入できるとは限らない．また，対象者にとっては便利でも，他の家族の生活が不便になる場合もあり，何を最優先するのかの選択を迫られることも少なくない．

　環境整備などが完了した後は，目的が達成されたかどうかの確認と，フォローアップが重要である．とくに，難病などで病状が増悪・進行する可能性のある疾患では，次に起こる機能障害や活動制限を予測する[4]とともに，プランの修正を適時行う必要がある．物理的な環境の整備だけでなく，機能維持・改善のためのトレーニングを実施することも検討する．

　このような福祉用具の利用や住環境整備を行う際には，本人・家族はもちろん，医師や理学療法士，作業療法士，看護師や保健師，エンジニア，建築士，ケアマネジャー，市区町村のソーシャルワーカーなどの福祉職・介護職など**多職種のかかわりが欠かせない**．一方で，職種や人数が増えるほど，目的とする事項や対応方法の統一が難しくなる．カンファレンスの随時開催や，リーダーや調整役を明確にすることなどが求められる．

2● 福祉用具

　「福祉用具の研究開発及び普及の促進に関する法律」によれば，福祉用具とは「心身の機能が低下し日常生活を営むのに支障のある老人又は心身障害者の日常生活上の便宜を図るための用具及びこれらの者の機能訓練のための用具並びに補装具をいう」とされる[5]．

　福祉用具の概念図を示す（**図Ⅴ-2-1**）．この中には，障害のあるなしにかかわらず誰で

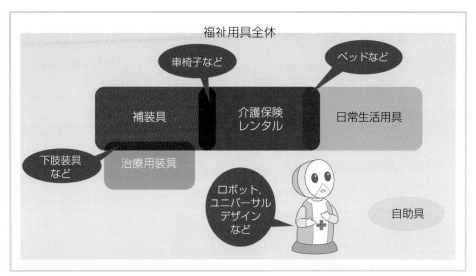

図V-2-1　福祉用具の概念

も便利に使用できるユニバーサルデザインのものや，ベッドなどの幅広い用具が含まれる．医療保険や介護保険，福祉制度の対象となるものも混在するため，制度の適用に関しては，ケアマネジャーやソーシャルワーカーへの確認が必要である．

なお，段差解消機やリフトなどの大型の福祉用具は，住環境整備の項で解説する．

a. 治療用装具

たとえば骨折・捻挫をした時の固定用装具や下肢切断後初めて仮義足を作製する際などは，治療的な目的での使用が中心であり，医療保険で作製するのが基本である．これらを**治療用装具**と呼んでいる．

けがや病気の原因が交通事故や労働中の事故である場合には，医療保険ではなく自動車損害賠償責任保険（自賠責）や労働者災害補償保険（労災）を優先的に利用して，治療のための装具や義肢などを作製し，訓練を行う．

費用負担については，患者がいったん全額を義肢装具の製作業者に支払った後，手続きをすることにより療養費の一部が還付されるのが基本である（償還払い）．個別の詳細は加入している健康保険組合に確認するとよい．

b. 補装具

補装具とは，障害者総合支援法に基づいて作製される装具や義肢などを指す法律用語である．種目としては，義肢（義手，義足），装具（上肢装具，下肢装具，靴型装具，体幹装具）以外にも，座位保持装置や車椅子，電動車椅子，補聴器，歩行器，歩行補助つえ，重度障害者用意思伝達装置などがある．

補装具の定義は**表V-2-2**に示すとおりである．簡潔にいえば，医師等の専門職によって必要性が判断され，個別に作製し，日常生活や就労・就学のために長期間利用されるものをいう．治療目的ではなく，あると便利だからというものでもないという点は重要である．

対象者は，補装具を必要とする障害者・児，難病患者等となっており，身体障害者手帳

表Ⅴ-2-2　補装具の定義（障害者総合支援法施行規則）

一　障害者等の身体機能を補完し，又は代替し，かつ，その身体への適合を図るように製作されたものであること
二　障害者等の身体に装着することにより，その日常生活において又は就労若しくは就学のために，同一の製品につき長期間にわたり継続して使用されるものであること
三　医師等による専門的な知識に基づく意見又は診断に基づき使用されることが必要とされるものであること

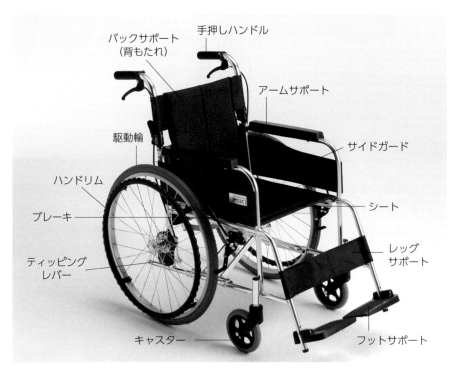

バックサポート（背もたれ）　手押しハンドル　アームサポート　駆動輪　サイドガード　ハンドリム　ブレーキ　シート　ティッピングレバー　レッグサポート　キャスター　フットサポート

図Ⅴ-2-2　自走用（普通型）車椅子の各部の名称
［写真提供：株式会社　ミキ］

を所持しているか，政令に定める疾病に罹患している人である．そのうえで，**表Ⅴ-2-2**の定義に基づき，身体障害者更生相談所などで判定を受け，市町村が支給を決定する．本人の費用負担は要した額の1割が原則だが，所得に応じた上限額などが細かく設定されている．

(1) 車椅子 (wheelchair)

　車椅子は多くの人が目にする最もポピュラーな福祉用具の1つである．その利用目的は，主に移動と姿勢保持である．利用者の体格や身体機能・障害状況に応じて，サイズや機種，クッションの種類などを選択する．また，使用場所によっても駆動輪の位置やキャスターのサイズなどを変える必要があり，どのような生活状況で使用するのかの聴取は，作製・選択にあたってのポイントである．

　車椅子の種類は，大きくは自走用（普通型）と介助用（手押し型）に分けられる．自走用は駆動輪が18インチ以上でハンドリムが付いている（**図Ⅴ-2-2**）．介助用は主輪が12

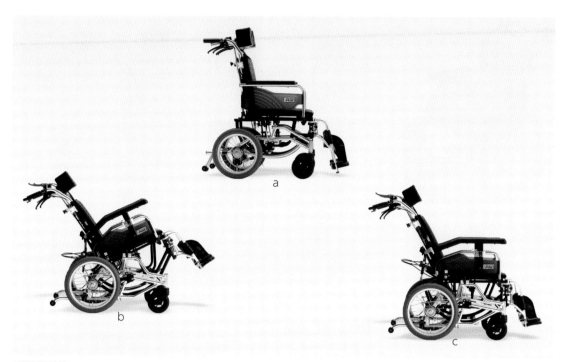

図V-2-3　姿勢変換機構のある車椅子
a：最初の状態，b：ティルトをした状態，c：リクライニングをした状態
［写真提供：株式会社　ミキ］

インチ以上18インチ未満でハンドリムがない．自力での駆動はせずにもっぱら介助で移動する場合には，介助用を選択する．ただし，下肢だけで駆動させる場合は介助用での移動も可能である．

　車椅子には安定した姿勢で座ることが重要である．頭部から体幹が左右に傾いていたり，骨盤が後傾したいわゆる「仙骨座り」になっていたりすると，長時間の坐位が保てないために活動ができなくなるだけでなく，褥瘡が発生する可能性も高まる．車椅子のサイズを適合させ，種々の坐位保持調整を行う必要がある．

　坐位姿勢や除圧に問題がある場合には，座面のクッションやバックサポート（背もたれ）の形状，パッド類やベルトの追加・工夫などを検討する．姿勢変換機構（**図V-2-3**）を必要とする場合は，第1選択としてティルト式（**図V-2-3b**）を念頭において，リクライニング式（**図V-2-3c**）との比較検討を行う[6]．

　その他，介助者用のブレーキ，移乗時のアームサポートやレッグサポートの脱着，車載時の背折れなどの付属品の追加を検討する．ちなみに，6輪型の普通型車椅子（**図V-2-4**）は，屋内を自走する場合に小回りが利いて便利である．

　車椅子の車輪の空気が抜けていたり，擦り減ったりしているとブレーキが効きにくくなる．また，まれにパイプが破損することもあるので，がたつきの有無や異常な音がしないかなどにも注意を払う．

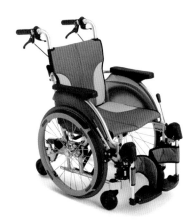

図V-2-4　6輪型（普通型）車椅子

[写真提供：株式会社　ミキ]

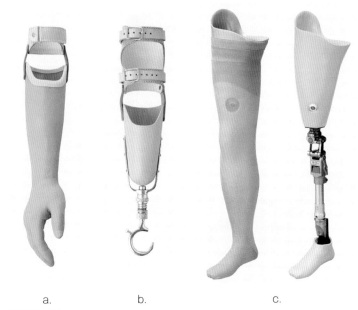

a.　　　　　　　　b.　　　　　　　　c.

図V-2-5　義肢

a：前腕義手（装飾用），b：前腕義手（作業用），c：義足（フォームカバー装着時と除去時）

[写真提供：KAWAMURA グループ]

(2) 電動車椅子 （electric wheelchair）

　電動車椅子は，法律上は歩行者として取り扱われ，運転免許は不要である．対象者は歩行が困難で，かつ自走での車椅子駆動が実用的でない人である．たとえば自宅周囲の環境として坂道が多く，自力での普通型車椅子の駆動が難しいという場合も含まれる．買い物などの家事動作や社会参加が拡大することを期待して，電動車椅子を利用したい．

　一方，乗車中の事故がたびたび報告されており，電動車椅子の日常管理を含めて，安全への配慮が求められている．利用に際しては，操作能力の評価や使用場面の環境評価を十分に行い，支給が決定される．使用場面や目的に応じて，折りたたみ機構の有無や連続走行距離などの検討を行い，機種を選択する．

(3) 義肢 （prosthesis）

　義肢は，四肢の解剖学的欠損部位に装着して，機能を補ったり，外観を整えたりするための用具である（**図V-2-5**）．上肢の欠損に対するものを**義手**，下肢のそれを**義足**という．欠損部位により，上腕義手，前腕義手，大腿義足，下腿義足などの名称で呼ばれる．

　義足の主たる目的は立位歩行の再獲得であり，最近ではシリコーンライナーを用いた懸垂方法によるものが増えている．また，膝継手（**図V-2-6**）や足部の機能的な進歩も著しい．補装具としては認められないが，スポーツ用の義足の開発も盛んである．

　義手の使用目的は，現時点においては外観を整えるための装飾用がほとんどである．能動義手という自身の力で随意的に手先具を開閉させる機能をもったものや，バッテリーを利用して電動モーターで義手を動かす筋電義手などは有用であるが，支給数が少ない．

　義肢を使用していると，断端とソケットの適合が不良となり，皮膚に傷を生じることが

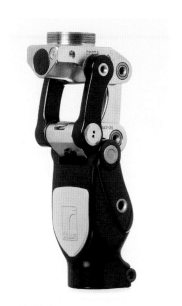

図V-2-6　膝継手
［写真提供：KAWAMURA グループ］

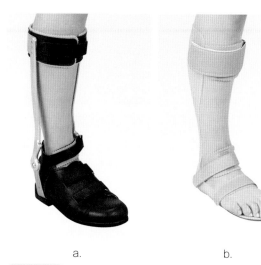

a.　　　　　　　　　　　b.

図V-2-7　下肢装具
a：両側金属支柱付短下肢装具
b：プラスチック短下肢装具
［写真提供：KAWAMURA グループ］

あるため，日常的な観察と断端管理が重要である．不適合が疑われたら，義肢製作所やリハビリテーション専門職のチェックを受け，修理や再作製を行う．その他，継手の経年劣化や破損についても同様である．

（4）装具（orthosis）

装具の目的には，① 関節の保持，② 変形の矯正・予防，③ 機能の代用，④ 歩行の介助，⑤ 免荷，がある[7]．種類としては，部位別に上肢装具，下肢装具，靴型装具，体幹装具がある．さらに下肢装具では，長下肢装具，膝装具，短下肢装具などに細かく分けられる．

リハビリテーション医療の中心的な対象である脳血管障害による片麻痺患者では，短下肢装具を使用することが多い．両側金属支柱付短下肢装具やプラスチック短下肢装具がその代表的なものである（**図V-2-7**）が，プラスチック短下肢装具にも多くの種類がある．各施設でよく使用される装具の特徴を知り，正しい装着・使用方法を習得する必要がある．

靴底や継手のすり減り，プラスチック部分の劣化や破損などがよくみられるため，修理交換や新規作製を適時行う．

（5）歩行補助具（walking aids）

人が歩行するときに補助的に使用する杖や**歩行器**といった用具を**歩行補助具**と呼ぶ．体重の支持・免荷，バランスの向上，重心移動の促進などが使用目的となる．多くの種類があり，また制度や規格によって呼び方が統一されていないが，本項では障害者総合支援法での名称に従った．代表的な杖と歩行器を示す（**図V-2-8**）．

歩行器は，身体を取り囲むような枠構造があり，支柱や車輪で接地し，上肢で保持・操作するものである．移動時に歩行器をもち上げて前に進むタイプや車輪付きでブレーキのついたものなどがある．基本的には両手が使用可能であることが必要である．

それぞれの歩行補助具によって適切な高さの設定や使用方法が異なる．また，先ゴムや

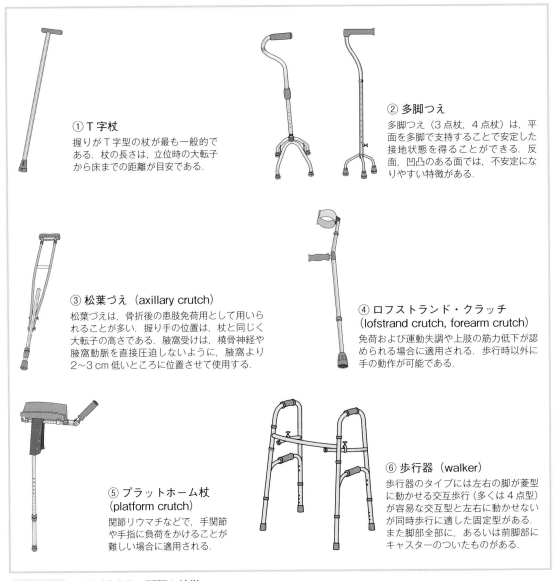

① T字杖

握りがT字型の杖が最も一般的である．杖の長さは，立位時の大転子から床までの距離が目安である．

② 多脚つえ

多脚つえ（3点杖，4点杖）は，平面を多脚で支持することで安定した接地状態を得ることができる．反面，凹凸のある面では，不安定になりやすい特徴がある．

③ 松葉づえ（axillary crutch）

松葉づえは，骨折後の患肢免荷用として用いられることが多い．握り手の位置は，杖と同じく大転子の高さである．腋窩受けは，橈骨神経や腋窩動脈を直接圧迫しないように，腋窩より2～3cm低いところに位置させて使用する．

④ ロフストランド・クラッチ（lofstrand crutch, forearm crutch）

免荷および運動失調や上肢の筋力低下が認められる場合に適用される．歩行時以外に手の動作が可能である．

⑤ プラットホーム杖（platform crutch）

関節リウマチなどで，手関節や手指に負荷をかけることが難しい場合に適用される．

⑥ 歩行器（walker）

歩行器のタイプには左右の脚が菱型に動かせる交互歩行（多くは4点型）が容易な交互型と左右に動かせないが同時歩行に適した固定型がある．また脚部全部に，あるいは前脚部にキャスターのついたものがある．

図Ⅴ-2-8　歩行補助具の種類と特徴

車輪の擦り減りによって，滑りやすくなることがあるので，適時交換を行う．

(6) 重度障害者用意思伝達装置

　筋萎縮性側索硬化症（amyotrophic lateral sclerosis：ALS）や高位頸髄損傷などが原因で，四肢機能および言語機能の重度障害により，本装置を用いなければ意思の伝達が困難な人が対象となる（**図Ⅴ-2-9**）．人工呼吸器を装着するなどの状況で発話が困難となり，書字やパソコンなどによるコミュニケーションもできない状態が想定されている．

　どのような入力装置（スイッチ）を用いて機器を操作するのかがポイントであり，リハビリテーション専門職のかかわりが必須である．

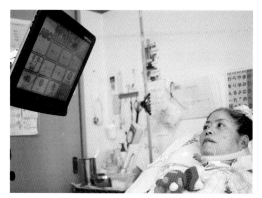

図Ⅴ-2-9　重度障害者用意思伝達装置の使用の様子

［写真提供：株式会社クレアクト］

表Ⅴ-2-3　日常生活用具（障害者総合支援法による要件）

イ	障害者等が安全かつ容易に使用できるもので，実用性が認められるもの
ロ	障害者等の日常生活上の困難を改善し，自立を支援し，かつ，社会参加を促進すると認められるもの
ハ	用具の製作，改良又は開発に当たって障害に関する専門的な知識や技術を要するもので，日常生活品として一般に普及していないもの

---

(7) 補聴器（hearing aid）

　音（とくに音声）を増幅することによって，聴覚障害のある人が生活しやすくなるための医療機器の一種である．加齢による難聴では，特に高い音（女性や子どもの声，機器の電子音など）が聞き取りにくくなる．根本的な治療は困難なことが多いが，聴力の低下は病気が原因の場合もあるため，まずは耳鼻咽喉科医の診察を受け，治療の可能性や補聴器の有効性を判断してもらう．補聴器は適切な調整を行うことで初めて有効な利用が可能となる．

c. 日常生活用具

　日常生活上の便宜を図るための用具（**日常生活用具**）は，障害者総合支援法に基づく市町村が行う地域生活支援事業の1つとして規定されたものであり，**表Ⅴ-2-3**に示す要件を満たすものとされる．

　介護・訓練支援用具や自立生活支援用具などの種類があり，具体的にはベッドや特殊マット，入浴補助具（付録5，p.383参照），吸引器，ストーマ用具などである．大まかな種類は示されているが，市町村により具体的な品目が異なるため，確認が必要である．

d. 自助具

　自助具は英訳すれば self help device となり，文字どおり自らを助ける道具や工夫の総称である．自助具を利用する目的はさまざまであり，食事や更衣，排泄などの ADL に関する動作（付録5，p.381参照），趣味的な活動を行う際の困難な動作や道具の使用に関するものなど幅広い．自助具を利用することによって，困難であった動作や活動が可能となり，自立度が向上する．機能の回復に応じて，一時的使用の場合も，恒久的使用の場合もある．

　自助具は，特別に製作された市販品や作業療法士などが工夫して作製したもの，あるい

は 100 円ショップの製品を流用したものなど多様である．作製や購入にあたって利用可能な制度はないため，自費での購入となる．

e. 介護保険による貸与品

前記の補装具の種目の中には，介護保険によって貸与（レンタル）できるもの（車椅子や歩行補助具など）があり，対象者の場合には障害者総合支援法よりも介護保険が優先される．ただし，レンタルによる既製品の調整では対応できない身体状況や環境要因がある場合などでは，障害者総合支援法での作製が可能である．

その他にも，ベッドやマットレス，移動用リフトなどがあり，可能な限り自宅での試用を行い，適正な利用ができるようケアマネジャーに相談するとよい．

f. ロボット

現在リハビリテーション治療の一環として用いられるロボットや介護のためのロボットの開発が盛んである．実用的に利用できる市販品も増え〔WelWalk（トヨタ自動車，**図Ⅴ-2-10**），HAL（CYBERDYNE 社）などが開発されている〕，今後さらなる普及が期待される．

g. 身体障害者補助犬（補助犬）

補助犬とは，盲導犬，介助犬および聴導犬のことをいう．身体障害者の自立と社会参加に資するものとして，身体障害者補助犬法に基づき訓練・認定された犬であり，法に基づく表示をつけている（**図Ⅴ-2-11**）．

盲導犬は，視覚障害のある人が街なかを安全に歩けるようにサポートする．**介助犬**は，肢体不自由のある人の日常生活動作をサポートする．そして**聴導犬**は，聴覚障害のある人にチャイムや電話の音など生活の中の必要な音を知らせ，その人を音源まで誘導する[8]．

補助犬の同伴については，上記法律に基づいて，人が立ち入ることのできるさまざまな場所で受け入れるよう義務づけ，あるいは努力するよう定められている．一方，補助犬の利用者は，補助犬が他人に迷惑を及ぼさないようにすることや補助犬を清潔に保つことなどに努める必要がある．

2021 年 10 月 1 日現在で，全国の実働頭数は盲導犬 861 頭，介助犬 57 頭，聴導犬 61 頭となっている[9]．

3 ● 住環境整備

本項では，住環境整備を「自宅での日常生活を安全で快適なものにするため，福祉用具の導入や住宅改修などのハード面の整備を行うこと」と定義する．気温，湿度，明るさの問題などの衛生・健康面やプライバシーの確保なども住環境の重要な因子であるが，今回は言及しない．

住環境整備を考える際，賃貸住宅の場合は原状復帰が原則のため，大がかりな改修は困難である．しかし，持ち家であったとしても，まずは簡易な改修や福祉用具の導入を念頭におき，住環境整備の目的を明確にすることが重要である．期間が限られた中で整備を行わなければならないことも多いが，不十分な評価で実施された整備がむしろ生活上で邪魔になることもある．しばらく在宅生活をしたうえで，改めて本当に必要な部分を改修するといったことも考えたい．

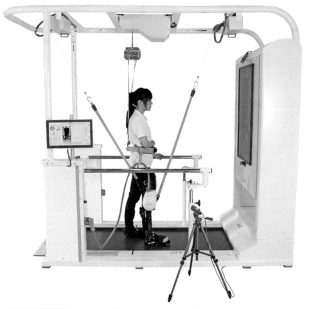

図V-2-10　リハビリテーション治療用ロボットの例
　　　　　　（WelWalk®）

［写真提供：トヨタ自動車株式会社］

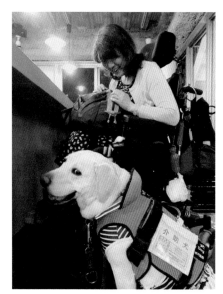

図V-2-11　補助犬（介助犬）

　費用助成としては，介護保険制度による住宅改修費の給付（一部）や福祉用具レンタル，各自治体独自の助成制度などがある．

a. 住宅改修

　住宅改修には，手すりの設置や敷居の撤去といった簡単な改修から，スロープの設置，トイレ便器の交換，居室のフローリング（和室から洋室への改修），浴槽交換を含めた浴室の改修，さらには新築までさまざまな規模がある（**図V-2-12**）．移動を含むADLの向上と安全性確保，家事動作の向上，外出動作の確保による社会参加の促進といった目的で実施される．

　段差の解消はよく行われる改修である．段差に対するすりつけ板の設置，敷居の撤去，床のかさ上げなどの対応がある．歩行や車椅子移動時の安全性を考えると，カーペットの縁のほんのわずかな段差や電気コード，居室や廊下などに物が散乱している状態などの危険性を認識して，整備することも大切である．

　玄関などの大きな段差は，簡易スロープの利用や常設（固定）のスロープ設置で対応する．しかし，限られたスペースではスロープの勾配が急となり，介助であっても車椅子の昇降は難しい．そのような場合には，段差解消機の利用が有用である（後述）．また，玄関に腰かけ椅子をおくだけで，安全な靴の脱ぎ履きと立ち上がりが確保できることもある．

　手すりの設置もよく行われる．立ち上がりや歩行，階段昇降，立位保持や方向転換の安定のために利用される．時に手すりだらけの家を訪問することがあるが，利用時に混乱する．幅が狭くなって車椅子が通過できない，などの弊害が生じる場合がある．

　手すりはしっかりと固定されることが大切であり，必要に応じて壁の補強などを行う．設置場所の決定の際は，実際の場所で本人に動いてもらい，位置や高さ，また手すりの太

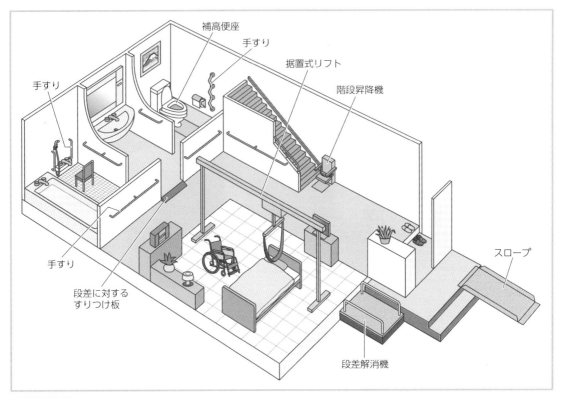

図Ⅴ-2-12　住宅改修の例

さや素材などを決めていく．壁や柱のない場所には，突っ張り式の手すりもあるため検討するとよい．階段昇降時にも手すりは有用であるが，坐位で昇降するとか，後ろ向きで降りるといった動作の工夫が有効な場合もある．

　トイレの改修は，以前は和式から洋式便器への変更をすることがあったが，現在は洋式タイプの家がほとんどである．立ち上がり時の支援という面では，手すり以外に補高便座や電動昇降便座の設置が有効である．トイレの扉が狭い，または開き戸の開閉時にバランスを崩しやすいという場合は，引き戸への変更や，扉を外してカーテン等で対応するという方法もある．

　浴室改修は，通所や訪問での入浴サービスが量的に増加したこともあり，大がかりなものは減少している．しかし，段差の解消や手すりの設置，扉の変更，バスボードや洗体椅子の利用といった対応が有効なことは多い．簡易な改修であっても，入浴動作の変更を伴う場合には，十分な動作指導や訓練が必要である．浴室に隣接することが多い洗面所では，手すりの設置や椅子を置くことによって，整容動作時の安全性向上が図れることがある．

　台所の改修を行うことはそれほど多くない．システムキッチンを丸ごと最適な高さのものに交換する場合もあるが，費用が高額である．立位での作業が難しいときは，食卓やキッチンに寄りかかったり，少し高めの椅子に腰かけて調理をしたりするなどの工夫を行う．冷蔵庫や調理器具の高さや配置を変更することにより，効率的で安全な動作が可能となることもあるので，検討の価値がある．

b. 福祉用具の利用

　前項で解説した福祉用具以外に，段差解消機や階段昇降機，リフトなどの大型の機器を導入することで，外出機会の増加や移乗時の介助負担の軽減などの効果が得られる（図V-2-12）．これらの機器は大がかりな設置工事を要する場合もあるが，原状復帰が可能なものもあり，状況に応じて選択する．利用する本人と介助者は必ず試用・体験すること，可能であれば実際の住宅環境にもち込んで試すことがポイントである．

　段差解消機は介護保険のレンタル対象になっているものもある有用な機器である．垂直方向の移動を行う場合に，主としてモーターを利用して電動で昇降させるものである．テーブル部分のサイズや昇降可能な高さなどによって多くの種類があり，価格もさまざまである．60 cm 程度の昇降をするものが多い．据置式と埋込式のタイプがあり，状況に応じて選択する．

　同様に，垂直方向の移動を行うものとして**階段昇降機**や**ホームエレベーター**がある．家庭で使用する階段昇降機の場合は椅子式が多く，車椅子利用者では移乗動作が伴うため必ずしも手軽で便利な機器とは言い難い．また，ホームエレベーターも車椅子が入るサイズとなるとかなり大がかりなものとなる．**可搬式階段昇降機**もあるが，介助者が講習を受けて操作に慣れる必要があることや使用している車椅子が搭載できない場合があることなどに注意が必要である．

　リフトも介護保険レンタルの対象であり，移乗動作の介助負担を軽減する目的で使用される有用な福祉用具である．リフト本体には床走行式や据置式，固定式（ベッドや浴室，天井など）がある．また，本体以外にリフト用の吊り具（スリング，スリングシート）も必要で，多くの種類がある．使用環境や目的，身体状況に応じて利用者に最も適したものを選択する．導入時には介助者が操作を安全に行うための環境設定や練習を行う[10]．

　ベッド（特殊寝台，介護用ベッド）とそれに付属するマットレスやサイドレール，移動支援バーなどは利用者の起居動作能力や皮膚の状態，介助者の状況などによって選択される．快適な臥位，坐位姿勢を保持することは重要であるが，いかにベッドから離れて活動するかを考えることも欠かせない．

4● 地域リハビリテーションの視点

　福祉用具の利用や住宅改修などによる住環境整備は，生活機能に直接的，間接的に関わっている．自宅内の生活，および外出のための物理的な環境整備を中心に述べてきたが，社会参加の促進という観点からは，自宅周囲の環境評価や交通機関の利用，人的サービスの導入などの検討も重要である．

　対象者の自宅から活動範囲全般を確認していく作業は，まさに地域リハビリテーションのアプローチそのものである．多職種で分担・協力しながら，その人の生活場面における活動や参加の促進を図ってほしい．

C. 活動の促進に向けた ADL 支援方法

1 ● 移乗動作への支援

a. 移乗動作の原則

　移乗動作を援助する場合，患者の能力を的確に評価し，患者ができない部分を最小限の介助で補い，患者の能力を最大限に活かして動作の自立を目指すようにする．

　移乗動作の原則を以下に解説する[11]〔車椅子⇔ベッドの移乗動作の具体例は p.197〜198（脳卒中），p.239〜240（脊髄損傷）参照〕．

原則 1：移乗動作は健側から行う

　移乗動作は，健側（非麻痺側，筋力の強い側，痛みのない側）から移乗する．移乗しようとする目的物を健側側に位置させて，健側から目的物に接近して移乗することが原則である．

　しかしながら，部屋の広さやベッド，トイレなどの位置によっては，必ずしも健側から移乗できないこともある．その場合は，手すりをベッドに直角に位置させることができる可変式の介助バーなどを用いることで，車椅子など移乗する対象物を患側側に位置させ，患側（麻痺側，筋力の弱い側，痛みのある側）から時計回りで背部より移乗することも可能である．

原則 2：移乗途中の回転動作は原則として健側下肢を軸にする

　片麻痺の移乗動作における移乗途中の回転動作は，健側下肢を軸に回転することを原則とする．健側からの移乗時，健側側にあるベッドの手すりや車椅子のアームサポートを健側上肢でつかまえることで立ち上がり動作や立位の安定性が増し，また，健側下肢を軸にして後ろのほうへ，つまり殿部を座りたい場所の位置に合わせるように回る（右片麻痺では時計方向に，左片麻痺では反時計方向に回る）ことで，体幹の回転を最小限にベッドや車椅子に移乗することができ，より安全・安楽な動作になる．

原則 3：移乗を行う際は車椅子のブレーキやベッドのロックを必ず確認する

　車椅子から移乗動作を行う際に，車椅子のブレーキを必ずかけることや，移乗する目的物の不動性（たとえばベッドのキャスターのロックなど）を確認しておくことも忘れてはならない．車椅子の自立を促す場合は，最初に患側側のブレーキをかけて，次に健側側のブレーキと操作手順を習慣化できるように指導することも，安全管理として重要である．

原則 4：脳血管障害者の場合，できるだけ健側で手すりやアームサポートなどを引っぱることなく押すようにする

　健側による"引く（pulling）動作"は過剰な力が全身に入りやすく，筋緊張の亢進した脳血管障害者の場合，患側に上肢屈曲，下肢伸展といった異常運動パターンを生じさせてしまう．そのため移乗時に異常運動パターンが生じると体幹バランスを崩しやすく，動作の安定性や効率性を阻害する．脳血管障害などによる筋緊張の亢進している場合，すべてのADLで"引く動作"を避けて，"押す（pushing）"ようにすることが動作の原則である．

b. 移乗方法

　移乗方法には，患者の身体的能力によって，① 立位移乗と ② 坐位移乗の 2 つの基本的な型がある．

- **立位移乗**：片側または両側の下肢に体重を全負荷か部分負荷が可能な下肢の支持性がある状態のときに行われるもので，片麻痺，大腿骨頸部骨折などの患者が行う移乗の方法である[12]．
- **坐位移乗**：対麻痺や四肢麻痺，あるいは両下肢切断患者など両下肢の支持性がない患者が坐位から行う移動である．

c. 乗用介助機器の使用

(1) 手すり

　移乗動作の自立を促す介助機器として，**手すり**がある．手すりには，取り外しができるベッドレール（bed rail）や廊下や浴室，トイレなどの壁にしっかりと固定して使用するものがある（p.141 参照）．

- **ベッドレール**：通常，ベッドに平行に設置して用いるが，ベッドの側面に垂直に取りつけて，ベッドと車椅子間の自力移乗を安定的に行えるように工夫された可変式の介助バーのようなタイプもある．患者の下肢筋力や体幹バランスに応じて選択する．
- **壁取り付け式の手すり**：平行，垂直，Ｌ字型，コの字型などがあり，使用場所や用途に応じて選択される．

(2) トランスファーボードほか

　ベッドと車椅子間の移乗において，立位移乗が困難な場合，上肢機能や体幹バランスに問題がなければ，ベッドと車椅子の間に**トランスファーボード**（**図Ⅴ-2-13a**）を渡して滑るように自力移乗することができる（**図Ⅴ-2-14**）．そのほか，両下肢に支持性のない患者の移乗器具として，患者の体幹を乗せる支柱のついたサドルが回転テーブルの台座についた**回転式移乗器具**（**図Ⅴ-2-13b**）や，四肢体幹機能の低下により移乗自立が困難な場合に用いられる**移乗用リフト**（**図Ⅴ-2-13c**）があり，これらは介助者の介助負担の軽減を目的として使用される．

2 ● 移動動作への支援

　移動障害のある患者にとって，**移動能力の獲得**は最大のニーズである．通常，移動能力として「歩行能力の獲得」が最大の目標になるが，対麻痺や四肢麻痺などにより両下肢の支持性の回復が期待できない場合は，「車椅子による移動能力の獲得」が目標となる．

　移動障害に対するアプローチは，主に理学療法士が担当するが，歩行練習における**杖歩行**のパターンや歩行補助具の種類・特徴などを看護師も知っておくことは，患者が日常生活の中で安全で自立した歩行の獲得を支援するために重要である．

　杖歩行のパターンは，杖と足の移動順序によりいくつかに分類される[13]（片麻痺患者の杖歩行については p.202 参照）．

3 ● 食事動作への支援

　食事動作とは，はしやフォーク，スプーンなどを操作して，食べ物を口まで運ぶことであり，食器の把持は，文字とおり食器を把持固定し，食事動作を円滑にするものである．

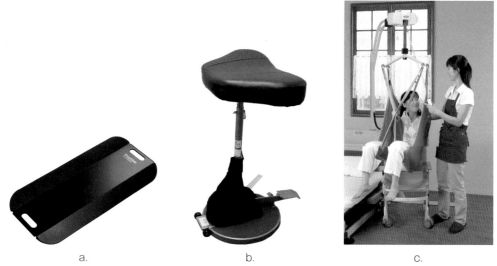

図Ⅴ-2-13　移乗用介助機器
a：トランスファーボード，b：回転式移乗器具，c：移乗用リフト
［写真提供：a；パラマウントベッド株式会社，b；ハーツエイコー，c；ミクニ］

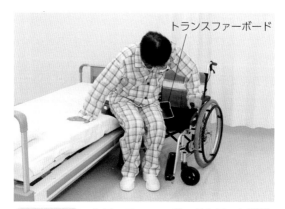

図Ⅴ-2-14　トランスファーボードを用いた移乗

　通常，食事動作は，利き手が障害されたときに困難になる場合が多いが，自助具使用や利き手交換などにより代償することが十分可能であり，早期に自立が期待できる動作である．

　たとえば，利き手の麻痺による片麻痺では，肉や魚あるいは野菜などを細かく切って調理し，早期から非利き手でフォークやスプーンを使用し，動作を自立できるように指導する．四肢麻痺や関節炎などにより，手指の巧緻性や握力の低下をきたし，フォーク・スプーンの把持が困難な場合は，柄の部分を握りやすいように太くするなどの工夫をすることも自立を促す大切な援助である．

　一方，食器の把持については，その障害自体が食事動作全体に与える影響は少ない．しかしながら，食器が滑らないようなゴムマット，食べ物がすくいやすい食器，片手でもち

やすいコップなどの自助具（付録 5, p.381 参照）の使用を勧めることで，食事に集中できるような環境を工夫することも動作の自立を促進する重要なポイントである．

4 ● トイレ動作への支援

トイレ動作は，トイレまでの移動，便器への移乗，ボタンやファスナー，ベルトの着けはずしや下着の上げ下ろしなどの更衣動作のほか，トイレットペーパーを使った排泄の後始末，水を流すレバー・ボタン操作などの実際的な動作のほかに，排尿・排便のコントロールを含む複合的な動作群である．

このような複合的な動作から成り立つトイレ動作の自立をはかるためには，それぞれの動作能力を個別にアセスメントし，自立に向けて指導していく．トイレ動作の自立を促進するためには環境面の調整も重要である．① トイレまでの通路に移動を妨げる妨害物を置かない，② トイレまでの通路に手すりをつける，③ トイレの入り口の広さの確保，④ 開閉しやすい扉への変更，⑤ 便器の移乗に効果的な手すりの設置や空間を確保する，などトイレ環境を適切に整備することで動作の自立を促すことができる．

また，下肢筋力の低下により便器から立ち上がることが困難な場合は，補高便座を設置するとよい．最近では，電動操作で便座の押し上げが可能な補助用具があり，下肢の筋力低下や膝関節痛のある患者の便座からの立ち上がりを容易に支援することができる．

その他，利き手上肢に障害がある場合には，左右どちらからでも切ることができるトイレットペーパーホルダー（付録 5, p.384）を用意することで，排泄の後始末の自立を促すことができる．

5 ● 整容動作への支援

整容動作は，食事動作と同じく上肢機能の障害の程度が動作自立上の問題となるが，片側の上肢機能が健常であれば代償が比較的容易な動作である．

片麻痺の整容動作の中では，患側の爪を切る動作が最も巧緻性を要求する動作とされているが，自助具を用いることで可能となる．そのほか，障害の程度に応じて，電動歯ブラシや電動ひげそり，長い柄のブラシなど，適切な自助具（付録 5, p.381）を用いて自立できる整容動作も多い．

6 ● 更衣動作への支援

更衣動作は，片麻痺の場合は「**患側から着て，健側から脱ぐこと（患着健脱）**」が原則である．更衣動作の自立を図るためには，坐位の安定性，四肢の筋力や関節可動域，手指の巧緻性などを的確にアセスメントし，それに合った着脱方法の指導や着脱しやすい衣服の選択などを指導する〔p.199〜201（脳卒中），p.241（脊髄損傷）参照〕．

一般に，伸縮性に富んだ素材のゆったりした衣服は，着脱に有利である．手指の巧緻障害により，ボタンやファスナーなど細かい動作が困難な場合は，ボタンのとめはずしを助ける "ボタンエイド" の使用やマジックテープ，リングなどを用いて動作を自立できるように工夫する．股関節や膝の拘縮により靴下の装着が困難な患者の場合，"ソックスエイド" の使用により装着の自立をはかることができる（付録 5, p.383）．

7● 入浴動作への支援

　　入浴に特有の動作は，「浴槽の出入り動作」，「身体を洗う・拭く動作」の2つである．浴槽への出入りは比較的に難しい動作ではあるが，片麻痺患者でも，坐位の安定性，四肢・体幹の関節可動域が保たれ，健側上・下肢および体幹の筋力がある程度確保されていれば，浴槽に設置したバスボード（付録5，p.383）を用いて，浴槽への出入りを自立して行うことができる．対麻痺では，上肢の筋力があれば，手すりなどを用いて浴槽への出入りの自立は可能である．

　　浴槽への移乗は，片麻痺患者では原則として**健側から入る**ようにする．感覚障害がある人の場合は，熱傷を避ける意味からも重要である．

　　身体を洗うときに，片麻痺患者では背中や健側上肢が洗いにくいことがあるが，ループ付きタオルや長い柄をつけたブラシなどの自助具（付録5，p.383）を用いることで自立できる．浴室内は滑りやすい場所なので，滑り止めマットの利用や手すりの配置，滑り止めテープの貼付など環境面にも配慮することが大切である．

D. 活動促進時の安全管理

　　リハビリテーションの対象者は高齢者が多く，ほとんどが加齢や疾患に伴う運動器や感覚器の障害を有している．さらに，高次脳機能障害や認知機能低下を合併していることも少なくない．そのため，日常生活の中で，日常生活上の安全管理を自立して行うことが困難な場合が多い．

　　リハビリテーション過程において，**安全管理**はどの段階でも重要な課題であるが，機能回復向上のためにとくに集中的なリハビリテーションが実施される回復期では，活動の促進に伴い安全管理上の課題が生じやすい．代表的なものに，転倒・転落や誤嚥・窒息，外傷，熱傷などがある．とくに，転倒・転落は活動性の向上により生活場面が拡大するに伴い転倒の危険性が高くなる傾向がある．そのため，リハビリテーション看護においては，ADL自立支援による活動性の向上と安全管理を天秤にかけながら，活動の促進を図ることがリハビリテーション看護の専門性ともいえよう．

　　最近，リハビリテーション看護の安全管理上の課題として，リハビリテーションを必要とする虚弱高齢者の皮膚の脆弱性を原因として，活動時に生じやすいスキン・テア（skin tear，皮膚裂傷）が注目されてきている．**スキン・テア**とは，「摩擦・ずれによって，皮膚が裂けて生じる真皮深層までの損傷（部分層損傷）」[14]と定義されている．

　　具体例として，**表Ⅴ-2-4**に示す要因が挙げられる．持続する圧迫やずれで生じた創傷と失禁によって起こる創傷は除外している．この要因に示されるように，看護・介護時の軽微な外力でも発生するのが特徴である．スキン・テアの発生予防には，患者の栄養状態の適切な評価，ベッドや車椅子の環境の整備などの外力保護ケア，体位変換や移動介助などの安全なケア技術，皮膚の保湿や寝衣の選択などを含むスキンケア，医療・介護メンバーの教育が必要である．また，在宅に向けて患者・家族にも，日々の行動やケアによって容易に創傷が発生することを理解し，皮膚を守る知識と技術を習得してもらうことが重要である[15]．

表V-2-4　スキン・テア発生の具体例

・四肢がベッド柵に擦れて皮膚が裂けた（ずれ）
・絆創膏を剥がすときに皮膚が裂けた（摩擦）
・車椅子等の移動介助時にフレーム等に擦れて皮膚が裂けた（ずれ）
・医療用リストバンドが擦れて皮膚が裂けた（摩擦）
・リハビリ訓練時に身体を支持していたら皮膚が裂けた（ずれ）
・体位変換時に身体を支持していたら皮膚が裂けた（ずれ）
・更衣時に衣服が擦れて皮膚が裂けた（摩擦・ずれ）
・転倒したときに皮膚が裂けた（ずれ）
・ベッドから転落したときに皮膚が裂けた（ずれ）

学習課題

1．生活機能の構成要素の関係性について説明しよう．
2．ADL 自立に向けて，看護の果たす役割について述べよう．
3．福祉用具の利用や住宅の改修にあたって，どのようなケースで利用できるか想定したり，実際に体験したりしてみよう．
4．片麻痺（利き手側）の模擬的生活を体験して，ADL の制限が身体的・心理的・社会的側面に及ぼす影響について述べよう．

引用文献

1）上田　敏：ICF（国際生活機能分類）の理解と活用，萌文社，p.15-16，2009
2）上田　敏：リハビリテーションの思想―人間復権の医療を求めて，医学書院，p.101-143，2007
3）大川弥生：生活機能構成学確立のためのストラテジー―ICF（人が「生きることの全体像」についての「共通言語」の「生活機能モデル」に準拠して―．情報処理 **54**（8）：782-786，2013
4）高岡　徹，稲澤明香：筋萎縮性側索硬化症の最近の知見とリハビリテーション：在宅支援．臨床リハ **25**（3）：251-255，2016
5）厚生労働省：福祉用具の研究開発及び普及の促進に関する法律，〔https://www.mhlw.go.jp/web/t_doc?dataId=82179000&dataType=0&pageNo=1〕（最終確認 2018 年 7 月 20 日）
6）高岡　徹：車椅子．今日のリハビリテーション指針（伊藤利之，江藤文夫，木村彰男編集），医学書院，p.579-580，2013
7）正門由久：義肢装具の処方．義肢装具のチェックポイント，第 8 版（日本整形外科学会，日本リハビリテーション医学会監修），医学書院，2014
8）厚生労働省：身体障害者補助犬〔https://www.mhlw.go.jp/stf/seisakunitsuite/bunya/hukushi_kaigo/shougaishahukushi/hojoken/index.html〕（最終確認 2018 年 8 月 6 日）
9）厚生労働省：身体障害者補助犬実働頭数〔https://www.mhlw.go.jp/content/12200000/000851029.pdf〕（最終確認 2021 年 12 月 28 日）
10）佐藤史子：床走行リフト．総合リハビリテーション **45**（5）：437-442，2017
11）土屋弘吉，今田　拓，大川嗣雄：日常生活活動（動作），第 3 版，医歯薬出版，p.156-160，1993
12）Ruth S（石田肇監訳）：看護に必要なリハビリテーションの知識と技術，医学書院，p.146-157，1986
13）服部一郎，細川忠義，和才嘉昭：リハビリテーション技術全書，第 2 版，医学書院，p.544-546，1984
14）日本創傷・オストミー・失禁管理学会編：ベストプラクティス　スキン・テア（皮膚裂傷）の予防と管理，照林社，p.6，2018
15）前掲書 14，p.15

3　参加の促進（人生レベル）

この節で学ぶこと

1．国際生活機能分類（ICF）における「参加」の意味を理解する．
2．社会参加を促進することの必要性を理解する．
3．障害のある患者の社会参加における看護師の役割を理解する．

A. 国際生活機能分類（ICF）における「参加」の意味を理解する

ICF における「参加」とは，生活・人生場面へのかかわりのことであり，「参加制約」とは，「個人が何らかの生活・人生場面にかかわるときに経験する難しさのことである」と定義されている（p.26 参照）．

ICF では，活動・参加は実行状況と能力で評価される．**実行状況**とは，現在の環境のもとで行っている生活・人生場面へのかかわりであり，この環境には社会的状況も含まれる．**能力**とは，ある課題や行為を遂行する個人の能力を表すものであり，ある領域についてある時点で達成することができる最高の生活機能レベルを意味する[1]．これはリハビリテーションの領域で耳にする「している」ADL と「できる」ADL との表現に近い（p.104 参照）．

つまり，患者が生活・人生場面へのかかわりの機会をもち，患者がもつ力を最大限に発揮できる環境を整えることで，参加における困難さを軽減することが，障害のある患者の参加を促進することにつながる．

前述のように「生活・人生場面へのかかわり」とは，家庭のような身近なところから，学校・職場，友人や仲間，地域との交流など**社会におけるかかわり**も含まれる．障害のある患者が家庭や社会の中でさまざまな役割をもち，その役割を果たす，あるいは果たそうとすることも，社会への参加である．脳卒中を発症した男性 A さんを例に挙げる．

　事例

　Aさんは，病院へ入院中にリハビリテーションに励んでいるものの，麻痺で思うように動かない身体に絶望し，「この身体では人に迷惑をかける，何の役にも立てない」と感じた．

　しかし，退院後に病院で紹介された患者会へ行ったところ，そこで同じ病気をもつ仲間に会い，彼らから，これまでどのような体験をしたのか，これからどのようなことが起きるのかなどの話を聞くことができた．Aさんは，ここで聞いた話は自分の生活に役立つし，同じ病気をもつ仲間に出会うことができ，この会に来てよかったと思った．それと同時に，自分が勇気づけられたように，これから病気になった人へ，自分の体験を話すことが役に立つかもしれないと思うようになり，患者会へ継続して参加するようになった．

　Aさんにとって患者会に参加をすることで，生活に役立つ情報を得るだけではなく，同じ病気をもつ仲間に出会い，障害のある自分でもだれかの役に立つことができると思えるようになった．このように，**役割があるということ**は，誰かに必要とされ，役割を果たそうとする**人生のやりがい**となり，QOLの向上につながるのである．

B. 障害者の社会参加における課題

　2018（平成30）年現在，厚生労働省の報告によると，障害者の総数は約937万人で，そのうち18〜64歳の在宅者数は約362万人といわれている．2017（平成29）年3月に特別支援学校の卒業生21,292人中，一般企業へ就職した人は6,411人（30.1％），障害者総合支援法における**就労系障害福祉サービス**の利用は6,434人（30.2％）である．障害福祉サービス（就労移行支援，就労継続支援A型[*1]，就労継続支援B型[*2]を受ける約34.2万人のうち，就労系障害福祉サービスから**一般就労**への移行者数は毎年増加しており，平成29年度では約15,000人の障害者が一般企業へ就職している．しかし，その割合は十分でなく，今後も一般就労への移行の推進が望まれる．

　一方で，一般就労への移行率をみると，就労移行支援における移行率は大きく上昇しているものの，就労継続支援A型では微増にとどまっており，就労継続支援B型では横ばいとなっている[2)]．このことから，企業への就職を希望しても何らかの理由で通常の事業所に雇用されることが困難であると判断された人の一般就労への移行は非常に厳しく，重点的に支援を要することがわかる．

　疾病や交通事故などで障害を負った場合も同様に，麻痺や損傷のような身体的な機能不全だけではなく，注意障害や記憶障害といった高次脳機能障害により社会復帰・就労復帰

[*1]就労継続支援A型の対象者：① 移行支援事業を利用したが，企業等の雇用に結びつかなかった者，② 特別支援学校を卒業して就職活動を行ったが，企業等の雇用に結びつかなかった者，③ 就労経験のある者で，現に雇用関係の状態にない者（※平成30年4月から，65歳以上の者も要件を満たせば利用可能）．

[*2]就労継続支援B型の対象者：① 就労経験がある者であって，年齢や体力の面で一般企業に雇用されることが困難となった者，② 50歳に達している者又は障害基礎年金1級受給者，③ ① 及び ② に該当しない者で，就労移行支援事業者等によるアセスメントにより，就労面に係る課題等の把握が行われている者．

が困難な場合が多い．さらに，前述のように，参加できる能力を有している場合であっても，生活における物的環境や周囲の人の障害への偏見等から，社会復帰・就労復帰が阻まれることもある．そのため，障害者の社会参加には，行政による支援制度を整備するだけでなく，参加する場や機会における物的・人的環境の整備が必要である．

C. 障害のある患者の社会参加における看護師の役割を理解する

1 ● 患者が社会参加をあきらめないための動機づけ

　人は社会参加をすることで，社会とのつながりを感じ，自己実現を果たす．そして，役割を果たすことで社会貢献へとつながることもある．しかし，病気の発症により障害をもつことで，たとえば脳卒中の場合には記銘力や巧緻性が低下し，易疲労となる．患者によっては，障害をもったことで，最初から社会参加そのものが無理だと考え，あきらめる人もいるだろう．

　それまで元気に生活を営んでいた人が，何らかの病気により障害をもち，再び社会参加を試みる場合には，いまある能力をもって適切に役割を遂行できるか，適切な振る舞いができるかどうかを具体的に検討する必要がある．また，役割・行動の内容だけでなく，家と参加する場を安全に移動できるか，途中で休憩ができる場所はあるかなど，家を出て，目的地に到着するまでの移動が可能であるかなども考慮しなければならない．

　患者自身が自分のもつ能力を把握できていないこともある．患者のもつ能力を適切にアセスメントし，「障害があるから参加できない」ではなく，「いまある機能や能力で参加するにはどのような環境を整えればよいか」について，患者・家族とともに入院中から検討する機会をもつことで，退院後の具体的な社会参加について考えることができる．

　障害者となっても参加が可能な場面は多くある．社会参加とは，家から出て会社に勤めることだけではなく，友達グループとのかかわりや患者会・自治会への参加，地域のグループ活動・ボランティアへの参加，他者との会話やお店での買い物も含まれる．患者が自分の居場所や生きがい，社会的役割を認識できるよう，その人が参加することの意義をフィードバックすることも患者の社会参加への動機づけとなる．

2 ● 多職種との連携により社会サービスの情報を提供する

　患者の社会参加を促進する社会サービス充実への取り組みは，各自治体で取り組みが増えつつある．しかし，患者が自分の暮らす町に，どのような社会サービス（たとえば，患者会や障害者向けのフォーラム）があるのか，退院してからそのサービスにたどり着くまでに，どのような手段を取ればよいのかについて，入院中から情報を入手することは困難である．看護師は患者の退院後の生活を見据えて，入院中から患者が情報にアクセスできるように，また退院後にスムーズに社会サービスを利用できるように，早期から働きかける必要がある．その際，病棟の看護師のみでこれらの情報を入手するのは困難であるため，他の専門職と連携して進めていく．

3 ● 周囲の人々の障害への理解を促す

　麻痺がある，細かな作業ができない，あるいは目的地まで行くことが困難な場合は，社会参加をあきらめなければならないのだろうか．答えはノーである．たとえば，パソコンのキーボードが打てなくても音声入力機能がある．財布から小銭を出し入れしなくても電子マネーがある．易疲労があるならばこまめに休憩時間を設定する，あるいはテレビ電話を使って自宅にいても世界中の人とつながる手段もある．

　現在は，このように能力を補完・代替できるさまざまなアイテムがあり，いろいろな参加の仕方がある．障害者の社会参加を可能にする環境とは，単に障害者用のエレベーターやトイレがあるということではない．障害をもつ本人だけでなく，その家族や周囲の人々が**多様な参加の方法**を受け入れる柔軟な発想をもつことである．

　周囲の人々の誤った偏見により障害者の社会参加が阻まれることもある．そのため，入院中から復職を見据えて準備を行う中で，必要であれば，患者本人や家族の了承を得たうえで，看護師や他の職種から就労先へ病状や就労上の配慮すべき細やかな点についての**情報提供**を行う．あるいは職場環境を管理する人に病院へ来てもらい，実際の患者の状況を確認してもらって，労働環境における必要な支援を一緒に検討することもできるであろう．障害者を取り巻く周囲の人々に，障害についての**正しい知識**や情報を提供することが患者の社会参加につながる．

学習課題

　1．ICF における参加のアセスメントの視点を述べよう．
　2．患者の社会参加を促進するための看護師の役割を説明しよう．

■ 引用文献 ■
1）　障害者福祉研究会（編集）：ICF 国際生活機能分類—国際障害分類改定版．中央法規出版，2002
2）　厚生労働省ホームページ：障害者の就労支援対策の状況．
　　〔https://www.mhlw.go.jp/stf/seisakunitsuite/bunya/hukushi_kaigo/shougaishahukushi/service/shurou.html〕
　　（最終確認 2019 年 11 月 20 日）

第VI章

回復過程と
リハビリテーション看護

この章を学ぶにあたって

　リハビリテーションを受ける人の回復過程には，「急性期」，「回復期」，「生活期」があり，そのすべてに看護職がかかわっている．そのため看護職は，各回復過程の理解とそれに応じた看護を理解する必要があり，実践の場において当事者の状況に応じた回復過程を引き出し，必要かつ適切な援助を提供することが求められる．

1 急性期における リハビリテーション看護

この節で学ぶこと

1．急性期リハビリテーションの特徴を理解する．
2．廃用症候群の予防と対応を理解する．
3．急性期リハビリテーション看護の目的と方法を理解する．
4．急性期におけるリハビリテーション看護の評価を学ぶ．

A. 急性期のリハビリテーションとは

　　急性期は，発症直後，手術直後，障害発生直後おおよそ1～2週間の時期であることから，救命を目的とした治療や処置が行われる．そのため臥床が続き，不動や低活動による廃用症候群を起こす可能性が高い（p.116参照）．**急性期のリハビリテーション**は，生命維持と急変や異常の早期発見，二次障害と廃用症候群の予防と非常に重要な目的がある．加えて，回復期に廃用症候群の予防以上のリハビリテーション，いわゆる順調な心身の機能回復，日常生活行動の再獲得や自立ができるよう，その心身状態をつくることも欠かせない．また急性期は患者の状態が不安定でもあることから，リハビリテーションを行うには，高度な観察と手技が問われる．

　　つまり，急性期リハビリテーションとは，「発症もしくは手術直後の患者が，急性期環境の中で二次障害と廃用症候群を伴うことなく，安定した心身状態ですごすことができるよう，その過程を支援していくこと」といえる．

B. 急性期のリハビリテーションが行われる場とその特徴

　　発症直後，手術直後，障害発生直後1～2週間の時期に行われるリハビリテーションは，**急性期病院**でなされることが多く，集中治療室や回復室の超急性期から始まり，その後の亜急性期をすごす一般病床までが展開の場となる．

　　前述のとおり，急性期は救命を主目的としながら，急変や異常の早期発見に細心の注意が必要な時期である．したがって全身状態の観察とリスク管理を前提としながら，リハビリテーションを行う必要がある．現在では，超急性期から理学療法士や作業療法士が介入することもあるため，多職種協働でリハビリテーションが行われるケースも多い．各医療者が患者にリハビリテーションを提供するだけではなく，多職種間での情報共有や連携のためのコミュニケーションが効果的なリハビリテーションを進めるうえで重要となる．

C. 急性期におけるリハビリテーション看護の目的と方法

1●目　的

　急性期でのリハビリテーション看護の目的は，患者が将来的に，できるだけ早くにその人らしい，その人が主体となった生活に戻れるように最適な機能の維持と再獲得することが目的である．

2●方　法

　急性期では，心身状態が不安定になりやすく，それが生命にも影響しやすいことを十分理解したうえで，看護を提供しなければならない．この時期は，患者の心身の急変や異常の早期発見，急性状況下で受けるストレスに対するケア，発症や手術・障害発生直後の生命を担う循環器・呼吸器系の管理，栄養状態の管理，廃用症候群・二次障害の予防と対応，家族への説明とケアが重要となる．

a. 患者の心身と環境のリスク管理

(1) 急変や異常の早期発見

　発症もしくは手術直後の患者が対象であることから，起因疾患や手術・障害の侵襲により身体状態が急変する可能性は高い．その際，起因疾患や手術侵襲に関連する急変徴候のみに注目していると他徴候などの異常の早期発見が遅れることもある．急性期は患者のあらゆる心身状態の観察を怠ることなく，**急変や異常の早期発見**に努めなければならない．そのためには複数の看護師，さらには多職種による患者の情報，観察内容の意見交換を行い，一方向，偏った観察や情報収集にならないことが重要である．

(2) 集中治療室などの急性状況下におけるストレス緩和

　急性状況下では，起因疾患や手術・障害の侵襲のみではなく集中治療室などの環境ですごすことにより，患者は日常生活からの逸脱による過剰なストレスを受けることになる．騒音や照明，体動制限などから不眠や苦痛，不安が増悪し心身へのストレスとなっていく．

　心身が受けた刺激（ストレッサー）は，副腎皮質ホルモンの分泌，交感神経の亢進をもたらすことでストレス状態となり，胸腺抑制，糖新生や胃液分泌の促進による易感染状態，血糖値上昇，胃潰瘍状態につながる可能性がある．このような状態は，急性期リハビリテーション看護の目的である「その人の生活にできるだけ早く戻れるよう，最適な機能の維持と再獲得ができるようにする」とは相反する．最大限，患者の**ストレス緩和**を行い，順調な回復を支援していく必要がある．

(3) 循環器系の管理

　離床の開始・中止基準は，各疾患で異なり，各ガイドラインを参照することを薦めるが，多くのガイドラインで脈拍・心拍や血圧値を指標に離床の開始・中止を定めていることから，体位変換や実際の離床時に脈拍・心拍や血圧値のアセスメントが重要といえる[1]．

　脈拍は，心臓の拍動によって生じるため，動脈硬化の有無，心拍出力の状態，大動脈への駆出状態などをアセスメントでき，また脈拍数（正確には心拍数）は運動時の酸素摂取量と相関があることから体動やリハビリテーション量のアセスメントに有効である．

　血圧は，その変動が脳血流量，心拍出量，全身の循環血液量の変動につながる．脳卒中

発症 1～2 週間以内は，脳血流の自動調節能が消失していることから，わずかな血圧低下により脳血流も低下する[2]．すなわち降圧によって局所脳血流は低下し，脳梗塞の場合に病巣増大をきたす可能性がある．

起立性低血圧は，自律神経反射や循環血液量の低下が原因で起こり，脱水や食事・排便・入浴後に起こりやすい．また上位の頸髄損傷患者はとくに急性期に起立性低血圧を起こすといわれているため注意が必要である．

(4) 呼吸器系の管理

急性期の呼吸器系管理の 1 つとして，経皮的動脈血酸素飽和度（SpO_2）の値があり，酸素化の指標である．SpO_2 90％未満となると**低酸素血症**となり全身組織への酸素供給が急激に低下する．SpO_2 が低下しないよう管理する必要がある．

低酸素血症の要因として手術後の 2 日目以降に認められやすいレム睡眠の回復がある．レム睡眠の回復により上気道閉塞が起きやすく呼吸が不安定になり，睡眠の影響によって術後低酸素血症が発生する．また誤嚥や痰貯留による上気道・人工気道の閉塞，酸素療法の不適応が低酸素血症につながる場合がある．

(5) 栄養状態の管理

超高齢化社会にあるわが国で，急性期病院の入院患者の多くは高齢者である．高齢者は入院前よりフレイルやサルコペニアを認めている場合もあり，栄養状態の管理が重要である．フレイルやサルコペニアを示唆する体重減少や筋力低下などが認められれば栄養士，医師と連携し，治療に耐えうる身体状態に整える必要がある．

高齢者に限らず，急性期では全身性の炎症や高血糖，人工呼吸器管理，ステロイドや筋弛緩薬の投与，筋不活動などの要因が重なり **ICU 関連筋力低下**（intensive care unit-acquired weakness：**ICUAW**）が生じやすい．廃用症候群による筋力低下についてだけアセスメントし対応するのではなく，ICUAW についても多職種連携の中でアセスメントし対応をしていく必要がある．とくに ICUAW は適切な血糖コントロールが発症を低下させるともいわれている．栄養士や医師との連携は非常に重要である．リハビリテーションをするうえで**栄養状態を整えることは基盤**といえる．看護師は患者の栄養状態を常に観察する必要がある．

b. 基本動作獲得のための援助

患者の心身のリスク管理を行いながら，できるだけその人の生活に早く戻れるよう，基本動作を獲得する必要がある．**基本動作**とは「日常生活に不可欠な動作とされ，それ自体は目的をもった行為ではなく ADL 遂行のための手段として利用された場合に機能し，意義をもち，仰臥位，側臥位，腹臥位，坐位，立位での移動，寝返り，起き上がり，立ち上がり，立ち座り，膝立ち，移乗，歩行などがある[3]」とされている．

急性期での順調な心身の回復をたどり，慢性期でシームレスな日常生活行動の再獲得につなげていくためにも，急性期から日常生活行動につながる基本動作の獲得を多職種協働の中で支援していくことはリハビリテーション看護として重要である．とくに仰臥位，側臥位，腹臥位，坐位への動作は多職種の協力も得る場合もあるが，ベッドサイドで看護師が常時行う支援であろう．

（1）仰臥位，側臥位

　褥瘡防止のための体位変換という視点だけではなく，その患者が後に自分の姿勢や動作を取るための主体的な体位としてとらえ，仰臥位や側臥位になるまでの動きも含めた体位であると考えることが重要である．患者の主体性（患者の希望する動きや体位）を尊重し体位変換を行う必要がある．

（2）腹臥位

　腹臥位は，日常の体位として好む患者と好まない患者がいるが，呼吸機能の酸素化として効果があるとされている．しかし急性期患者に対する腹臥位はルート抜去などのインシデント，業務量の負担なども伴うことで簡便で安全な体位のケアとは言い切れないようである[4]．また循環動態の変動の可能性もあることから医師への相談が必要となる．近年は補助用具も開発されており，それらを用いてインシデント防止や業務量の負担は軽減できるようである．

（3）坐　位

　家族との面談や食事などの日常生活行動に一番，結び付く姿勢であり，患者自身が人としての生活を取り戻すきっかけになる姿勢であるといえる．急性期では長時間の坐位や急激な上半身の挙上は循環動態の変化を起こす可能性が高いことから，病態と身体状態をアセスメントしながらの坐位保持となり，医師への相談が必要となる．

　意識障害や四肢の機能障害のある患者に対しては，保持具を用いた**背面開放坐位**（はいめんかいほうざい）が有効とされており（**図Ⅵ-1-1**），ベッドを挙上したギャッチアップ坐位と背面開放坐位など目的に合わせて提供するのが重要である．

c.　廃用症候群，二次障害の予防と対応

　二次障害とは，疾患の発症や手術や検査などにより併発して起こる障害や，既存の障害が長引く，増悪することで起こる障害のことを指す．二次障害は，**廃用症候群**（p.116参

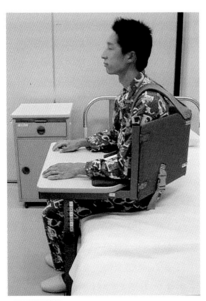

図Ⅵ-1-1　背面開放坐位（保持具使用）

ⓒⓞⓛⓤⓜ

背面開放坐位

　背面開放坐位は，「できるだけ背面を支持しない空間をつくり，背筋を伸ばし脊柱の自然な S 字カーブを損なわない姿勢で，ベッドの端に座り足底をきちんと接地した姿勢」[i]のことである．その際，①背中を開放にする，②頸部（首）をもたれさせずに自力保持する，③両足を下げ，足底を床に接地する，ことが重要とされている．これまでの研究結果や症例報告では脳卒中患者の意識レベルの改善や日常生活行動の拡大，廃用症候群の防止などの有効性が報告されている[ii]．

　麻痺や意識障害などで自力で背面開放坐位が取れない患者は，保持具を使用することで看護師の負担を少なく，この姿勢を取ることができる．

　引用文献
　ⅰ）見藤隆子，小玉香津子，菱沼典子総編集：看護学事典，第 2 版，日本看護協会出版会，p.788，2011
　ⅱ）背面開放座位 Q & A version1：日本看護技術学会　技術研究成果検討委員会ポジショニング班発行〔https://jsnas.jp/system/data/20170130145134_afwld.pdf〕（最終確認 2019 年 9 月 9 日）

照）の内容とも重なり，明確に区別はできない．急性期では疾患，手術，検査などで併発する心身の障害を予測し，予防することが重要であり，出現した場合は早期発見できる鋭い観察が必要である．

（1）廃用症候群の予防と対応

　急性期は，不安定で生命にも影響をきたす時期であることから，とかくすべての心身機能について安静を強いることが多いが，起因疾患部位や手術を受けた部位以外は，安静よりも**廃用症候群予防のケアを取り入れる必要がある**．たとえば，呼吸器系の手術をした場合は，循環器や呼吸器機能については安静を第一に考えることが多いが，脳神経や筋骨格系については過剰な安静を強いる必要はないはずである．

　とくに患者が高齢者であれば廃用症候群の進行は速いこともあり，すべてを安静にしてしまう危険のほうが大きい．そのような場合は，循環器や呼吸器機能は安静にしたとしても，脳への刺激のために声掛けやタッチングを多くすること，面会時に家族から患者への話しかけを制限しないで身体に触れながら話しかけることを奨励すること，イヤホンで音楽や落語など患者の好きな音を聞かせたり，本や絵をみせたりすることなども廃用症候群の予防にふさわしいケアである．筋骨格系には，理学療法士からの早期のベッド上リハビリテーションも重要であるが，看護師が体位変換や衣類の着脱などのケアの際に関節可動域訓練や筋肉を使う運動を多く取り入れたりすることも重要なケアである．

　このように廃用症候群はすべての心身機能に起こる可能性があることを念頭におき，起因疾患部位や手術を受けた部位以外は，安静第一の考えではなく，状態をアセスメントしながら**多様な刺激をケアとして提供する**ことが廃用症候群の予防として重要と考えられる．

（2）深部静脈血栓症の予防と対応

　深部静脈血栓症（deep vein thrombosis：**DVT**，p.120 参照）は検査後や手術後の急性期の体動困難や不動時に静脈還流の障害で生じる場合も多く，検査や手術時の中心静脈カテーテル，ペースメーカー，または注射薬物の使用による内皮損傷，凝固亢進状態もしくは胸郭出口での鎖骨下静脈圧迫も一原因といわれている．とくに急性期では骨盤・下肢静脈のDVT が多いといわれている．骨盤・下肢静脈のDVT から肺塞栓症を合併することもある．

　DVT に対する看護ケアとしては，DVT 発症を予防することを目的として，**早期離床や運動**がある．これらは患者の心身状態を慎重にアセスメントしたうえでの実施となるため，多職種連携の中で実施の有無と内容を検討していく必要がある．ベッドでの臥床が余儀なくされる状況であれば，ベッド上での他動運動やマッサージ，弾性ストッキングの装着，間欠的空気圧迫法（ポンプ）が使用されるが，これらも医師や理学療法士などと情報交換しながら多職種協働で実施するケアであるといえる．

　とくに弾性ストッキングは，DVT リスクレベルの中リスク患者では効果があるといわれている一方で，高リスク患者では効果が低いといわれているため，患者のアセスメントから多職種で行っていく必要がある．近年，弾性ストッキング装着に伴う患者の不快感や皮膚損傷が有害事象として報告されており，とくに看護師は清潔ケアなどで弾性ストッキングの着脱にかかわることが多いことから有害事象に留意する必要がある．弾性ストッキングに対する患者の不快感などは看護師として積極的に関与する内容である．DVT 防止を念頭に置きながらも患者の不快感軽減に努める看護ケアを提供していく必要がある．弾性ストッキングが足の形に合わない場合や下肢の手術後などは，弾性包帯を使用する場合もある．

　間欠的空気圧迫法は，カーフポンプタイプ，フットポンプタイプがよく使用される．弾性ストッキングよりも DVT リスクレベルの高リスク患者に効果があるといわれている．これも装着中の皮膚損傷や患者の不快感を伴うことが多いため，弾性ストッキングと同様，清潔ケア時や 24 時間のベッド上生活の中で，圧迫を開放する時間や皮膚の観察などの看護ケアが重要である．また装着の目的や意義を患者に説明し，理解を得ることや不快や違和感がある場合は気兼ねなく看護師に伝えることなど説明することも重要である．下肢圧迫による神経麻痺や血行障害を起こす可能性もあることから，常に皮膚の観察や患者の訴えに耳を傾ける必要がある．

　脊髄損傷や重度外傷患者などは DVT 最高リスクに値することから，このような患者には，弾性ストッキングや間欠的空気圧迫法のみではなく，ヘパリン投与などの抗凝固療法が併用される．これらの指示は医師が行うが，併用されている場合は，出血傾向に留意し，皮下出血や内臓器官の出血徴候の観察に留意する．また DVT のリスクが低下した場合は，時期を逃さず医師に相談し，弾性ストッキングや間欠的空気圧迫法のみにする調整を試みる[5,6]．

(3) 褥瘡の予防と対応 (p.119 参照)

　褥瘡を生じさせないよう，予防に努めることが最大の看護ケアである．褥瘡については，診療報酬加算との関連で各医療施設が褥瘡の予防，治療や教育指導，ケアを行う皮膚・排泄ケア認定看護師などを配置していることが多い．病棟看護師は皮膚・排泄ケア認定看護師を含めた他の職種と協働して，**褥瘡の予防**，ケアにあたることが望ましい．

　具体的には，患者に褥瘡のリスクがあるかアセスメントスケール（ブレーデンスケール，K 式スケール，OH スケール，厚生労働省危険因子評価票など）を用いてリスク評価を行うこと，予防には，体位変換，体圧分散マットレスの使用，栄養状態の管理，皮膚の清潔ケア，皮膚の保護（保湿クリーム塗布や好発部位へのポリウレタンフォームやシリコンでの保護）などがある．

　褥瘡が生じた場合は，認定看護師や褥瘡管理チームと相談し，褥瘡ガイドラインに従い治療とケアを多職種で行う[7-10]．

(4) 肺炎の予防と対応

　入院後に安静状態や絶食がなされると嚥下などの**食べる機能や呼吸機能の廃用**が進み，肺炎となることがある（p.120 参照）．肺炎発生後は，さらに誤嚥性肺炎となり悪化することを回避するために絶食が継続され，一層食べる機能の廃用が進む．食べる機能や呼吸機能の廃用を防止するためにも，看護師は患者の絶食と安静解除の早期アセスメントを行い，アセスメント結果を医師や栄養サポートチーム，理学療法士などの多職種に報告・検討し，安全な**坐位姿勢**での食事開始を支援する必要がある．

　また急性期での**口腔ケア**，義歯装着も重要である．絶食であっても口腔ケアを行うことで，気道からの細菌感染を防止でき，加えて義歯の装着により歯肉と口腔周辺の筋肉低下を防ぎ，早期の食事開始につなげることで，免疫機能を低下させず肺炎への悪循環を切ることができる．

　早めの安静の解除と坐位へのステップアップも，横隔膜を下げることで残気量や肺活量が改善し肺炎防止につながることから早期離床のアセスメントも欠かすことなく行う必要があり，これらも言語聴覚士，理学療法士などの専門職連携で進めていく必要がある．

(5) 起立性低血圧の予防と対応

　起立性低血圧（p.120 参照）の予防としては，循環血液量減少を招く脱水・塩分制限・睡眠不足を日常生活上で留意することが重要である．また静脈貯留を減少するために腹帯もしくは弾性ストッキングの使用，体液量を増加するために上半身を高くした姿勢も予防・対処として有効であるといわれている[11,12]．

d. 家族への説明とケア

　急性期患者をもつ家族は，患者が不安定な状態であることから，家族も危機的な心理状態である場合が多い．フィンク（Stephen L. Fink）やコーン（Nancy Cohn），アギュララ（Donna C. Aguilera）などが提唱している**危機理論**の心理状態を患者と同様，家族も経験している[13]．そのため危機理論を基盤とした精神的ケアを提供するのも一つの方法である．

　加えて，患者には急性期からリハビリテーションが行われていくため，家族に対する患者状態の説明時には，疾患や手術からの身体侵襲からの回復状況だけではなく，リハビリテーションの内容や進み方なども説明し，患者にどのような医療が提供されているのかを多側面から把握できるようにする．

　また，廃用症候群予防のために，家族の面会や声掛け，目線を合わせること，手を握ることが患者にとって有効であることを伝え，急性期患者に家族が貢献できることを感じてもらい，家族がやりがいをもてるように支援する．

　家族が危機的状況にあるにもかかわらず，家族には患者の予後や転院先や介護内容などの説明が頻繁に行われることがある．家族が疲弊しないよう心身支援をしていく必要がある．

e. 多職種協働での急性期リハビリテーションの展開

　前述のように，急性期から**多職種協働**でリハビリテーションが行われるケースが多い．理学療法士や作業療法士など各医療者が患者にリハビリテーションを提供するだけではな

く，多職種間での情報共有や連携のための**コミュニケーション**が効果的なリハビリテーションを進めるうえで重要となる．多職種で協働するには，24時間ベッドサイドでケアを提供する看護師が急速に変化する急性期患者のタイムリーな状態や気持ちを他の専門職に日常的に伝達し，それをきっかけとしてコミュニケーションを絶やさないようにする．

また，看護師が患者の状態や気持ちをもとに多職種に相談（コンサルテーション）や連絡調整を行うことも多い．相談や連絡調整を行うためには他の専門職がどのような役割機能をもっているのかを看護師が把握していることが不可欠である．

専門職連携は，単なる職種の集合体ではなく，協働するシステムとして統制されてこそ意味がある．これができてこそ，チームアプローチとしてのリハビリテーションが展開できる（p.32参照）．

D. 急性期におけるリハビリテーション看護の評価

急性期におけるリハビリテーション看護は，以下の視点で評価を行う．

1● 看護問題の評価，看護計画と実際との差異の評価

クリニカルパスや看護計画などで看護を展開している場合は，看護問題の評価を行うこと，もしくは計画された介入やアウトカムと実際に発生したこととの差異，クリニカルパスからの変動や逸脱，脱落をアセスメントし評価することで，次に行うリハビリテーション看護の内容を検討することにつながる．

2● 看護の効果の評価

急性期のみのリハビリテーション看護の評価は難しい．なぜなら，効果はたいてい慢性期以降に認められるからである．急性期に患者の心身と環境のリスク管理，廃用症候群や二次障害を予防する看護を提供することで，回復期での順調な日常生活活動（ADL）の拡大もしくは再獲得を促進することができる．したがって，急性期から回復期もしくは生活期までの継続的な評価が重要といえる．日常生活活動は，バーセル指数（Barthel index：BI），機能的自立度尺度（functional independence measure：FIM），日常生活機能評価，看護必要度などで評価可能である．

3● 精神状態の評価，満足度の評価

患者とその家族は急性期下で精神的にも危機状態にある．そのため看護師による精神的支援が重要であることから，患者や家族の精神状態の評価，満足度評価も行う．

4● チームアプローチの評価

また多職種協働によるリハビリテーションを展開することは，チームアプローチとしての効果が期待できる．それらの効果は現在，国内外で発表されているチームアプローチ評価尺度，連携活動評価尺度，学際的チームアプローチ評価尺度で評価できる[14]．

学習課題

1．急性期リハビリテーションの目的を説明しよう．
2．急性期のリハビリテーションが行われる場とその特徴を説明しよう．
3．急性期患者の主な二次障害を 3 つ以上挙げてみよう．
4．多職種協働で急性期リハビリテーションを行う際の看護師の役割を説明しよう．

引用文献

1) 日本集中治療医学会：急性期治療における早期リハビリテーション～根拠に基づくエキスパートコンセンサス，ダイジェスト版，日本集中治療医学会，2017〔https://www.jsicm.org/pdf/soki_riha_1805.pdf〕（最終確認 2019 年 9 月 9 日）
2) 日本高血圧学会高血圧治療ガイドライン作成委員会編：高血圧治療ガイドライン 2019，ライフサイエンス出版，2019
3) 森　勇，高橋　泰，浜崎満治ほか：基本動作能力を測定するための基本動作指標（Basic Movement Scale）第 1 版の開発．理学療法学 **42**（5）：434-441，2015
4) 大久保暢子：腹臥位は呼吸機能改善に効果的で安全か？　ケアの根拠 看護の疑問に答える 180 のエビデンス，第 2 版，日本看護協会出版会，2012
5) 日本循環器学会：肺血栓塞栓症および深部静脈血栓症の診断，治療，予防に関するガイドライン（2017 年改訂版），日本循環器学会，2018〔https://j-circ.or.jp/old/guideline/pdf/JCS2017_ito_h.pdf〕（最終確認 2019 年 9 月 9 日）
6) 肺血栓塞栓症/深部静脈血栓症（静脈血栓塞栓症）予防ガイドライン作成委員会（2013）：肺血栓塞栓症/深部静脈血栓症（静脈血栓塞栓症）予防ガイドライン ダイジェスト版，日本血栓止血学会，2013〔https://www.medicalfront.biz/html/06_books/01_guideline/index.html〕（最終確認 2018 年 9 月 1 日）
7) 日本医療機能評価機構：(旧版) 褥瘡予防・管理ガイドライン〔https://minds.jcqhc.or.jp/n/med/4/med0036/G0000181/0021〕（最終確認 2018 年 9 月 1 日）
8) 日本褥瘡学会：褥瘡について〔http://www.jspu.org/jpn/patient/about.html〕（最終確認 2019 年 9 月 1 日）
9) 日本皮膚科学会：創傷・褥瘡・熱傷ガイドライン―2：褥瘡診療ガイドライン．日皮会誌 **127**（9）：1933-1988，2017
10) 日本褥瘡学会：平成 30 年度診療報酬．介護報酬改定　褥瘡関連項目に関する指針，日本褥瘡学会，照林社，2018
11) 音羽勘一：今日の臨床サポート〔https://clinicalsup.jp/contentlist/114.html〕（最終確認 2018 年 11 月 1 日）
12) 河野律子ほか：特集失神―診断の進歩―起立性低血圧．昭和医会誌 **71**（6）：523-529，2011
13) 小島操子：看護における危機理論・危機介入―フィンク/コーン/アギュララ/ムース/家族の危機モデルから学ぶ，金芳堂，2013
14) 前川絵里子ほか：日本における多職種連携を測定する尺度に関する文献レビュー．新潟県立看護大学紀要 **6**：9-14，2017

2 回復期における リハビリテーション看護

この節で学ぶこと

1. 回復期リハビリテーションの特徴を理解する.
2. 回復期リハビリテーション看護の目的と方法を理解する.
3. 回復期リハビリテーションにおけるチームアプローチのポイントと看護連携を理解する.

A. 回復期のリハビリテーションとは

　回復期とは，生命の危機状態である急性期から脱し，心身の機能が回復に向かっている時期を指す．**回復期リハビリテーション**では，疾患やリスク管理に留意しながら，障害の改善や残存機能の拡大，障害によって変化した生活を再構築するための多様な訓練を行い，**在宅復帰**を目標とする．回復期リハビリテーション医療に期待されている内容を以下に示す．

回復期リハビリテーションに期待されていること

① 急性疾患を安定させ，慢性疾患および合併症の制御をしつつ，機能障害の改善，日常生活活動（ADL）の向上，在宅復帰を目的とした集中的なリハビリテーションを実施すること

② 医師，看護師，PT（理学療法士），OT（作業療法士），ST（言語聴覚士），MSW（社会福祉士などの医療ソーシャルワーカー），薬剤師，管理栄養士，介護福祉士など多職種によるリハビリテーション医療チームでかかわることにより，上記の目標を達成すること

③ 急性期から早期に受け入れ，患者の意思を尊重し，できる限り短期間に効率よく最大限の改善を図ること

④ 急性期・回復期・生活期とそれぞれの時期に適切なリハビリテーションが継続的に提供されるように，情報の共有や連携を行うこと

⑤ 退院に向けて，経済面をはじめ，どのような暮らしができるのか，退院後の生活イメージの共有化を図ること

B. 回復期リハビリテーションが行われる場とその特徴

　　回復期リハビリテーションは，主に**回復期リハビリテーション病棟**で行われる．この病棟は，対象患者が明確にされ，発症からの期間により入院日や入院期間が決められている（**表Ⅵ-2-1**）ほか，リハビリテーション医療チームの配置数が施設要件になっている．

1 ● チームアプローチ

　　回復期リハビリテーション病棟では，医師，看護師，介護福祉士，PT，OT，ST，MSW，管理栄養士，薬剤師など多くの専門職がチームを組んで情報を共有し，リハビリテーションの目標達成に向かってアプローチを行う．多職種が連携・協働して，それぞれの専門性を発揮してかかわることで，定められた入院期間の中で早期から適正な目標管理により，在宅での生活を可能な状態にするリハビリテーションの効果を高めるとともにアウトカムを高めることができる．

a. カンファレンスにおける検討ポイント

　　質の高い**チームアプローチ**をするためには，入院時から定期的に**多職種でカンファレンス**を行う．入院時には，患者が安心で安全な生活を送るため，疾患・合併症・機能障害・能力障害・社会的不利益，転倒，栄養のリスクアセスメントなどの情報を共有し，初期評価を行う．また，患者の「どうなりたいか」や「どう生活したいか」といった患者の選択を大切にし，退院困難な状況がないかスクリーニングを行い，短期目標と長期目標を立てる．その後，1週間後，1ヵ月後，退院前に定期的にカンファレンスを開催し，以下の8つの点などについて検討を行う．

① 医学的治療方針の共有
② 国際生活機能分類（ICF）の構成要素と相互関係の把握および合意
③ 短期，長期目標の設定および更新
④ 短期，長期目標達成に向けたスケジュールおよび各職種の役割分担

表Ⅵ-2-1　厚生労働省が定める回復期リハビリテーション病棟への入院の対象となる疾患と期間

	疾　患	発症から入院までの期間	病棟に入院できる期間
1	脳血管疾患，脊髄損傷，頭部外傷，くも膜下出血のシャント手術後，脳腫瘍，脳炎，急性脳症，脊髄炎，多発性神経炎，多発性硬化症，腕神経叢損傷等の発症または手術後，義肢装着訓練を要する状態	2ヵ月以内	150日
	高次脳機能障害を伴った重症脳血管障害，重度の頸髄損傷および頭部外傷を含む多部位外傷	2ヵ月以内	180日
2	大腿骨，骨盤，脊椎，股関節もしくは膝関節の骨折または2肢以上の多発骨折の発症後または手術後の状態	2ヵ月以内	90日
3	外科手術または肺炎等の治療時の安静により廃用症候群を有しており，手術後または発症後の状態	2ヵ月以内	90日
4	大腿骨，骨盤，脊椎，股関節または膝関節の神経，筋または靱帯損傷後の状態	1ヵ月以内	60日
5	股関節または膝関節の置換術後の状態	1ヵ月以内	90日

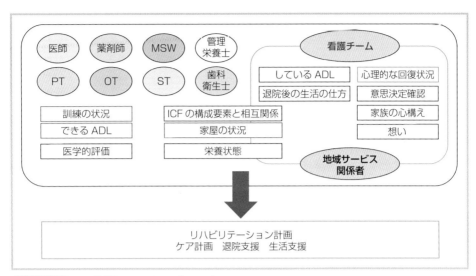

図Ⅵ-2-1　回復期のチームアプローチ

⑤ 入院期間の検討

⑥ 患者の意思決定確認

⑦ 家族の心構えの確認

⑧ 退院調整，家屋評価・退院後訪問

b. 看護師の役割

　チームアプローチにおける看護師の役割は以下のようにまとめられる．

① 看護師は，各専門職の行う訓練状況を把握したうえで，看護師が援助する実際のADL状況と，ADL援助を通じての患者の心理的な回復状況を確認してチームに情報提供し，リハビリテーション計画やケア計画に反映させる．

② 患者自身がこれまで生きてきた地域で，退院後も再びその人らしくすごせるよう思いを聴き，患者がどのようにすごすか意思決定を支援する．

③ 地域の社会資源や家族が継続できる介護方法等の知識を獲得しながら，地域サービス関係者との情報共有を行って良い関係を保てるようにコーディネートする．

　多職種およびその中の看護師チームの位置づけの概念図を**図Ⅵ-2-1**に示す．

2 ● 看護連携

　急性期リハビリテーションは疾患の治療を行い，全身状態の改善と安定を図ることが主たる役割であるが，回復期リハビリテーションでは，疾患やリスク管理に留意しながら，機能障害の回復とADLの改善・在宅復帰といった生活の再構築が目的である．また，生活期リハビリテーションでは，回復期リハビリテーションで獲得したさまざまな機能を生活の中で最大に維持することに主眼がおかれる．そのため，それぞれの時期に，最適なリハビリテーションが継続的に行われるように**連携**を図ることが重要となる．

① **急性期→回復期**：急性期病院からは，原疾患や残存症，さまざまな障害（意識障害，呼吸障害，摂食嚥下障害，高次脳機能障害など）の治療やケアの経過，患者や家族が障害

をどのように受けとめているかなどの情報を共有する.

② **回復期→生活期**：回復期から生活期へは，障害や ADL の改善の程度，生活場面での持久力や適応性，患者や家族の障害に対する認識の変化などの情報を提供する．また，これらは紙面だけでなく退院前カンファレンスなど，直接対面した情報交換の機会を設けることで，具体的なケアや支援の共有が可能となる.

③ **回復期←生活期**：合同カンファレンスや退院後訪問指導後のカンファレンスを通し，生活期に移行した患者についての情報のフィードバックを得ることによって，他の患者の予後予測を検討したり，必要なサービスを選択する際の参考とするだけでなく，回復期で行ったケアの評価につなげることができる.

　急性期，回復期，生活期のそれぞれの看護師を含め看護連携を推進するためには，情報交換や合同研修などの場づくりが必要となる.

C. 回復期におけるリハビリテーション看護の目的と方法

1 ● 機能障害の回復と ADL の改善

　患者が混乱なく，安全に日常生活を送れるように，看護師は介護福祉士などと協働してケア方法を検討し，日常生活の支援を行う．在宅復帰のために**活動性を高める**のが当面の目標となる．発症直後はベッド上で行っていた生活動作を，本来の場・時間・目的に合わせて行えるように繰り返しケアすることで，機能障害の回復や ADL の改善につなげていく.

a. 具体的な生活ケアの方法

　患者のこれまでの生活の仕方を尊重し，個別性を考慮して以下を実施する.

(1) 食事は食堂やデイルームに誘導し，経口摂取への取り組みを推進する

　食事は，人間が生命を維持するために不可欠なものである．そのため適正な栄養を摂取できるようにすることと，口から食べるという楽しみから，生活することの意欲へつなげることができる.

- 寝食の場は分離し，清潔な環境をつくる.
- 1 人 1 人の機能に合わせた，テーブルと椅子を準備する.
- 自分の手で口から食べることを考慮した補助具や食器を用いる.
- 食事摂取機能に応じた食事形態を提供する.
- 食事摂取の状態を評価し，自立に向けたケア計画を立案する.
- 食習慣や嗜好を考慮する.
- 退院後の食事方法に合わせて援助する.

(2) 洗面は洗面所で朝夕，口腔ケアは**毎食後実施する**

　洗面は，他者との交流に影響を及ぼす身だしなみとして，また次の行動に向かうための準備になる．そして，口腔ケアは，口の中を清潔にするだけでなく，歯や口の疾患を予防し，食事に影響を及ぼす口腔の機能の維持につながる.

- 洗面と口腔ケアは，坐位または立位で十分な水を使用してすすげるよう，清潔な洗面所で行う.
- 洗面は，毎日起床時と就寝前に行う.
- 口腔ケアは，毎食後に実施する.
- 患者の状態を評価し，自立に向けたケア計画を立案する.
- 必要に応じて，歯科衛生士と評価し補助具や口腔ケア用具を用いる.
- 退院後の洗面，口腔ケアの方法に合わせて援助する.

(3) 排泄はトイレへ誘導し，オムツは極力使用しない

　排泄行為を人に委ねることは，強い抵抗と羞恥を感じる. また，トイレの便座に座る前傾姿勢や足が床に着く姿勢は排泄に適した姿勢であるため，トイレで排泄することは，その人の尊厳を守り心理的に意義があるだけでなく，身体的にも理にかなっている.

- 排泄動作の評価を行い，安全な方法で介助する.
- 排泄機能，パターンの評価を行い，オムツを使用しない，自立に向けたケア計画を立案する.
- 排泄動作がしやすい衣類を検討する.
- プライバシーに配慮した臭い，音，排泄物の処理，声のかけ方を行う.
- 退院後の排泄方法に合わせて援助を行う.

(4) 入浴は週2回以上，必ず浴槽に入れる

　入浴は体を清潔にし，清潔によって得られる爽快感が心身の緊張をほぐす. また，温熱刺激や圧刺激，身体を洗う動作に伴う筋肉や関節の運動には，皮膚感覚や呼吸・循環・代謝機能，全身の協調運動能力を高める効果がある.

- 入浴が可能な状態であるか観察し評価する.
- 患者の機能に応じた浴槽を選択する.
- 入浴動作を評価し安全な方法で介助する.
- 患者の機能や状態に合わせた補助具を用いる.
- 入浴動作を評価し，自立に向けたケア計画を立案する.
- プライバシーに配慮した，更衣する場所を準備し，声のかけ方に留意する.
- 退院後の入浴方法に合わせて入浴動作の援助を行う.

(5) 日中は普段着ですごし，更衣は朝夕実施する

　更衣は，汗や皮膚排泄物などで汚れた衣服を取り換えて清潔を保つだけでなく，爽快感など心理的効果をもたらす. また，衣服を着替えることによって，1日の生活リズムを生むという効果がある.

- 更衣が可能な状態であるか評価する.
- 患者の機能と希望に合わせた衣類を選択する. 必要に応じて補助具を用いる.
- 更衣動作を評価し, 自立に向けたケア計画を立案する.
- 更衣のためのプライバシーを確保する.
- 汚染時は速やかに更衣し, 清潔な衣類を着用できるようにする.
- 退院後の生活スタイルに合わせた衣類の更衣動作の援助を行う.

b.　転倒転落の防止と患者教育

　回復期の患者は, 高次脳機能や身体機能が不安定な中で活動量が増えていくため, **転倒を起こしやすい状態にある**. 転倒の既往は, 骨折などの外傷が生じなくても, 転倒に対する**不安感**を高め, 活動意欲が低下し身体を動かさなくなることから ADL の低下につながる. また, 抑制やさまざまなセンサーの使用など過度な安全対策は, 主体的に活動しようとする患者の意欲を低下させてしまう. 転倒させないことを優先して, 自立を妨げたりしてはならない.

　転倒リスク評価を行うとき, 身体機能については, リハビリテーション療法士とともに筋力やバランス等を評価する. 看護師は, 自立度を評価する際, 単に動作能力の評価だけではなく, 患者の行動パターンを把握し実際に行う動作に危険性がないか判断する. そして患者の ADL が自立していても, 日常的な療養生活の中に転倒リスクがないか評価し, 療養環境を整備する. また, 危険な行動を行いやすい場面では, 見守ることや介助が必要になる. 患者自身が自分の身体機能を知ったうえで転倒リスクのある行動を具体的に示し, 1 人で行ってはいけない動作や行動があることを理解できるよう, 繰り返し指導を行う.

　転倒予防は「自立」と「安全」のバランスである. 患者の転倒を予防するためには, 主体性と意欲を重視することが必要であるため, 以下の介入を行う.

- 高齢者であれば, 加齢に伴う生理的特徴を知る.
- 転倒リスク評価は多職種で行い, 身体機能と合わせて評価する.
- 患者の生活パターンを知り, 病室環境に患者の身体機能で適応できるか, 危険行動になっていないか評価し, 安全に整える.
- 主体性を妨げないよう, 身体機能と危険な行動について指導する.

c.　社会復帰への支援

　自宅・地域や職場での生活などへの復帰を目標とし, その目標達成のために, 入院前の患者の暮らしや価値観を尊重しながら, 必要な課題に対し多職種で患者主体の具体的な調整・支援をしていく. 家庭生活や家屋の構造に合わせ, 安全面を考慮した**環境調整**や, 退院後の社会参加がイメージしやすくなるように, 病棟での ADL や活動をチームで検討し患者の生活に応じた手段を提案する（p.99 参照）.

　自宅やその周辺環境, そして病前の地域活動や交流などその人が大切にしてきたことを引き出し, 患者をとりまく家族や地域関係者とともに「どのようにすればその人らしい生活が送れるか」アセスメントし, 安心して在宅療養ができるように支援する. 支援の具体例を以下に示す.

① 家族機能を発揮するための援助

- 発症前の家族機能，役割変化が及ぼす影響を把握する．
- 患者と家族の意思疎通が図れるように促す．
- ソーシャルサポートを活用できるよう促す．
- ケアニーズと家族の能力を評価できるよう援助する．
- 家族の習慣や行事を尊重したスケジュール調整をする．
- 利用可能な資源を紹介する．

② 効果的な社会化の促進

- すでに確立されている人間関係を強めるよう促す．
- 身だしなみや表現について支援する．

③ 緊張軽減のための援助

- 介護者の役割の受け入れ，レディネス*などを把握する．
- 介護者が示す否定的な感情を受けとめる．
- 患者の状態や治療に関する情報を提供する．
- 介護者自身の心身の健康状態を把握する．
- ストレスへの対処方法を検討し，指導する．

④ 新たな役割の理解と遂行のための援助

- 生活における役割の理解や新しい役割獲得を支援する．

2 ● リスク管理と慢性疾患のコントロールのための患者教育

　特に脳血管障害の患者は，糖尿病，高血圧，脂質異常，心臓疾患などの慢性疾患を伴っていることが多いため，再発予防のための**慢性疾患のコントロール**は重要である．

　発症前は，自覚も病識もない状態で，発症後初めて治療を開始する場合もある．回復期では活動性が急に高まることにより，急性期で行われた治療を継続するだけでは対応できない場合が多く，異常の早期発見と対処，慢性疾患のコントロールのための**患者教育**は看護師の重要な役割である．

　機能改善に伴う活動状況と自覚症状，バイタルサインやデータを比較し，適切なコントロール状況を患者とともに確認していくことが重要である．また，在宅復帰後をイメージして内服の自己管理の方法や必要に応じて血糖測定やインスリン注射の手技など，患者の機能に合わせた工夫や方法を提案し，確実に実施できるよう多職種での介入を調整する．また，治療に参加できるよう支援していく．

3 ● 本人と家族への支援

a. 自己決定と回復への意欲を支援

　回復期にある患者は，訓練や生活動作を通して自己の障害に直面し，元の状態には戻らないことに気づき始める．

---

*心理面を含めて準備ができた状態であること，またその状況．

　　障害の種類や重症度によってそれぞれ異なるが，患者が「自分の障害についてどう感じているのか」，「これからどうなりたいと思っているのか」など思いをよく聴くことが重要である．看護師は，ADLの自立を目指すだけでなくQOLの向上も目指して，患者自身が主体的に課題に取り組めるよう**主体性回復**を支援していくのである．そのためには，患者の障害への認識状況をアセスメントし，援助しようとする目的を患者の状況に合わせて説明し，患者がどのような方法を希望するのか意思を確認し，不足するセルフケアを援助するとともに自尊心を護りながら患者の能力を引き出していく．そして，患者が自分の思うように生活動作ができたかを，患者自身で確認できるような意図的な支援を行っていく．

　　このような生活ケアを通して，患者の体験や苦悩に寄り添い，励ますことで次第に今後の生活に目が向けられるようになり，回復に向けての課題に取り組む意欲につながる．

b．家族への支援

　　家族は，患者の発症直後から心理的にも不安を抱えているが，医療者からは患者をケアする役割を担う者の1人として期待がかかる．障害をもった患者が在宅生活を迎えることにより，家族の生活スタイルも変化することになるため，退院に向けた過程の中で家族は，さまざまな課題と向き合うことになる．そのため，どのように在宅生活をイメージし，どのように生活したいと考えているのかを聴き，家族の心の揺れに寄り添い，障害があっても「できること」に目が向けられるようリハビリテーションやケアの場面への参加を促し，意図的に機会をつくる．看護師は，家族の主体性を取り戻し，患者とともに生活をしていけるよう支援することが重要となる．

D．回復期におけるリハビリテーション看護の評価

　　回復期リハビリテーション病棟の診療報酬算定において，リハビリテ‐ションの成果実績や重症患者の受け入れ割合，改善割合，在宅復帰率などの質の評価が診療点数に反映される．それ以外に，回復期の効果判定のためには，さまざまなデータ（**表Ⅵ-2-2**）の収集と分析を行うことで，行っているリハビリテーションやケアの改善につなげていくことができる．また，リハビリテーションの手技や介入方法，時期の検討や，適正な人員配置などは質の高いリハビリテーションを提供するための指標となる．

表Ⅵ-2-2　看護の評価（例）

・回復期入院までの期間	・オムツからトイレ排泄への移行率
・回復期入院期間	・転倒転落発生率
・日常生活機能評価の改善割合	・低栄養改善率
・経口摂取への移行率	・誤嚥性肺炎発生率
・膀胱留置カテーテルの抜去率	

学習課題

1．回復期におけるチームアプローチと看護師の役割を具体的な事例を挙げて考えてみよう．
2．回復期の患者の主体性を高める具体的な支援方法を話し合ってみよう．

③ 生活期における リハビリテーション看護

この節で学ぶこと

1. 生活期リハビリテーション看護の特徴を理解する.
2. 生活期リハビリテーション看護の目的を理解する.
3. 生活期リハビリテーション看護の方法と評価を理解する.

A. 生活期のリハビリテーションとは

　　リハビリテーションにおける生活期とは, 発症直後の治療・看護が行われる急性期や機能障害の改善と日常生活活動（ADL）の拡大を図り在宅復帰を目標とする回復期を経て, 何らかの障害をもちながら医療機関から自宅あるいは施設へ退院し, 発症前とは異なった新しい生活を展開していく時期である.

　　この時期におけるリハビリテーション看護は, 受動的な入院生活をすごしていた患者から, 何らかの障害をもちながら地域で生活を構築していくうえで多職種と協働して継続的に長期的に支援していく特徴がある. 具体的には, 活動性の向上, 社会参加, 生活環境の整備, 健康管理を含めた介護負担軽減のための家族指導などであり, 当事者やその家族の意思決定を尊重しながら, 多様な保健・医療・福祉資源を活用し, 地域における主体的生活の再構築を目指すことになる

B. 生活期のリハビリテーションが行われる場とその特徴

　　生活期リハビリテーションは, 社会参加を支援することで「どのように年老いても障害があっても住み慣れたところで, その人らしく暮らし, 自立した社会的存在であることを」を大切にする役割（地域リハビリテーション）を担う[1].

1 ● 小規模多機能型居宅介護 （看護小規模多機能型居宅介護）

　　小規模多機能型居宅介護は地域密着型のサービスの一つで, 同一の介護事業者が通いを中心に利用者の状態等に応じて訪問や宿泊を柔軟に組み合わせ利用することができる. 施設では家庭的な環境と地域住民との交流の下で, 入浴, 排泄, 食事等の介護その他の日常生活上の世話および機能訓練を行うことにより, 利用者がその有する能力に応じその居宅において自立した日常生活を営むことができるようするものである[2].

　　看護小規模多機能型居宅介護は小規模多機能型居宅介護より多く常勤の保健師または看

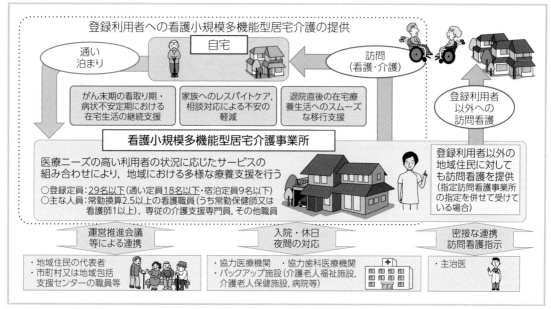

図Ⅵ-3-1　看護小規模多機能型居宅介護の概要
・主治医と看護小規模多機能型居宅介護事業所の密接な連携のもと，医療行為も含めた多様なサービスを24時間365日利用することができる．
　※医療ニーズへの対応が必要な利用者に対して，小規模多機能型居宅介護事業所では対応できなかったが，看護小規模多機能型居宅介護事業所では対応できる．
・看護小規模多機能型居宅介護事業所の介護支援専門員が，「通い」，「泊まり」，「訪問（看護・介護）」のサービスを一元的に管理するため，利用者や家族の状態に即応できるサービスを組み合わせることができる．
〔厚生労働省資料（平成27年）より引用〔https://www.mhlw.go.jp/file/06-Seisakujouhou-12300000-Roukenkyoku/0000091119.pdf〕
（最終確認2019年12月18日）〕

　　護師が配置され，訪問看護の要素が加わり，利用者に医療的視点をもった支援を行う（**図Ⅵ-3-1**）．

2●入所サービス

a. 介護老人保健施設

　在宅生活が困難な場合，施設でのリハビリテーションやケアが行われる．生活期リハビリテーションを提供する施設に**介護老人保健施設**がある．

　介護老人保健施設は介護保険法第8条にて「介護老人保健施設とは，要介護者であって，主としてその心身の機能の維持回復を図り，居宅における生活を営むための支援を必要とする者に対し，施設サービス計画に基づいて，看護，医学的管理の下における介護及び機能訓練その他必要な医療並びに日常生活上の世話を行うことを目的とする施設」とされ，リハビリテーション等を提供し病院と自宅，医療と介護の中間施設として，多職種協働で包括的サービスを提供し在宅支援・在宅復帰を支援する．

b. グループホーム

　障害者グループホームとは，「障害者の日常生活及び社会生活を総合的に支援するための法律（以下，障害者総合支援法）」に基づく福祉サービスで，必要な介護やサポートを受

けながら共同生活するところである．日常生活上の援助が行われるとともに，利用者の
ニーズに応じて食事等の介護が提供される．

　介護サービスの提供形態はグループホーム事業者が自ら行う「介護サービス包括型」と
外部の居宅介護事業者に委託する「外部サービス利用型」がある．さらに共同生活を営む
というグループホームの趣旨をふまえ，1人で暮らしたいというニーズにも応えつつ，地
域における多様な住まいの場を増やしていく観点から，本体住居との連携を前提とした，
サテライト型住居があり地域生活を支援する．

3● 訪問サービス

a. 訪問看護

　病気や障害をもった人が住み慣れた自宅でその人らしく生活できるよう，主治医の指示
や連携により，看護師などが自宅を訪問し療養上の世話や必要な診療の補助，リハビリ
テーション，相談援助などを多職種協働で行う．**訪問看護**の実施内容は，以下のとおりで
ある[3]．

訪問看護の主要実施内容

① 健康状態のアセスメント
② 日常生活の支援
③ 心理的な支援
④ 家族等介護者の相談・支援
⑤ 医療的ケア
⑥ 病状悪化の防止（予防的看護）
⑦ 入退院支援
⑧ 社会資源の活用支援
⑨ 認知症の看護
⑩ 精神障害者の看護
⑪ リハビリテーション看護
⑫ 重症心身障害児者の看護
⑬ エンドオブライフケア　など

　地域包括ケア体制の構築により，病院完結型の医療から地域完結型に移行する中，訪問
看護は在宅における中重度の要介護者の療養生活に伴う医療ニーズへの対応の強化，ター
ミナルケアの充実が求められている．訪問看護の利用者は訪問リハビリテーションや通所
リハビリテーション，福祉用具を併用利用している場合が多く，健康状態，生活機能，背
景因子を総合的にアセスメントして必要な支援が提供されるよう，関係職種や関係機関と
有機的な連携が期待されている．

b. 訪問リハビリテーション

　訪問リハビリテーションとは，通院が困難な居宅要介護者に対して，主治医の指示に基
づきその居宅において，その心身機能の維持回復を図り，日常生活の自立を助けるため行
われる理学療法，作業療法その他必要なリハビリテーションである．その役割は在宅生活
の安定化と継続の支援として日常生活活動訓練や環境整備，介護負担を軽減するための移
動方法の訓練等を行う．

　また「町内会の会合に参加する」など，屋外歩行に意味をもたせた社会参加の支援や，
重度要介護や終末期で活動や参加が制限された状態においても，個性を尊重した生活が可
能になるよう支援する．そのために健康と体力の維持・増進に加え生活状態のアセスメン
トを行い，多職種で協働しプログラムや目標を共有し，定期的な評価・修正を行う．

c. 訪問介護

　訪問介護とは，訪問介護職員が在宅に訪問し，介護や家事などの日常生活上のケアをする介護保険サービスである．① 身体介護（入浴食事，排泄などの介護），② 生活援助（調理，掃除，洗濯，買い物など），③ 通院等乗降介助，を行う．同居する家族がいる場合には，その家族に障害がある，高齢である等の理由が必要となる．

　また，自立支援・重度化防止に資する介護を推進するために，介護職と訪問リハビリテーション・通所リハビリテーションの理学療法士・作業療法士・言語聴覚士が利用者宅を訪問して行う場合，もしくは助言（アセスメント・カンファレンス）を受けたうえで生活機能の向上を目的とした訪問介護計画書を作成することによって，自立生活支援の視点をもったリハビリテーションが期待できる．

4 ● 通所サービス

a. 通所リハビリテーション

　通所リハビリテーションとは，居宅要介護者について，主治医の指示に基づき介護老人保健施設，病院，診療所その他厚生労働省令で定める施設に通わせ，当該施設において，その心身機能の維持回復を図り，日常生活の自立を助けるため行われる理学療法，作業療法その他必要なリハビリテーションである．入浴，栄養相談，口腔衛生指導や摂食・嚥下訓練，社会参加支援，短期集中個別リハビリテーション，認知症短期集中リハビリテーションなどを行う．

　利用者の入退院支援，介護予防や介護負担の軽減，社会的な活動や交流を図る視点が重要となる．そのため暮らしに必要な知識や技術，介護技術の向上や介護環境の適正化など，利用者や介護者の健康状態の他に介護環境の両面にわたるアセスメントを行い，多職種で協働しプログラムや目標を共有し，定期的な評価・修正を行う．

b. 地域活動支援センター

　地域活動支援センターとは，障害者総合支援法の地域支援事業に位置づけられ，地域で生活する人が，日常生活の困りごとの相談や，創作的活動または生産活動，社会との交流の機会を得るなど，居場所として利用する．その活動内容は，地域の特性や利用者の個々のニーズや置かれた状況により，創作活動，作業活動，学習活動，地域交流など多岐にわたる活動が行われている．

C. 生活期におけるリハビリテーション看護の目的と方法

　生活期におけるリハビリテーション看護の目的は，繰り返される毎日の生活がその人にとって好ましいものであるように，心身を整え適切な支援を行うこと[4]である．地域包括ケアシステム（p.338 参照）においては，本人の選択が最も重視されるべきであるといわれている．住み慣れた生活の場で，自分らしい生活を続けられるためには，生活機能障害のある人に対して QOL の維持向上を目指し，生活機能に応じた環境調整，食事，排泄，清潔，活動と休息のバランスが全体的に統合されるように生活を組み立てることが重要である．

1 ● 生活期における在宅生活のアセスメントと支援内容の見直し

　回復期病棟を退院するときには在宅生活をイメージし退院に向けて環境を整えることができるように退院支援を行い，在宅生活へ移行している．そこで，生活期では，① 退院後の生活がイメージどおりにできているか，② 地域の社会資源との連携ができているか，③ 入院中に指導を受けた内容や健康管理が継続できているか，④ 家族の状況はどうか，などを実際の生活の中で改めてアセスメントする必要がある．

　アセスメントは，外来の際や在宅生活を支えている地域のケアチーム（訪問看護師，ケアマネ，訪問リハなど）のかかわるタイミングで行う．実際の在宅生活では退院前に思い描いていたことと異なる場面にも直面することがある．生活期において改めて支援内容のアセスメントを地域のケアチームで行う必要がある．

2 ● 生活期の支援

a. 生活のアセスメントの視点と支援

　生活のアセスメントの視点は以下のとおりである．

- 社会背景，介護者，家族構成，家族の人間関係
- 更衣・整容
- 排泄行為（トイレ動作）
- 食事（摂食・嚥下）
- 入浴
- 家事動作

　これらの視点をもったうえで，① 本人のもつ力が発揮できているのか，② 支援が必要なのか，を確認し，③ 支援が必要な場合はどのような方法で・いつ・誰が・どのくらい行っているのかを把握する．変更があったときには関係する専門職種へ連携できるような支援が必要である．

　たとえば，老々介護で主たる介護者に病気がみつかったときには，迅速にサービス内容を組み直す必要がある．また，在宅生活における医療ケアは，① 介護者が可能なシンプルなケア方法になっているか，② 医療材料の入手ルートが明確になっているか，③ 継続した毎日の生活が負担なくできているか，なども大事な視点である．

b. 転倒予防と転倒リスクアセスメントの視点と支援

　転倒リスクアセスメントの視点は，表Ⅵ-3-1 のとおりである．家屋の状況，ADL の具体的アセスメント，本人の転倒に関する考え方や注意力に関連する視点が必要である．

　支援としては，生活動線に不用意に物を置かないことや段差にスロープを設置するなど転倒予防対策をして移動を妨げないようにする．また，生活の中で自分の身体能力に合わせて歩行する機会がもてるような促しや指導を行い，本人の力が発揮できること，下肢の筋力の維持増進ができるような生活の構築が必要である．

c. 廃用症候群予防・介護予防の視点と支援

　廃用症候群予防の視点は，本人の心身の機能・活動は低下していないか，身体的な変化，関節等の痛みまたは何らかの行動制限（リスク管理を優先にした制限）により運動量が低

表Ⅵ-3-1　転倒リスクアセスメントの視点

アセスメント項目	評価ポイント
家屋の状況	・自室，トイレ，風呂，台所などの動線 ・段差など危険や生活のしにくさはないか ・福祉機器の有無や設置場所
ADLのアセスメント	・起き上がり動作，立ち上がり動作，立位保持，坐位・姿勢の保持，移乗，歩行，筋力の程度 ・階段昇降，車椅子移乗などはどのようにしているか ・補装具を使用しているか
本人の転倒に関する考え方	・転ぶ可能性の自覚はあるか ・自立して移動することへの意向はどうか
本人の注意力	・視力，聴力障害はないか ・高次脳機能障害はないか ・認知機能の低下はないか ・薬による影響はないか

下していないかアセスメントする．介護予防の視点では，本人が行える活動に過度な介助をしていないか，家族の介護力の低下などにより，本人が引きこもりの状況になっていないかアセスメントすることも重要である．障害の悪化や再発の不安を軽減できるようなかかわりをすることも必要である．

d. 社会活動・社会参加の視点と支援

社会活動・社会参加の視点は，本人の活動性，意欲，心身機能，尊厳の維持，自立性の回復，している活動，していない活動，したいと考えている活動，できない活動などである．何らかの理由で「参加」，「活動」の制約が起きると，精神的な落ち込みや，社会的な孤立・孤独感などを感じ，目標の喪失につながり，さらに活動を低下させるような悪循環となる．

それを予防するためには，理由を探り対策していくことが重要である．本人自身が自覚していないこともあるため，家族やケアサービスの担当者に変化や状況を確認する必要がある．「活動」と「参加」を促進できる，社会的な役割がもてるように，好きなこと，やりたいことを理解して促進できるようにかかわる必要がある．

e. 介護負担軽減の視点

介護者が介護によって，自らの生活に支障が出ていないかの視点をもつ必要がある．介護者の状況もふまえて，多職種リハビリテーションチームと情報共有し，支援計画の見直しなど多職種で協議できるような働きかけを行う．

f. リハビリテーションゴールの設定

生活期リハビリテーションにおける看護は，看護職が単独で援助することではなく，患者を中心とした多職種リハビリテーションチームでそれぞれの専門性を発揮しながら，①身体面，②精神・心理面，③社会面（生活）の多方面から連携してかかわることが強く求められる．

訪問・通所リハビリテーションを提供する事業者は，介護支援専門員や相談支援専門員の担当者などがリハビリテーションカンファレンスに参画し，リハビリテーションの視点から対象者主体の日常生活に着目した支援計画を立案し，多職種で共有することが重要で

ある．

g. 意思決定支援

　近年策定・改訂された**意思決定**を支援するガイドラインは 3 つある．地域包括ケアシステムの構築により地域社会における共生の実現に向け，医療や介護の需要増大が見込まれている．2017（平成 29）年に，障害者の社会参加の確保およびどこで誰と生活するのかについて選択の機会が確保され，地域社会における共生を妨げられないこと，ならびに社会的障壁の除去に貢献するよう「障害福祉サービスの利用等にあたっての意思決定支援ガイドライン」が策定された．

　また，老人保健健康増進等事業において，認知症の人の意思決定支援に関する検討を行い，2018（平成 30）年「認知症の人の日常生活・社会生活における意思決定支援ガイドライン」が策定された．

　さらに，人生の最終段階における治療の開始・不開始および中止等の医療のあり方の問題は，従来から医療現場で重要な課題であり，近年の高齢多死社会の進行に伴う在宅や施設における療養や看取りの需要の増大も背景に，地域包括ケアシステムの構築が進められている．これをふまえるとともに，近年，諸外国で普及しつつある **ACP**（アドバンス・ケア・プランニング：人生の最終段階の医療・ケアについて，本人が家族等や医療・ケアチームと事前に繰り返し話し合うプロセス）の概念を盛り込んで，2018（平成 30）年に「人生の最終段階における医療・ケアの決定プロセスに関するガイドライン」が改訂された．

　3 つのガイドラインはいずれも，本人の意思が適切に反映された生活・生き方（＝人生）を送れるような配慮が求められている．自己決定の尊重に基づいた支援がなされるためには，支援者の姿勢や態度，日頃から本人とどのように生きたいのか話し合うことが強調される一方，決定された内容は環境や健康状態により本人の意思は変化しうるものとされている．支援方針については繰り返し話し合うことが重要である．

D. 生活期におけるリハビリテーション看護の評価

　生活期リハビリテーション看護に求められることは以下のとおりである．

在宅高齢者・障害のある人へのリハ・ケアサービス
　① 自立支援
　②「その人らしい生活」の再構築
　③「つながりのある生活」への支援
　④「自己決定」の尊重

在宅生活支援拠点間の連携とチームケア体制づくり
　① 多職種連携
　② 医療介護連携

地域づくりの支援
　① 社会参加の場づくり（介護予防，認知症カフェなど）
　②「自助・互助活動」の育成（啓発活動，自主グループ・ボランティアの育成など）

　したがって，これらができているかがポイントとなる．心身の機能だけではなく，その人の生活全体をみて「参加」，「活動」が促進される個別性の高い支援ができているかが課題となる．

　患者の言動の意味を理解して看護することが必要であり，患者の心身機能の維持・向上が看護援助によるものであったかどうかを客観的に評価することが必要である．専門職連携のうえで看護の専門性が発揮できているか，役割の重なりの部分は誰が担うのかを話し合い，ケースごとで望ましい支援を構築する必要がある．

ⓒⓛⓜ
生活期リハビリテーションの医療

　生活期リハ医療に求められる機能として，① ソフトランディング機能，② メンテナンス機能，③ QOL 支援機能，④ 人としての尊厳を全うすることを援助とする機能，が挙げられている[i]．

　リハ医療提供の場は，現在のところ介護保険では施設サービスとして主に介護療養型医療施設および介護老人保健施設において，居宅サービスとして通所リハ，訪問リハ，訪問看護によるリハなどが行われている．また，これらを終了した方々でも障害をもちながら日々の活動性を維持しつつ，さらなる活動や参加に取り組み続けていくためには，リハ科での外来診療による定期的なフォローアップを行っていくことは重要な役割をもっており，生活期ではさらに推進されるべきである．

引用文献
ⅰ）水間正澄：これからの生活期リハビリテーション．Medical Rehabilitation **217**：6，2017

学習課題

1．生活期リハビリテーションの目的を説明しよう．
2．生活期リハビリテーションが行われる場とその特徴を説明しよう．
3．生活期支援における視点を説明しよう．
4．「活動」「参加」を促進するにはどのようなかかわりが必要か説明しよう．

引用文献
1）　第 109 回社会保障審議会介護給付費分科会（H26.9.29）ヒアリング資料 3
2）　横浜市健康福祉局高齢健康福祉部介護事業指導課：小規模多機能型居宅介護型運営の手引き，平成 27 年 7 月版
3）　日本訪問看護財団：訪問看護とは（医療・福祉関係者むけ）〔https://www.jvnf.or.jp/homon/homon-1.html〕（最終確認 2019 年 8 月 15 日）
4）　酒井郁子：リハビリテーション看護の理念と専門性．総合リハビリテーション **46**（8）：754，2018

第VII章

生活機能障害と
リハビリテーション看護

この章を学ぶにあたって

　生活機能障害は多様である．ここでは，代表的な生活機能障害を挙げて，具体的な援助方法を解説する．

　生活機能障害は，単独で現れる場合もあれば，重複し，複雑な状態で現れる場合もある．さまざまな状況に適切に対応するためにも，その典型となるいくつかの生活機能障害を把握しておく必要がある．

　それらの生活機能障害の概要を理解するとともに，その回復に向けた基本的な看護の方法，また個別の看護援助を創り上げていくための方法を獲得しよう．

1 運動機能障害のある人への看護—脳卒中の場合

この節で学ぶこと

1．中枢神経障害による運動機能障害の発生メカニズムと種類について理解する．
2．中枢神経障害による運動麻痺の回復過程について理解する．
3．脳卒中の発症メカニズムと分類・病態，多彩な機能障害について理解する．
4．脳卒中の回復過程における看護上の問題と看護援助を理解する．

リハビリテーション医学・医療の現場で患者が抱えている最大の問題は，dysmobility（動けなくなること）であるとされている[1]．このdysmobilityの最大の原因は，**運動機能障害**であり，人間の自由で主体的な生活行動を制約し，QOLを制限することになる．運動機能障害をきたす原因はさまざまであるが，中枢・末梢神経系を障害する疾患などにより生じることが多い．

ここでは，はじめに運動機能障害について基礎的知識を解説したあと，リハビリテーション医療において代表的な疾患である脳卒中による運動機能障害のある人へのリハビリテーション看護について述べる．

1-1 運動機能障害

A. 運動機能障害とは

運動は，意識的に身体を動かす随意運動と，刺激に対して無意識的に反応する反射運動に分けられ，意図的な運動行動には中枢神経系全体が関与する[2]．運動機能障害とは，一般に，合目的な**随意運動**が障害された状態である．

運動機能障害の種類として，運動麻痺，運動失調，不随意運動，筋緊張異常などがある．

1 ● 運動麻痺

大脳皮質運動野から末梢の筋線維までの運動線維路である錐体路が障害されると，随意的な運動の障害が起こり，手や足を自分の意思どおりに動かすことができなくなる．その状態を**運動麻痺**と呼ぶ．

運動麻痺は，その程度により①完全麻痺と，②不完全麻痺に分けられる．完全麻痺とは，随意運動がまったくできない状態であり，不完全麻痺は，随意運動が一部できるよう

になった状態である．障害の原因としては，脳や脊髄の梗塞，出血，外傷，腫瘍などさまざまである．

a. 運動麻痺の障害部位による区分

運動麻痺は，障害部位に応じて，上位運動ニューロン障害と下位運動ニューロン障害に分けられる．

(1) 上位運動ニューロン障害

上位運動ニューロン障害は，「中枢性麻痺」とも呼ばれ，大脳皮質を中心とする上位運動ニューロンから脊髄前角細胞にいたるまでの複雑な運動制御システムのいずれかに異常をきたした結果，発生する．

大脳皮質運動野自体が障害を受ける場合もあれば，大脳皮質運動野からの神経線維が集束する内包部や，それ以下の脳神経運動起始核（皮質延髄路）あるいは脊髄前角細胞（皮質脊髄路）までの運動線維連絡路（錐体路）が途中で遮断され，障害されることもある．筋緊張の亢進と腱反射の亢進などの症状を呈するため，「痙性麻痺」とも呼ばれる．

上位運動ニューロン障害として，運動系にかかわる錐体路以外に，随意運動の円滑な遂行を司る伝導路である皮質網様体脊髄神経（錐体外路系）の障害がある．錐体外路系は，線条体，淡蒼球などの大脳基底核や前庭神経系，脳幹網様体，小脳などが含まれ，錐体外路系の障害によって，不随意運動や筋固縮，寡動などが起こる．

(2) 下位運動ニューロン障害

下位運動ニューロン障害は，「末梢性麻痺」とも呼ばれ，脊髄前角細胞から末梢部の筋にいたるまでの経路が障害されることにより生じる．外傷性の末梢神経障害やギラン・バレー（Guillain-Barré）症候群，多発性神経炎，糖尿病などで起こる．筋緊張低下，筋萎縮，腱反射の減衰・消失を示すため，「弛緩性麻痺」とも呼ばれる．

b. 運動麻痺の部位

(1) 単麻痺（monoplegia）

四肢のうちの，一肢だけが麻痺している状態を単麻痺という．筋萎縮を伴うものと伴わないものがある．脊髄前角，前根，末梢神経などの下位運動ニューロン障害では筋萎縮を認める．

(2) 片麻痺（hemiplegia）

身体左右いずれかの一側の，上下肢にみられる運動麻痺を片麻痺という．大脳皮質運動野からの神経線維が集束する内包付近の障害によることが多いが，大脳皮質，脳幹，脊髄の障害でも起こる．多くは痙性片麻痺である．

(3) 対麻痺（paraplegia）

両下肢が運動麻痺を示す場合を対麻痺という．胸・腰髄障害によるものが多いが，脳卒中では，前大脳動脈幹閉塞，前交通動脈動脈瘤破裂，両側硬膜下血腫などでみられることがある[3]．

(4) 四肢麻痺（tetraplegia, quadriplegia）

上下肢が両側性に運動麻痺を示す場合を四肢麻痺という．頸髄障害によるものが多い．脳卒中では，左右の大脳半球の脳血管病変によって両側の片麻痺により四肢麻痺をきたしたものと，脳底動脈血栓症や橋出血などで，橋底部（あるいは大脳脚）が広範に障害され

て四肢麻痺をきたすものがある.

c. 運動麻痺の回復過程

(1) 上位運動ニューロン障害の回復過程の概要

　上位運動ニューロン障害では，発症直後の多くは**弛緩性麻痺**を呈し，病巣の広がりなどにより多少の差はあるものの，数時間から2～3週間後には徐々に筋緊張が亢進し，痙縮（spasticity）が出現する.

(2) 脳卒中による上位運動ニューロン障害の回復過程

　脳卒中による上位運動ニューロン障害（中枢性麻痺）の回復過程では，下位運動ニューロン障害（末梢性麻痺）の回復過程にみられる筋力回復の直線的変化（量的変化）とは異なり，弛緩性（完全）麻痺，連合反応，随意運動の出現，共同運動パターン，分離運動，協調運動の発現といった順序を経ながら，麻痺が質的に変化して回復するのが一般的特徴である（図Ⅶ-1-1）.

　しかし，こうした回復過程は，病巣の部位や大きさに影響され，必ずしも一様ではない.発症初期から分離運動の可能な段階にある人もいれば，発症初期から最終的回復レベルまで弛緩性（完全）麻痺の状態でとどまることもある.生活期になっても運動麻痺の回復に変化がなく，弛緩性（完全）麻痺の段階でとどまれば運動麻痺としては重度であり，協調運動の段階まで回復すれば軽度であるといえる.

2 ● 運動失調

　運動失調は，筋力低下や麻痺がないのに筋群相互間のバランスや協調運動が障害されることにより随意運動を円滑に行えない状態をいう.運動失調でみられる随意運動機能障害は，① 協調運動機能障害，② 平衡障害の2つに分けられる.協調運動機能障害は四肢の運動の拙劣さとして，平衡障害は坐位・立位・歩行時の前後左右への揺れとして表れる.また，運動失調により，歩行や手の巧緻運動などが障害される[4].

3 ● 不随意運動

　全身あるいは四肢，体幹の一部に，意思と無関係に現れる運動を**不随意運動**という.不随意運動は，大脳基底核部の障害による錐体外路系の機能障害によって引き起こされる.一般的に，不随意運動は，不随意運動出現部位とは異なる部位の随意運動や精神的緊張で増強される.不随意運動の種類には，振戦，ハンチントン（Huntington）病にみられる舞踏運動（chorea）やアテトーゼ（athetosis），ジスキネジア（dyskinesia）などがある.

4 ● 筋緊張異常

　筋緊張とは，関節を他動的に動かし，筋が伸展されたときに生じる抵抗である.筋緊張の異常には，亢進と低下があり，先述したように上位運動ニューロン障害では筋緊張の亢進，下位運動ニューロン障害では筋緊張の低下を示す.筋緊張の亢進には，痙縮（痙性）と固縮がある.

a. 痙縮（痙性）

　痙縮は，錐体路障害で出現する.筋を他動的に急速に伸張した場合，伸張中に突然抵抗

弛緩性（完全）麻痺

患側（麻痺側）に随意運動がまったくみられない，回復の初期段階である状態．

連合反応

随意運動はみられないものの，健側（非麻痺側）に力を入れたことが引き金となって，あたかも患側の筋が随意的収縮をしたかのような動きを誘発し，さらには患側全体に筋緊張の高まりを引き起こす．

（例）連合反応の段階にある片麻痺患者が，ベッド上で起き上がり動作を行うとき，腹圧の上昇や健側の上肢に入れて体を引き起こそうとすると，患側上肢の屈曲運動が誘発される．連合反応は，くしゃみや咳，いきみなどでも起こることがある．

随意運動

患側のわずかな随意運動が可能になる．

共同運動パターン

1つの筋活動に伴って複数の筋活動が，なかば不随意的に同じ運動パターンを示す．多くは，屈筋共同運動パターンをとるが，伸展共同運動パターンをとることもある．

（例）随意的に患側の肘関節を屈曲すると，無意識に指関節や手関節，肩関節も同時に屈曲してしまう．

分離運動

共同運動パターンを脱し，個々の筋または筋群が分離され，個別に収縮を起こせるようになった状態

（例）共同運動の段階では，股関節と膝関節を伸展すると，足関節も底屈・内反する伸展共同運動パターンをとっていたが，分離運動の段階では，股関節と膝関節を伸展した状態で，足関節を背屈することが可能になる．また，肘関節を伸展したまま肩関節を屈曲する上肢挙上動作が可能になる．さらに，指折りや指伸ばし動作が個別にできるようになる．

協調運動

分離運動から協調運動へ進む段階になると，ADL動作がかなり円滑にできるようになる．

図Ⅶ-1-1　脳血管障害による上位運動ニューロン障害の回復過程

が強くなり，その後急速に抵抗が減弱する状態である．痙縮は，上肢では屈筋群に，下肢では伸筋群に出現しやすい．

　痙縮の症状は，疾病の進行，治療の効果，精神的因子によって変化がみられる．また褥瘡，感染症などの合併症の増悪や陥入爪，疼痛，便秘，発熱，窮屈な衣類・装具，不良姿勢，寒冷刺激，心理的ストレスなどによって，痙縮の強さに変化が生じる．

b. 固　縮

　固縮は，錐体外路障害で出現する．固縮は筋の緊張が絶えず亢進した状態で，他動的に伸展・屈曲をさせる際に始めから終わりまで一様な抵抗を感じる．一般に，筋緊張異常の亢進は，随意運動を妨げ，動作は緩慢となりがちである．脳卒中や脊髄損傷では，痙縮と固縮が合併して存在する痙固縮の状態が多くみられる[5]．

B. 運動機能障害のアセスメント

運動機能障害のある人の障害の重症度や回復過程をアセスメントするために，障害評価スケールの理解が必要である．

1 ● 運動麻痺のアセスメント

a. 脳卒中の代表的な運動麻痺評価スケール

脳卒中の上位運動ニューロン障害（中枢性麻痺）の回復過程を評価する手段として，ブルンストローム・ステージ（Brunnstrom recovery stage）（**表Ⅶ-1-1**）がよく用いられている．

b. 末梢性運動麻痺の評価スケール

運動麻痺による筋力低下の評価手段として徒手筋力テスト（manual muscle testing：MMT）が用いられる．MMTはあらゆる疾患の筋力低下を測定する評価スケールであるが，痙縮（痙性）が亢進している状態では正確な評価が困難である（付録4，p.377 参照）．

2 ● その他の運動機能障害のアセスメント

a. 運動失調のアセスメント

指鼻指試験や踵・膝試験，ロンベルグ（Romberg）徴候などにより運動失調の有無を知ることは可能であるが，失調の程度を明確に評価する方法はない．

b. 不随意運動のアセスメント

不随意運動の程度や重症度を段階的に評価する方法はない．

c. 筋緊張異常のアセスメント

痙縮の評価法として，修正版アシュワーススケール（modified Ashworth scale：MAS）がよく用いられている（**表Ⅶ-1-2**）．

表Ⅶ-1-1　ブルンストローム・ステージ

ステージⅠ：随意運動なし，連合反応なし，弛緩性麻痺
ステージⅡ：随意運動なし，連合反応のみ出現
ステージⅢ：共同運動パターンでの随意運動出現，手指では集団屈曲のみ
ステージⅣ：共同運動から分離した動きが可能になる．手指では部分的な伸展と横つまみが可能になる
ステージⅤ：さらに分離運動が可能になる．手指では完全伸展と対立つまみが可能になる
ステージⅥ：協調性のある運動が可能になる

表Ⅶ-1-2　修正版アシュワーススケール

0	筋緊張の増加なし
1	罹患部位を伸展や屈曲したとき，可動域の終わりに引っ掛かるような感じやわずかの抵抗感を呈する程度の筋緊張の増加
1+	可動域の1/2以下の範囲で引っ掛かるような感じの後にわずかの抵抗感を呈する軽度の筋緊張の増加
2	緊張はより増加し可動域ほとんどを通して認められるが，罹患部位は容易に動かすことができる
3	筋緊張の著しい増加で他動的に動かすことが困難
4	罹患部位は屈曲や伸展を行っても固く動きがない状態

［石田　暉：運動障害．現代リハビリテーション医学（千野直一編），金原出版，p.127-136，2007 より引用］

1-2 脳卒中

A. 脳卒中とは

　脳の血管自体の病理学的な変化（閉塞や狭窄）や血圧・血球成分の変化により，一時的もしくは持続的に血流低下が生じて脳に不可逆性変化（梗塞）が生じたり，梗塞にはいたらなくても一過性に神経症候が生じたり，あるいは血管の破綻により出血が生じたものを総称して脳卒中と呼ぶ[6]．

コラム
「脳卒中」の語源

　現在，脳血管障害とほぼ同義の言葉として広く使われおり，本書でも頻出している．しかし，古くは梗塞性のものを含めず出血性のほうを指していた．「卒」とは「にわかに，突如として」（例：卒倒．突然倒れる），「中」とは「あたる」（例：中毒．毒にあたる）を意味し，「突然，悪い風にあたって」倒れたり麻痺する様子，つまり脳出血の発症時の様子を表す言葉である[i]．ちなみに英語で脳卒中を意味する"stroke"は，神の手で叩かれたようにして倒れるという語源をもつ[ii]．

引用文献
ｉ）日本神経学会：（疾患・用語編）脳卒中.〔https://www.neurology-jp.org/public/disease/nosottyu.html〕（最終確認 2020 年 1 月 8 日）
ⅱ）Pound P, Bury M, Ebrahim S：From apoplexy to stroke. Ageand Ageing **26**：331-337, 1997

1 ● 脳卒中の分類

　脳卒中（脳血管障害）の分類は，1990 年にアメリカの NINDS（National Institute of Neurological Disorders of Stroke）から提唱された「Classification of Cerebrovasucular Disease Ⅲ」（脳血管障害の分類第 3 版）が，現在一般的に用いられている（**表Ⅶ-1-3**）．

2 ● 脳卒中の病態

　脳卒中は，出血性（脳内出血，くも膜下出血）と虚血性（脳血栓，脳塞栓）に大別される．さらに，虚血性は，臨床病型から ① アテローム動脈硬化によるアテローム血栓性脳梗塞，② 細動脈硬化によるラクナ梗塞（穿通枝），③ 心原性脳塞栓症の 3 つに分類される．

a. 出血性
(1) 脳出血

　脳出血は，脳実質内の出血で，血管壊死による微小動脈瘤破裂によって起こり，高血圧が大きく関与する．

(2) くも膜下出血

　くも膜下出血の多くは，脳動脈瘤の破裂によって起こり，致死率も高い．クリッピング術施行の有無にかかわらず再出血や脳血管攣縮（れんしゅく）による梗塞を起こす危険が高い．

表Ⅶ-1-3　脳血管障害の臨床病型（NINDS-Ⅲ，1990）

A. 無症候性（asymptomatic）
B. 局所性脳機能障害（focal brain dysfunction）
　1. 一過性脳虚血発作（transient ischemic attack）
　2. 脳卒中発作
　　a. 臨床的側面から…1）改善型
　　　　　　　　　　　2）増悪型
　　　　　　　　　　　3）安定持続型
　　b. 脳卒中の病型……1）脳出血
　　　　　　　　　　　2）くも膜下出血
　　　　　　　　　　　3）脳動静脈奇形からの頭蓋内出血
　　　　　　　　　　　4）脳梗塞
　　　　　　　　　　　　a）機序から………（1）血栓性（thrombotic）
　　　　　　　　　　　　　　　　　　　　（2）塞栓性（embolic）
　　　　　　　　　　　　　　　　　　　　（3）血行力学性（hemodynamics）
　　　　　　　　　　　　b）臨床病型から…（1）アテローム血栓性脳梗塞（atherothrombotic）
　　　　　　　　　　　　　　　　　　　　（2）心原性脳塞栓症（cardioembolic）
　　　　　　　　　　　　　　　　　　　　（3）ラクナ梗塞（lacunar）
　　　　　　　　　　　　　　　　　　　　（4）その他の脳梗塞*
　　　　　　　　　　　　c）病変部位から…（1）内頸動脈（internal carotid artery）
　　　　　　　　　　　　　　　　　　　　（2）中大脳動脈（middle cerebral artery）
　　　　　　　　　　　　　　　　　　　　（3）前大脳動脈（anterior cerebral artery）
　　　　　　　　　　　　　　　　　　　　（4）椎骨脳底動脈（vertebrobasilar systems）
　　　　　　　　　　　　　　　　　　　　　　（a）椎骨動脈（vertebral artery）
　　　　　　　　　　　　　　　　　　　　　　（b）脳底動脈（basilar artery）
　　　　　　　　　　　　　　　　　　　　　　（c）後大脳動脈（posterior cerebral artery）
C. 血管性認知症（vascular dementia）
D. 高血圧性脳症（hypertensive encephalopathy）

*臨床病型の「その他の脳梗塞」には，brain atheromatous disease（BAD），大動脈原性脳梗塞，奇異
性脳塞栓症も含まれる．BAD は心房細動や画像検査上で病変部の主幹動脈狭窄がなく，主幹動脈に対し
て垂直方向に長い穿通枝（15 mm 以上），脳幹の穿通枝梗塞も含む．BAD は穿通枝入り口部のアテロー
ムによる狭窄・閉塞が原因とされ，進行性に増悪し治療抵抗性のこともある．治療・予後などの面から，
その他の脳梗塞，もしくは BAD として区別することが提唱されている．
［千田富義，高見彰淑編：リハ実践テクニック脳卒中，第3版，メジカルビュー社，p.2，2017より引用］

b. 虚血性

（1）アテローム血栓性脳梗塞

　アテローム血栓性脳梗塞の原因として，① 動脈硬化性病変（アテローム）が大きくな
り，血栓を形成して動脈閉塞をきたす場合，② 動脈硬化性病変部で形成された血栓やアテ
ロームの一部が剝離し，その動脈の末梢部を閉塞する場合，③ 血圧低下などが生じた際に
動脈硬化部分より遠位部の血流障害をきたし，梗塞が起こる場合，の3つが挙げられる[7]．

（2）ラクナ梗塞（穿通枝）

　大脳基底核・視床・深部白質・橋底部などに血液を運ぶ脳動脈穿通枝（せんつうし）（中大脳動脈など
の基幹動脈から直接分かれて出る小動脈）の閉塞により生じる直径15 mm 未満の小梗塞を
ラクナ梗塞と呼んでいる．

　麻痺は軽度なことが多いが，大脳基底核部に好発するので，筋固縮や小刻み歩行，構音
障害など，パーキンソン病と類似症状を示すことが多い．

（3）心原性脳塞栓症

　心房細動のほか，心室瘤，壁在血栓といった，心疾患により形成された心腔内の血栓が

表Ⅶ-1-4　脳卒中患者にみられる一般的機能障害とその頻度（%）

機能障害	急性期	慢性期
① 筋力低下	90	50
右麻痺	45	20
左麻痺	35	25
両側麻痺	10	5
② 失調	20	10
③ 同名半盲	25	10
④ 視空間障害	30	30
⑤ 失語	35	20
⑥ 構音障害	50	20
⑦ 体性感覚障害	50	25
⑧ 認知障害	35	30
⑨ 抑うつ	30	30
⑩ 尿失禁	30	10
⑪ 嚥下障害	30	10

[千野直一（編）：現代リハビリテーション医学, 第2版, 金原出版, p.343, 2005 より引用]

栓子となって脳血管を閉塞し生じる脳梗塞である. 心原性脳塞栓症は, 遊離した栓子により突然に血管閉塞が生じて血流が途絶されるため, 重篤な症状が急激に起こるのが特徴である.

3● 機能障害

　脳卒中では, 病巣部位や広がりに応じて**多彩な機能障害を呈する特徴がある**[8]. 発症後の時期によって機能障害の頻度に変動がみられるが, 運動麻痺（片麻痺）は, いずれの時期でも頻度が高く, 脳卒中の中核的な機能障害といえる（**表Ⅶ-1-4**）. また, 高次脳機能障害もよくみられるが, 詳しくは「高次脳機能障害のある人への看護」（p.205 参照）を参照されたい.

B. 脳卒中による運動機能障害のある人への看護（図Ⅶ-1-2）

1● 急性期

　治療的安静が必要とされ, 麻痺側上下肢が弛緩性麻痺を呈することの多い急性期の段階では, バイタルサインや神経徴候の悪化に留意しながら, 拘縮や筋力低下の予防など**廃用症候群の予防的ケアと基本的動作能力の獲得**が中心となる.

a. 拘縮発生の原因と予防

　拘縮とは, 皮膚の筋肉, 神経などの関節構成体以外の軟部組織の変化によって生じる関節可動域の制限である. 関節が不動状態におかれると回復過程のどの時期においても発生するが, 治療的安静が強いられる急性期で生じやすい. 拘縮は, 関節運動の範囲を狭めADL自立を阻害する因子であり, 予防が大切である.

（1）不適切な肢位による拘縮

　急性期では, 筋緊張の低下した麻痺肢が不適切な肢位におかれることで, 拘縮を生じる

		急性期リハビリテーション 障害の拡大の予防｜離床（活動促進）		回復期リハビリテーション	生活期リハビリテーション
治療・運動療法		救命治療 集中治療	脳循環・代謝治療 合併症予防・治療	集中的な理学療法，作業療法，言語療法を含めた総合リハ計画立案実施 慢性疾患コントロール	慢性疾患コントロール 介護予防
看護目標		早期の活動拡大（基本動作・ADL の獲得） 合併症および脳卒中悪化の予防		最大限の活動拡大 生活リズムの再構築 退院支援	QOL の維持・向上 活動・参加の促進
看護支援		重篤化回避の支援 リスク管理 排痰・呼吸練習 関節可動域訓練	安全な療養環境の整備 坐位耐性獲得支援 ADL 評価・再獲得支援 車椅子移乗自立支援 移動（歩行）自立支援 口腔ケア・経口摂取支援 自己概念の混乱への心理的支援 合併症予防	安全な療養環境整備 ADL，IADL 自立支援，健康教育 介護者教育 退院に向けた心身および環境の準備	安全な在宅療養環境の整備への支援 ADL 維持・向上のための支援 在宅生活安定化のための支援 社会参加の促進のための支援 役割期待の獲得のための支援

図Ⅶ-1-2　脳卒中リハビリテーション看護の流れ

ことがある．麻痺肢が弛緩性麻痺状態にあるときは，拘縮予防として，機能的肢位（良肢位）に保持し，できるだけ速やかに他動的に関節可動域訓練を始めるようにする．

(2) 不適切なケアによる拘縮

急性期では，意識障害や感覚障害により痛みの訴えがはっきりしないことが多いため，体位変換，清拭，更衣などのケアや関節可動域訓練を行う際に，誤って関節可動域を越えた運動を強制すると麻痺により筋緊張が低下した関節周囲筋や靱帯・腱を損傷することがある．急性期の靱帯・腱の損傷による肩関節痛が慢性期まで残存することもあり，ケアを行う際は，関節可動域の範囲内で正しい方向にゆっくりと動かし，無理な外力や衝撃を関節に与えないように注意して行う．

(3) 浮腫による拘縮

急性期では，血管運動麻痺や重力の影響による循環障害により，とくに麻痺側の四肢末端に浮腫が生じやすくなる．浮腫による組織の循環障害は，結合織の虚血による栄養障害をきたして軟部組織の伸張性を低下させ，関節可動域の制限（いわゆる関節拘縮）を生じさせる．麻痺側の手指や手関節は，枕などを用いて心臓より高い位置に保持させ，浮腫を予防することが大切である．

b. 筋力低下の予防

(1) 筋力低下とは

筋力低下とは，筋収縮により発生する筋張力が低下した状態である．

筋力低下の原因としては，① 上位運動ニューロンの障害，② 下位運動ニューロンの障害，③ 筋および筋接合部障害，④ 廃用性の 4 つに分けられる．脳卒中の急性期では，「上位運動ニューロンの障害による弛緩性麻痺」と「随意的筋収縮の少ない廃用性の状態におかれること」が，筋力低下の主な原因である．絶対安静の状態におかれると，1 週間で 15〜

20％の筋力低下が生じる[9].

(2) 訓練開始にあたっての安全管理

運動負荷を伴う訓練を実施するための基準として，日本リハビリテーション医学会による『リハビリテーション医療における安全管理・推進のためのガイドライン（第2版）』では，エビデンスに基づいて，以下の内容が提案されている[10].

- 血圧変動の原因が明確であり，全身状態が安定していると判断できる場合は，訓練を実施することを提案する．ただし，訓練を実施する際には，症状やバイタルサインの変化に注意し，訓練内容は患者の状態に応じて調整する必要がある．
- 訓練中止を考慮する目安として，収縮期血圧180〜200 mmHg を超える場合，または収縮期70〜90 mmHg 未満を参考値とすることを提案する．

さらに，不整脈が生じている場合の運動負荷を伴う訓練については，以下のように提案・推奨されている[10].

- 不整脈の原因が明確であり，全身状態が安定していると判断できる場合は，訓練を実施することを提案する．訓練を実施する場合には，症状やバイタルサインの変化に注意し，訓練内容は患者の状態に応じて調整する必要がある．
- （訓練中に）新規に不整脈が生じた場合，または随伴症状を伴う不整脈が生じた場合は，当日の訓練は中止して精査を行うことを推奨する．
- 訓練中止を考慮する目安として，脈拍40/分未満，または120/分〜150/分を超える場合を参考値とすることを提案する．

(3) 坐位耐性訓練

体幹筋や頸部諸筋の筋力低下は，坐位耐性を低下させて早期離床を遅延させる原因となる．脳卒中の発症早期から，可能なかぎり早期に坐位をとらせること（**坐位耐性訓練**）が，体幹筋や頸部諸筋の筋力低下を予防し，早期離床につながることになる．

坐位開始の時期は，バイタルサインや神経徴候が安定していることが条件となるが，ラクナ梗塞では第2〜3病日，アテローム血栓性脳梗塞・心原性脳梗塞では第3〜4病日，脳出血では第3〜6病日が，おおよその目安とされている．くも膜下出血の場合は，血管攣縮や動脈瘤の再破裂の危険性を考慮し，通常は第15病日以後である．

坐位耐性訓練により，ベッド上坐位が30分以上可能になったら，車椅子坐位を開始し，車椅子の乗車時間を長くしていくことで，生活活動範囲を拡大することができる．生活活動範囲の拡大は，ADL回復意欲の向上につながる効果がある．

坐位耐性訓練の基準の例を**表Ⅶ-1-5**に示す．

c. 基本動作能力の獲得

基本動作とは，日常で行われる動作の中で，最も基本的な一連の動作をいう．基本動作は生活するうえで日々繰り返し行われる姿勢，またはあらゆる動作が複合的に結びついたものであり，「複合基本動作」ともいわれる[11].

表Ⅶ-1-5　坐位耐性訓練基準の例

---

1. **安静度・坐位訓練開始時期**
   ① 脳卒中急性期には，2〜5割の確率で意識状態と麻痺の増悪がみられ，まれに坐位による血圧下降が増悪の誘因になるので，数日間は安静が無難であることを患者・家族に説明する
   ② 意識障害と麻痺の程度により，（増悪の危険率は異なるので）安静期間を区別する
   　　a）意識が（JCS）2・3桁の場合は，1桁に回復するまでは安静
   　　b）意識が1桁でBS4以下の（中等度〜重度）麻痺は，4割増悪するので，3日間は床上安静
   　　c）意識が1桁でBS5以上の（軽度）麻痺や意識清明例は，増悪頻度は5%程度
   　　　　・すでに発症後数日経過しており症状が安定していた場合　　　　　　　には入院初日から可能
   　　　　・患者が坐位での排泄・食事を強く希望する場合
   　　　　　　　ただし，上記①について説明し，（坐位による血圧下降が増悪の誘因になりうるので）軽症例でも，初回は，血圧・症状の観察下で行う
   ③ 全身状態が安定していること．増悪がみられた場合，停止を確認してから開始する
2. **訓練方法**
   ① 来院時あるいは医師の診察時に起座・歩行可能なものは，はじめから端坐位でよい
   ② 上記（①）以外は，30度，45度，60度，最高位（80〜90度）のギャッチ坐位，車椅子の5段階とし，30分可能となれば，次の角度に上げる
   ③ 患者・家族に以下の説明をしてから開始する
   　　a）増悪の危険が高い時期が過ぎたので座る訓練を開始する
   　　b）まれに頭部挙上で増悪するが，血圧や症状などの観察下で行うので危険はない
   ④ 訓練は，可能なら午前と午後の2回行う
3. **観察項目**
   ① 患者の意識レベル，話しかけに対する反応，顔ぼう，坐位バランス
   ② 血圧と脈拍：開始前，直後，5分後，10分後，15分後，30分後
   ③ 患者の自覚症状（気分不良，嘔気，めまい，疲労感など）を問いながら行う
4. **中止基準**
   ① 意識や反応が鈍くなったときには中止する
   ② 血圧低下が30 mmHg以上のときには中止する
   ③ 血圧低下が30 mmHg未満のときには，その後の回復や自覚症状で判断する
   ④ 血圧上昇時は，脳梗塞患者では自覚症状がなければ続行してよい
   　　　　　　　　脳出血患者では30 mmHg以上の上昇，180 mmHg以上になった場合には中止
   ⑤ 自覚症状を訴えたときには，他覚症状をみて総合的に判断する

JCS：Japan Coma Scale（ジャパン・コーマスケール）
BS：Brunnstrom stage（ブルンストローム・ステージ）

[近藤克則ほか：脳卒中患者の急性期治療—急性期リハビリテーションの安全管理．総合リハ **23**：1054，1995より引用]

　基本動作は，ADLの前段階の動作能力の獲得を目的として行われる．急性期における基本動作能力としては，寝返り（**図Ⅶ-1-3**），床上移動（**図Ⅶ-1-4**），ベッド上での起き上がり（**図Ⅶ-1-5**），ベッドからの立ち上がり動作（**図Ⅶ-1-6**）などが重要である（援助の詳細については，p.129参照）．

　急性期では，運動機能障害や体力の低下により，基本動作能力の獲得は容易ではない．そのため，動作自立を目的としながらも，患者の状況に合わせて介助量を調整し，安全で効率的な方法を獲得できるように指導していくことが大切である．

　また，動作は自己効力感を高められるように，できることから始め，成功体験を積み重ねることで患者のモチベーションを高め，次第に複雑な課題に挑戦できるように進めていくのがよい．

　看護師は，動作練習による患者の疲労や痛みなどに留意しながら，担当療法士と協働して病棟の生活場面において動作を繰り返し行うことで実用的な動作能力の獲得を達成できるように援助する．脳卒中では，運動機能障害以外に感覚障害や平衡障害，失認症や半側

利き手は右手，左麻痺患者の自立動作

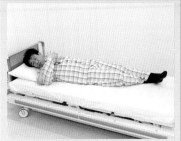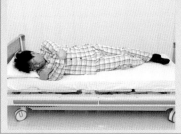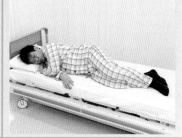

① 仰向きの状態で，健側の手で患側上肢を支える．健側下肢を患側下肢の下に潜り込ませ，健側で患側を支えるような体勢にする．

② 顔を健側に向け，頸部を屈曲しながらもち上げ，患側の肩甲骨，腹部，骨盤，下肢と順に健側へ回旋する．この時，健側の下肢で患側の下肢をもち上げるように回旋させる．

③ 健側への寝返りが完了．

利き手は右手，右麻痺患者への介助

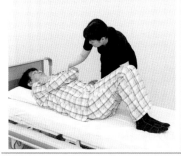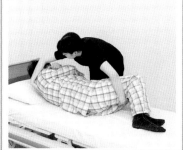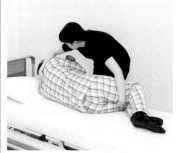

① 仰向きの状態で，胸の上で手を組ませる．この時，健側の手で患側の手を握る．両膝を立てた状態にする．

② 介助者は患側から肩の下と膝の下に手を入れ，頭部を健側へと回旋するよう促しながら，体全体を回旋させる．

③ 健側への寝返りが完了．

図Ⅶ-1-3　片麻痺患者の健側への寝返り

空間無視などの高次脳機能障害を合併していることもあり，基本動作の獲得を阻害する要因を総合的に観察・分析・評価し，援助を進める必要がある．

2● 回復期

回復期は，バイタルサインが安定し，本格的な**機能回復訓練**を集中的に行う段階である．一方，ADL自立に向けた活動性が高くなるために，再発作や転倒，誤嚥・窒息などを起こすリスクが高くなる時期でもあり，**健康管理・安全管理**が重要となってくる．回復期において ADL 自立を支援していくうえで，患者の ADL 能力を正確に知ることが重要である．ADL 能力を知る評価法として，現在，機能的自立度尺度（FIM）が世界的に広く使われている（付録2，p.368 参照）．

利き手は右手，左麻痺患者の自立動作

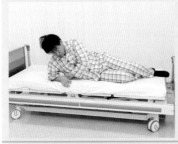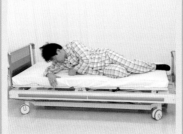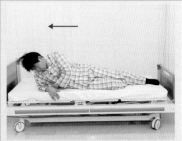

① 図Ⅶ-1-3の寝返り（自立）のように，健側に寝返りを行う．健側の下肢を患肢の下に潜り込ませ，膝を曲げる．健側の肘をついて上体をもち上げる．

② 健側の肘を上方に移動させる．

③ 健側の足を延ばしながら，健側の腕で体を上方に引き寄せるようにして，上方に移動する．

利き手は右手，右麻痺患者への介助

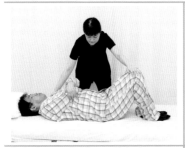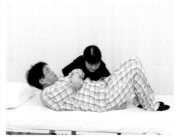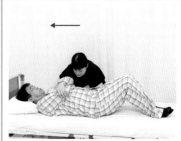

① 仰向けの状態で両膝を立ててもらい，胸の前で手を組んでもらう．

② 患者に頭部をもち上げてもらい，介助者は患者の肩の下と腰の下に手を入れる．

③ 介助者は患者の上方に移動しようとする動きに合わせて移動方向へ力を加える．

図Ⅶ-1-4　片麻痺患者のベッド上での移動

a. ADL自立に向けた運動訓練

(1) 機能回復訓練の概要

　この時期における運動麻痺の回復段階は，病巣の部位や広がりによって多様であるが，おおよそ車椅子移乗や自力操作の自立（**図Ⅶ-1-7, 8**），あるいは更衣動作（**図Ⅶ-1-9**）や歩行能力の獲得（**図Ⅶ-1-10, 11**）など，ADL自立に向けた機能回復訓練が行われる．

　機能回復訓練として，健側の筋力強化と患側の運動機能の代償を図るために装具を活用することが多い．たとえば，筋緊張が低下した患側下肢に対して，長下肢装具・短下肢装具により下肢の支持性を高めて歩行練習を行う（p.137参照）．

(2) 患肢を積極的に使用する方法

　近年の脳科学の進歩により，ニューロリハビリテーションとして患側上肢に対してconstraint-induced movement therapy（CI療法）が実施されるようになってきた．CI療法の詳細については成書を参考にしていただくことにして，患側上肢を強制的に使わざるをえない状況をつくり出して，患側上肢機能の改善を図る治療法である．

　CI療法では，日常生活における患側上肢使用を促進することが大切であり，日常生活活動を支援する看護師として，作業療法士と連携して，患者を心理的に支援し，患側上肢の

利き手は右手，左麻痺患者の自立動作

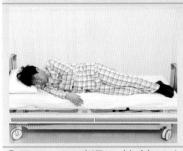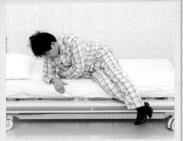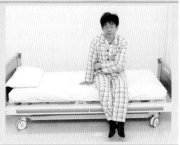

① 図Ⅶ-1-3の寝返り（自立）のように，健側に寝返りを行う．

② 健側の下肢で患側の下肢を支えるようにしながらベッドの下におろす．この時，健側の肘をベッドについて押し上げる．

③ 足を下ろす際の重さの移動と，肘を手でベッドを押す動きで，上体を起き上がらせる．患側のほうに倒れないよう注意する．

利き手は右手，右麻痺患者への介助

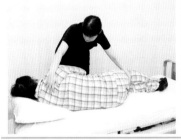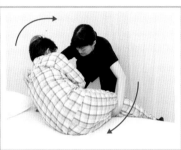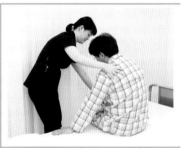

① 図Ⅶ-1-3の寝返り（介助）のように，健側に寝返りを行う．

② 左手で患者の下肢をおろしながら，右手は患者の肩に添えて前腕・肘の内側で頭部を支える．

③ 患側の肩が後ろに引かれないように注意しながら，頭を起こす．その際，患者には健側の上肢（肘や手）でベッドを押し上げる動作をしてもらう．

図Ⅶ-1-5　片麻痺患者のベッド上での健側への起き上がり

使用頻度を高められるよう援助していくことも重要である．

b. しびれ，痛み，浮腫への対応

　離床により坐位・立位の姿勢をとることの多い回復期では，患側の肩関節は，肩関節周囲筋や関節包の緊張が麻痺性に低下していることが多く，患側上肢の重みと重力が垂直方向に加わることで亜脱臼をきたしやすい．肩関節の亜脱臼は，腋窩の圧迫により腋窩神経障害や循環障害を生じさせて上肢遠位部に痛みや浮腫を起こすことがあるので，三角巾や肩関節の装具，テーブルなどを用いて亜脱臼による痛みを防ぐ．

　身体失認のある患者では，臥床時に患側上肢を体幹背部に巻き込み肩関節を損傷する危険性があるので，三角巾装着により巻き込みを予防する．なお，三角巾やアームスリングの長期間の使用は肩関節の内転・内旋拘縮を起こしやすいので，1日に数回ははずして，保清とともに関節可動域訓練を行うようにする．さらに，アームスリングの使用は，歩行バランスに悪影響を与える一面もあり，肩関節周囲筋に痙性が認められ，肩関節の挙上など随意運動が可能になれば，はずしていく．

利き手は右手，左麻痺患者の自立動作

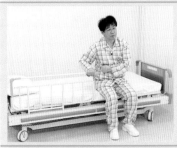 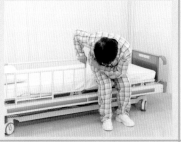 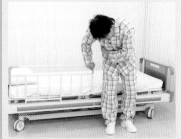

① 図Ⅶ-1-5の起き上がり（自立）のように，健側に起き上がり，健側の手でベッド柵をつかむ．殿部を前に移動して浅く座り直す．

② 前傾姿勢をとり，健側の下肢に体重を乗せる．

③ 健側の上肢と下肢の力で，体全体を上方に押し上げる．この際，前方に倒れ込まないよう注意する．

利き手は右手，右麻痺患者への介助

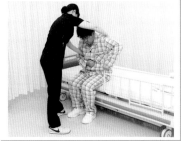 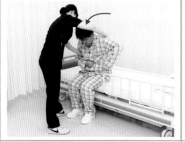 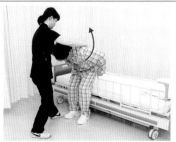

① 図Ⅶ-1-5の起き上がり（介助）のように，起き上がったところで，介助者は患者側を向き，一方の手で患側の脇の下から支え，もう一方の手で背中を支える．

② 患側の脇の下の手で患者を支えながら，もう一方の背中に置いた手で前傾姿勢をとり，健側の下肢に体重が乗るよう援助する．

③ 患者や健側の上肢と下肢の力で，体全体を上方に押し上げる．介助者は，前方・後方に倒れないよう注意しながら，上方に押し上げる力を加える．

図Ⅶ-1-6　片麻痺患者のベッドからの立ち上がり

　回復期に起こる疼痛として肩手症候群と視床痛がある．

　肩手症候群は，麻痺の重度な肩関節脱臼のある患者や麻痺が軽くても過度な ROM などで誘発されることもあるので注意を要する．症状は，肩関節痛と手指が腫脹し光沢を帯び，次第に拘縮を引き起こすことがあるので，予防として患側上肢は愛護的に動かすようにする．治療として，消炎鎮痛剤の内服などが行われる．

　視床痛は，視床の小さな出血や梗塞病巣で起こる．したがって運動麻痺は軽度のことが多い．半身，ときには顔面まで拡散するビリビリあるいは締め付けられるような痛みがあり，痛みのため引きこもりがちになりやすく，動作により増悪し安静で緩和するため，リハビリテーション意欲を阻害しやすい．治療として薬物療法が行われるが，患者の訴えをよく傾聴し，疼痛緩和に向けた心理的支援を行う[12]．

利き手は右手，左麻痺患者の自立動作

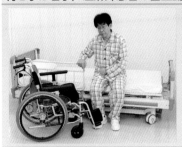

① 健側へ車椅子がくるようにして，両側のブレーキを止める。立ち上がりやすいように，ベッドの端に浅く座る。

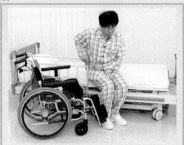

② 健側をさらに少し回転するように前にずらし車椅子に近寄せる。健側の下肢を車椅子の足元のほうに置く。

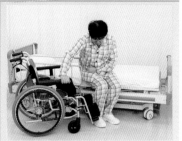

③ 車椅子の向こう側のアームサポートを健側の手でつかみ直す。

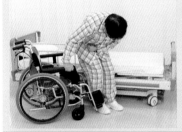

④ 前傾姿勢をとり，アームサポートをつかんでいる健側の上肢で体を支えながら腰を上げる。

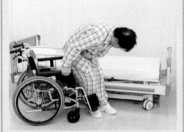

⑤ 健側下肢を軸に殿部を回旋させる。

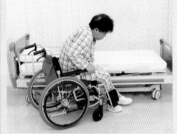

⑥ シートの位置を確認し，ゆっくりと腰をおろす。

利き手は右手，右麻痺患者への介助

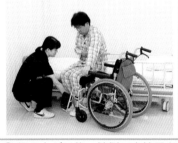

① 起き上がり後，健側に車椅子を止める。両側のブレーキをかける。ベッドの端に浅く座ってもらい，介助者は患側の下肢を直角に直す。

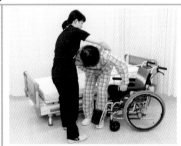

② 介助者は患側から膝と腰を支える。患者が健側で遠い方のアームサポートをつかみ，前傾姿勢を取り立ち上がるよう援助する。

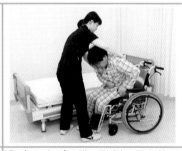

③ 立ち上がる際，健側の足を軸に回転しながら方向転換するよう援助し，ゆっくりと車椅子に座るよう支える。介助者は回転や腰を下ろす動作が大きくなりすぎないよう指示する。

図Ⅶ-1-7　片麻痺患者のベッドから車椅子への移乗

利き手は右手，左麻痺患者の自立動作

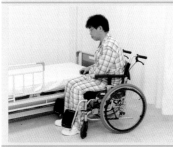

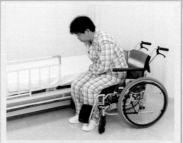

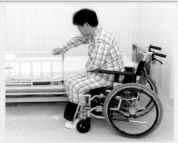

① 健側がベッドのほうにくるように，車椅子を近づける．

② 殿部を車椅子のシート前方に少し移動させる．

③ 健側上肢でベッドレールを把持し，健側足部を少し後方に引いて両足底を接地する．

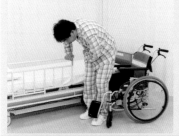

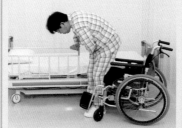

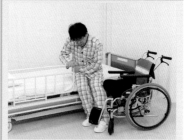

④ 体幹を前傾し，健側上肢でベッドレールを押すようにして，身体の重心を健側下肢に移しながら，前傾姿勢のまま腰を上げる．

⑤ 健側下肢を軸にしながら，殿部をベッド側に時計回りに回旋させる．

⑥ ベッドの位置を確認し，ゆっくりと腰をおろす．

利き手は右手，右麻痺患者への介助

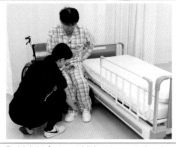

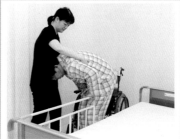

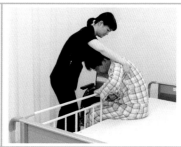

① 健側がベッド側になるようベッド脇に車椅子を止める．車椅子の端に浅く座ってもらい，介助者は患側の下肢を直角に直す．

② 介助者は患側は脇の下から，健側は体幹部を上から手を当て患者を支える．患者に健側の手でベッド柵を把持してもらい，前傾姿勢を取り，立ち上がることを援助する．

③ 立ち上がる際，健側の足を軸に回転しながら方向転換し，ベッドに座る．介助者は回転が大きくなりすぎたり，ベッドに倒れこまないよう支持する．

図Ⅶ-1-8　片麻痺患者の車椅子からベッドへの移乗（自立・介助）

前が開いているタイプの服の着脱動作（左麻痺）

1. 着方

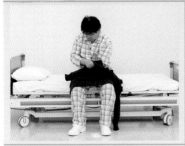

① はじめに患側の手を通す.

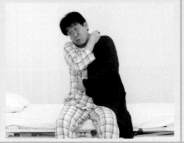

② 肩まで引き上げる.

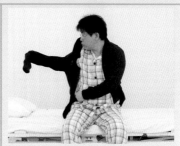

③ 健側の手を後ろに回して袖を通す.

2. 脱ぎ方

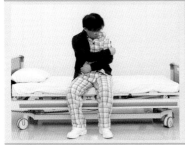

① はじめに患側の肩から脱ぐ.

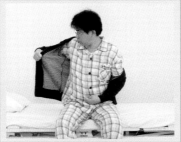

② 次に健側の肩を脱ぐ（裾を尻に敷く）.

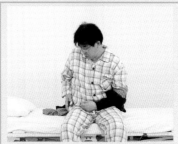

③ 健側の手を脱ぎ，次に患側の手を脱ぐ.

かぶって着るタイプの服の着脱動作（右麻痺）

1. 着方（パターン①）

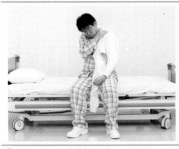

① はじめに患側の手から肩にかけて袖を通す.

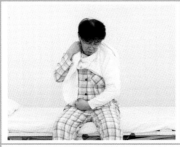

② 頭を通す.

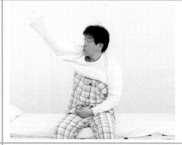

③ 健側の手を袖に通す.

図Ⅶ-1-9　片麻痺患者の更衣動作

2. 着方（パターン②）

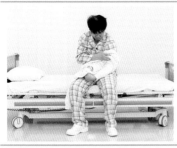	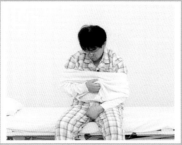	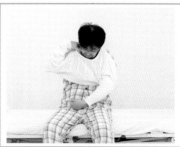
① はじめに患側の手に袖を通す.	② 健側の手を袖に通す.	③ 健側の手を使って頭にかぶり, 服装を整える.

3. 脱ぎ方

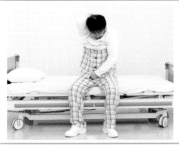	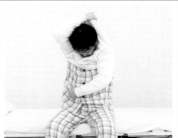	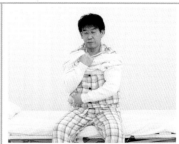
① はじめに健側の手で服を胸元までまくり上げ, 背中から服をつかむ.	② 頭を通す.	③ 頭部を脱ぎ終わったら, 健側→患側の順に袖を脱ぐ.

ズボンの着脱動作（左麻痺）

1. 坐位で行うはき方

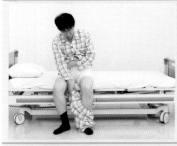	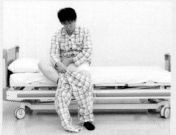	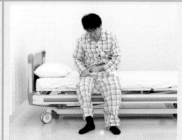
① （まず患側の脚を上にして組み）はじめに患側の脚に通す.	② 次に健側の脚に通す.	③ 立ってズボンを引き上げたのち, 座って整える.

図Ⅶ-1-9　片麻痺患者の更衣動作（つづき）

2. 坐位で行う脱ぎ方

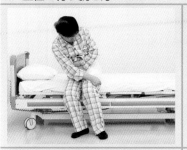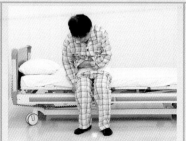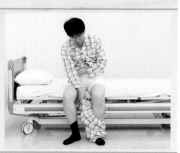

① 坐位のまま健側の殿部に体重を移動し，患側を浮かせて，健側の手でズボンを膝までおろす．

② 健側も同様にして膝までおろす．

③ 健側から脱ぎ，次に患側のズボンを健側の手を使って脱ぐ．

3. 臥位で行うはき方

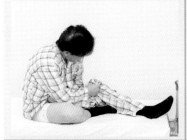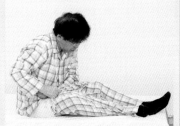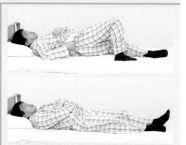

① はじめに患側の脚を通す．

② 次に健側の脚を通す．

③ 横になり，健側の脚で支えながら腰を浮かしてズボンを引き上げ（上），着衣を整える（下）．

靴・靴下の着脱動作（左麻痺）

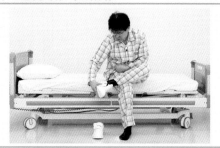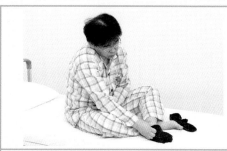

靴の着脱：患側の脚を上にして組み，靴を着脱する．

靴下の脱着：患側の足を上にして組み，靴下を着脱する．

図Ⅶ-1-9　片麻痺患者の更衣動作（つづき）

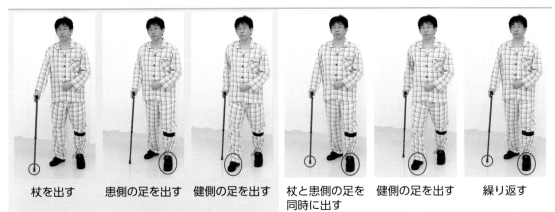

杖を出す	患側の足を出す	健側の足を出す	杖と患側の足を同時に出す	健側の足を出す	繰り返す

① 常時2点支持歩行（3動作歩行） 健脚が前に出るときは，残りの患脚と杖の2点で常時支持している．したがって，安定性はあるが，歩行速度は遅い．	① 2点1点交互支持歩行（2動作歩行） 歩行時，杖と患脚の2点と健脚の1点で交互に体重を支持する．歩行速度は速い．

図Ⅶ-1-10　片麻痺患者（左麻痺）の代表的な歩行パターン（1本杖歩行）

階段を昇る場合

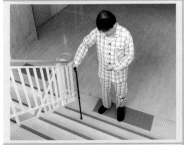 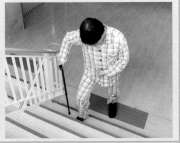 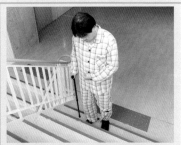

① 杖を1段上に置く．	② 杖で体を支えながら，健側の足を1段上に上げる．	③ 患側の足を1段上に上げる．

階段を降りる場合

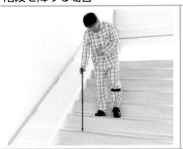 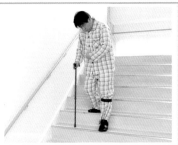 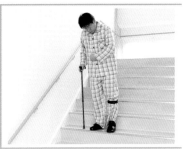

① 杖を1段下に置く．	② 患側の足を1段下に下げる．患側を下げる時，体を健側に少し回転しておくとバランスがとりやすい．	③ 杖で体を支えながら，健側の足を1段下に下げる．

図Ⅶ-1-11　片麻痺患者の階段昇降（利き手は右手，左麻痺患者の自立動作）

3●生活期

　生活期は，治療中心の医療施設から住み慣れた家や，あるいは療養施設などで生活を中心としてすごすことになる段階であり，何らかの機能障害がありながらも自律して能動的な**新しい生活を再構築**することが必要になってくる．在宅生活では病院での生活と異なり，医療者の支援がない毎日であり，患者による能動的な生活リズムの構築が ADL 能力の維持・向上や再発・合併症予防などのために重要となってくる．患者によっては家族などの支援も必要になってくる．

　生活期において ADL 能力の維持・向上を高めるためには，能動的な生活が大切であると述べたが，このためには毎日の生活の中で患者が意欲的に取り組める活動を見つけ出すことが重要となってくる．家族や友人との会話，カラオケ等の趣味の会への参加，園芸や工芸といった軽作業など患者が興味をもって主体的に取り組める活動は能動性を高めるために効果的であり，可能であれば入院中に実際に試みてみるなど，生活期に能動的な生活がすごせるよう，退院前から支援していくことも大切である．また，家庭の中で患者に可能な役割を見出して行ってもらうことも，患者が家族の一員として役割期待を実感することになるため，患者の生活意欲の向上に効果的である．退院前に患者や家族と家庭内でできることをあらかじめ話し合っておくことも，退院後の円滑な家庭生活をすごすうえで効果的である．

　脳卒中後に就労意欲のある患者の場合，社会参加としての就労は，個の復権を目指すうえで重要である．患者の就労能力を適切に評価し，就労を希望する企業に患者の情報を提供し，就労を可能とするようにリハビリテーションチームとして総合的に支援していく．

　通所介護や通所リハビリテーションの利用，訪問リハビリテーション，訪問看護・介護など，患者の ADL 能力や健康状態に合わせて社会資源を組み合わせ，患者や家族が効果的・効率的に活用できるよう，地域の医療福祉専門職と連携し情報提供を行うことも，安定した在宅生活を保障することになり，退院後の患者の生活の質の向上につながるといえる．

　一方，患者の家族は，在宅で患者の健康状態が急変した場合の対処など，健康管理に不安をもつこともあり，急変時の対応や医療機関の連絡先などを退院前に話し合っておくことも大切である．生活期に介護が必要な患者の家族に対して，健康管理や安全管理として，以下について注意・指導する．

① 可能であれば，時間を決めて毎日血圧測定を行い，記録する．

② 定期的な体重測定を行い，低栄養に注意する．

③ むせや発熱，いつもより活気がないなど体調がすぐれないときは誤嚥性肺炎を疑い，早めに受診する．

④ 窒息時の緊急対処方法を行えるようにする．

⑤ 定期的に内服薬の確認などを行い，服薬管理について，注意を払う．

⑥ 痛みを伴う痙縮，拘縮は ADL 自立を阻害し介護の支障にもなるため，ADL 以外に無理のない適切な可動域訓練を可能な限り日課として行うようにする．

⑦ 日常生活での動線でつまずきやすいところを普段からチェックし，転倒予防対策を行うようにする．入浴時の転倒，溺水にも注意を払うようにする．

⑧痙攣発作時の対処の指導を行う．通常，数分で止まることが多いことを説明し，冷静に対処するようにする．

⑨中枢性疼痛などがある場合，症状増悪の誘因となりやすい寒さや心理的ストレスなど，生活環境に注意し調整するようにする．

学習課題

1．運動障害の種類と特徴について述べよう．
2．上位運動ニューロン障害と下位運動ニューロン障害の違いを説明しよう．
3．脳卒中の急性期の早期離床に向けた看護について述べよう．
4．脳卒中の回復期・生活期の看護の特徴について述べよう．

引用文献

1) 千野直一：リハビリテーション医学総論．現代リハビリテーション医学，第2版（千野直一編），金原出版，p.2-3，2007
2) 中村隆一，齋藤　宏，長崎　浩：基礎運動学，第6版，医歯薬出版，p.110，2003
3) 海老原進一郎，高木康行，厚東篤生：脳卒中ビジュアルテキスト，医学書院，p.126-127，1993
4) 千田富義：神経学的診察―運動失調．リハ実践テクニック脳卒中（千田富義，高見彰淑編），メジカルビュー社，p.87-91，2006
5) 石田　暉：運動機能障害．現代リハビリテーション医学，第2版（千野直一編），金原出版，p.127-136，2007
6) 篠原幸人：脳血管障害．看護のための最新医学講座第1巻脳神経系疾患，第2版（日野原重明，井村裕夫監），中山書店，p.152-155，2005
7) 荒木信夫，島津邦男：アテローム血栓性脳梗塞．臨床と研究 **76**：2333-2336，1999
8) 小林祥泰：脳卒中データバンク2005，中山書店，p.24-107，2005
9) Vallbona C：Body responses to immobilization. Krusen's Handbook of Physical Medicine and Rehabilitation, 3rd ed（Kottke FJ, Stillwell GK, Lehmann JF, Eds），WB Saunders, p.963-976, 1982
10) リハビリテーション医療における安全管理・推進のためのガイドライン策定委員会（編）：リハビリテーション医療における安全管理・推進のためのガイドライン（第2版），診断と治療社，p.24-31，2018
11) 服部一郎，細川忠義，和才義明：リハビリテーション技術全書，第2版，医学書院，p.572-611，1984
12) 前掲書1) p.469-470

2 高次脳機能障害のある人への看護

この節で学ぶこと

1. 高次脳機能障害の原因と症状の特徴について理解する.
2. 高次脳機能障害に対するリハビリテーションの目的と内容について理解する.
3. 高次脳機能障害のある患者に対する看護上の問題と看護援助のポイントについて理解する.

A. 高次脳機能障害とは

高次脳機能障害は，諸外国では cognitive dysfunction または cognitive disturbances と表され，直訳すると「認知機能障害」ということになる．日本では，より臨床的な立場から患者を診るということから「高次脳機能障害」と表し，日本高次脳機能障害学会が higher brain dysfunction という英語表記を用いている．

1 ● 高次脳機能障害の定義

a. 医学的定義

高次脳機能障害は，医学的には，大脳皮質の連合野を中心に局所的あるいはびまん性の障害によって起こる神経症状とされている．脳は，生命の維持機能，運動機能，感覚機能，そして高次機能の4つを担っており，主として大脳皮質連合野が高次機能を司っている．脳の高次機能は，「脳の機能で説明できる心の機能」[1]とも表現され，空間・対象の認知，注意，記憶，目的をもった計画的な行動，言語の理解・表現・伝達，概念形成，推論，判断，抽象的思考などがそれにあたる．したがって，大脳の器質的病因によって高次機能が障害されると，失語・失行・失認に代表される巣症状，注意障害や記憶障害などの欠落症状，感情障害や幻覚・妄想などの精神症状，人格変化，判断・問題解決能力の障害，行動異常などを生じる．さらに，前頭葉の機能を模式化した神経心理ピラミッド（**図Ⅶ-2-1**）でみると，機能にはレベルがあり，低層の機能が高層の機能に影響を及ぼしている．これにより，集中力を欠くと記憶障害や遂行機能障害にもつながることが理解できる．

2015（平成27）年に実施された高次脳機能障害全国実態調査の結果では，原因疾患別の高次脳機能障害者数を示しており，脳血管疾患が76.4%，外傷性脳損傷が10.2%，脳腫瘍・変性疾患が6.0%，その他・不明が7.4%となっている[2].

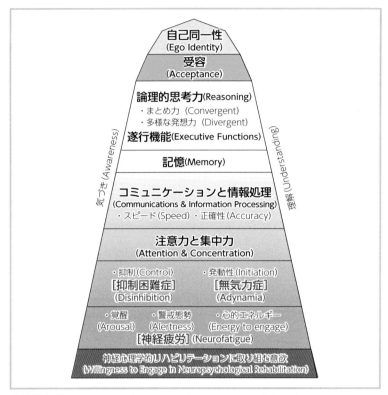

図Ⅶ-2-1　神経心理ピラミッド（ニューヨーク大学医療センターラスク研究所，2008）

［立神粧子：前頭葉機能不全　その先の戦略，医学書院，p.59, 2010 より許諾を得て転載］

表Ⅶ-2-1　高次脳機能障害の診断基準

Ⅰ．主要症状等	1．脳の器質的病変の原因となる事故による受傷や疾病の発症の事実が確認されている．
	2．現在，日常生活または社会生活に制約があり，その主たる原因が記憶障害，注意障害，遂行機能障害，社会的行動障害などの認知障害である．
Ⅱ．検査所見	MRI, CT, 脳波などにより認知障害の原因と考えられる脳の器質的病変の存在が確認されているか，あるいは診断書により脳の器質的病変が存在したと確認できる．
Ⅲ．除外項目	1．脳の器質的病変に基づく認知障害のうち，身体障害として認定可能である症状を有するが上記主要症状（Ⅰ-2）を欠く者は除外する．
	2．診断にあたり，受傷または発症以前から有する症状と検査所見は除外する．
	3．先天性疾患，周産期における脳損傷，発達障害，進行性疾患を原因とする者は除外する．
Ⅳ．診断	1．Ⅰ〜Ⅲをすべて満たした場合に高次脳機能障害と診断する．
	2．高次脳機能障害の診断は脳の器質的病変の原因となった外傷や疾病の急性期症状を脱した後において行う．
	3．神経心理学的検査の所見を参考にすることができる．

［国立障害者リハビリテーションセンター：第1章高次脳機能障害診断基準ガイドライン．高次脳機能障害者支援の手引き，改訂第2版，p.2 より引用］
〔http://www.rehab.go.jp/application/files/3115/1669/0095/3_1_04_1.pdf〕（最終確認 2020 年 9 月 30 日）

b. 行政上の定義

2001〜2005 年に厚生労働省の事業として行われた「高次脳機能障害支援モデル事業」の結果から，「高次脳機能障害診断基準」，「標準的訓練プログラム（案）」，「社会復帰支援及び生活・介護支援プログラム（案）」が作成された．診断基準（**表Ⅶ-2-1**）において，高次脳機能障害は「記憶障害，注意障害，遂行機能障害，社会的行動障害などの認知障害を主たる要因として，日常生活および社会生活への適応に困難を有する障害」と定義されることとなった．

モデル事業以前から失語症のある人は身体障害者手帳交付の認定を受けることができていた．モデル事業以降，それ以外の高次脳機能障害のある人が医療から福祉まで連携したケアを受けられるよう，前記の定義が用いられるようになった．行政的な診断基準によると，失語症が記憶・注意・遂行機能の障害を伴わずにみられる場合は，高次脳機能障害からは除外されることになった．また，アルツハイマー型認知症などの進行性疾患も除外されることになった．

c. 認知症との違い

認知症も脳の高次機能の障害であるが，次に挙げる点で区別される．

高次脳機能障害の特徴
- 高次脳機能（高次大脳皮質機能）のいくつかが侵された状態である
- 脳の器質的病変を必須とし，発症・受傷時期が明確である
- 発症・受傷時に意識障害がある

認知症の特徴
- 高次脳機能が全体的に侵されている状態（高次脳機能障害の複合体）
- アメリカ精神医学会の認知症の診断基準でみると，記憶障害を必須とする
- 進行・悪化する

2● 高次脳機能障害の症状

脳の損傷部位により，**表Ⅶ-2-2** に示すような高次脳機能障害が出現することがある．それらの主な症状の具体例は**表Ⅶ-2-3** のとおりである．脳腫瘍，脳血管障害などの限局性病変の場合は，損傷部位に由来した比較的限られた症状であるが，脳炎，低酸素脳症，外傷性脳損傷など広汎性病変の場合は，さまざまな症状が組み合わさってみられる．

以下に主な障害を解説する．

a. 注意障害

注意は全般性注意と方向性注意に分けられ[3]，行政的定義の高次脳機能障害における**注意障害は全般性注意の障害を指す場合が多い**．方向性注意の障害は，空間や身体の左右方向に注意を向ける機能の障害であり，半側空間無視や身体失認などの症状となる．

全般性注意には，①ある刺激に焦点を当てる（選択），②注意の強さを一定期間持続させる（持続），③より重要な情報に反応する（転換），④2つ以上の刺激に同時に反応する（配分），の4つがあり，注意障害はこれらがうまく働かない状態である．さらに覚醒度が低下した状態（意識障害がある状態）も含まれるという考え方がある．

表Ⅶ-2-2　脳の損傷部位による高次脳機能障害の特徴

部　位			機　能	障　害
前頭葉	背外側部		遂行機能，認知セットの交換 言語および思考の流暢性 推論，注意の分配・持続 ワーキングメモリ	遂行機能障害 問題解決能力の低下 注意障害 作業記憶の低下
	眼窩部		性格 社会性 情緒のコントロール	パーソナリティーの変化 不適切な言動，社会的行動上の問題 脱抑制，多幸性
	内側面		行為や動作の開始と維持	運動の自発性の低下，運動・発語の開始の障害 行為の障害 　目の前の物を手にとってしまう 　向かい合った人の行動をまねてしまう
	前脳基底部		記憶	記憶障害 　前頭葉性健忘：展望記憶障害，メタ記憶障害
	ブローカ野		文法処理，読解処理	失語
頭頂葉	外側部	上頭頂小葉	周囲に見える対象物の空間的位置の認知	視覚失調
			道具と物品の関連知識，道具使用，行為の認識・知識，行為の順序づけ	概念失行
			（右側）視覚的イメージ	左右失認，着衣障害
			（左側）他人の動作の理解・模倣	観念運動失行
			手による操作の制御	手指失認
			書字運動	失行性失書
		下頭頂小葉	空間性注意	半側空間無視
			触覚認知	触覚失認
		頭頂間溝	（左側）文字の想起，自発書字	失書
	内側部		（右側）地理的な空間情報の処理	地誌的障害：道順障害
側頭葉	ウェルニッケ野		音韻処理，単語処理	失語
	上側部		聴覚認知	聴覚失認，失音楽症
	下側部		視覚認知	連合視覚失認，相貌失認
			（左側）漢字の形態的処理	漢字の失読・失書
	前方		言語の意味，物・人物に関する知識	言語や物の意味に関する障害
	内側部		記憶	記憶障害 　側頭葉性健忘：記銘障害，想起障害 地誌的障害：街並失認
後頭葉			視覚野→頭頂葉への視覚処理 　対象の位置・運動の情報処理 視覚野→側頭葉への視覚処理 　色・形，対象の同定	視覚失認，変形視
脳梁			両側大脳半球間の連絡	離断症候群 　左手の失書，左手の失行 　左視野の失読・呼称障害 　左手の触覚性の呼称障害 　右手の構成障害，右手の道具の脅迫的使用 　純粋失読，拮抗失行，他人の手徴候
複数の脳領域				病態失認，半側身体失認

表Ⅶ-2-3　高次脳機能障害の症状

障　害	症　状
易疲労性	ぼんやりして反応が鈍い 疲れやすい，あくびが多い，姿勢を保てない
注意障害	気が散りやすい，集中して作業ができない ぼんやりしていて自分の周りの人や事象に関心を示さない 簡単なミスが多い，同じミスを繰り返す 2つ以上のことを同時にできない，混乱する 他のことに関心を転換できない
記憶障害	日時・場所・人の名前が覚えられない 昔のことは覚えているが，数時間・数日前のことは覚えていられない 新しいことが覚えられない 物を置いた場所を忘れる 何度も同じことを質問したり話したりする 1日のスケジュールがわからなくなる（管理ができない） 何度もやってきたことなのに手順を忘れる 作業中に声をかけられると何をしていたか忘れてしまう **前頭葉性健忘** 　展望記憶障害 　・約束したことを守れない，日常の予定やスケジュールを想起できず予定どおりに行動できない 　メタ記憶障害 　・記憶の誤りに気づかない，記憶障害を他の手段で補おうとせず作話を示す **側頭葉性健忘** 　前向性健忘（記銘障害） 　・短い会話は理解できるが，長い会話は理解しづらい 　・話の内容がすべて理解できない，適切に理解できない 　・複数の課題が同時に要求されると混乱する 　逆行性健忘（想起障害） 　・発症前に経験して獲得した知識，できごとが思い出せなくなる 　・できごとは覚えているが，できごとの起きた時間，場所が曖昧になる
遂行機能障害	手順どおりに作業ができない，1つ1つ指示されないと行動がとれない こだわりがあり，作業の切り替えができない 自分で見通し・計画を立てられない 思いついたことをいきなり始める 優先順位をつけられない 予期していないことが起こるとパニックになる
社会的行動障害	気持ちが沈んでいる，表情が硬く憂うつそうである 突然興奮したり怒り出す，感情のコントロールがうまくいかない 周囲の状況に無関心になる 欲求が抑えられない（脱抑制），子どものような言動をする 状況に適した行動がとれない，マナーを守れない 日常的な活動（食事，着替え，入浴など）でも促されないとできない
半側空間無視（左半側空間無視の場合）	顔が同じ方（右）を向いている （左側から）声をかけても右側を向く 片側（左側）にある物を見落としやすい 　ストッパーやフットサポートを忘れる 　トレーの左側，食器の左側に手が付けられていない 　左側の歯磨きや髭剃り，体を洗うことを忘れる 片側（左側）にある物や人にぶつかる 絵を描いてもらうと片側（左側）半分がない
半側身体失認	麻痺がないかのように振る舞う，動いていなくても「動いています」という 麻痺した手足に気づかない（身体の下敷きになっている，垂れ下がっている） 麻痺がなくても片側の身体を使わない 四肢の異物感，喪失感，変容感，余剰感，非所属感などを訴える

表Ⅶ-2-3　高次脳機能障害の症状（つづき）

障　害	症　状
失行	**観念運動失行** 　バイバイ，おいでおいでなどの動作ができない（模倣できない，口頭指示に従えない） **観念失行** 　道具を使った動作ができない（歯を磨く，髪をとかす，金づちでくぎを打つなど） **その他の失行** 　手を握る・物をつまむなどの巧緻動作が稚拙 　舌打ち，咳払いなど喉頭・咽頭・舌・口腔・頬を使う動作を指示されるとできない 　身体の一部が意思とは関係なく動く 　・目の前にある物を意図せずに握る，目の前にある道具を意図せずに強迫的に使用する 　・意図せずに目の前にいる人の動作を真似する 　・意思に従う手と反対の手は意思に反する動きをする **着衣障害** 　服の上下，左右を取り違える，表裏を間違える 　服を整えられない（前を合わせられない）
失認	**視覚失認** 　よく知っているはずの物なのに，見ただけではそれが何かわからない 　手に触れながら見ると何なのかを答えることができる **聴覚失認** 　よく知っている音なのに，何の音なのかわからない 　物を見ながらそれらが発する音を聴くと，識別できる **触覚失認** 　よく知っている物でも，見ないで手に触れただけでは，それが何なのかわからない
失語	**ブローカ野の損傷による失語** 　発話が非流暢，1〜数語・短文の発話は可能 　喚語困難（言葉が思い出せない） 　錯語（単語中の音が変化する，別の単語に置き換わる） 　簡単な文の聴理解は可能だが，文法理解は困難 　復唱は困難 　呼称は困難だが，ヒントで可能なことがある 　文字を読むことが困難 　書字は困難 **ウェルニッケ野の損傷による失語** 　発話は流暢だが，ジャルゴン（理解できない音を羅列する） 　喚語困難，錯語が著明 　聴理解は単語レベルでも困難 　復唱は困難 　呼称はヒントがあっても困難 　文字を読むことが困難 　書字は意味不明の字の羅列となる
地誌的障害	**街並失認** 　家の近くの写真を見せてもわからない **道順障害** 　よく知っている道・自宅近所で道に迷う，自室・トイレの場所がわからなくなる

　食事の際には，ほかの人が食べているのが気になり食事が進まない，よそ見をして食事を飲み込むタイミングがずれてむせる，食事に集中できずに時間がかかるなどの様子がみられる．更衣の際には，複雑なボタンやファスナーがついているなど脱着が難しい服の場合は途中でやめてしまうことがある．排泄ではそわそわして便座にじっと座っていられない様子がみられることがある．

b. 記憶障害

記憶は，自身の体験を脳が処理できる形に符号化し，保存し，後から取り出す機能である．記憶は時間的関係により，心理学では短期記憶と長期記憶に，臨床神経学では即時記憶，近時記憶，遠隔記憶に分類される．記憶内容によっては，陳述記憶と非陳述記憶に分類される．さらに陳述記憶はエピソード記憶と意味記憶，非陳述記憶は手続き記憶とその他に分類される．

記憶障害は，体験を脳が処理できる形に符号化し，貯蔵し，取り出す機能の障害である．以下に主な記憶障害を解説する．

(1) エピソード記憶の障害

記憶の回路が存在する大脳辺縁系のいくつかの部位が損傷すると，「いつ，どこで，何をした」という個人の経験（エピソード記憶）が思い出せない．

エピソード記憶の障害は，以下で解説する意味記憶や手続き記憶に比べて最も生じやすい．日常生活を例にすると，食事では食べたこと忘れてしまい「まだ食べていない」といったり，食べたものを忘れてしまったりする様子がみられる．排泄では，排泄したことを忘れてしまい適度な間隔でトイレに行くことができない，トイレの水を流し忘れるなどがみられる．更衣では，着替えたことを忘れてしまう，衣服を入れた場所を忘れてしまうことなどがみられる．

(2) 意味記憶の障害

側頭葉前方部の障害により「日本の首都は東京である」，「信号の赤は止まれ」など，これまでの学習により身についている一般的な知識を思い出せない．

(3) 手続き記憶の障害

大脳基底核や小脳の障害により，これまでの生活で体得した楽器の演奏，タイピング，自転車や自動車の運転などの技能ができなくなることがある．

c. 遂行機能障害

遂行機能には，① 目標の設定，② 計画の立案，③ 計画の実行，④ 効果的な行動の4つの要素があるといわれる[4]．これらが障害された状態が遂行機能障害であり，目的のある一連の行動を達成できなくなる．

たとえば調理が手順よくできないなど，仕事が効率的にできない．

d. 社会的行動障害

社会的行動障害は，場面や状況に合わせて行動や感情を適切にコントロールすることができなくなった状態である．高次脳機能障害者支援の手引きでは，診断基準として「意欲・発動性の低下」，「情動コントロールの低下」，「対人関係の障害」，「依存的行動」，「固執」が含まれる．症状の出現には脳損傷による器質的要素に加え，慣れない環境や周囲の人の不適切な対応などの社会心理的要素，元々の性格傾向や失敗経験による自信の喪失などの心理的要素が影響する．

意欲・発動性の低下があると，食事，排泄，更衣などの日常生活活動を自発的に行うことができず，促されて行動を始める様子がみられる．欲求のコントロールができない脱抑制の状態では，空腹になると食事時間に関係なくあるものを食べてしまう，ひとり分にとりわけないとどんどん食べてしまう様子などがみられる．固執的行動としては，食事では

一度いやな体験をすると同じ食材は食べたがらないことがあり，排泄では自宅のトイレにこだわり「外のトイレは不潔だ」といって入りたがらない，更衣ではひとつの衣服にこだわり，ほかの衣服に着替えることをかたくなに拒むなどの様子がみられる．

e. 半側空間無視

半側空間無視は，物の空間的位置，複数の物の空間的位置関係が認識できない状態である．両側で生じるが，右脳損傷による左の半側空間無視が多い．これは左右の脳の空間性注意のネットワークに差があることによるといわれている．右脳は両側性の空間性注意，左脳は主に右側の空間性注意にかかわるため，右脳が損傷されると，左脳による右側の空間性注意の機能しか残らなくなるためである[5]．

食事では左側にある食器に気づかず手をつけない，食器の左側の食べ物に気づかず残すなどの様子がみられる．更衣では右側だけを着る，衣服の左側に乱れがあるなどの様子がみられる．

f. 半側身体失認

半側身体失認は，自己の身体およびその部分（頭部，四肢など）の空間的位置の認知が障害された状態である．右脳の損傷により左側にみられることが多い．移乗時や歩行時にコーナーを曲がる時など，半側の下肢が忘れられがちで，転倒につながりやすい．

食事や排泄，更衣などの動作では左上肢に麻痺がなくても左上肢を使おうとしないという症状がみられる．

g. 失　行

失行とは，学習された意図的行為を遂行する能力の障害である．指示された内容や行動の意味は理解できているが，動作をとることができない．失行は，物品を使用しない意味のある動作（象徴的行為），物品を使用する動作の身ぶり（パントマイム），単一の物品の使用，複数の物品の使用の困難さで分類される．

代表的な失行としては「観念運動失行」，「観念失行」がある．観念運動失行はバイバイ，おいでおいで，じゃんけんなどの象徴的な行為ができない状態である．観念失行は道具を使う真似をする，道具を実際に使うことができない状態である．

食事では食器の使い方がわからずスプーンの柄で食べようとしたり，食べ物を口に入れたまま飲み込めないなどの様子がみられる．排泄では便器やトイレットペーパーの使い方がわからない．更衣では衣服の収納方法がわからない，着脱の方法がわからないなどの様子がみられる．

h. 失　認

失認とは，視覚，聴覚，触覚の感覚の機能には問題はないが，1つの感覚情報を用いて対象が何であるか認識できないことをいう．視覚失認，聴覚失認，触覚失認などがある．視覚失認は，視覚だけでは対象物を認識できない状態をいう．この場合，対象物を触ったり，音を発するものであれば音を聞くなど他の感覚情報を使うと認識できる．街並み失認や相貌失認も視覚失認に含まれる．

視覚失認があると，食事では目の前にある食事や食品を見ただけでは認識できず，食べようとしない，排泄ではトイレ，便器や尿器の認識ができない，更衣では衣服を認識できないために，それぞれの動作を行うことができないことがある．

i. 失　語

失語は，一度獲得された「話す」，「聞く」，「読む」，「書く」機能に障害を生じ，コミュニケーションが制限された状態である．失語は発語の流暢性から分類される．流暢性が保たれる失語のタイプには，① ウェルニッケ失語，② 伝導失語，③ 超皮質性感覚失語，④ 健忘失語がある．非流暢性の失語には，① ブローカ失語，② 超皮質性運動失語，③ 混合型超皮質性失語，④ 全失語がある．

言葉の理解と表出には，ブローカ野とウェルニッケ野だけでなく，書字中枢である角回および中前頭回，漢字処理を司る側頭葉後下部，発話発動性に関連する前頭葉など，左半球が広域に関与する．失語と構音障害との区別が必要である．構音障害は，音声をつくり出す呼吸器・喉頭・咽頭から口腔に至る器官の運動が障害されるものである．錐体路・錐体外路・小脳の損傷により起こる．

j. 地誌的障害（地誌的見当識障害）

地誌的障害は，よく知っている場所で道に迷うことである．① 街並失認，② 前向性地誌的見当識障害，③ 自己中心的地誌的見当識障害，④ 道順障害に分類される．

街並失認は，よく知っているはずの家屋や街並を見てもどこなのかわからず，それらをランドマークにすることができないため，道に迷う．前向性地誌的見当識障害は，発症・受傷後に新たに経験する環境に限定して生じる地誌的見当識障害である．入院している病棟の自室やトイレがわからなくなる．自己中心的地誌的見当識障害は，物と自分との空間的位置関係（左右前後どの方向なのか）を認識することができずに，道に迷う．道順障害は，一度に見渡すことのできない広い空間内において2点間の位置関係（方向）を，知っている場所について思い出すこと，または新しい場所について覚えることが困難であり，道に迷う状態である[6]．

3 ● 高次脳機能障害のある人に対するリハビリテーション

高次脳機能障害患者に対するリハビリテーションは，以下の4つの目的で実施する．

1．認知障害を改善する
2．代償手段を獲得する
3．障害の認識を高める
4．環境調整を図る

環境調整の中には，学校や職場への復帰を目指し，その関係者に理解と協力を求めること，家族が障害を正しく理解して適切に対応できるように支援することが含まれる．

a. リハビリテーションのプログラム[7]の種類

高次脳機能障害支援モデル事業では，訓練を受けて改善のみられた人の74%は6ヵ月，97%は1年でその成果が得られたことが明らかになり，機能回復を中心とする医学的リハビリテーションプログラムを開始から最大6ヵ月実施した後は，必要に応じて生活訓練プログラム，就労移行支援プログラムを加えて，連続した訓練を全体で1年間実施することの有効性が示された．この結果をもとに，高次脳機能障害患者に対するリハビリテーションは，図Ⅶ-2-2のように，3つのプログラムをクロスするような形で進められる．

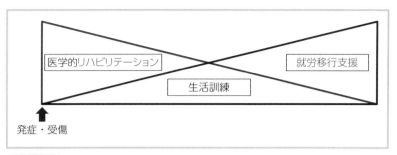

図Ⅶ-2-2　高次脳機能障害に対するリハビリテーション

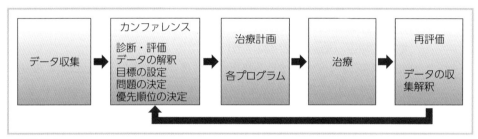

図Ⅶ-2-3　医学的リハビリテーションプログラムの進め方

(1) 医学的リハビリテーションプログラム

　医学的リハビリテーションは医療施設で行うもので，**図Ⅶ-2-3**のような手順で行う．プログラムには，認知リハビリテーション，心理カウンセリング，薬物治療，外科的治療が含まれる．医療保険の適用となるリハビリテーションは，回復期リハビリテーション病棟においては発症，手術もしくは急性増悪または最初に診断された日から原則180日までとなっている（医学的判断などで延長は可能）．認知リハビリテーションでは，患者の症状の程度を評価し，症状を改善するための訓練を実施する（**表Ⅶ-2-4**）．

(2) 生活訓練プログラム

　生活訓練は，日常生活能力や社会活動能力を高め，日々の生活の安定と，より積極的な社会参加ができるようにすることを目的とする．評価で得られた情報をもとに将来的な目標とそれに向けての課題を整理し，訓練計画を立案して介入する．主な内容は**表Ⅶ-2-5**のとおりである．

(3) 職能訓練プログラム

　職能訓練では，一般企業や在宅で就労を希望する人を対象に，就労に必要な知識や能力を高めるトレーニング，利用者の適性に合った職場探し，就労後の職場定着の支援などを行う．

b. リハビリテーションの流れと看護師の役割

(1) 急性期

　高次脳機能障害を生じる疾患は，脳血管障害や頭部外傷，脳炎，低酸素脳症など急性発症するものが多い．発症・受傷直後はマルチ・ディシプナリチームモデルにより救命をし

表Ⅶ-2-4　障害に対する訓練①(医学的リハビリテーションプログラム)

障害	評価	訓練
注意障害	覚醒度：傾眠傾向，易疲労性，活動性低下，音への耐性 行動 CAT（標準注意検査），CAS（標準意欲評価）	刺激の制限 環境調整：初めは個室で決まったセラピストが担当し，その後多教室で複数の者が担当する 各種課題：パズル，まちがいさがし，電卓計算，辞書調べなど
記憶障害	全般的記憶検査：WMS-R（ウェクスラー記憶検査） 聴覚性記憶検査：三宅式記銘力検査 視覚性記憶検査：ベントン視覚記銘力検査，REY図形テスト 日常記憶検査：RBMT（リバーミード行動記憶検査）	反復訓練（課題を繰り返し行う） 環境調整：1日の行動をパターン化する，使う物の位置を決めて使用後そこに戻す 内的記憶戦略法 外的補助手段の使用（カレンダー，ノート，アラームなど）
遂行機能障害	BADS（遂行機能障害症候群の行動評価） WCST（ウィスコンシンカード分類課題） FAB（簡易前頭葉機能検査）　など 行動観察	直接訓練，自己教示・問題解決訓練 マニュアルの使用，環境の単純化，行動療法 遂行結果のフィードバック，代償手段の獲得
社会的行動障害	行動観察 適応行動尺度（ABS），S-M社会生活能力検査	環境調整：静かで疲れない環境にする 行動療法的対応 　正の強化，中断，反応コスト，飽和による回避行動 　陽性処罰

[国立リハビリテーションセンターによる資料をもとに作成]
〔http://www.rehab.go.jp/brain_fukyu/how04/medlegal/〕（最終確認2020年5月1日）

表Ⅶ-2-5　障害に対する訓練②(生活訓練プログラム)

生活リズムの確立	1日の予定や週間スケジュールをわかりやすい形で提示する 訓練を連続的に組む
生活管理能力の向上	日課に沿って行動する 　スケジュール表の提示・所持，スケジュールの確認，振り返りをする 服薬の管理 　毎回手渡してもらう→1日分をもらい管理する→1週間分をもらい管理する 　チェックリストに印をつける 金銭管理 　期間と金額を決めて，出納帳をつける，収支を確認する
社会生活技能の向上	買い物，公共交通機関の利用，市街地の移動，外出訓練，調理訓練をする 戸建てで生活体験を行う
対人技能の向上	グループワーク 　課題に対しメンバー間で意見交換する 　役割分担を行い計画立案・実施・振り返りを行う
障害の自己認識・現実検討	訓練や生活場面での状態についてリアルフィードバックする グループメンバーとのやりとりから自らの課題を考える機会をつくる 地域で生活している当事者の話を聞く 模擬職場，就労継続支援事業所などで作業体験をする
必要な支援の明確化	必要だと思われる支援を提案し，体験してもらう
家族支援	家族の気持ちを把握し，障害の理解を促す 患者の支援に対する協力を得る 社会資源について情報提供する 家族が孤立しないように当事者・家族団体を紹介する

[国立リハビリテーションセンターによる資料をもとに作成]
〔http://www.rehab.go.jp/brain_fukyu/how04/life/〕（最終確認2020年5月1日）

たのち，インター・ディシプリナリチームモデルにより合併症や廃用症候群の予防，早期回復の援助を行う．出血量が多い，梗塞部位が広範である，受傷直後の意識障害が重度であるなど，疾患や外傷の重症度が高いほど高次脳機能障害を生じる割合は多くなる．重篤な患者は，意識障害が長く続くことが多く，障害の存在を判断することは困難である．神経心理ピラミッドでいうと基礎レベルへの対応となる．

意識レベル改善のために，適切な刺激を受けられるように環境づくりを行い，早期から身体を動かせるように働きかける．具体的な方法としては，体性感覚の積極的な入力，坐位耐性訓練，関節可動域訓練などがある．意識状態は1日の中でも変化するため，24時間患者に接している看護師は，患者の意識状態を把握するとともに，訓練に耐えられるようにコンディションを整える（血圧や酸素飽和度の著明な変動を減らす，疲労感を緩和する），ストレスを軽減するというような役割を担う．軽症の患者では，ベッドサイドで障害の状態を評価して，機能回復のための訓練が開始される．訓練とその成果を日常生活活動（ADL）に活かしていけるようにするのが看護師の役割である．

突然に発症した場合は，家族の動揺も大きく，患者の状態を理解することは困難である．また，この時期を何とか乗り越えられればと，キーパーソンが1人で無理をすることもある．将来的な支援体制確立のためには，患者を取り巻く家族員全員が急性期から患者の状態を客観的にとらえられるように援助することも重要である．

(2) 回復期

急性症状を脱した後に高次脳機能障害の診断がされるため，回復期には診断が確定し，積極的なリハビリテーションが行われる．高次脳機能障害を改善するための訓練，代償手段を獲得する訓練，生活環境の調整を実施し，自宅での生活を目指す場合はその準備を進めて行く．これらの援助はインター・ディシプリナリチームモデルまたはトランス・ディシプリナリチームモデルにより実施する．看護師は，患者の日常生活の状態を他の職種に提供するとともに，訓練室での状況，セラピストによる評価をふまえて，患者が目標とする行動をとれるようにアプローチする．病棟に専従のセラピストがいても，患者の日常生活の全体を包括的に支えるのは看護師である．看護師は，機能回復のための訓練を実施できるように心身の状態を整える，訓練の成果を用いてADLを実施できるようにする，退院後の生活に向けて患者・家族の意思決定を支援する役割をもつ．そのために，次のような社会制度を理解して対応することが必要である．

高次脳機能障害のある人は，障害者総合支援法に基づき，高次脳機能障害者に対する専門的な相談支援を受けることができる．また，障害者手帳により，各種税金や公共料金等の控除・減免，公営住宅入居の優遇，障害者法定雇用率適用等のサービスの受給，障害福祉サービスの利用を受けることができる．

取得可能な障害者手帳は，以下の3つである[8]．

① 精神障害者保健福祉手帳：高次脳機能障害によって日常生活や社会生活に制約があると診断されれば，「器質性精神障害」として精神障害者保健福祉手帳の申請対象となる（p.19参照）．

② 身体障害者手帳：失語がある場合，身体障害者手帳の申請対象となる．

③ 療育手帳：発症（受傷）が18歳未満で，自治体が指定する機関において知的障害と判

定された場合は療育手帳の申請対象となる.

(3) 生活期

　自宅での生活が始まると，病院では気づかなかった症状が明らかになることが多い．家に帰れば元に戻ると考えていた家族も，「思うように改善しない」，「受傷前とは違う」，「何かおかしい」というように，現実に直面する．しばらくは，障害の改善を目指して，さまざまな介入を試みるが，それにより急速な改善が望めないことがわかると，長期的な展望をもつことの必要性を悟り，長い年月をかけて自分なりの対応の仕方を身につけていく.

　当事者は，「自分ができると思ったことができない」，「記憶障害によって体験を積み重ねられない」，「受傷前とのギャップを埋められずに自己を否定する」，「周囲の人からできないことを指摘される」，「社会から理解されない」などの**生活のしづらさを感じる**[9]．また，正職員，非正規職員，自営業として就業している人は少なく，家ですごす人も多い．高次脳機能障害のある人の就業は，大きな課題となっている.

　生活期は家庭での生活に適応し，社会参加を目指す時期である．リハビリテーションを受ける機会としては，療養型病院，入所施設，外来通院，通所施設，在宅での訪問リハビリテーション，保健所や自治体が行う集団指導などがある．しかし，最も重要なことは，「生活すること自体がリハビリテーションとなる」ということであり，家族をはじめとする周囲の人々の対応の仕方が鍵となる.

　この時期，看護師は，他の職種とトランス・ディシプナリチームモデルにより介入する．実際に接したり，家族の話から当事者の状態を把握し，当面の目標設定を行う．高次脳機能障害が重度であると，当事者による自己決定や自己管理をはじめから行うことは困難であるが，時間をかけて自分の障害を理解し，「できた」という体験をする，役割をもつ，主体的に取り組むなどの機会を得ていけるように働きかけることが重要である.

B. 高次脳機能障害のアセスメント

　看護アセスメントは，急性期病院や回復期リハビリテーションを実施する医療機関では，看護理論や看護診断に結びついている書式で行われることもあるが，少なくとも生活期には各職種の専門分野を超えた形（役割解放）でのアプローチとなるため，共通の視点が必要となる．近年は，**国際生活機能分類**（International Classification of Functioning, Disability and Health：**ICF**）の構成要素を用いた評価が行われている．看護師はリハビリテーションチームの中で，「活動」と「参加」を評価し，それに影響を及ぼす要因を明らかにする役割をもつ．ICF の活用法として，評価セットや評価点が示されているが，ここでは構成要素の枠組み（**図Ⅶ-2-4**）を用いてアセスメントの視点を示す.

1 ● 急性期

　急性期は，活動や参加が治療によって制限されることがある．脳損傷後は，意識障害や**通過症候群**（さまざまな認知障害や精神障害が一過性に出現）があり，巣症状としての高次脳機能障害は明確にならないことも多い．心身の機能に関しては，意識レベルや精神症状とともに損傷部位から考えられる高次脳機能障害を想定して観察する.

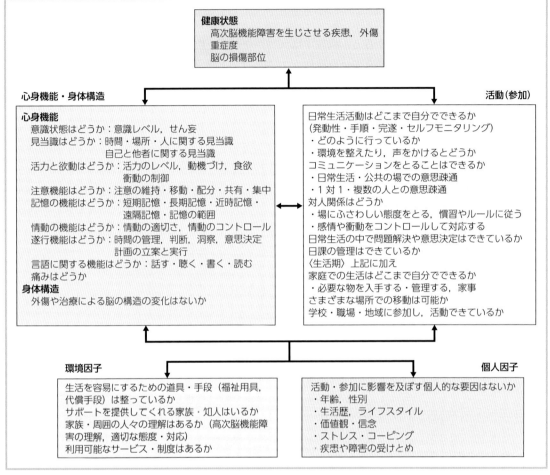

図Ⅶ-2-4　ICFの枠組みにもとづくアセスメントの視点（高次脳機能に関する部分のみ）

2 ● 回復期

　医師による診断やセラピストによる評価により高次脳機能障害が明確になる．看護師はADLの遂行状況を把握する．机上テストだけではわかりにくい症状が病棟生活の中でみえることもあるので，看護評価は大切である．発症前・受傷前の状態を家族から聞いて，元々の傾向なのか脳損傷による変化なのか，判別を行う．家族から話を聞くことは，家族に患者を客観的にみる機会を提供することにもなる．

　また，患者の状態をみて把握できる高次脳機能障害は，医療者の目にみえる，入院生活における障害と症状にすぎない．自宅への退院という方針に決まった場合は，家庭での生活を想定してアセスメントすることが必要である．退院前に外出や外泊を実施して，家族がとらえた患者の状態についても把握する．

3 ● 生活期

　当事者本人や生活をともにする家族員から，家庭での生活や社会生活における障害と症状を把握することが必要である．訪問看護を利用している場合は，看護師が直接生活状況

を確認するが，外来や通所施設を利用している場合は，家族にADLおよび社会生活について，以前とどのような違いがあるか確認する．その際，障害別よりも日常生活や社会生活の行為別のチェックリストを用いて確認すると，より具体的に把握することができ，課題が明らかになる．

家族の対応が当事者の状態に影響を及ぼすため，家族の健康状態や介護上の困難，障害の理解や受けとめ方についても把握する．

C. 高次脳機能障害のある人への看護 (図Ⅶ-2-5)

1 ● 症状別の看護

実際の患者は複数の高次脳機能障害をもっているが，ここでは高次脳機能障害の中でも最も多い失語，記憶障害，注意障害，遂行機能障害を取り上げる．

a. 失　語

軽症であると，発症後1ヵ月程度で急速に回復するが，重度の失語は回復に時間を要する．失語のリハビリテーションでは，社会復帰を目指し，社会生活で用いられている言語を使用できるようにする．中等度の失語では，発話，聴理解，読解，書字のうち，残存した言語機能を活用して障害された言語機能を補っていけるようにする．重度の場合は，残されたコミュニケーション能力を活かす方法を検討し，言語機能がほとんど失われた場合

	急性期リハビリテーション	回復期リハビリテーション	生活期リハビリテーション
治療リハビリ／認知リハビリ	・原疾患の治療（救命，集中治療） ・基本動作訓練 ・機能障害に対する直接的訓練 ・覚醒の促進 ・環境調整（混乱やストレスの軽減）	・原疾患による症状コントロールのための治療 ・日常生活動作の訓練 ・代償的訓練 ・日常生活行動の向上 ・環境調整（回復促進のための生活環境）	・原疾患の再発予防・後遺症に対する治療 ・就学・就業を含む社会復帰のための訓練 ・代償的訓練 ・社会生活への適応のための行動変容 ・環境調整（社会生活，家族・周囲の人々）
看護目標	・覚醒水準の向上を図る ・早期離床を図る ・認知機能低下に伴う危険を回避する	・日常生活行動の向上を図る ・代償手段を身につけられるよう援助する ・退院後の生活に向けて本人・家族の支援をする	・実生活における障害を明らかにする ・対応方法を編み出すための援助を行う ・就学・就業等社会参加の準備を支援する ・本人・家族の適応を支援する
看護支援	・高次脳機能障害の評価 ・睡眠・覚醒のパターンの確立 ・適正な刺激を与え，過剰な刺激を避ける ・安全の管理	・高次脳機能障害が日常生活に及ぼす影響の評価 ・効果的なリハビリテーション実施のための調整 ・訓練内容を日常生活に取り入れる ・家族に障害像と対応方法を説明する	・高次脳機能障害が社会生活に及ぼす影響の評価 ・実生活で発見された障害について説明する ・自己管理方法・対応方法について助言する ・学校・職場・近隣の環境調整について助言する ・本人・家族の苦悩に共感する

図Ⅶ-2-5　高次脳機能障害に対するリハビリテーション看護の流れ

でも，ジェスチャーや表情などの非言語的コミュニケーションを用いて日常生活の自立と向上を目指す[10]．

(1) 急性期

　急性期は意識障害や全般的な精神活動が低下し，失語の有無や失語のタイプ，重症度もわからない場合が多い．全般的な精神活動性を高める働きかけをする中でコミュニケーションを促す．病室での問いかけや会話は有効な刺激になるだけではなく，ストレスにもなることを認識しておく必要がある．

　「話す」に関しては，挨拶や簡単な会話において，自発語があるか，言葉が出にくくないか，言い間違いはないか，物の名前が出るか，復唱できるかなどに注意して観察する．「聞く」に関しては，"はい" "いいえ" で答えられるような質問や簡単な指示を行って，会話の成立，指示した動作が可能であるかを観察する．「読む」に関しては，簡単な単語を読んでもらう．「書く」に関しては自分の名前や住所など，漢字やひらがなを書いてもらう．その際，聴覚障害や視覚障害の有無を判別する．日常生活での「話す」，「聞く」，「読む」，「書く」を言語聴覚士（speech-language-hearing therapist：ST）に情報提供し，構音障害や右脳損傷によるコミュニケーションの障害との鑑別材料とする．

　意識障害が軽度で明らかに失語がみられる場合は，早い段階でコミュニケーションの方法を確立できるようにSTによる評価をふまえたかかわりをする．

(2) 回復期

　失語のタイプや重症度がその他の高次脳障害とともに明らかになり，STによる本格的な訓練が行われる．主として，語彙や構文などの言語機能を改善する訓練と，実用的なコミュニケーションをとれるようにする訓練である．

　看護師は，訓練による成果を活用し，日常生活の中で実際にコミュニケーションをとる機会をもつことが必要である．聴理解が困難な場合は，挨拶をかわす，単語や短文で話す，理解が困難な時は繰り返したり，言い方を変える，表情豊かに話す，抑揚をつけて話す，急に話題を変えない，非言語的な情報伝達手段を使う，などの工夫をする．話すことが困難な場合は，ことばの表出を促す，せかさずゆとりのある対応をする，表情や仕草など非言語的な反応をとらえる，発した言葉の内容を確認する，言い誤りを指摘したり訂正しない，などの工夫をする．

　聴理解が困難な患者は自分が失語であることの理解も困難であるため，周囲の人々とうまくいかないこともある．面会に訪れる家族や友人などに対し，障害の状況，接し方，配慮する点などについて理解できるように働きかける．

(3) 生活期

　この時期になると回復の速度は緩慢になり，将来に不安を感じたり，落ち込んだりする人もいる．訓練して元どおりにする，言葉をうまく使えるようになることが目標ではなく，周囲と意思疎通を図り，コミュニケーションを楽しめるようにすることが重要だということを理解してもらえるようにかかわる．

　家族は，当事者と生活をともにするようになると，当事者の言おうとしていることが読み取れるようになるので，先回りして対応してしまうことがある．それによりコミュニケーションをとる苦痛は感じなくなるが，当事者が言葉を発する機会が減ってしまう．家

族は, その後, 知らない人ともコミュニケーションがとれるようにならなければならないことに気づいて対応を変える[11]が, 看護師は家族に対し, 当事者が外に出て家族以外の人とかかわる機会をもてるようにするよう助言することが必要である.

通院や失語のある人を対象とした通所施設でのリハビリテーションでは, グループ訓練が行われる. また, 失語の当事者・家族会もある. それらに参加すると, 気楽な仲間同志で実用的コミュニケーション能力の向上を図ることができ, 同じ障害のある仲間との交流によって, 生活の活性化, 孤立の防止, 抑うつの改善, 社会性の向上につなげることもできる.

b. 記憶障害

記憶障害は, 脳の損傷部位や程度により症状は異なるが, 記憶障害があると日々の経験を積み重ねることができず, 学習が困難になる. これは周囲の人たちの否定的な反応を招き, 当事者の生活のしづらさに直結する. 本人が記憶障害に気づかないことも多い. 障害認識の有無により対応が異なるため, 本人, 家族, 医療者の評価を照合することが必要である. 記憶障害に対しては, **代償手段**の活用, 残存している記憶の活用, 誤りなし学習, 記憶機能の活性化が行われる. なお, 「誤りなし学習（エラーレスラーニング）」は, 誤った方法を学習してしまうことを避けるために正しい方法を繰り返し指導・実行して定着を図るものである. 記憶障害の中ではエピソード記憶の障害が起こりやすく, 誤りを修正してもそれを忘れてしまい学習経験が次の想起に活かされない（記憶障害のある人では誤りが生じるほど学習効果は減少する）ために実施する.

(1) 急性期

意識障害や通過症候群などにより精神の活動性が低下した状態であるため, 覚醒を促し, 注意機能の改善を図る. また, 不安, 混乱, 抑うつ状態などの情動の安定化を図る. 状況を繰り返し説明する, ゆっくり話を聞く, 安全を保持するなどの対応を行う.

(2) 回復期

記憶に関する評価が行われ, 本格的な訓練が開始される. 同じ時間に訓練に参加できるよう, 体調管理や ADL の援助において時間管理を行う. 作業療法士（occupational therapist：OT）に相談し, 代償手段を選択する. 患者が発症・受傷前から使用していた使い慣れた物（手帳, スマートフォンなど）を 1 種類選択する. 複数の物を用いると, どこに記載（入力）したかわからなくなってしまうため, それを防ぐ. 選んだ手段に, 適切に情報を残すこと, 終了した項目にはチェックをするように促す. 時間の管理については, 時計やスマートフォンのアラーム機能を用いるように促す.

自室やトイレの場所を覚えられない場合は, 入り口に目印を設置したり, 道のりをテープなどで示す. 人の顔や名前を覚えられないこともあるので, 担当者の顔写真と名前を貼ったり, 挨拶するときに名乗るようにする. 日付がわからなかったら, カレンダーをみて確認するというように, わからなかったらメモ等をみて確認することを習慣化するよう働きかける.

(3) 生活期

記憶障害が重度でないと, 復学, 復職して複雑な課題に取り組む際に表面化することがある. 入院中の生活で困らなかったことも問題になることがあるかもしれないということ

を当事者と家族に説明し，復帰までの間に準備を整える．

　日常生活では，生活リズムを確立する．記憶障害が重度の場合は，決まった曜日の決まった時間に1ヵ所の通所施設に行く，ヘルパーの派遣は同じ人にしてもらう，などシンプルな管理をできるように家族に説明する．また，入院中から使用してきた代償手段を引き続き活用できるように促す．

c. 注意障害

　意識障害から回復した患者の多くは注意障害を生じている．急性期にみられる注意障害はその後消失することもあるが，回復期以降まで残存すると易疲労性の原因になり，日常生活やリハビリテーションの阻害因子になるといわれている[12]．また，注意障害はその他の高次脳機能障害にも影響を及ぼすため，急性期からの働きかけが必要になる．

　注意障害に対しては，障害改善のための訓練，環境の調整，注意の代償手段の利用が行われる．

(1) 急性期

　急性期は，脳の損傷部位や脳浮腫，頭蓋内圧亢進などの影響を受けて注意障害の症状は変動しやすい．作業療法では課題に取り組むことで注意機能を活性化することを目的とした全般的刺激訓練が行われる．課題には市販のゲームやパズルが用いられる．

　看護においては，食事，移乗・移動，更衣などのADLを行う際に集中することを促す．最初からすべての動作を集中して行うことは疲労につながるため，やさしいこと，興味のあることから始め，難易度と集中する時間を増やしていく．間違ったことを学習しないように，誤りを正し，結果をフィードバックして動機づけを行う．また，同じことを繰り返し行うことが効果的であるため，看護計画でアプローチ方法を明確に示し，共有できるようにする．

　環境調整に関しては，動作に集中できるように，静かで人の動きが目に入らない，周囲が整理整頓された環境下で行う．たとえば，食堂で他の患者と一緒に食事をすると気が散って摂取が進まない場合は，自室で他の人が視野にはいらないようにカーテンを閉めたりして環境調整する（**図Ⅶ-2-6**）．

(2) 回復期

　作業療法では，注意機能を改善するための訓練が行われる．選択性注意，持続性注意，転換性注意，分配性注意のいずれに障害があるかを評価して，課題を選択して行う．看護においては，評価結果をふまえてどのようなことに配慮すべきかを明確にする．

　日常生活では，声かけを必要とする場合，声をかけすぎると気が散って動作が中断してしまうため，どこでどのような声をかけるか決めておき，援助する者が同じタイミングと内容で声をかけられるようにする．また，動作に集中できるように各動作の手順を患者自身に声に出してもらいながら実施する．

　意図的に注意を払うために，自分の行動をモニタリングする．「今，何をしているのか」，「その前は何をしていたのか」，「これから何をするのか」と定期的に自分に問いかけ答えるように促す．それには，1日の行動や動作手順を掲示したり，時計のアラーム機能，スマートフォンのメモ機能などを利用するとよい．注意障害があると疲れやすいため，自分のペースを保ち，休みながら行うように促す．

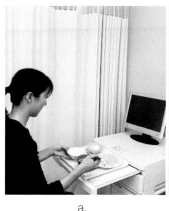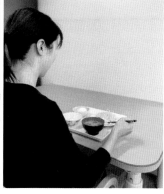

　　　　　　　a.　　　　　　　　　　　　　b.

図Ⅶ-2-6　注意障害のある患者の食事環境の調整例
a．自室では，テレビを消す．窓の外の景色に気を取られる場合はカーテンを引く．
b．自室以外では，他の人から離れたところで，壁に向かう．

(3) 生活期

　看護師が直接かかわる場合は回復期と同様であるが，自宅では家族の協力を得ることが必要である．注意障害が軽いと，入院中は気づかずに退院して初めて表面化することがある．家族には注意障害の症状を説明しておき，自宅での行動を観察してもらう．

　在宅で初めて注意障害に気づいた場合は，通院・通所，自宅でのプログラムを検討し，家族には自宅でのプログラムの実施を援助してもらう．入院中から介入していた場合も，自宅でのプログラムの実施を家族に依頼することになる．家族に注意障害と対応に関する理解をしてもらえるように説明する．

d. 遂行機能障害

　遂行機能は注意，記憶，言語などの高次脳機能を，状況に合わせて統合したり調整したりするように働かせるものであるため，ほかの高次脳機能障害と併存することが多い．とくに意識せずに行う反射的行動や習慣的行動は問題ないが，状況に応じた日常生活や社会生活における行動は困難になる．したがって社会復帰する際に明らかになることもある．

(1) 急性期・回復期

　作業療法では，遂行機能に直接的働きかける，目標管理訓練（goal management training：GMT）[*1] や問題解決訓練（problem-solving training：PST）[*2]，遂行機能をほかの機能で代償する自己教示法，外的な補助手段を利用する訓練などが行われる．

　日常生活では，自ら行動を起こせるように，自己教示法を使用するよう助言する．① これから行う行動や動作について書き出す，② はっきりと声に出して言う，③ 小声でささやきながら行う，④ 心の中で言う，というように順次，教示の方法を少なくできるようにし

[*1] GMT：① 自分の状況の把握，これから実施することの認識 ② 目標（課題）の設定，③ 下位目標の設定，④ 目標，下位目標の記憶と実施，⑤ 実施した結果と目標の比較，という5つの過程を用いて日常生活上の課題の誤りを減少させる．
[*2] PST：複雑な課題をより操作しやすい部分へと分解して解決する方法を身につけるために，① 問題（課題）の認識，② 問題の定義づけ，③ 解決策の考案，④ 方法の選択・実施，⑤ 実施の振り返り，の5側面を強化する．

ていく.

　日常生活の特定場面に適応するために，各動作の過程をいくつかの段階に分け，マニュアル化し，動作の手順を書き出したり，写真や図にして掲示する．声かけや実際の援助により，徐々に連続してできるように誘導する．また，スケジュールを記入した用紙を目につくところに貼って，計画的に活動ができるようにする.

(2) 生活期

　作業療法では，目的に合った買い物や旅行などの計画を立てる．また，献立を考え調理の手順や段取りを理解して実行し，実行中は軌道から外れていないか自分で点検して，外れている場合は元に戻ることができるように指導する.

　社会生活で起こりそうな困難を想定し，問題解決の手順をマニュアル化しておき，実際に生じた際に参照できるように指導する．また，家族に対し，対応方法を指導する.

2 ● 家族支援

　高次脳機能障害のある患者は退院後の実生活で初めて症状そのものや症状の深刻さに気づき，長い時間をかけて障害を認識する．家族も同様で，外傷性脳損傷の家族は，5〜10年の歳月を経て心理的適応に至ると報告されている[13].

　外傷性脳損傷は男性の若年者に発生することが多く，社会的行動障害によって復職や就業は大きな課題となっていて，自宅にいる当事者を親が介護するというパターンが多い．家族介護者自身が心身の健康状態を保ち，社会資源を活用することで介護に限らない自身の生活にエネルギーを配分できるように導いていくことが必要である[14].

学習課題

　1．高次脳機能障害の特徴（医学的定義と行政上の定義）と認知症との違いを説明しよう.
　2．代表的な高次脳機能障害と，その症状の特徴を挙げてみよう.
　3．高次脳機能障害のリハビリテーションの4つの目的を挙げて簡単に説明してみよう.
　4．代表的な高次脳機能障害を挙げて，看護するうえで注意すべき点を挙げよう.

引用文献

1) 橋本圭司：高次脳機能障害とは．高次脳機能障害をもつ人のナーシングアプローチ（石川ふみよ，奥宮暁子編），医歯薬出版，2013
2) 高次脳機能障害全国実態調査委員会：高次脳機能障害全国実態調査報告．高次脳機能障害研究 36（4）：492-500，2016
3) 三村　將：前頭葉の臨床神経心理学．高次脳機能研究 36（2）：163-169，2016
4) 鹿島晴雄（監）：レザック神経心理学的検査集成，創造出版，p.375-394，2005
5) 石合純夫：高次脳機能障害学，医歯薬出版，p.169，2012
6) 橋本律夫，上地桃子，湯村和子ほか：自己中心的地誌的見当識障害と道順障害—新しい視空間認知機能検査 card placing test による評価—．臨床神経学 56（12）：837-845，2016
7) 国立障害者リハビリテーションセンター高次脳機能障害情報・支援センター：高次脳機能障害の標準的リハビリテーションプログラム．〔http://www.rehab.go.jp/brain_fukyu/how04/rehab/〕（最終確認 2020 年 5 月 1 日）
8) 国立障害者リハビリテーションセンター高次脳機能障害情報・支援センター：福祉サービスについて知りたい．〔http://www.rehab.go.jp/brain_fukyu/how05/〕（最終確認 2020 年 5 月 1 日）
9) 林　眞帆：高次脳機能障害者の社会生活上で生じる「生活のしづらさ」がもつ意味に関する研究．社会福祉学 55（2）：54-65，2014
10) 前島伸一郎，岡本さやか，岡崎英人ほか：失語症の機能回復と言語治療．Jpn J Rehabil Med 53（4）：273-279，

2016

11）中山香奈絵, 石川ふみよ：失語症者を介護する妻のコミュニケーション方法の再構築. 国際リハビリテーション看護研究会誌 **8**（1）：31-38, 2008

12）豊倉　穣：注意障害の臨床. 高次脳機能研究 **28**：320-327, 2008

13）J. ポンスフォード（藤井正子訳）：外傷性脳損傷後のリハビリテーション―毎日の適応生活のために―, 西村書店, p.247-248, 2000

14）Ishikawa F, Suzuki M, Okumiya M, et al：Psychosocial process of mothers caring for young men with traumatic brain injury：Focusing on the mother-son relationship. J Neurosci Nurs **41**（5）：277-286, 2009

3 運動機能障害のある人への看護—脊髄損傷の場合

この節で学ぶこと

1．脊髄損傷の発生メカニズムと回復過程，治療・評価方法について理解する．
2．脊髄損傷の各種機能障害と看護援助について理解する．

A. 脊髄損傷とは

　脊髄損傷（spinal cord injury：SCI）とは，外傷性または非外傷性に脊髄が完全あるいは不完全に損傷されて起こる運動，感覚，自律神経系に機能の障害をきたした状態である．
　その結果として，脊髄に損傷をきたした人は，生命維持や日常生活能力および社会的活動に重大な影響を被り，人生の目標やライフスタイルの変更を余儀なくされることがある．脊髄損傷者のリハビリテーションでは，身体的能力の回復もさることながら，**社会再適応**を目標とした健康管理能力を含む**自立的生活能力**の獲得が大切である．

1 ● 脊髄損傷による機能障害の発生メカニズム

a. 脊髄の仕組み

　脊髄は，強固な脊柱菅の中で歯状靱帯に固定され，髄液に浮遊した状態にあり，外界から保護されている．脊髄は，頸髄（8髄節），胸髄（12髄節），腰髄（5髄節）および仙髄（5髄節）により構成された神経細胞と神経線維の集合体である．各髄節から出る脊髄神経が，末梢効果器をそれぞれ神経支配している（**図Ⅶ-3-1**）．

b. 機能障害の発生メカニズム

　脊髄損傷は，脊椎に対して屈曲，伸展，回旋，圧迫などの強力な外力が直接作用して起こる骨折，脱臼，捻挫などの外傷性損傷により，脊髄や脊髄神経が傷害されて生じることが多い．しかし，脊椎に明らかな骨損傷がなくても，脊髄損傷は起こることがある．高齢者に発生することが多い，頸椎の過伸展による「非外傷性頸髄不全損傷」が，その代表的なものである．また，先天性疾患や疾病などによって脊髄が傷害されれば，脊髄損傷と同様の症状が発生する．
　脊髄に外力が働くと，その強さに応じて脊髄組織が直接破壊されるが，さらにそれに続く2次的な自壊現象が損傷を増強させ，非可逆的病理変化を生じるとされる．受傷直後は，損傷部の中心灰白質に出血が起こり，その拡大とともに循環障害が進行し，灰白質の虚血性壊死，白質の浮腫，神経組織の変性や破壊などをきたす．これらの変化は，直接の受傷部位を中心にして，上下数髄節に及ぶことがある．損傷の進行や組織の破壊は，動物実験

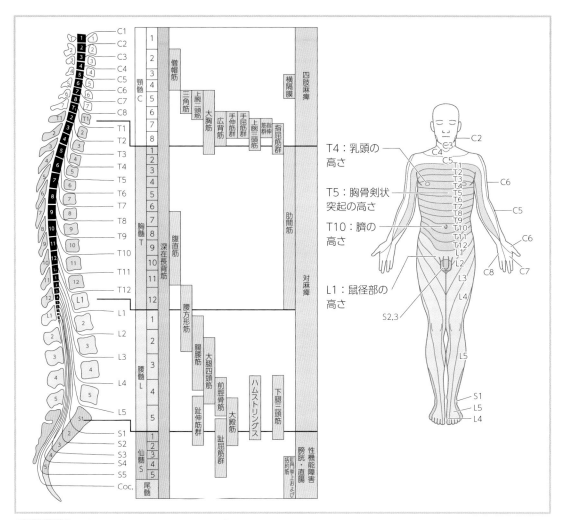

図Ⅶ-3-1　　脊椎と脊髄の位置関係および主な随節支配筋

では，脊髄損傷後8時間以内がピークであるとされる．また，損傷部周辺の浮腫は，損傷後数日間が最も強く，1週間程度で消褪するとされる．

　　損傷部において，脊髄の長索路の機能が完全に絶たれたものが**完全損傷**，その機能が一部でも残存すれば**不完全損傷**と考えられる[1]．

2●脊髄損傷による運動麻痺の回復過程

　　受傷直後から一定期間，脊髄ショック状態となり，傷部以下のすべての運動・感覚機能が障害され，完全損傷では損傷部以下の四肢，体幹筋すべてが**弛緩性麻痺**となる（不完全損傷では，当初から筋緊張亢進を認めることがある）．臨床的には，脊髄損傷の受傷直後から脊髄ショックを離脱するまでの時期を急性期と呼ぶことが多い．この時期は重篤な機能障害と合併症が起こりやすい．急性期の期間は，脊髄の損傷部位や程度に影響されるため，必ずしも一定ではないが，頚・胸髄損傷では約5〜6週，腰髄損傷では1週間程度である．

受傷後，数日から数週間経過し，脊髄ショックから離脱するにつれて，筋緊張の亢進がみられるようになり，最終的にはほとんどが痙性麻痺に移行する．脊髄ショックの時期を脱したあとの時期を回復期・生活期と呼び，この時期は機能回復やADLの改善を図り，社会適応を目指す．

3● 脊髄損傷の症状

脊髄損傷の症状は，①運動機能障害，②感覚機能障害，③自律神経機能障害に大別される．障害の重症度は，脊髄の損傷高位や損傷程度に左右される．脊髄の横断性の完全損傷では，損傷髄節以下のすべての機能が失われるが，不完全損傷の場合は，運動と感覚にある程度の機能の残存を認める．

脊髄ショック（spinal shock）は，脊髄が横断性に完全損傷した場合に受傷直後から一定期間，すべての反射が喪失する現象である．脊髄ショックは一般に数日から数週間持続し，しだいに屈曲反射や深部腱反射など脊髄反射が回復する．脊髄ショックの回復後，馬尾損傷や脊髄円錐部以下の損傷を除けば，損傷部以下の筋では徐々に筋緊張が回復・亢進し，痙性麻痺に移行する．馬尾損傷および脊髄円錐部以下の損傷では，その支配筋は弛緩性麻痺のまま経過し，筋萎縮が著明となる．

a. 運動機能障害

第1胸髄節以上の損傷では，両上肢，体幹，両下肢機能の麻痺，いわゆる四肢麻痺となる．第2胸髄節を含め，それ以下の損傷では，体幹・両下肢機能の麻痺，いわゆる対麻痺となる．第2仙髄節損傷以下では，下肢機能の障害は免れるが，膀胱・直腸・性機能などが障害される．

b. 感覚機能障害

完全損傷では，損傷高位より下位の表在感覚（痛覚・温覚・冷覚・触覚）・深部感覚（振動覚・関節位置覚）はすべて失われる．不完全損傷では，損傷高位より下位にある程度の感覚が残存し，感覚解離を呈することも多い．

c. 自律神経機能障害

（1）交感神経系

脊髄損傷では，自律神経系の機能も傷害され，損傷高位によって交感神経系と副交感神経系の間に不均衡を生じる場合が多い．解剖学的に，交感神経系は，脊髄白質を下行し，交感神経節を経て，標的臓器を支配する．副交感神経系は，第10脳神経である迷走神経が脊柱管の外を下降し，胸部，腹部臓器にいたるので，脊髄損傷では直接的な傷害を被ることはない．そのため，頸髄，上位胸髄損傷では，交感神経系の支配が断たれることから，迷走神経優位の状態となり，徐脈，低血圧などが起こる．

一方，解剖学的には本来，傷害されるはずのない迷走神経支配の消化管機能も，脊髄ショックの際は機能停止に陥り，腸蠕動の低下をきたす．腎機能も一時的に低下する．膀胱は弛緩性麻痺状態をきたして尿閉を呈するなど，脊髄ショックの際にみられる自律神経機能障害の病態は複雑である．

第5〜6胸髄以上の損傷では，腹部臓器を支配している交感神経系の障害による血管運動麻痺により，血管収縮機構が障害されて低血圧をきたしやすい．脊髄ショックから離脱し

てくると，麻痺域の血管収縮機構も自動性を回復してくる．慢性期では上位中枢からの血管運動の調整機能が傷害されるため，麻痺域における交感神経系の刺激によって**発作性高血圧，頭痛，立毛，発汗**など，交感神経機能亢進症状をもたらすことがある．これが**自律神経過反射**であり，脳出血など重篤な状態をもたらすことがある．同じく，上位胸髄損傷以上では，交感神経系の障害に起因した麻痺域の発汗障害により**体温調節障害**をきたす．

（2）副交感神経系

通常，損傷髄節が第2仙髄より高位であれば痙性麻痺に移行し，第2〜4仙髄を含む下位で障害されると，脊髄ショックから離脱した後も弛緩性麻痺状態が持続し，下部結腸や直腸機能障害による排便困難や，性機能障害として，男性では勃起困難を生じるようになる．

B. 脊髄損傷のアセスメント

1 ● 脊髄損傷の代表的な運動麻痺評価スケール

フランケル（Frankel）による重症度分類（**表VII-3-1**）やアメリカ脊髄損傷協会（ASIA）による脊髄損傷の神経学的および機能的分類のための国際基準（international standard for neurological classification of spinal cord injury（ISNCSCI）がよく用いられている[1,2]．

2 ● 脊髄損傷の評価

a. 損傷高位とは

脊髄損傷の損傷高位は，通常，残存髄節の最下限をもって表現する．たとえば，損傷高位（麻痺レベル）C6とは，上腕二頭筋（第5〜6脊髄神経支配）の機能は正常であり，上腕三頭筋（C7）が機能していないことを意味する．この場合，第7頸髄節（C7）以下は麻痺していることを示す．

ちなみに，"C"とは頸髄（cervical cord）の頭文字の略であり，胸髄（thoracic cord）は"T"あるいは"Th"，腰髄（lumbar cord）は"L"，仙髄（sacral cord）は"S"と簡略化して表現する．

b. 脊髄損傷の機能障害評価

神経学的損傷高位は，正常な運動機能や感覚機能が残存する髄節レベルで決定する．脊髄損傷の重症度の判定，いわゆる完全，不完全麻痺の区別は，麻痺域の運動および感覚機能の残存程度によって行う．

表VII-3-1　フランケルによる重症度分類

A（Complete）	損傷レベルより下位の運動・感覚機能の完全喪失
B（Sensory only）	損傷レベルより下位の運動は完全麻痺，感覚はある程度残存
C（Mortor useless）	損傷レベルより下位にある程度の運動機能が残存するが実用性はなし
D（Mortor usefuls）	損傷レベルより下位に実用的運動機能が残存し多くの例で歩行可能
E（Recovery）	神経症状（運動・感覚・括約筋の障害）なし．反射の異常はあってもよい

［永田雅章：脊椎損傷．現代リハビリテーション医学（千野直一編），金原出版，p.372-387，2007 より引用］

c. 能力障害の評価

　脊髄損傷の能力低下の評価として，バーセル指数（BI）や機能的自立度尺度（FIM）（付録2，p.368参照），四肢麻痺者専用の Quadriplegia Index Function（QIF）がある．これらの評価法は，数量的に ADL の自立度を評価するものである．ADL の練習プログラムや介助方法を検討する際は，個々の動作を詳細に評価する必要がある．

3● アセスメントの視点

　急性期は，脊髄の損傷高位によっては呼吸，循環，体温，消化，排尿機能など生命維持機能が著しく傷害される．さらに，受傷機転によっては脊椎損傷だけでなく，多発骨折や脳挫傷，内臓損傷など重篤な合併損傷を有していることがあり，患者は生命危機状態におかれるため，**全身状態**の注意深い観察が求められる．脊髄損傷により損傷部以下に生じた運動，感覚，自律神経機能の**障害レベル**をアセスメントする．頸髄損傷では，呼吸・循環・体温・消化・排尿・性機能のすべてにわたって機能障害を引き起こすことから，その障害レベルを正確に把握する必要がある．心理面では，脊髄損傷が与える心理的影響を，患者の表情や言動を通して，注意深く観察する．

　回復期・生活期は残存機能と障害された機能について，正確にアセスメントする．頸髄損傷では，回復期・生活期においても，呼吸・循環・体温・消化・排尿・性機能などすべての機能に障害が残るため，急性期より引き続き，合併症の予防が重要である．また，頸髄損傷では，髄節の違いにより ADL の到達レベルが大きく異なることから，障害レベルを正確に把握し援助を計画する．

C. 脊髄損傷による運動機能障害のある人への看護 （図Ⅶ-3-2）

1● 急性期

a. 急性期の治療，リハビリテーション

　損傷した脊髄を再生させることは，再生医学研究が進む現在でも困難であり，脊髄損傷の機能予後は，受傷時にほぼ決定されてしまうことになる．したがって，外傷性脊髄損傷の急性期治療の中心は，損傷した脊髄にさらなる損傷を与えないよう，損傷した脊椎部の整復・固定を行うことが重要である．

　急性期の治療では，**脊髄の2次的損傷の予防**と，**合併症の予防**が最大の目標となる．治療法として，保存的療法（非観血的療法）と手術療法（観血的療法）がある．

　この時期のリハビリテーションは，合併症と廃用症候群の予防として，**良肢位保持，関節可動域訓練，肺理学療法**が行われる．

（1）保存的療法

　保存的療法（非観血的療法）として，頸部損傷では，頭蓋直達牽引などによって損傷脊椎部を整復・固定する．損傷の状態によって，ハローベスト（hallo vest）などによる頸椎の創外固定や砂嚢固定などを行う．整復治療後6～8週間は，整復位に保持・固定し，局所の安静を図る．この時期が過ぎると，骨損傷部は安定してくるので，硬性コルセット装具などによる外固定を併用し，積極的に機能訓練を行う．

	急性期リハビリテーション 障害の拡大の予防｜離床（活動促進）		回復期リハビリテーション	生活期リハビリテーション
治療・運動療法	・保存的療法 ・手術療法 ・全身管理（呼吸器系・循環器系・消化器系・尿路系）	・合併症管理（DVT，感染・褥瘡・拘縮）	・集中的 ADL，IADL 自立訓練 ・合併症管理（感染・褥瘡・拘縮）	・機能維持・合併症管理
看護目標	・損傷脊髄の保護 ・合併症予防（DVT，褥瘡，尿路感染，肺炎，イレウス等） ・早期の活動拡大（基本動作・ADL の獲得）		・最大限の ADL 自立 ・生活リズムの再構築 ・合併症予防（褥瘡・火傷，尿路感染等） ・早期社会復帰	・社会生活への適応 ・QOL の獲得・維持・向上
看護支援	・損傷脊髄の 2 次的損傷予防 ・尿路管理 ・褥瘡予防 ・排痰・呼吸練習 ・関節可動域維持訓練	・坐位耐性獲得支援（起立性低血圧の予防） ・車椅子移乗自立支援 ・ADL 評価・再獲得支援 ・合併症予防 ・自己概念の混乱への心理的支援	・ADL，IADL 自立支援 ・健康・合併症の自己管理能力獲得への支援 ・退院に向けた心身および環境の準備 ・自己概念の混乱への心理的支援	・安全な在宅療養環境の整備への支援 ・ADL 維持・向上のための支援 ・在宅生活安定化のための支援 ・社会参加促進のための支援 ・役割期待の獲得のための支援

図Ⅶ-3-2　脊髄損傷のリハビリテーション看護の流れ

コラム

脊髄損傷の再生医療の現状

　「再生医療」とは，疾病や外傷などによって失われた機能を回復させることを目的とした治療法である．脊髄や脳などの中枢神経は，これまで障害されると回復しないとされてきたが，iPS 細胞（induced pluripotent stem cell）の患部への移植や骨髄から採った間葉系幹細胞を用いた静脈投与による損傷脊髄の回復治療法が研究開発され，現在，実用化が期待されている．

　iPS 細胞は 2006 年に京都大学の山中伸弥博士らが開発した人工多能性幹細胞で，再生医療を実現させるために重要な役割を果たすと期待されている．iPS 細胞は，人間の皮膚などの体細胞に 4 つの転写因子を導入し，培養することによってさまざまな組織や臓器の細胞に分化する能力とほぼ無限に増殖する性質があり，臨床応用として，損傷した組織や臓器に iPS 細胞を移植し機能回復を図ることや iPS 細胞を用いて難治性疾患の原因究明やそれを用いた治療薬の研究開発等が進められている[ⅰ]．

　患者の骨髄から採った間葉系幹細胞を人工的に培養し静脈投与により患者に戻す治療法は，間葉系幹細胞が神経や血液などになる能力をもち，臓器の働きを正常に保ったり傷ついた部分を修復したりするなどの自己治癒力をもつ性質を活用して，損傷した脊髄の回復を促す治療法である[ⅱ]．

　現在の段階では，いずれの治療法も損傷から 1 ヵ月以内の亜急性期の脊髄損者患者が対象であり，治療後は通常のリハビリテーションが必要とされる．

引用文献
ⅰ）京都大学 iPS 細胞研究所：CiRA（サイラ）〔https://www.cira.kyoto-u.ac.jp/j/faq/faq_ips.html〕（最終確認 2019 年 6 月 9 日）
ⅱ）札幌医科大学：プレスリリース・メディア〔http://web.sapmed.ac.jp/jp/news/press/jmjbbn0000009sej.html〕（最終確認 2019 年 6 月 9 日）

(2) 手術療法

手術療法（観血的療法）は，保存的に整復困難な脱臼（椎間関節）骨折などの整復や，脊髄を圧迫している骨片や血腫の除去，浮腫をきたした脊髄に対する減圧などを目的とした脊椎整復術，脊髄除圧術などが行われる．麻痺が進行する場合は，手術によって早急に減圧・整復・固定を行う必要があるが，それらは，損傷そのものを回復させるものではなく，障害の拡大を最小限にするための処置である．手術療法の適応と効果については，現在多くの意見があり，統一された見解はない．しかし，早期からリハビリテーションを開始するために，不安定な脊椎の安定化を目的として，内固定術を行うこともある．

b. 急性期の看護

この時期は，損傷脊髄の2次的損傷に注意しながら，呼吸，循環，体温，消化，排尿など生命機能の維持と，合併症の予防（褥瘡の予防が重要）を中心に援助を行う．具体的な援助は以下のとおりである．

(1) 運動機能

脊髄損傷では，損傷高位を境に麻痺筋と非麻痺筋の筋緊張に不均衡が生じるため，非麻痺筋優位の変形拘縮が生じやすい．

C5レベルでは，肩関節外転筋（C5髄節支配）は機能するが，肩関節内転筋（C6〜8髄節支配）は，麻痺により機能していないため，外転筋優位となり肩関節の外転拘縮が発生しやすい．同様のメカニズムにより，C6レベルでは肘屈曲拘縮，C7レベルでは手指の伸展拘縮が生じやすい．弛緩性麻痺状態にある四肢関節は肢位性に伸展拘縮が発生しやすい．

拘縮予防として，各関節を機能的肢位（良肢位）に保つだけでなく，筋緊張の回復経過に合わせて，拘縮予防に効果的な肢位をいくつか組み合わせてとらせる．関節可動域訓練は，損傷脊髄に2次的損傷を起こさない範囲内で愛護的に行う．

(2) 呼吸機能

頸髄C4以上が損傷されると，吸気筋である横隔膜の運動麻痺により自発呼吸が障害され，急性呼吸不全をきたす．そのため人工呼吸器管理を必要とする．

胸髄T10以上の頸・胸髄損傷でも，内・外肋間筋，腹筋の麻痺により気道内分泌物の自力喀出が不十分になるため，換気不全をきたしやすい．

呼吸不全による低酸素状態は，損傷した脊髄の病的変化を増悪するともいわれており，酸素吸入や肺理学療法など十分な呼吸管理が必要である．呼吸状態やPaO_2や$PaCO_2$値などを注意深く観察し，換気不全症状の出現や増悪に対処する．必要があれば気管切開を行うこともある．胸髄損傷では外傷性に血胸，気胸を合併することがあり，注意が必要である．

(3) 体温調節機能

頸髄損傷では，交感神経遮断による体温調節障害により，急性期に40℃以上の過高熱をきたすことがある．過高熱は，生命予後を不良にする要因となることもあり，クーラーなどによる室温調整や冷罨法，アルコール全身清拭などで全身冷却を行う．

(4) 循環機能

胸髄T5〜6以上の損傷では，広範な交感神経遮断による血管運動麻痺により血管収縮機構が障害され，低血圧をきたしやすい．損傷部以下の血管収縮機構の障害によって腹部臓器や下肢の血管拡張をきたし，麻痺域への血液貯留による静脈還流が減少することが血圧

低下の主な要因である.

　同じく,血管収縮機構の障害による麻痺域への静脈血の停滞は,**深部静脈血栓**を生じさせやすく,**肺塞栓**による突然死をまねく危険性がある.静脈血栓を生じさせないように,抗凝固剤の投与や下肢の挙上,マッサージ,弾性ストッキングの着用などにより,静脈還流を促進する.大腿,下腿の周径の変化に注意し,2 cm 以上の増加があったときには静脈血栓を疑う必要がある.

(5) 消化機能

　脊髄ショックによる自律神経障害により,消化管の活動性が全体的に抑制されて蠕動は低下し,急性胃拡張,麻痺性イレウス状態に陥る.胃拡張,鼓腸は横隔膜を押し上げるため,2 次的に換気障害を増悪させ,全身状態を悪化させる.このような場合は,胃腸内の排ガスを目的に,胃管や腸管カテーテルの挿入を行う.

(6) 排尿機能

　急性期では,膀胱利尿筋は弛緩性麻痺を呈し,無緊張状態になり**尿閉**となる.尿閉による膀胱内尿充満を放置すると,膀胱壁の過伸展に伴う利尿筋層の虚血や筋線維の傷害が生じ,回復期・慢性期において膀胱収縮力の回復を阻害する.

　また,急性期における膀胱は,自律神経障害により感染自己防御能が低下しているため,易感染状態にある.そのため急性期の脊髄損傷の排尿管理は,無菌的操作が原則である.無菌的間欠導尿法は,急性期の排尿管理法として最も適しているが,全身状態が不安定で輸液管理などが行われる場合は,膀胱の過伸展予防のため一時的に無菌的持続カテーテル留置法が選ばれることがある.全身状態が安定し,水分出納の管理ができるようになれば,無菌的間欠導尿法に変更する.

(7) 合併症の予防〜褥瘡対応

　脊髄損傷では,障害部位以下の運動・知覚の麻痺や,血管麻痺による循環障害により,褥瘡をきたしやすい.褥瘡発生の最大の要因は,身体に加わった外力による皮膚および軟部組織への持続的圧迫である.そのため褥瘡の最大の予防法は,体位変換や体圧除圧用具等により圧迫部位の除圧を図ることである.褥瘡は,皮膚組織に一定時間以上の血流障害をきたす圧迫が加わることがあれば,急性期に限らず回復期,生活期を含めていずれの段階でも生じてくる.

　四肢麻痺者では,体幹筋麻痺などから長坐位や車椅子坐位時に仙骨部に負荷（せん断力）がかかりやすく,対麻痺者では,車椅子乗車による長時間の前かがみのデスクワークなどで坐骨結節部に負荷が集中しやすく,褥瘡が生じやすい部位として知られている.尿便失禁による皮膚汚染も褥瘡発生の誘因である.

　褥瘡発症を引き起こす要因も回復過程によってさまざまであり,予防方法もその状況に応じたものが求められる.

c. 急性期の心理的支援

　脊髄損傷は,交通事故や転落等により惹起することが多い.突然の受傷により予期せず入院治療を受ける状況の変化に患者はとまどいながらも,回復への期待などから,正確に現実状況を認識するまでには至らないことも少なくない.

　入院が長期化する中で,身体の回復を実感できず障害のある自己と向き合いながら回復

への期待と不安が入り交じり**精神的苦悩・葛藤**を生じることが少なくない．障害前の自立した生活をしていた自己（理想自己）から障害後の他者の世話により日常生活を送る自己（現実自己）という状況の変化に自己概念の混乱状態を招き，現実自己を否定的に認識し，生きる価値を喪失したという絶望的な心理状態に陥ることがある．この時期，患者はできないことに関心が集中し，できることや人としての強さ・特性，役割など社会的存在としての価値に自ら気づくことが困難になりがちである．

　看護支援として**残された機能や価値に気づくことができるよう**，患者ができる**日常生活活動能力を的確に評価し自ら行えるよう**，**自助具・福祉用具の使用**，**生活環境の工夫**により積極的に自立を促していく．一つでも生活動作を自分でできた自信は，できることへの視点の切り替えとなり，生きる価値の取り戻しにつながることになる．患者の精神的苦悩を傾聴するとともに，「できること探し」により患者が気づかされた自らの能力により，新たな生活へ一歩踏み出す勇気をもてるよう，支援を行うことが大切である．

　障害の回復可能性（限界性）を説明する時期については，年齢，受傷原因，性格特性，医療者側の方針などによりさまざまであり，定まったものはない．患者は回復に対して，医療スタッフの言動に過剰な期待や絶望感を抱くことがあるので，患者への心理的支援のあり方については医療チームで対応を統一して行うことが重要である．

2 ● 回復期・生活期

a. 回復期・生活期の治療，リハビリテーション

　回復期・生活期には，損傷高位に応じた機能障害が出現してくる．損傷高位が高いほど，機能障害は重篤で多様である．自己管理能力の違いが合併症の発生に大きく影響する．この時期のリハビリテーションは，残存筋の強化と日常生活の自立に向けたADL練習が中心となる．

　一方，最近では脊髄損傷の治療として電気刺激療法やロボットを用いた治療が行われるようになってきた．

　電気刺激は治療的電気刺激（therapeutic electrical stimulation：TES）と機能的電気刺激（functional electrical stimulation：FES）に大きく分類される．TESは電気刺激を治療として用いる場合の総称で，電気刺激による筋収縮の促進，筋力の強化，筋活動の再教育，循環の改善，組織の癒着防止，関節可動域の維持と改善などを目的として行われる．

　リハビリテーションへのロボットの活用としては，自立支援，訓練支援，介護支援などを目的としたものがある．たとえば，訓練支援として対麻痺に対して，歩行補助ロボットを用いたリハビリテーション治療が行われるようになってきている．

b. 回復期・生活期の看護

　全身的な健康状態に注意しながら，移動能力の獲得をはじめとして**ADL自立・向上**を目標にする．合併症予防を含め生活全般に対する自己管理能力の獲得が重要な時期である．

(1) 運動機能

　運動機能は，損傷高位によりほぼ決定される．とくに頸髄損傷では，1髄節の違いにより運動機能に大きな違いが生じる．そのため損傷高位により，ADL能力の機能的帰結をほぼ予測することができる（**表Ⅶ-3-2**）．

表Ⅶ-3-2　脊髄損傷患者（完全麻痺）の機能的帰結

高位レベル	C3～C4	C5	C6	C7	C8～T1	T2～T10	T11～L2	L3～S3
排痰	全介助	介助	臥位：一部介助 坐位：自立			T2～T6 臥位：一部介助 坐位：自立 T6～T10 自立	非該当	
食事	特殊な自助具とBFO併用で可能性あり長いストローで飲水可	特殊な自助具（装置）が設置されれば自立	自助具で自立コップで飲水可	自立				
整髪	全介助	特殊な自助具（装置）が設置されれば自立	自助具で自立		自立			
更衣	全介助	上衣：介助 下衣：全介助	上衣：自立 下衣：介助	下衣：自助具と特殊な工夫で自立の可能性	自立			
入浴	全介助		特殊装置で上肢・下肢部分浴が自立	特殊装置利用で自立	自立			
排泄	全介助		介助	自立				
ベッド上移動	全介助	介助および装置利用	装置利用で自立	自立				
除圧	ベッド・車椅子上では介助（電動リクライニングでは自立）	大部分介助，前腕を車椅子のグリップに引っかけ身体を傾けのことも	手首・前腕を車椅子の各部に引っかけ身体を傾け可	（プッシュアップにて可）		自立		
車椅子移乗	全介助 移乗用リフト利用	1人による介助（トランスファーボード利用はあってもなくてもよい）	トランスファーボード利用で自立の可能性	自立（自動車への移乗も含めて）（床からの上下移動は介助）		自立 （水平・上下移動のすべて）		
車椅子走行	特殊制御法（呼気，顎制御）の電動車椅子（電動リクライニング）で自立	電動車椅子は屋内・外で自立ハンドリム，ノブなどの滑り止めの工夫で屋内短距離自走可	屋内：プラスチックハンドリム，ノブなどの滑り止めの工夫で自立 屋外：電動車椅子自立，手動車椅子介助	屋・内外自立（縁石，階段を除く）	屋内・外自立（縁石，エスカレータ，階段降りも可）	自立		
歩行	非適応				介助で訓練のみ（補装具では機能的でない）	訓練のみ（補装具では機能的でない）（介助を必要としない場合もある）	補装具にて自立の可能性あり（装具・手すりを使い階段昇降可の者もいる）	平地での歩行は補装具にて自立
自助具・装具など	外部動力装具，手関節背屈装具，BFO		機能的把持スプリント，ユニバーサルカフ付き各種の自助具	スプリント・自助具	KAFOと前腕杖（両側）あるいは歩行器の併用	KAFO（あるいはAFO）と前腕杖（両側）の併用	AFOと前腕杖（両側）あるいは杖（両側）の併用	
自動車	リフトつき自動車（介助要）運転は不可	特殊な装置を付けた自動車の運転自立	手動制御の自動車あるいは特殊な装置を付けた自動車の運転自立（車椅子の積み込み自立）					
コミュニケーション	読書，パソコン，電話などは特殊な装置が必要		電話，書字，パソコンは，自助具などで自立ページめくりで自立	自立				

BFO：balanced fore arm orthosis，バランス式前腕装具，KAFO：knee-ankle-foot orthosis，長下肢装具，AFO：ankle-foot orthosis，短下肢装具
［Stuas Jr WE, et al, 1993 をもとに作成］

- **頸髄 C4 以上**：肘関節以下の運動が障害されるため，環境制御装置（environmental control system：ECS）や顎によるコントロールで電動車椅子を操作することなど，一部自立可能な ADL があるものの，ほぼ全介助となる
- **頸髄 C5**：肘屈曲が可能になるため，特殊な自助具や補装具の使用により自立可能な動作もあるが，介助を必要とする部分が多い
- **頸髄 C6**：自助具や補装具を用いて，おおよそ動作が自立可能になる
- **頸髄 C7**：手指の細かい動作は困難であるが，おおむね日常生活は自立できる．損傷レベルより最大限到達可能な ADL 能力の獲得を目標とする

　すなわち，脊髄損傷のリハビリテーションは，損傷高位に応じた残存機能を最大限活用して ADL を再獲得し，QOL を向上することであり，看護援助の方向性もそれに沿う．このとき最も重要になるのは，患者自身の，脊髄損傷の予後とリハビリテーションに関する正確な理解と障害の受容である．

　脊髄損傷患者の寝返り動作（**図Ⅶ-3-3**），起き上がり動作（**図Ⅶ-3-4**），プッシュアップ動作（**図Ⅶ-3-5**），移乗動作（**図Ⅶ-3-6,7**），更衣動作（**図Ⅶ-3-8**）のポイントを示す．

(2) 呼吸機能

　損傷高位による呼吸機能障害は以下のとおりである．

- **頸髄 C1，頸髄 C2**：横隔膜の運動麻痺により，人工呼吸器管理を必要とする．
- **頸髄 C3**：横隔膜は一部機能するが不十分であり，舌咽呼吸および人工呼吸器による補助呼吸が必要である．
- **頸髄 C4**：横隔膜の機能はほぼ正常に機能するため自発呼吸は可能であるが，内・外肋間筋の麻痺（胸髄 T1〜11 支配）により呼気能が低下し，肺活量は正常の 1/3〜2/3 である．
- **上位胸髄損傷**：肋間筋麻痺により痰喀出が不十分であり，肺炎など呼吸器合併症を起こしやすい．換気障害の改善を目的に肺理学療法を積極的に行う．

　呼吸器感染症を防ぐための生活習慣を身につけ，**肺炎を予防する**こと，また頸髄損傷の場合は，**痰喀出の練習**も積極的に取り入れ，呼吸機能の維持のための自己管理方法を身につけることが必要である．

(3) 循環機能

　胸髄 T5〜6 以上の損傷では，坐位・立位時に血圧下降によるめまい，意識消失など**起立性低血圧症状**を認めることが多い．血管収縮の自動性が回復してくれば，積極的にベッド上や起立台による坐位・立位練習を行い，起立性低血圧症状の軽減を図る．

　脊髄損傷では，生活期でも最高血圧値は 100 mmHg 以下で経過することが多く，血圧値より自覚症状の改善が重要である．最高血圧値 60 mmHg までは，血圧低下に伴う自覚症状のない人もいる．**血圧低下を予防**するために，下肢へ弾性包帯による圧迫，腹部を腹帯で圧迫するなど外力を用いて筋のポンプ機能を代替させて血圧の低下を防ぐ．また，急に起き上がらない，体循環量不足により低血圧をきたさないよう水分摂取を促すなど，自己管理方法を獲得できるように支援する．

対麻痺者の自立動作

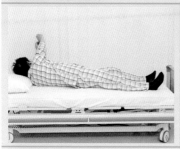 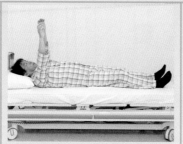 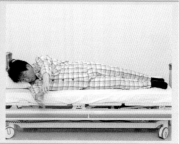

| ① 両手を組み，寝返りを打ちたい側と反対側に，斜め上にもち上げる． | ② もち上げた両手を，寝返り側に振りおろす． | ③ 振りおろした勢いに合わせて，頭を上げて顔を寝返り側に向ける．寝返りが完了． |

四肢麻痺者の自立動作

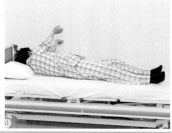 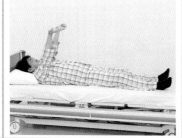 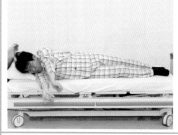

| ① 両手を寝返りを打ちたい側と反対側に，斜め上にもち上げる． | ② もち上げた両手を，寝返り側に振りおろす． | ③ 振りおろした勢いに合わせて，頭を上げて顔を寝返り側に向ける．寝返りが完了． |

四肢麻痺者への介助

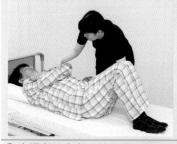 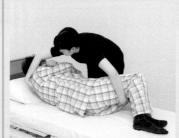 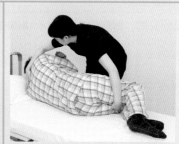

| ① 介護者は患者の腕を胸の前で組み，膝を立てる． | ② 介護者は向こう側から患者の肩と腰に手を入れる．患者に顔を寝返るほうに向け，頭をもち上げてもらう．患者の動きに合わせて手前に引き寄せる． | ③ 寝返りが完了． |

図Ⅶ-3-3　対麻痺者（T3 レベル損傷）・四肢麻痺者（C6 レベル損傷）の寝返り

自立動作

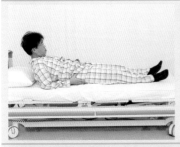 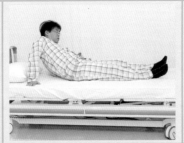 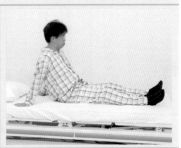

| ① 仰向けで手を骨盤に固定して肘屈筋のリバースアクション（逆作用）で体幹をもち上げ素早く肘を後方に引き寄せる． | ② 片方の肘に体重を乗せ，もう一方の肘を伸ばして，手をつく． | ③ ついた手のほうに体重をかけ，もう一方の肘も伸ばし，両手で支える姿勢になる． |

介助

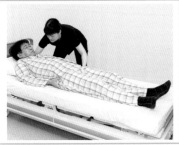 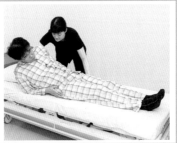 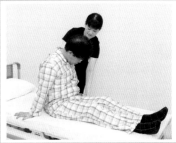

| ① 介助者は，患者の項部を支え，もち上げる． | ② 患者に両肘を後方に引き寄せてもらう．患者の動作に合わせて患者の肩を支える． | ③ 介助者は背中を支えながら，患者は一方の肘を伸ばして手をつき，さらにもう一方の肘を伸ばして手をつき，体を起こす． |

図Ⅶ-3-4　対麻痺者（T3 レベル損傷）の臥位から長坐位への起き上がり

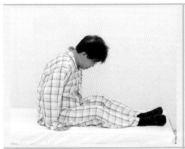 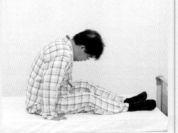 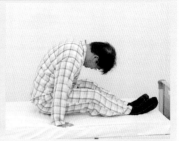

| ① 起き上がった状態で，お尻の両脇に手をつく．腕は伸ばした状態とする． | ② 腕は伸ばしたまま前傾する． | ③ 腕で体を押し上げるように力を入れ，お尻をもち上げる． |

図Ⅶ-3-5　対麻痺者（T3 レベル損傷）のプッシュアップ動作（自立動作）

対麻痺者の自立動作

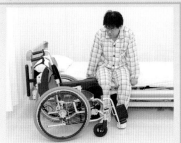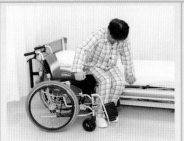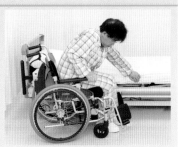

① 車椅子はベッド横に沿うように置き，両側のブレーキをかける．このとき，車椅子の足部に足がちょうど位置するようにする．

② 手で遠いほうの車椅子アームサポートをつかみ，もう一方の手はベッド上でプッシュアップの動作をしながら，体を車椅子側に回旋する．この時，前傾姿勢をとる．

③ シートの位置を確認し，そのまま上肢で支えながらゆっくりと車椅子に腰をおろす．

対麻痺者への介助

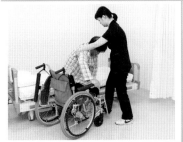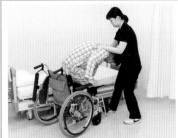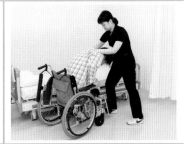

① ベッドの横に車椅子を斜めの向きで止める．患者は車椅子の近くで端坐位になる．患者は車椅子側の手で遠い方のアームサポートをつかみ，もう一方の手は腰の脇のベッドにつき，前傾姿勢をとる．介助者は両手を患者の脇の下に入れる．

② 患者にプッシュアップしながら体を回旋してもらい，介助者は脇の下に入れた手で患者を支持する．

③ シートの位置を確認し，患者にそのまま上肢で支えながらゆっくりと車椅子に腰をおろしてもらう．介助者は患者を支持する．

四肢麻痺者への介助（直角移動の場合）

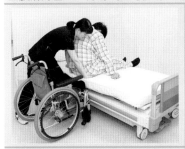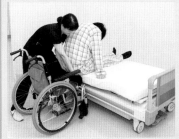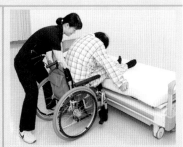

① 車椅子正面をベッドの横にぴったりと付け，両側のブレーキをかける．介助者は，長坐位の姿勢をとらせた患者の殿部の下に両手を入れる．

② 介助者は患者の殿部をもち上げながら車椅子方向に少しずつ移動させる．

③ 患者の殿部を車椅子シートまで移動させる．最後に患者の姿勢を整え，下肢をフットレストに載せる．

図Ⅶ-3-6　対麻痺者（T3 レベル損傷）・四肢麻痺者（C6 レベル損傷）のベッドから車椅子への移乗

対麻痺者の車椅子からベッドへの移乗の自立動作（横移乗）

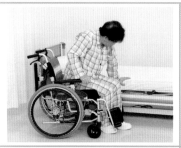 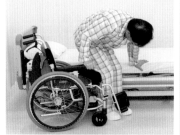 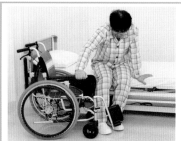

① ベッドに沿うように横向きに車椅子を止め，両側のブレーキをかける．前傾姿勢をとり，ベッドに近い手でベッドに手をつき，もう一方の手はアームサポートをもつ．

② 上肢で支えながら腰を上げ，殿部をベッドのほうへ回旋させる．

③ ベッドの位置を確認し，そのまま上肢で支えながらゆっくりと腰をおろす．

対麻痺者の車椅子からベッドへの移乗の介助（トランスファーボードを利用）

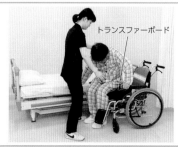 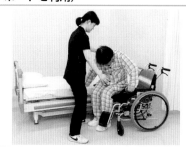

① ベッドに沿うように横向きに車椅子を止め，両側のブレーキをかける．介助者はベッド側のアームサポートを上げ，トランスファーボードを患者の殿部の下に差し込み，ベッドに渡るように設置する．患者にベッドに近い手でベッドに手をつき，もう一方の手はアームサポートをもってもらう．

② 患者は上肢で支えながらトランスファーボード上を滑るように殿部を移動させる．介助者は体の前後に手を当て，支持する．

四肢麻痺者の車椅子からベッドへの移乗の介助

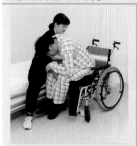 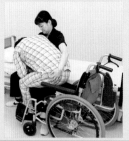 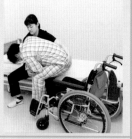 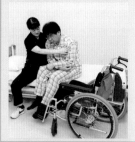

① 車椅子をベッドの横に少し斜めに向けて止め，ベッドに近いほうのアームサポートを上げ，レッグレストから足をおろす．介助者はベッドに座り，片方の足に患者の両足を載せ，患者の腰と脇から支え抱える．

② 患者の頭を下げながら，完全に患者を大腿部に載せる．

③ 介助者は浮かして少しずつ横に移動し，車椅子にぶつからないところまで移動したら，体を回転させて患者をベッドに運ぶ．

④ 患者をベッドの上に座らせたら，足を抜く．最後に，下肢をベッドに上げ，姿勢を整える．

図Ⅶ-3-7　対麻痺者（T3レベル損傷）・四肢麻痺者（C6レベル損傷）の車椅子からベッドへの移乗

着衣

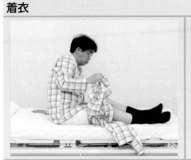

① 坐位で，両足を伸ばす．

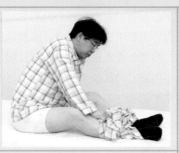

② 下肢を屈曲させ，それぞれの足にズボンを通す．大腿部まで引き上げる．

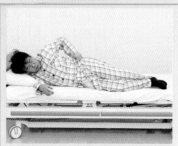

③ 側臥位の姿勢をとり，ズボンを腰まで引き上げる．

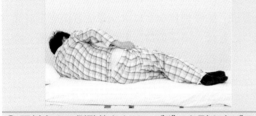

④ 反対向きの側臥位をとり，ズボンを引き上げる．

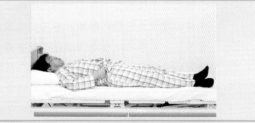

⑤ 仰臥位をとり，ズボンを整えて着衣が完了

脱衣

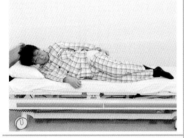

① 側臥位をとり，ズボンを大腿部に引き下げる．

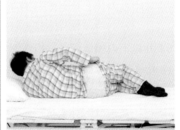

② 反対に寝返りを打ち側臥位をとり，ズボンを引き下げる．

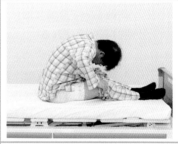

③ 仰向けに戻り体を起こし，膝あたりまでズボンを下げる．

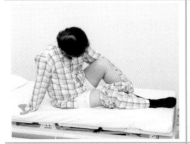

④ 片方の足をもち，屈曲にさせながら，ズボンを引き下げる．

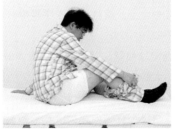

⑤ もう一方の片足も同様にしてズボンを抜く．

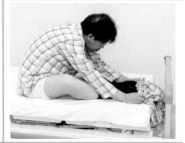

⑥ ズボンを抜き取り，脱衣が完了

図Ⅶ-3-8　対麻痺者（T3レベル損傷）の更衣（ズボンの着脱）

　また，とくに頸髄損傷の場合に多いが，膀胱の尿貯留による過伸展，あるいは便秘や浣腸などで内臓器官が拡張することにより交感神経刺激症状が生じ，発作性の高血圧や発汗などが起こる．さらに発作性の血圧上昇に続き，頸動脈洞などの圧受容器がそれを感知することで迷走神経が興奮し徐脈となる，自律神経過反射が起こることがある．これを予防するためには，誘因となる内臓器の拡張や炎症を起こさないように，**排便・排尿のコントロール**を行い，体調管理をすることが重要である．また患者が，自律神経過反射の症状と対処方法に関する知識をもって，日々の体調管理に取り組むことができるように支援する．

(4) 消化機能

　回復期・生活期では，自律神経機能の自動性が回復してくるため，消化機能に関して問題となることは少ない．しかし，移乗動作の獲得や褥瘡予防のためにも，適切な体重管理を行うことは重要である．脊髄損傷によって歩行が困難となり，運動量が減少すると，筋肉量の減少や脂肪の増加，さらに内臓脂肪の蓄積，動脈硬化などにより生活習慣病を誘発することもある．また，消化機能を健全に保つことは，**排便のコントロール**がしやすくなるというメリットもある．規則的な排便リズムを維持し，**肥満や褥瘡を予防**するために，規則正しい食生活を維持する必要性を患者が理解できるように支援する．

(5) 排尿機能

　脊髄ショックの時期に弛緩性麻痺状態にあった膀胱も，脊髄排尿中枢である仙髄 S2〜4 が直接傷害されていなければ，約 7〜10 週で排尿反射は回復する．このタイプの膀胱は，仙髄 S2〜4 を便宜的に脊髄排尿中枢の核と考えて，「核上型膀胱（反射性あるいは自動性膀胱）」と呼ばれる．

　仙髄 S2〜4 を含め，それより以下の損傷では，慢性期でも利尿筋は弛緩状態のまま経過し，尿意や排尿反射も消失したままである．このタイプの膀胱は，「核・核下型膀胱（弛緩性あるいは自律性膀胱）」と呼ばれる．

　障害に応じた適切な**排尿訓練**，薬物治療により経尿道的排尿を可能とし，上部尿路（尿管，腎）機能の荒廃を予防することが大切である．核上型膀胱では，慢性期に膀胱と尿道括約筋が同時に収縮し，排尿困難を生じる排尿筋括約筋協調不全（detrusor sphincter dyssynergia：DSD）を呈することがある．排尿筋括約筋協調不全は，高圧排尿を生じることから上部尿路に悪影響を及ぼしやすく，薬物治療や手術療法などが行われる．

(6) 排便機能

　排尿機能と同じく，脊髄では仙髄 S2〜4 が排便機能の中枢である．そのため仙髄 S2〜4 以上の損傷（核型）では，大腸の動きは痙性を示し，外肛門括約筋の緊張も亢進し，**便秘**を呈する．

　横行・下行結腸から S 状結腸・直腸の運動は，仙髄 S2〜4 から出る骨盤神経に支配されているので，仙髄 S2〜4，および馬尾損傷（核・核下型）では蠕動運動が障害される．核・核下型では，内外肛門括約筋は弛緩性麻痺状態で回復しないため，生活期では**便失禁**する可能性が高い．

　核型，核・核下型いずれの障害の場合も，生活期では便秘に陥ることが多く，早期から，適切な食生活と胃結腸反射，直腸肛門反射を利用した**排便訓練**を行う．

(7) 性機能

　性機能は，排尿・排便機能と同じく，仙髄 S2〜4 に脊髄中枢がある．男性の性機能は神経依存性であるため，脊髄損傷では勃起，射精，快感などの性機能が容易に傷害される．女性の場合は，性機能はホルモン依存性であるため，快感が欠如する以外はほとんど問題がない．そのため，**性機能障害**は，勃起不全や射精障害による授精能力の低下など，男性のほうに深刻な問題を生じさせる場合が多い．

　男性の脊髄損傷者の場合，正常人と比べて精液に異常をきたすことが多く，授精能力が低いといわれている．その他，尿路感染による前立腺炎，精囊腺炎，副精巣炎などを繰り返すと精液異常をきたすことが多いともいわれており，造精機能の保護という意味を含めて急性期から尿路管理に関して細心の注意を払う必要がある．

　女性の場合，受胎能力はホルモン依存性が高いため，**妊娠**することは可能である．ただし，妊娠経過中に，骨盤底筋群の筋力低下により早産しやすいといわれている．また，上位胸髄より高位の障害では，分娩に際して子宮収縮に伴う自律神経過反射により脳出血などを起こす危険性がある．さらに，妊娠経過中に，急性腎盂腎炎，褥瘡，排便困難など合併症が生じやすい．妊娠の後期では，大きくなった腹部により，体幹のバランス保持，車椅子への移乗，寝返り，排泄処理など，さまざまな ADL の低下を起こすことから，妊娠にあたっては，家族をはじめとして産科・婦人科，小児科，整形外科，麻酔科，助産師，看護師，理学療法士，作業療法士など，多くの医療者によるチームアプローチによって支援していくことがきわめて重要である．

c. 回復期の心理的支援

　残存機能を強化しながら，新たな日常生活活動の再獲得に集中し，今後の生活の再構成を図る時期である．この時期は，機能回復の限界性を受け入れながらも，情緒的には奇跡的な回復への期待も併存する**アンビバレント**（ambivalent）な心理的状態にあることが多い．そのため過度な機能獲得訓練に励むなどの行動がみられることがあり，健康状態に留意しながら，患者の自己概念の混乱や将来の生活への不安を表出できる環境をつくっていくことも重要である．患者間でのピアカウンセリング（peer counseling）などを活用した心理的支援も効果的である．同時に，医療チームとして復職や復学に向けた職場や学校との社会的調整も心理的支援として重要となってくる．

学習課題

1．脊髄損傷発生後の損傷脊髄の 2 次的損傷予防法について述べよう．
2．脊髄損傷の機能障害の特徴について述べよう．
3．脊髄損傷の合併症予防について述べよう．
4．脊髄損傷の心理的支援の意義とアプローチ法について述べよう．

▮ 引用文献 ▮

1）　永田雅章：脊椎損傷．現代リハビリテーション医学（千野直一編），金原出版，p.372-387, 2007
2）　米国脊髄損傷協会ホームページ〔http://asia-spinalinjury.org/information/downloads/〕（最終確認 2020 年 5 月 1 日）

運動機能障害のある人への看護—大腿骨近位部骨折の場合

この節で学ぶこと

1．ロコモティブシンドローム（運動器症候群）について理解する．
2．大腿骨近位部骨折の病態と治療，機能予後について理解する．
3．大腿骨近位部骨折の回復過程に沿ったリハビリテーション看護の実際について理解する．

A. 日本における運動器疾患の問題

1 ● 運動器疾患と ADL

　高齢社会が急速に進展する日本において，2000 年に世界保健機関（WHO）が提唱した「日常生活において心身ともども自立した期間」を意味する高齢者の**健康寿命**の延伸や生活の質（quality of life：QOL）の維持・増進を保障するうえから，運動器疾患をもつ患者の心身機能と生活の活動性向上を図る看護の重要度は増している．というのも運動器は骨，関節，筋肉，靱帯・腱，神経系などであり，体を支えたり動かしたりする機能をもつが，これが障害されるとADLを自立して営むことが困難になるからである．高齢者はその運動器が障害されやすい．

　現在，高齢者の身体障害者数が増加していることが問題になっているが，肢体不自由をきたす運動器疾患は介護が必要となる主要な原因となっている（**表Ⅶ-4-1**）．

2 ● ロコモティブシンドローム（運動器症候群）とは

　2007 年に日本整形外科学会は，運動器の障害のために要介護となる危険性の高い状態を**運動器症候群**と呼ぶことを提唱し，その定義を「運動器の障害によって，介護・介助が必要な状態になっていたり，そうなるリスクが高くなっていたりする状態．運動器の機能低下が原因で，日常生活を営むのに困難をきたすような移動機能の低下，あるいはその危険があることを指す」としている[1]．運動器症候群は，運動器（locomotive organ）の障害を原因として歩行障害をきたすために，現在では主に**ロコモティブシンドローム**（locomotive syndrome）と呼ばれている．ロコモティブシンドロームは，筋量，神経活動，関節軟骨，椎間板，骨量など運動器の機能低下を原因として，すでに運動器疾患を発症している状態からその危険性のある状態までを含んだ幅広い概念であり，疾患名ではない．

　ロコモティブシンドロームの中には，「高齢化に伴って運動機能低下をきたす運動器疾患により，バランス能力および移動歩行能力の低下が生じ，閉じこもり，転倒リスクが高

表Ⅶ-4-1　要介護度別にみた介護が必要になった主な原因（上位5位，単位：%）

要介護度	第1位		第2位		第3位		第4位		第5位	
総　数	認知症	18.0	脳血管疾患	16.6	高齢による衰弱	13.3	骨折・転倒	12.1	関節疾患	10.2
要支援者	関節疾患	17.2	高齢による衰弱	16.2	骨折・転倒	15.2	脳血管疾患	13.1	心疾患（心臓病）	6.7
要支援1	関節疾患	20.0	高齢による衰弱	18.4	脳血管疾患	11.5	骨折・転倒	11.4	心疾患（心臓病）	5.8
要支援2	骨折・転倒	18.4	関節疾患	14.7	脳血管疾患	14.6	高齢による衰弱	14.2	心疾患（心臓病）	7.4
要介護者	認知症	24.8	脳血管疾患	18.4	高齢による衰弱	12.1	骨折・転倒	10.8	関節疾患	7.0
要介護1	認知症	24.8	高齢による衰弱	13.6	脳血管疾患	11.9	骨折・転倒	11.5	関節疾患	10.7
要介護2	認知症	22.8	脳血管疾患	17.9	高齢による衰弱	13.3	骨折・転倒	10.9	関節疾患	7.0
要介護3	認知症	30.3	脳血管疾患	19.8	高齢による衰弱	12.8	骨折・転倒	8.9	関節疾患	6.4
要介護4	認知症	25.4	脳血管疾患	23.1	骨折・転倒	12.0	高齢による衰弱	9.1	心疾患（心臓病）	6.7
要介護5	脳血管疾患	30.8	認知症	20.4	骨折・転倒	10.2	高齢による衰弱	6.7	悪性新生物	5.5

注：熊本県を除いたものである.

［厚生労働省：平成28年国民生活基礎調査概況，改変］

まった状態」と定義される，いわゆる歩行障害を指す**運動器不安定症**（musculoskeletal ambu-lation disability symptom complex：MADS）が含まれている（運動器不安定症は疾患名として2006年に診療報酬が算定できるようになった）．ロコモティブシンドロームや運動器不安定症のリハビリテーション看護として，高齢者が身体面だけではなく**精神面**でも活動的な日常生活が送れるよう安全・安心な生活環境を整備し，**活動と休息のバランス**に留意した生活支援が肝要である.

運動器を障害する疾患の中でも，ADLの自立に重要な歩行能力の低下を生じさせ，健康寿命の延伸を阻害し，QOLの低下をまねきやすい代表的疾患として，大腿骨近位部骨折がある．以下，大腿骨近位部骨折のリハビリテーション看護について述べる.

コラム

ロコモティブシンドロームの疫学—要介護高齢者の増加と運動器疾患

65歳以上の身体障害者数の割合の推移を年齢階層別障害者数［身体障害児・者（在宅）］でみると，1970（昭和45）年には障害者数全体で3割程度だったものが，2011（平成23）年には約7割まで上昇し，この間65歳以上の身体障害者数が急速に増加している（平成29年度障害者白書）.

身体障害の原因となった疾患では，心臓疾患（10.1%），脳血管障害（7.8%）に続いて運動器の障害をきたす骨関節疾患（6.8%）の割合が高い．身体障害の種類別でみると，肢体不自由をきたした疾患の第1位は脳血管疾患（14.4%），第2位は骨関節疾患（13.3%），第3位はリウマチ性疾患（5.3%）の順となっている．骨関節疾患とリウマチ性疾患を合わせると18.6%となり，肢体不自由をきたした原因疾患で運動器疾患が脳血管疾患を上回り最多となっている（平成18年身体障害児・者実態調査）.

B. 大腿骨近位部骨折とは

　大腿骨近位部骨折は，骨折部位によって大腿骨頸部骨折と大腿骨転子部骨折に分けられる．大腿骨頸部骨折は関節包内側の骨折であり，大腿骨転子部骨折は関節包外側の骨折である．大腿骨近位部骨折は，骨折部位が関節包の内側と外側のどちらに位置するかにより，血行動態および生体力学的な相違があり，治療法の選択や骨癒合率などが異なる．

1 ● 大腿骨近位部骨折の分類

　大腿骨近位部骨折の分類として，股関節面から ① 大腿骨骨頭骨折，② 大腿骨頸部骨折（骨頭下も含む），③ 大腿骨頸基部骨折，④ 大腿骨転子部骨折，⑤ 大腿骨転子下骨折と，骨折部位に分けて呼称している（図Ⅶ-4-1）．

　このうち，頸部骨折・頸基部骨折・転子部骨折は，高齢者の骨脆弱化を背景として，主に転倒などの低エネルギー損傷の結果として生じやすく，骨頭骨折・転子下骨折は主に交通事故や労働災害などの高エネルギー損傷の結果として生じやすいという特徴がある[2]．

a. 大腿骨頸部骨折の分類

　大腿骨頸部骨折の分類は，現在，骨頭への血流障害と骨頭の転位の程度により stage Ⅰ～Ⅳの 4 段階に分類したガーデン（Garden）分類（図Ⅶ-4-2）を用いるのが一般的であり，stage Ⅰ，Ⅱを非転位型，stage Ⅲ，Ⅳを転位型（表Ⅶ-4-2）として治療選択，予後予測する考え方が主流となっている[2]．

b. 大腿骨転子部骨折の分類

　大腿骨転子部骨折の分類は，X線単純写真正面像で，内側骨皮質の損傷の程度，整復位保持の難易度により安定型と不安定型に分類するエバンス（Evans）分類やジェンセン（Jensen）分類が用いられている[2]．

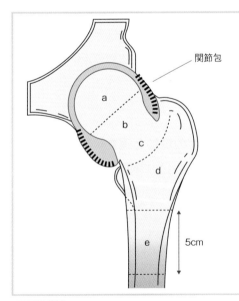

関節包内骨折
  a. 骨頭骨折（head fracture）
  b. 頸部骨折（neck fracture）
  c. 頸基部骨折（骨折部が関節包着部の内外にまたがっている）（basicervical fracture, basal fracture of the femoral neck）

関節包外骨折
  d. 転子部骨折（trochanteric fracture）および転子間骨折（intertrochanteric fracture）
  e. 転子下骨折（subtrotrochanteric fracture）

図Ⅶ-4-1　大腿骨近位部骨折の分類

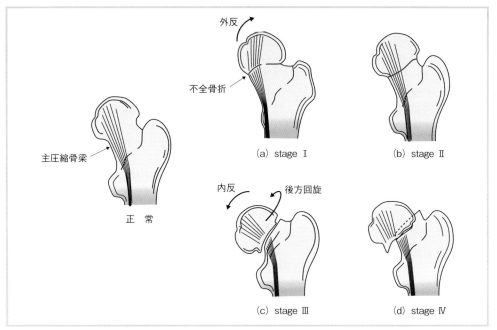

図Ⅶ-4-2　大腿骨頸部骨折の分類（Garden stage）

［日本整形外科学会/日本骨折治療学会（監）：大腿骨頚部/転子部骨折診療ガイドライン，第2版，南江堂，p.12，2011より許諾を得て転載］

表Ⅶ-4-2　大腿骨頸部骨折の分類（非転位型・転位型）

非転位型	stage Ⅰ	不完全骨折で骨性の連絡が残っているもの
	stage Ⅱ	完全骨折で転位がないもの
転位型	stage Ⅲ	完全骨折で転位しているが軟部組織の連絡があるもの
	stage Ⅳ	転位高度の完全骨折で軟部組織の連絡が絶たれたもの

2 ● 大腿骨近位部骨折の臨床症状と診断

　高齢者が転倒・転落後に鼠径部や股関節部の痛みを訴え，歩行不可能になった場合，大腿骨近位部骨折を疑う．高齢者の場合，**骨粗鬆症**により骨が脆弱化していることを背景に，オムツ交換など軽微な外力で骨折を生じる場合もある．さらに，骨折を生じていても，骨折部に転位のない場合，疼痛はあっても歩行が可能な場合もある．転位のある骨折では，骨折下肢（患肢）が短縮・外旋していることが多く，可動時に骨折部の激しい痛みと運動制限を認める．

　大腿骨頸部骨折は，疼痛は比較的軽く，また関節包内骨折のため内出血も少なく，全身状態に大きな影響を与えることは少ないが，大腿骨転子部骨折の場合，骨折部の転位が大きいと，疼痛も強く出血量も多いため，全身状態を悪化させる場合がある．骨折は，X線単純写真検査，MRI，CT，骨シンチグラフィーなどで診断する．

ⓒⓞⓛⓤⓜ
大腿骨近位部骨折の疫学

　日本における大腿骨近位部骨折の年間発生件数は，2012（平成24）年では約175,700人であった．発生率は70歳を過ぎると急激に増加する．また，男女の発生率の比較では50歳以上の全年齢層で男性より女性が高く，たとえば80歳代では男性60.81，女性151.03，90歳代では男性159.46，女性323.25である（人口1万対）．今後の予測として，年間発生件数は2042年には約32万人に増大すると推計される．高齢者における大腿骨転子部骨折の発生率は，大腿骨頸部骨折の約1.3～1.7倍である．転子部骨折は75歳以上に多く，頸部骨折は75歳未満に多い傾向がある[ⅰ]．

　発生原因は転倒が最も多い．日本では，統計上では在宅高齢者の1/5～1/4が毎年転倒しているとされる[ⅱ]．医療介護施設入所中の高齢者は，在宅高齢者より転倒する割合が高い．高齢になるほど転倒の発生率および外傷数が指数関数的に増加する．転倒回数の多さは，大腿骨近位部骨折の危険因子となる．

引用文献
ⅰ）八重樫由美：日本の大腿骨近位部骨折発生率—2012年における新発生患者の推定と25年間の推移．骨粗鬆症財団ニュース，2015年1月30日
ⅱ）日本整形外科学会　日本骨折治療学会（監）：大腿骨頚部/転子部骨折診療ガイドライン，第2版，南江堂，p.40-42, 2011

3● 大腿骨近位部骨折の治療

　大腿骨近位部骨折の治療法は，手術療法（観血的療法）と保存的療法（非観血的療法）がある．最近では，早期離床，早期歩行を目的に手術療法が積極的に行われている．

a. 大腿骨頸部骨折

　治療方法の選択は，骨折型と転位の程度によって異なる．関節包内に存在する大腿骨頸部には骨再生に必要な骨膜がないため，**骨膜性骨化**が起こらず，骨再生力が低い．さらに骨頭を栄養する主動脈である内側大腿回旋動脈や外側大腿回旋動脈が骨折により大腿骨頸部で切断されるため，骨頭部への血行が途絶しやすく，**大腿骨頭壊死**をきたしやすい（**図Ⅶ-4-3**）．さらに，骨折部への関節液の流入や，荷重時に骨折部に縦方向からの剪断力が働きやすく（**図Ⅶ-4-4**），力学的にも骨癒合に不利に働く解剖学的な特徴を有している．そのため，保存的療法では骨癒合に長期間を要し，骨癒合も不良となりやすく，廃用症候群を発症する可能性が高い．患者の全身状態が手術に耐えることが可能であれば，原則として手術療法の適応となる[3]．

　手術療法としては，骨接合術と人工物置換術（人工骨頭置換術）がある．骨接合術の適応は，非転位型（Garden stage Ⅰ，Ⅱ）の骨折タイプで，大多数が骨癒合を期待できる．これに対して，転位型（Garden stage Ⅲ，Ⅳ）では栄養血管の損傷により骨頭部への血行が途絶しやすいため，非転位型よりも骨癒合率が低いと報告されている[3]．さらに，転位型骨折では，骨接合術により骨癒合が得られても，術後長期間（1～2年）経過した後に大腿骨頭壊死が起こり疼痛を生じることが多い[4]ため，高齢者では再手術を避けるために，一般的には人工物置換術が推奨される．ただし，人工物置換術は麻酔や出血など手術時の侵襲が大きくなるため，内科的基礎疾患のある高齢者では死亡リスクが大きくなる．全身状態が不良である症例に対しては侵襲が小さい骨接合術を選択する場合もある[5]．

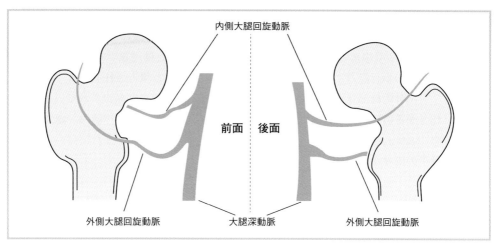

図Ⅶ-4-3　　大腿骨頸部の血管分布

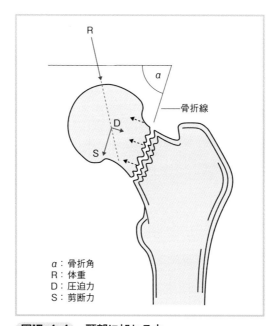

α：骨折角
R：体重
D：圧迫力
S：剪断力

図Ⅶ-4-4　　頸部に加わる力
骨折線が垂直（αが90度になる）に近いほど剪断力
（S）が大きくなる.

b. 大腿骨転子部骨折

　大腿骨転子部骨折は関節包外側の骨折であり，骨折部に骨膜が存在するため骨膜性骨化による骨癒合が期待できる．さらに骨折部への血流の途絶はなく海綿骨成分も豊富であるため，骨癒合が得られやすい．したがって，保存的療法でも骨癒合を得ることは可能であるが，廃用症候群の発生予防と移動歩行能力を含めた早期ADL自立の獲得を目的として，手術可能な全身状態であれば，プレートで固定する sliding hip screw（CHS タイプ）や髄内釘で固定する short femoral nail（Gamma タイプ）による骨接合術の施行が推奨されている[5].

4 ● 機能予後

　　大腿骨近位部骨折の受傷者には高齢者が多く，受傷後に適切な手術や機能回復練習を行っても，受傷前の日常活動レベルまで回復することは困難であり，歩行能力の回復には，受傷前の歩行能力と年齢，認知症の程度が影響すると報告されている[6]．

　　大腿骨近位部骨折の術後1年以内の致死率は10%前後と報告されている．生命予後を悪化させる因子として，高齢，長期入院，受傷前の低い移動歩行能力，認知症，男性，心疾患，body mass index（BMI）低値（$18\,kg/m^2$未満），術後車椅子または高い寝たきりレベル，骨折の既往などが挙げられている[7]．

C. 大腿骨近位部骨折のリハビリテーション看護 (図Ⅶ-4-5)

　　大腿骨近位部骨折の回復過程を区分する明確な基準はないが，便宜的に急性期（受傷後から術後3～4日目まで），回復期（術後3～4日目から約2週間目まで），退院準備期（術後2週間目から退院時まで）の3期に分けることができる．大腿骨近位部骨折治療の最終ゴールは，患者が退院後に，在宅で安全に**自立的な生活**をすごし，**QOL**を維持・増進して生活を送ることである．その中で，大腿骨近位部骨折のリハビリテーション看護は，安

	急性期リハビリテーション 障害の拡大の予防｜離床(活動促進)期		回復期リハビリテーション	生活期 リハビリテーション
治療・運動療法	• 骨折治療（観血的・非観血的） • 術後合併症管理（創感染・DVT）		• 集中的理学療法（筋力増強・関節可動域訓練・バランス訓練，歩行訓練） • ADL訓練	• 在宅機能維持練習（立ち上がり・歩行）
看護目標	• 合併症の予防（感染・脱臼・DVT・スキンテア・褥瘡） • 早期の活動拡大（基本動作・ADLの獲得）		• 最大限のADL拡大 • 生活リズムの再構築 • 退院支援	• ADL自立，QOLの維持・向上，参加の促進
看護支援	• 全身状態管理（感染・脱臼・DVT・スキンテア・褥瘡） • 疼痛管理 • 精神的支援	• 全身状態管理（感染・DVT・転倒・再骨折・脱臼・スキンテア） • 安全な療養環境の整備 • 坐位耐性獲得支援 • ADL評価・再獲得支援 • 車椅子移乗自立支援 • 移動（歩行）自立支援	• 安全な療養環境整備 • ADL，IADL自立支援 • 転倒・脱臼予防教育 • 退院に向けた心身および環境の準備	• 安全な在宅療養環境の整備への支援 • ADL維持・向上のための支援 • 在宅生活安定化のための支援 • 社会参加促進のための支援 • 役割期待の獲得のための支援

図Ⅶ-4-5　大腿骨頸部骨折のリハビリテーション看護の流れ

全性に留意しつつ移動歩行能力を含めたADL能力の回復に他職種と連携・協働してかかわり，患者が自立的で充実した在宅生活を早期に取り戻せるように支援する．ここでは，大腿骨近位部骨折のリハビリテーション看護について回復過程に沿って概説する．

1 ● 急性期①（受傷後から手術当日まで）

a. 精神的援助

突然の受傷による疼痛とそれに伴う体動困難，予期せぬ入院といった急激な生活環境の変化に高齢者は十分に適応できず，不安が高ずる場合が少なくない．とくに，認知機能の低下した高齢者では，受傷により安静臥床を強いられると拘束された心境となり，骨折による疼痛も相まって精神的ストレスが高じ，**せん妄**を生じやすい．大腿骨近位部骨折で入院した患者のせん妄発生率は10〜60％で，高齢になるほど発生率は高くなる[8]．入院直後から，患者の表情や言動を注意深く観察し，安心できるような声かけを頻回に行い，適切な肢位の保持と鎮痛薬の投与により**苦痛の緩和**を図ることが大切である．

苦痛が緩和し精神的に落ち着いたところで，入院となった状況に対する思いや不安について十分に傾聴し，今後の治療方針について落ち着いて医師から説明が受けられるように身体的・精神的な環境調整を行う．患者が生活環境の変化に早期に適応し，精神的安定が得られるよう，家族に対して可能な限り面会の回数や時間を多くするよう協力を依頼する．

b. 全身状態の管理

入院時，抗凝固薬を内服している患者では，骨折に伴う内出血により出血性ショックを起こす危険性もあり，血圧の変動に注意してバイタルサインの変化や検査データを把握する．骨折以外にも外傷がないか観察する．高齢者では，受傷時に非外傷性に頭部を損傷している可能性もあり，意識状態，瞳孔反射，神経麻痺症状などの神経徴候も見落とすことがないように観察する．

糖尿病，腎機能障害，高血圧など内科的基礎疾患や抗血栓薬，降圧薬，糖尿病治療薬の服用の有無など既往歴や内服薬の種類，薬剤や金属のアレルギーの有無についても把握する．また，受傷後数日内に，骨折部位から骨髄脂肪が血管内に流入し，発熱，頻脈，呼吸困難，チアノーゼなどを呈して肺水腫に陥り重篤となる脂肪塞栓症をきたすこともあるので，異常徴候を見逃さないよう注意深く観察する．

c. 適切な肢位の保持

骨折部に痛みが生じない**適切な肢位**で安静・保持を図る．安静・整復を目的に牽引を実施する場合は，患肢を軽度外転位にして，膝蓋骨が真上を向くように内外旋中間位に肢位を保持する．下肢が外旋位になると腓骨頭部が支持面から持続的に圧迫を受けて**腓骨神経麻痺**を生じる危険性がある．円背や骨突出がある高齢者では，体圧分散マットやクッションなどにより褥瘡予防に留意して体位の調整を行う．

d. 疼痛管理

疼痛の訴えがあれば，肢位や体位が不適切な状態に置かれていることが原因となっていないか肢位や体位を確認・調整した後に，鎮痛薬を投与して疼痛の軽減を図る．骨折部の腫脹・熱感に対して疼痛緩和を目的に冷罨法を行う．骨折部の可動による疼痛の増強や転位の増大，血管・神経損傷などを起こさないように，体位変換など体動を必要とする際は

看護師 2 名以上で慎重に行う.

e. 合併症予防ケア

　受傷後の安静臥床により,肺炎(沈下性・誤嚥性),尿路感染,褥瘡,深部静脈血栓症(deep venous thrombosis:DVT)など,**廃用性の合併症**が生じやすい.予防的ケアとして,深呼吸,口腔ケア,水分摂取を促す,定期的な体位変換による皮膚圧迫部位の除圧,褥瘡好発部位の観察,尿量・尿性状の観察,陰部洗浄などを行う.

　とくに,発症すると致死的なリスクのある DVT に対して,下肢挙上,自動・他動の足背屈運動,非骨折肢も含めて下肢への弾性ストッキング装着や弾性包帯による圧迫,フットポンプ装置(足底を急速に圧迫することで,足底静脈叢に貯留した血液を静脈に還流させる),間欠的空気圧迫装置(下肢に巻いたカフへ間欠的に空気を送り込み筋肉を圧迫することで血液を静脈に還流させる)などにより予防を行う(p.161 参照).ただし,下腿に疼痛,圧痛,腫脹などがあり DVT の発生を疑った場合は,フットポンプ装置などは使用しない.

　待機手術となる場合は,基礎疾患に心疾患がない患者では,筋力低下予防として手術まで非骨折下肢(健肢)の筋力トレーニングを指導し,自主練習を行わせる.併せて上肢の運動も行うように指導する.

f. ADL 自立保持への援助

　食事・歯磨きなどベッド上で可能な ADL を促す際は,どのような体位や動きで骨折部の痛みが生じるかを観察し,痛みを誘発しない範囲内で可能な限り上半身を挙上して,自立して行えるようにする.治療上,上半身の挙上が制限される場合は,枕を使って頭部を前屈挙上し姿勢を調整する.患者が可能な限り ADL を自立できるように環境を工夫し,ADL の低下を招かないようにする.

2●急性期②(術直後から術後 3～4 日まで)

a. 全身状態の管理

　術直後は,麻酔や手術侵襲による出血などで全身状態が不安定化するのでバイタルサインの測定,呼吸管理,輸液・輸血の管理,術創部ドレーン管理,術創部の感染予防など一般的な術後管理を行う.人工骨頭置換術後では,術後約 50～500 mL 出血することもあり[9],術創部ドレーンからの出血量を注意して観察する.術後 1～2 日までは,バイタルサイン,意識状態などを中心に,全身状態の変化に注意する.

　術創部に深部感染症が生じると,最悪の場合,人工骨頭や骨接合術に用いた内固定材を抜去せざるをえないこともある.感染を起こさないよう術創部ドレーンの取り扱いに注意するとともに,術創部被覆材への血液や浸出液による持続的な汚染がないか注意深く観察し,感染徴候を見逃さないようにする.

b. 脱臼予防

　人工骨頭置換術では,手術操作として関節包を切開するため,関節包が修復するまでは,脱臼の危険性が高い.術後の経過とともに創部周囲組織が瘢痕化すると脱臼は減少する.術直後は,人工骨頭が脱臼しないようにベッド上で適切な肢位を保持する.脱臼は,前方アプローチで手術が行われた場合は伸展・内転・外旋位で起こりやすく,後方アプローチ

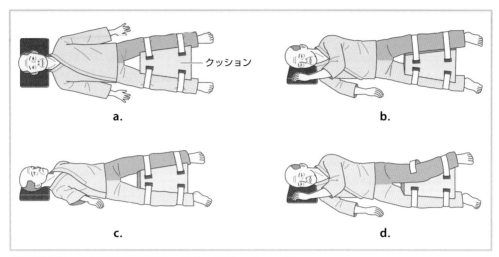

図Ⅶ-4-6　人工骨頭置換術後の肢位（患肢：ピンク色）
a：クッションを用いた脱臼予防の適切な肢位（仰臥位）
b：クッションを用いた脱臼予防の適切な肢位（側臥位）
c：上半身のねじれにより不適切となった肢位
d：クッションへの患肢の固定・保持が不十分な不適切な肢位

で行われた場合は過屈曲および屈曲・内転・内旋位で起こりやすい．脱臼発生率は 2〜7％
と報告されており，前方アプローチと比較して，後方アプローチで発生しやすい[10]．

　脱臼を予防するためには，術直後は，外転枕（三角枕）やクッションを両下肢の間に挟
んで軽度外転位，内外旋中間位を取らせる（**図Ⅶ-4-6a**）．患肢を内外旋中間位に保持する
と，腓骨頭部への圧迫が低減されるため，腓骨神経麻痺を予防することができる．褥瘡予
防のために，外転枕（三角枕）やクッションを用いて患肢を上にした側臥位を保持する場
合（**図Ⅶ-4-6b**），体幹がねじれて上体だけが仰臥位に戻ると，患肢の股関節は屈曲・内
転・内旋位が強制されるため脱臼する危険がある（**図Ⅶ-4-6c**）．砂枕や適切な大きさの
枕，クッションで背部全体を支持し，側臥位を安定して保持できるように工夫する．同様
に側臥位の状態で，外転枕（三角枕）やクッションへの患肢の固定・保持が不十分になる
と，患肢の落下やずれが起こり脱臼肢位が強制される危険性がある（**図Ⅶ-4-6d**）．

　外転枕（三角枕）やクッションに患肢をしっかり固定・保持するとともに，患者に対し
ては，適切な肢位を保持する必要性をわかりやすく説明し適切な肢位の保持ができるよう
にする．創部痛により姿勢保持が困難であれば鎮痛薬を投与する．

　術後坐位を開始する際は，股関節の屈曲は指示された範囲内として過度の屈曲による脱
臼を予防する．頸部骨折による骨接合術患者の場合も，骨接合部の安静・固定を目的とし
て，人工骨頭置換術後と同様の肢位を取らせる．

c. 疼痛管理

　術直後は，鎮痛薬により適切に**疼痛コントロール**を行う．とくに高齢者の場合，言葉で
疼痛を訴えずにせん妄や落ち着かない体動で疼痛を示すことがある．表情や非言語的な動
き，血圧上昇などのバイタルサインの変動も合わせて疼痛レベルを適切にアセスメントす
る．術後 72 時間程度は十分な鎮痛薬投与を行う．

d. 合併症予防ケア

　術前の廃用症候群予防ケアを継続して行う．とくに，発症すると致死的な**肺血栓塞栓症**（pulmonary thromboembolism：**PTE**）の原因となる DVT は注意して観察する．異常徴候として，持続する下腿の疼痛，腫脹，腓腹筋部の緊満感，表在静脈の怒張や，ホーマンズ（Homans）徴候（膝関節屈曲位で足関節の背屈を強制させると腓腹筋部に自発痛を認める），ローエンベルグ（Lowenberg）徴候（腓腹筋部の把握痛，マンシェットによる 100〜150 mmHg の低圧加圧で疼痛が生じる）などがあるが，これらの症状は，血栓によって静脈が完全に閉塞したときに生じ，不完全閉塞の場合は無症候性であることが多く，早期診断が困難であるとされている[11]．

　DVT では，離床などの体動時に血栓が遊離して PTE を生じることがあるので，離床開始時は，DVT の徴候を注意深く観察し，PTE の発症予防に努める．車椅子乗車による離床では，股関節・膝関節が屈曲肢位となり，下肢が低い状態に長時間置かれることがある．この場合，下腿の静脈還流が低下して血栓形成のリスクが高くなるため，注意が必要である．

　DVT 予防として，足背屈の自動運動を行わせるか，治療的制限がなければ静脈還流を促進する効果がある歩行を早期に行うことが重要になってくる．

e. ADL の援助と自立に向けた指導

（1）背部清拭

　術後 1 日目から，全身清拭を行う．人工骨頭置換術後の患者では，患肢の脱臼を防ぐように背部清拭は看護師 2 名以上で行う．1 名は患肢を軽度外転位・内外旋中間位で保ち，別の看護師が手際よく清拭を行う．骨接合術後の患者も，人工骨頭置換術後の患者と同様に行う．

（2）早期離床

　術直後に，ベッド上坐位を開始する際は，脱臼の危険性のない指示された角度までギャッチベッド（Gatch bed）で上半身を挙上し，食事や歯磨きなどを自立して行えるようにする．術後の疼痛や疲労に注意しながら，可能であれば術後 1〜2 日目までにベッド端坐位を取らせ**早期離床**を図る．

　離床に際して，疼痛，患肢荷重の可否，血圧，下肢筋力レベル，立位バランス能力，視野・視力，注意力，理解力，意欲など移乗・移動に関する条件・能力を総合的に評価し，移乗・移動の自立に向けた安全な方法を選択して指導を行う．術後早期は安全を確保するために，車椅子やトイレへの移乗・移動などの転倒・脱臼リスクのある行為は，それらが安定して確実に実行できるまでは，看護師の介助・監視下で行わせる．車椅子移乗時は，股関節の過屈曲により脱臼しないように注意する．車椅子座面にはクッションを敷いて除圧を図り，坐骨・仙骨の圧迫痛に伴う体動によって患肢に不良肢位を生じさせないようにする．

f. 早期歩行

　人工骨頭置換術や非転位型骨折の骨接合術では，廃用症候群予防のために，術後早期（7 日以内）より，平行棒内での患肢全荷重による立位バランス訓練を行い，問題がなければ歩行訓練が開始される．安定した歩行能力を獲得するまでは，歩行訓練以外の病棟生活で

は車椅子移動を行う. 転位型骨折の骨接合術でも, 固定性が良好であれば, 早期全荷重による歩行訓練を試みてもよいとされる[12].

3● 回復期（術後 3〜4 日から約 2 週間まで）

　回復期は, 安全に留意しながら本格的に離床を開始し, 歩行移動能力の獲得を含めた ADL の拡大を進めていく時期である. ただし, この時期は骨折や手術による貧血や術前・術後の安静臥床に伴う廃用性筋力低下などからくる体力の消耗・疲労感などが強く, ADL の拡大に伴い転倒・脱臼の危険性が高くなる. 患者の体力の回復に合わせて, 無理なく ADL の拡大を図れるように, 患者の個別性に合わせて計画を立て, 離床を進めていく.

a. ADL の援助と自立への指導

　可能な ADL は自力で行うように指導する. 術後早期の患者は, 疼痛や術前・術後の安静臥床に伴う体力低下などから, ベッド臥床が多くなり, ADL が依存的になる傾向がある. ベッド臥床が増えることにより, 体力がいっそう低下するという悪循環に陥りやすく, 生活リズムも乱れることがある. これを防ぐために日中は, 無理のない範囲内で離床して患者の好む趣味などの活動を行うことを勧め, 次第に離床時間を増やして体力・耐久力の向上を図るようにする.

　術後 1 週間以降には, 術創部に異常がなければ介助によりシャワー浴が可能になる. ADL の中で, シャワー浴は, 移乗・移動, 衣服の着脱, 洗体動作などが組み合わさった複合的で複雑な動作であり, 転倒・脱臼リスクが高いため, 介助・監視下で行うようにする. 洗体動作, ズボン・下着, 靴下・靴の着脱動作は, 股関節が過屈曲にならない高さのいすなどに腰掛けて行うように指導する.

　同様に, 排泄動作も転倒・脱臼リスクが高いため, 日中は介助・監視下での車椅子移動によるトイレ排泄か, ベッドサイドでのポータブルトイレの使用とする. 夜間は尿器使用, あるいは介助でポータブルトイレに移乗し行う. トイレ座面の高さは, 股関節が過屈曲にならないような適切な高さであるか確認し, 座面が低ければ補高便座などで高さを調整する.

b. 歩行訓練の注意点

　人工骨頭置換術では一般例として, 術後 1〜3 日程度で車椅子移動, 4〜5 日程度で歩行訓練を始め, 術後 3〜4 週間程度で退院が可能といわれている[13]. 一方, 粉砕骨折などによる転位型骨折の骨接合術では, 患肢への荷重により骨折部の離開・転位が生じやすく偽関節をきたすこともあるので, 骨折部の骨癒合が進み, 患肢への荷重が可能になるまでは歩行訓練を含めて移乗・移動時には荷重を制限する必要がある. 認知機能の低下した患者では, 荷重制限を守ることが困難な場合が多く, 車椅子やトイレ移乗は全介助で行う必要がある.

　さらに, 歩行訓練が進んでくると, 下肢の筋肉痛や体力の消耗により疲労感, 倦怠感などが生じ, 転倒・脱臼リスクの増大や ADL 自立獲得への意欲が低下してくることもある. 疼痛や疲労状態などをよく観察し, 休息と活動のバランスを取るように指導する.

c. 病棟内歩行開始時の注意点

　歩行訓練で歩行器や杖などの歩行補助具を用いた歩行が安定してくると, 病棟生活でも

移動手段として歩行が開始される．病棟内歩行の開始初期は，他の患者や障害物に注意して歩行できているか，歩行器や杖など歩行補助具を正しく使って歩行しているかなど，転倒・脱臼予防の観点から観察・評価し，不適切であれば指導を行う．

歩行補助具の不適切な使用は，転倒や誤用症候群（p.126参照）をきたしやすいので見逃さないように注意する．歩行時は，転倒予防のため，運動靴を履くように指導する．転倒・脱臼の予防と移乗・移動の支障にならないようにベッド周囲の環境整備を行う．ベッドや床頭台などは動かないようにキャスター（車輪）をしっかり固定する．

d. 転倒・脱臼予防指導の工夫

術後の離床が進むにしたがって，転倒・脱臼のリスクはさらに高まるため，転倒・脱臼を起こさないよう指導を行う．転倒・脱臼予防の指導用パンフレットは，イラストや写真などをできるだけ多く用いて視覚的な理解を促すように工夫し，可能であれば動画を活用して指導を行う．さらに看護師が安全な方法をデモンストレーションしてみせたあとで，患者が理解できたか実際に行わせて評価する．患者が正しく理解できるまで，繰り返し指導を行う．ベッドサイドに脱臼禁忌肢位を掲示するなど，患者が日常生活の中で自ら注意喚起できるように工夫する．患者への転倒・脱臼予防指導は他職種と情報を共有し，連携・協働して行うようにする．

e. 活動意欲を高める精神的支援

再転倒・再骨折・脱臼の不安や恐怖から，ADL自立・拡大への意欲を低下させ，消極的になる患者をみることがある．このような場合には，達成可能な簡単な動作の獲得から始めて成功体験を積み重ねることで，患者の自己効力感を高め，次第に複雑な動作の獲得へとつなげていくようにする．

4● 退院準備期（術後約2週間から退院時まで）

通常，術後2週間目以降は，全身状態が安定し，手術部位の痛みも軽減し，抜糸も終えて，入浴はシャワー浴だけでなく浴槽に入ることも可能となる時期である．ADLの拡大に伴って，転倒・脱臼のリスクがいっそう高まる時期でもある．

a. 安全なADL自立への指導

入浴時，患側股関節が脱臼肢位にならないよう足先は長柄のブラシや長めのタオルを利用して洗う．浴槽に入るときは，浴槽に腰掛けて，健側下肢から浴槽に入れ，その後に患側下肢を入れる．更衣は，ズボンは患側下肢から履き，健側下肢から脱ぐように指導する．脱臼・転倒予防のためにズボンや下着，靴下，靴の着脱は必ず適切な高さの椅子に座って行うよう指導し，股関節の過屈曲予防のため丈の低い椅子の使用は避ける．靴下や靴を履くときも，股関節の過屈曲予防のためにソックスエイドやリーチャー，長柄の靴ベラなど自助具を活用するよう指導する（図Ⅶ-4-7）．

b. 認知機能低下がある患者の転倒予防ケア

この時期，認知機能低下がある患者では，移乗・移動動作など，まだ介助の必要なADL動作を，他者の助けを求めず自力で行おうとするなど，転倒・脱臼を起こすリスクが高くなる．このようなリスクを未然に避けるために，離床の誘因となりやすい排尿行為などは時間を決めて定期的にトイレ誘導するなど，患者のニーズを予測して計画的にケアを行う

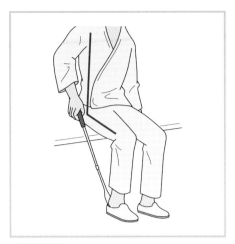

図Ⅶ-4-7　自助具の使用による脱臼予防

ことも転倒・脱臼予防対策として大切である．認知機能が重度に低下した患者では，家族の承諾を得て観察しやすい病室への移動，離床センサー装着なども必要となる．

c. 在宅生活に向けた歩行訓練

　術後3週間目以降においては，在宅生活を滞りなく送れるよう，実用歩行レベルに近づけるための歩行訓練を行う．具体的には，歩行時間，距離を増やしていき，歩行耐久性の向上を目指す．病院内外での散歩といった応用的な歩行訓練を行うことで，患者の再転倒への不安を解消し，歩行自立への自己効力感を高めることができる．

d. 在宅生活に向けた支援

　在宅生活に向けた支援として，患者や家族から入院早期に受傷前の1日のすごし方や家屋環境について情報を収集する．洗濯物を干す・取り込む，庭の草むしりなど，受傷前の患者の生活行動から，転倒や脱臼をきたしやすいリスクのある動作を予測し，それに基づきリスク予防行動やリスク回避ができるよう，他の職種と連携・協働して指導を行う．

　退院後の生活指導は，患者が生活機能低下をきたすことなく，安全で充実した在宅生活が継続できるよう患者の個別性に基づいた具体的な生活指導を入院早期から行うことが大切である．

　退院前には，指導した転倒・脱臼の予防方法について，患者が正しく理解できているか再評価し，認識の誤りや知識不足があれば再指導を行うようにする．受傷前の介護保険サービス利用の有無，訪問看護の利用などの情報を収集する．介護保険サービスを利用していれば，退院前にケアマネジャーへADLの情報提供を行うなど，安定した在宅生活の継続に向けて地域医療福祉サービス関係機関と連携を図る．

e. 在宅生活指導上の注意点[14)

　人工骨頭置換術の場合，在宅生活における脱臼予防の注意点として，**表Ⅶ-4-3**に示すような指導を行う．

f. 家屋環境の点検と試験外泊

　患者の退院が具体化される時期では，患者が退院後に在宅で安心して安全な生活が送れ

表Ⅶ-4-3　在宅生活における脱臼予防の注意点

・患側の脚を内側に曲げて座らない
・椅子に座るときは脚を組まない
・膝丈よりも低い椅子に座らない，沈み込むような柔らかいソファーには座らない
・正座してお辞儀をしない
・横座りをしない
・両膝を曲げて床のものを拾わない（しゃがまない）
・股関節を 90 度以上に曲げるときは身体をひねらない
・身体を反り返る動作はしない
・ズボンや下着は必ず腰掛けてからはく
・寝る時（側臥位）は脚の間に枕などをはさむよう習慣化する
・寝る時はできるだけ手術した脚を上にする
・脱臼予防のために，床畳の生活からベッドと椅子の生活に切り替える
・長い距離を歩行する場合は杖を使い，患側下肢への負担を軽減する
・砂利道や凹凸のある道路はできるだけ歩かない
・建物上階への移動はエレベーターを利用し階段の昇降はできるだけ避ける
・転倒による骨折予防対策としてヒッププロテクターを使用する
・バランスの取れた食事に心がけ適正体重を維持する

るよう，患者や家族から家屋内外の物理的環境に関する情報をスケッチや写真，動画，建物の設計図などで収集する．たとえば，玄関の上がり框や敷居の高さ，トイレ・浴室あるいは廊下の広さや手すりの必要性の有無，便器や浴槽の床面からの高さ，トイレ・浴室の扉の種類と開閉方向，夜間のトイレや廊下の照明，トイレと居室間の距離，居室の照明，さらに，家の出入り口や近くの道路の幅，交通状況などの情報を収集し，在宅生活における ADL の維持・拡大と転倒・脱臼予防を目的とした生活指導に活かすようにする．

　さらに，患者や家族が退院後の在宅生活を具体的にイメージできるように，可能であれば退院前に試験外泊を勧める．患者や家族が試験外泊を経験することで，在宅生活における課題をより具体的に知ることができる．試験外泊により明らかになった課題について，患者・家族を中心に他の専門職と連携・協働して解決できるようにする．また，可能であれば患者の試験外泊の際に，他職種と同行して自宅を訪問し，患者・家族と一緒に玄関，浴室，トイレ，患者の居室，椅子やベッドなど転倒の危険性のある場所を実際に点検し，住宅改修の必要性や生活上の注意点などを指導する．住宅改修を行っていれば，安全性と機能性の両面から再評価し，必要があれば再指導を行う．

　介護の必要な患者では，患者の機能維持や社会的交流の促進，家族の介護負担の軽減を目的に，通所リハビリテーションや通所介護，訪問看護，訪問介護，さらに福祉用具の貸与など介護保険サービスの利用方法についても説明する．

学習課題

1. 運動器障害が，QOL に及ぼす影響について説明しよう．
2. 回復過程に沿った，患者の ADL 自立に向けた，看護の果たす役割について述べよう．
3. 転倒・脱臼予防など，患者の安全管理に向けた，教育的アプローチについて考察し，指導案を立案しよう．
4. 大腿骨近位部骨折のリハビリテーション医療における他の職種との連携にあり方について述べよう．

引用文献

1) 日本整形外科学会編：ロコモティブシンドローム診療ガイド 2010，文光堂，p.4-13，2011
2) 日本整形外科学会　日本骨折治療学会（監）：大腿骨頚部/転子部骨折診療ガイドライン，第2版，南江堂，p.10-17，2011
3) 前掲書 2），p.87-93
4) 前掲書 2），p.74
5) 前掲書 1），p.70-71
6) 前掲書 2），p.118，155
7) 前掲書 2），p.157
8) Schuumans, MJ. et al：Elderly patients with a hip fracture：the risk for delirium. Appl Nurs Res **16**（2）：75-84，2003
9) 浅海浩二：人工骨頭置換術：整形外科看護 **19**（6）：36，2014
10) 前掲書 2），p.115
11) 日本骨折治療学会深部静脈血栓症・肺血栓塞栓症調査検討委員会（編）：骨折に伴う静脈血栓塞栓症エビデンスブック，全日本病院出版会，p.17，2010
12) 前掲書 2），p.98-99
13) 浅海浩二：人工骨頭置換術．整形外科看護 **19**（6）：34，2014
14) 篠原明子，葛西恵子，青木百合子ほか：人工骨頭置換術後の退院指導パンフレット．整形外科看護 **18**（5）：74-75，2013

5 摂食嚥下障害のある人への看護

A. 摂食嚥下障害とは

摂食嚥下障害の定義として，"食物を口腔から胃へと送り込むことの障害のみならず，これから食事が始まるという認知や食物の視覚的識別，そして唾液の増加などといった食物の存在や，においに対する生理学的反応など，嚥下動作の準備と位置づけられてきた前動作や知覚，および運動神経の働きの障害を含む"とされている[1]．摂食嚥下障害とは，これらの一連の働きのいずれかの障害がある場合を指す[2,3]．

1● 摂食嚥下のメカニズム

摂食・嚥下の分類は，食物の認知から胃まで移送される一連の流れを示しており，先行期（認知期），準備期（咀嚼期），口腔期，咽頭期，食道期の摂食嚥下5期（five stages of ingestion）が広く使用されている[4]．なお，口腔期，咽頭期，食道期をとくに嚥下3期（three stages of deglutition），あるいは嚥下3相（three phases of deglutition）という[5]．

先行期（認知期）は，食物を口で摂取する前の時期をいう．

準備期（咀嚼期）は，食物を嚥下しやすいように塊にして整える時期であり，捕食，咀嚼，食塊形成を行う．口唇，前歯によって取り込まれた食物は，咀嚼により唾液と混ざり軟らかくなり，飲み込みやすい状態になる．

口腔期は，食塊が口腔内を舌の先端から咽頭へ送り込まれる時期をいう．

咽頭期は，食塊が咽頭を通過する時期をいい，多くの器官が関与する．食塊が咽頭方向に移送されると，嚥下反射が起こり，成人では2〜3cm（約1頸椎）の喉頭挙上が生じる．その際，下咽頭部に陰圧を生じ，食塊は食道へ移送される．なお，食塊は0.5〜1秒程度で咽頭を通過する．気管への通路閉鎖による呼吸停止を「嚥下性無呼吸」と呼ぶ．

食道期は，食塊が食道入口部から食道下部まで移送される時期をいう．食道の蠕動運動により胃へと運ばれる．食道における食塊移送時間は，3〜10秒程度である．

また，近年，従来の口腔期以降，食道期までの3期のほか，固形物を咀嚼する口腔準備

表Ⅶ-5-1　摂食嚥下障害の原因疾患

A. 器質的障害を起こすもの		
口腔・咽頭	・舌炎，アフター，歯槽膿漏 ・扁桃炎，扁桃周囲膿瘍 ・咽頭炎，喉頭炎，咽後膿瘍 ・口腔・咽頭腫瘍（良性，悪性） ・口腔咽頭部の異物，術後 ・外からの圧迫（頸椎症，腫瘍など） ・その他	食道	・食道炎，潰瘍 ・ウェッブ*1（web, 膜），憩室（Zenker）*2 ・狭窄，異物 ・腫瘍（良性，悪性） ・食道裂孔ヘルニア ・外からの圧迫（頸椎症，腫瘍など） ・その他

B. 機能的障害を起こすもの		
口腔・咽頭	・脳血管障害，脳腫瘍，頭部外傷 ・認知症 ・脳膿瘍，脳炎，多発性硬化症 ・パーキンソン病，筋萎縮性側索硬化症（ALS） ・末梢神経炎（ギラン-バレー症候群など） ・重症筋無力症，筋ジストロフィー ・筋炎（各種），代謝性疾患（糖尿病など） ・薬剤の副作用，経管栄養チューブ ・サルコペニア ・脱水症，その他	食道	・脳幹部病変 ・アカラジア ・筋炎（皮膚筋炎，多発性筋炎など） ・ミオパチー ・強皮症，全身性エリテマトーデス（SLE） ・薬剤の副作用 ・その他

C. 心理的原因となり嚥下障害を起こすもの
・神経性食欲不振症，拒食，心身症，うつ病，うつ状態 ・その他

*1 ウェッブ：頸部食道の前壁突出のことをさす．鉄欠乏性貧血によるプランマー・ヴィンソン（Plummer-Vinson）症候群が原因となる．
*2 憩室（Zenker）：咽頭の収縮筋と輪状咽頭筋の間および咽頭食道間において，内圧上昇によって粘膜が突出している状態をいう．

［藤島一郎（編著）：新版ナースのための摂食・嚥下障害ガイドブック，中央法規出版，p.21，2013 より改変して許諾を得て転載］

期の前後をとらえたプロセス・モデル（process model）が提唱されるようになった．これまで，嚥下造影では，液体の一口飲み（命令嚥下）が標準的に行われてきているが，食塊が口峡（fauces）を越える時点で咽頭期嚥下反射が誘発されると説明されていた（4 期モデル）．これに対し，咀嚼を伴う嚥下（chew-shallow complex）の場合，食物は咀嚼により嚥下可能なまでに粉砕されつつ，舌により中咽頭（口峡〜喉頭蓋谷）まで能動的に輸送され（Stage Ⅱ transport），そこで食塊が形成される．また，液体を含む食物の場合には，嚥下反射開始前に食塊が中咽頭を超えて下咽頭まで到達する[6]．咀嚼を伴う嚥下の際には，食塊が嚥下反射前に通常咽頭内に存在する[7]．

2● 摂食嚥下障害の原因

摂食嚥下障害の原因には，器質的障害，機能的障害，心因性障害がある（**表Ⅶ-5-1**）．**図Ⅶ-5-1** に摂食嚥下に関連する身体の構造を示す．

B. 摂食嚥下障害のアセスメント

摂食嚥下障害に対しては，状況をアセスメントし，整理されたすべての問題に対し多面的にアプローチする．摂食嚥下のアセスメント項目を**表Ⅶ-5-2**に示した[8]．

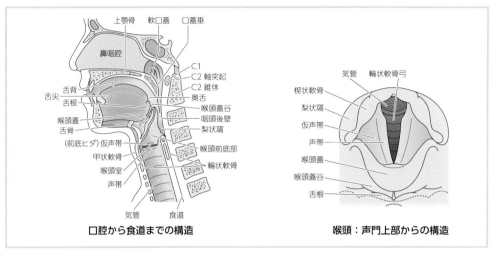

図Ⅶ-5-1　摂食嚥下に関連する身体の構造

1●問　診

　患者との会話が可能な場合には，摂食嚥下障害に関連する日常生活上のできごとを把握する．コミュニケーションのとれない患者の場合，家族などから聴取する．主な内容は以下のとおりである[9,10]．

1．症状の持続時間
2．間欠的な症状か，持続的な症状か
3．現在の食事内容
4．義歯使用（部分，総義歯）
5．医学的な情報（診療記録からの情報収集でもよい）：基礎疾患，既往（肺炎など），全身・神経・呼吸の状態，外科手術・放射線照射の有無，現在の治療，薬（薬効，副作用）など
6．摂食・嚥下関連の症状：夜間咳き込み，食事中・食後の咳き込み，口腔内乾燥，咀嚼の不良，流涎，鼻への逆流，移送の不良，痰がらみ，嚥下時違和感・咽頭残留感，麺などの吸いにくさ，嗄声，胸つかえ感，胃食道逆流（胸焼けなど）
7．補助的な症状：体重減少，嗜好の変化，食事時間の延長，食欲の変化，話し方や声の変化など
8．知的状態：認知レベル，注意力，見当識，理解力など

2●視診，触診，聴診

a. 姿　勢

　体幹の左右のかたむき，円背，頸部の支持力，顎の引き具合，頸部後屈，全体的に姿勢に無理はないか，持久力などを総合的に判断する．また，易疲労性，腹筋，背筋の力などを観察する．

表Ⅶ-5-2　摂食嚥下のアセスメント項目

ステージ	関連する脳神経	アセスメントの部位・内容	異常所見
先行期	□意識レベル □高次脳機能	第Ⅰ（嗅）神経 第Ⅱ（視）神経	□意識レベル（JCS, GCS など[*1]）（覚醒，痛覚など） □高次脳機能（集中力，記憶，コミュニケーション力など）（HDS-R, MMSE など[*2]） □眼（視力，視野，眼振など）	□覚醒，痛覚なし □呼吸抑制あり □反応が乏しいなど □狭窄・半側無視など
準備期	□姿勢・体位 □食事形態 □食物の取り込み □口唇閉鎖 □口腔内保持 □咀嚼 □口腔内乾燥過剰 □食塊形成	第Ⅳ（三叉）神経 第Ⅶ（顔面）神経 第Ⅹ（迷走）神経 第Ⅻ（舌下）神経	□姿勢・体位 □環境設定（テーブルの高さ，食器など） □食事形態（粘度，凝集性，付着性など） □顎関節（運動機能，ROM など） □顔面神経 □口唇の開閉 □口唇音（パ，マ）の構音機能 □奥舌音（カ，ガ）の構音機能 □義歯，咬合，口腔内汚染等 □咀嚼運動 □口腔内唾液分泌 □舌尖音（タ，ダ）の構音機能 □舌咽，舌下，迷走神経 □舌の運動機能（前後，上下，左右など）	□姿勢や能力と合わない □開口障害 □流涎 □口唇閉鎖不全 □発音不明瞭 □舌運動障害 □義歯・咬合不具合 □汚染，う蝕など □咀嚼運動障害 □粘膜乾燥過剰 □口腔内残渣 □食塊形成不全 □口腔内残渣 □舌運動不全 □発語不明瞭
口腔期	□食塊移送 □舌口蓋閉鎖 □舌根の後方運動 □口腔内の知覚	第Ⅳ（三叉）神経 第Ⅶ（顔面）神経 第Ⅻ（舌下）神経	□一口量，移送時間 □舌尖音（タ，ダ）の構音機能 □奥舌音（カ，ガ）の構音機能 □舌の運動機能 □口腔内の知覚機能	□移送時間遅延 □発音不明瞭 □開鼻声 □舌運動機能低下 □知覚機能低下
咽頭期	□嚥下反射 □軟口蓋挙上 　（鼻咽腔閉鎖） □咽頭蠕動様運動 □舌骨上前方移動 □甲状軟骨（喉頭） 　挙上 □声門閉鎖	第Ⅶ（顔面）神経 第Ⅸ（舌咽）神経 第Ⅹ（迷走）神経 第Ⅺ（副）神経 第Ⅻ（舌下）神経	□嚥下反射，嘔吐反射，時間 □舌咽・迷走神経 □嚥下時間，嚥下中・嚥下後の咳反射・むせ □食事形態別での咳反射・むせ □体位変更での咳反射・むせ □顎の前方運動 □甲状軟骨の挙上距離，時間，ピッチ □嗄声（気息性，湿性）	□反射減弱・消失 □開鼻声 □軟口蓋挙上不全 □カーテン徴候 □惹起不良 □嚥下時間遅延 □嚥下中後の咳反射・むせ □物性変更時咳反射・むせ □食事体位変更時咳反射・むせ □咳払い出現 □下顎前方移動不良 □喉頭挙上不全 □喉頭挙上遅延 □気息性嗄声 □湿性嗄声
食道期	□食道入口部開大 □食道入口部閉鎖 　（上部食道括約筋収縮） □食道蠕動 □下部食道括約筋収縮		□嚥下後の咳反射，むせ □嘔気，嘔吐	□食後体位変更・移動時に咳反射・むせ □胃食道逆流 □嘔気，嘔吐

[*1] JCS：Japan Coma Scale（ジャパン・コーマスケール），GCS：Glasgow Coma Scale（グラスゴー・コーマスケール）

[*2] HDS-R：改訂長谷川式知能テスト，MMSE：ミニメンタルステートイグザミネーション，ともに認知機能を評価する代表的な指標

b. 顔面，表情

　顔面麻痺，口唇の閉じや動き，会話を判断する[11]．また，表情，顔色，顔面痙攣による不随意運動，副唾液腺の腫脹なども確認する．患者に口を開閉してもらい，下顎関節の動きのスムーズさ，左右差，疼痛，摩擦音などを確認する．かむ力や顔の感覚，ほほ笑む表情，膨れ面，眉毛の上げ下げなど，表情と動きをみる．顔面の知覚による三叉神経の確認で，口腔内の知覚麻痺を推察する[11]．

c. 口　腔

　口唇の乾燥，口腔内の粘膜の色，潰瘍，腫瘍・炎症の有無，耳下腺開口部の存在と色，歯肉の色，腫脹・出血・膿・退縮の有無，唾液分泌をみる．高齢者では，義歯の有無や適合性をみる．

　また，舌は，色，形，腫瘍・潰瘍・舌苔の有無，左右対称性などを確認する．さらに，「あー」と発声してもらい，口蓋垂の偏位（カーテン徴候），唾液が飲めるかなどを確認する．咀嚼時の口唇の締まり，下顎の動き（左右，上下，前後），咀嚼時間，嚥下後に口腔内残渣を確認し，食塊の移送が正常に行われているかを判断する．

d. 頸部（咽喉頭）

　頸部では，最初に直立性と左右対称性，下顎の先端から輪状軟骨の下の部分までを確認する．頸椎可動域を確認し，可動域制限や動作時の疼痛の有無をみる．なお，触診を併せて行うと良い．随意的に咳をしてもらい，誤嚥したものを喀出する力を評価する[8,9]．

(1) 開鼻声，嗄声（湿性嗄声）の有無を確認

　嗄声は，反回神経麻痺により片方の声帯が動かなくなった場合などに生じ，「ハー」という音節が不明瞭で，気息性になることがある[8,9]．また，湿性嗄声は，「あ～」という発声により，声帯周辺の唾液や痰などの貯留が判断できる．開鼻声（鼻に抜けるような声）は，軟口蓋挙上不全などで鼻咽腔閉鎖が十分でない場合に聞かれる．

(2) 口唇機能，口唇閉鎖機能，舌の運動機能

　口唇機能は，「い～」（口角をしっかり引く），「う～」（口唇をしっかり突出する），「い～う～」の連続が可能か10回程度，確認する[8,9]．「パ」「マ」との発声で，構音時の口唇閉鎖機能をみる．「パ」を連続的に可能なかぎり速く繰り返したり，舌の運動機能は，「タ」と発音してもらい，発音時の舌尖の歯茎への接触状況や側方歯茎部への閉鎖状況をみる．軟口蓋破裂音の「カ」の発音によって，舌根部と口蓋の接触状況を判断する[8,9]．

(3) 構音機能の検査

　「パ」「タ」「カ」「ラ」を用い，最初は，一言ずつはっきりと，続けて同じ言葉での連続発音，さらに「パタカパタカパタカ」といった発音をしてもらう．「い～」の音階を上下して発声してもらうことで，輪状甲状筋と内喉頭筋の働きを確認する．

e. 胸　部

　呼吸状態の悪い場合，嚥下を繰り返すことで，呼吸が切迫することがある．

(1) 呼吸音の聴取

　音の減少，左右対称性，持続期間，強さ，高さ，雑音の有無などを確認する．なお，**誤嚥性肺炎**では，副雑音は確認されないことが多い．

　また，嚥下音には食道入口部の開大に関連する「ゴクッ」というクランク音があり，嚥

下の咽頭期の起こるタイミング，吸気相か呼気相かなどの情報が得られる．

（2）触　診

胸郭の拡張の範囲や左右対称性について確認する．母指を左右肋骨縁に置き，他の指と手掌で胸郭を包み，患者に深く息を吸ってもらい，左右差や広がりをみる．

f. 摂食行動

器のもち方，スプーンやはしの使い方，口までの食べものの運び方，摂食に関する関節の可動域などを観察する．

食べものの口唇や前歯を使っての取り込み，口に含んでいる時間，飲み込む時間，食事摂取時間のほか，集中力，疲労感など，総合的に摂食行動を確認する．

介護者がいる場合には，介助方法と患者の状態との関係性を確認する．立ち位置，テーブルの上の食べものはみえるか，患者の食べものへの反応，あるいは，声かけ時の反応，時間によって変化する具体的な状況など，食事場面全体を確認する．

g. 皮下脂肪・筋肉・皮膚

皮下脂肪や筋肉の量は，栄養状態の悪化によって減少する．鎖骨の下あたりを軽く指でつまみ，皮膚をつまむことができるようであれば，皮下脂肪が少ないと判断される．筋肉の減量は，上腕の中間部，あるいは大腿部で皮膚がつまめるかどうかで確認する．

3 ● 検査法

摂食嚥下障害をスクリーニング，診断する検査を紹介する．基本的に単独で行うことはなく，組み合わせて，総合的に評価する．

一般的な嚥下テストとして，**反復唾液嚥下テスト**（repetitive saliva swallowing test：RSST）[12]，水飲みテスト（water swalloing test：WST），改訂水飲みテスト（modified WST：MWST）[13]，食物テスト（food test：FT）[14,15]を段階的に進める．

コラム

改訂水飲みテストと食物テスト

【手順】（動画）
・冷水 3 mL を口腔底に注ぎ，嚥下してもらう（①）．
・嚥下後反復嚥下を 2 回行い，患者の喉に手を当てて評価をする（②，**図Ⅶ-5-2〔動画〕**）．
・評価基準が 4 点以上なら最大 2 回施行を繰り返す．最も悪い場合を評点とする．
【評価基準】
1．嚥下なし，and/or むせる and/or 呼吸切迫
2．嚥下あり，呼吸切迫（silent aspiration の疑い）
3．嚥下あり，呼吸良好，むせる and/or 湿性嗄声
4．嚥下あり，呼吸良好，むせない
5．4．に加え，追加嚥下運動が 30 秒以内に 2 回可能
【参考：食物テスト】
方法は茶さじ 1 杯（約 4 g）のプリンを舌背前部に置いて食させる．以降は改訂水飲みテストと同じ手順で行う．
評価基準も改訂水飲みテストとほぼ同じだが，3．に「and/or 口腔内残留中等度」が加わる．

参考動画
30秒

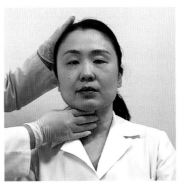

図Ⅶ-5-2　改訂水飲みテストの
嚥下後の評価の様子

参考動画（正常例と誤嚥例 1）
66秒

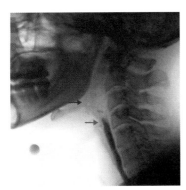

a．正常例

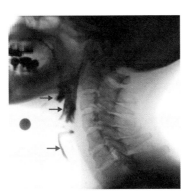

b．誤嚥例 1

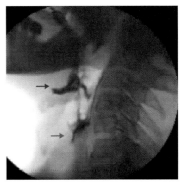

c．誤嚥例 2

図Ⅶ-5-3　嚥下造影（VF）画像
a：正常例（20代）：嚥下後の咽頭クリアランスが良く（赤矢印），黒色で示されている検査食が食道に円滑に流れ込んでいる（青矢印は食道入口部あたり）．
b：誤嚥例 1（50代）：嚥下後に喉頭蓋谷と咽頭への残留（赤矢印，2ヵ所）と誤嚥（青矢印）が認められる．
c：誤嚥例 2（50代）：嚥下後に喉頭蓋谷への残留（赤矢印）と食道入口部に貯留した検査食が喉頭に流入している（青矢印）．
〔写真提供：a，b：横浜市立大学附属病院周術期管理センター　大橋伸英先生，c：東京医科歯科大学歯学部附属病院総合診療科スペシャルケア外来　戸原　玄先生〕

　　　　その他の検査として，確定的な診断や精密的な検査の目的で，嚥下造影検査（videofluorography：VF，**図Ⅶ-5-3〔動画〕**や嚥下内視鏡検査（videoendoscopy：VE，**図Ⅶ-5-4〔動画〕**が用いられるが，これらは視覚的に評価できる点で優れている．その他，嚥下内圧検査，MRI，エコー，シンチグラムなどを用いる方法がある．

C.　摂食嚥下障害のある人への看護

　　　　摂食嚥下障害のある人への看護として，現在の患者の状況やアセスメントをふまえた各段階の嚥下機能，全身機能の維持改善のための援助，リスク管理などを実施する．

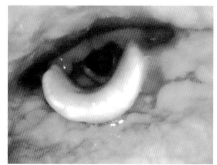

参考動画（正常例と誤嚥例1）
46秒

a. 正常例

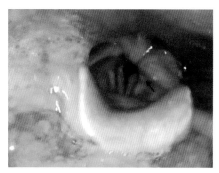

b. 誤嚥例1

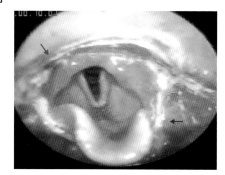

c. 誤嚥例2

図Ⅶ-5-4　嚥下内視鏡（VE）画像
a：正常例（30代）：嚥下後の咽頭クリアランスが良く，視野に食物残留はみられない．
b：誤嚥例1（70代）：染色された検査食が大量に喉頭へ流入する様子が観察される（矢印）．
c：誤嚥例2（70代）：喉頭蓋谷（赤矢印）や食道入口部（青矢印）に残留が認められる．
［写真提供：a，b：横浜市立大学附属病院周術期管理センター　大橋伸英先生，c：東京医科歯科大学歯学部附属病院
総合診療科スペシャルケア外来　戸原　玄先生］

1 ● ゴール設定と経口摂取の開始基準

　摂食嚥下障害へのアプローチの基本は，可能なかぎり“経口摂取の再獲得”を行うことである．再獲得の際，医師，言語聴覚士，理学療法士，作業療法士，管理栄養士などのリハビリテーションチームと協働して行うことが基本である．

　経口摂取の開始については，一般的に意識状態や流涎，水飲み時の咳や喉頭挙上などを観察項目としたスクリーニングや，嚥下造影検査，内視鏡検査などを行って判断する[16]．意識が覚醒しており，全身状態・症状が安定し，嚥下反射，咳（随意性あるいは反射性）が確認されれば開始基準となる[17]（**表Ⅶ-5-3**）．禁食中であっても唾液の嚥下や咳反射がみられたり，坐位保持力，表情が良くなったなどの回復のサインに留意し，早期アプローチのタイミングを図る．

2 ● リスク管理

　摂食嚥下障害患者にとって，2次的な弊害は，誤嚥性肺炎，脱水・低栄養，体重減少などである．注意深い観察によって早期発見が可能である．障害に対するスクリーニングは，質問紙法[18]，反復唾液嚥下テスト（RSST）[12]，嚥下誘発テスト（swallowing provocation test：

表Ⅶ-5-3　嚥下訓練（経口摂取）の開始基準

1. 日中意識が覚醒していて（JCS1桁），開口提舌の指示に従えること（失語症がある場合は提示的な客観的判断が必要）
2. 全身状態が安定していること（呼吸状態が安定，痰が多くない，発熱がない，血圧が安定しているなど）
3. 医師の臨床判断（脳病変の進行の停止など）
4. 改訂水飲みテストで嚥下反射を認める
5. 十分な咳（随意性あるいは反射性）ができる
6. 著しい舌運動・喉頭運動の低下がない
7. 口腔内が清潔で湿潤している

［本田知行：急性発症の摂食・嚥下障害. 医師歯科医師のための摂食・嚥下障害ハンドブック, 医歯薬出版, p.42-46, 2000 より引用］

SPT)[19]，水飲みテスト（WST)[20]などがある．また，嚥下造影検査（VF）は誤嚥検出のためのスクリーニングとして，感度・特異度に限界があるとされる[21]．

a. 誤嚥性肺炎の予防

　誤嚥性肺炎の発症前によくみられる臨床的な徴候として，患者の元気がなくなる，食事摂取量が減る，ゼロゼロした声が聴かれる，痰が増加する，体がほてっている（熱感，発熱），呼吸が乱れる，といったことが挙げられる．嚥下訓練を行っている患者に対しては，肺炎の可能性を常に考慮して観察する．

　誤嚥性肺炎が確認された場合には，禁食とし，肺炎治療を優先する．また，経口摂取が困難な患者の場合，発症後1週間以内に経管栄養を開始[22]，さらに間欠的口腔カテーテル法の適用[23]を検討する．

　誤嚥性肺炎の予防には，口腔ケアや痰の吸引，体位変換，体位ドレナージ，呼吸訓練などが不可欠であり，口腔・咽頭の清浄化，気道クリアランスの向上を徹底して図る．

　とくに口腔ケアは，細菌が肺に沈下して生じる肺炎の防止とともに，口腔内の刺激となることから，経口摂取の是非にかかわらず，必ず実施する．水分の気管への垂れ込みによる誤嚥のリスクがある場合には，リクライニング位にし，顔を横に向け，吸引をしながら実施する．全身の関節拘縮が著しかったり，意識障害といった重症患者の場合には，2名でケアにあたるなど，誤嚥のリスクを最小限にする．口腔内の乾燥がある場合，市販の保湿剤を利用するなどして乾燥を防止する．

b. 脱水および低栄養の予防

　栄養マネジメントに基づく総合的な管理が必要である．早期からの経口摂取を実現するためには，十分な栄養の確保を行うとともに，全身の廃用防止，感染予防，免疫力や基礎体力の向上を図るため，坐位保持，離床などを積極的に促す．

　どのような環境で食事をとるとよさそうか，あるいは嗜好品など，これまでの生活歴をふまえた援助内容を検討するとともに，家族の希望もふまえて経口摂取を進める．服薬により口腔内乾燥や摂食・嚥下機能が変化することもあるので，薬効や副作用には留意する．

　経管栄養法は，誤挿入や誤接続，抜去，胃食道逆流，呼吸器感染のリスクがあるので注意が必要である．

　患者の症状に合わせて，適切な栄養剤を選択するとともに，下痢，便秘，低ナトリウム血症，窒息，脱水，体重減少などの2次合併症の観察や検査データの確認を行う．

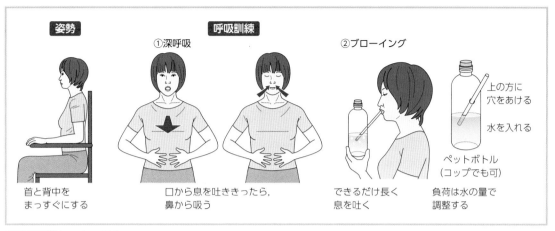

図Ⅶ-5-5　呼吸訓練

3 ● 間接訓練と直接訓練

　嚥下障害のある人に行われる看護の一環として，ベッドサイドで行う間接訓練と直接訓練がある．

a. 間接訓練

　間接訓練法とは，正常嚥下に必要な動作の獲得のための訓練を実際の食物を使わずに行う方法で，軽症例から重症例に対し，ベッドサイドでの実施が可能である．

(1) 呼吸訓練

　リラクゼーション，呼吸パターンの指導，胸郭可動性，気道クリアランス・清浄化のための強制呼気と声門閉鎖強化，喀痰排出のために実施する（**図Ⅶ-5-5**）．スクイージング，腹式呼吸，口すぼめ呼吸，肋骨捻転法，ハッフィング（huffing），ブローイングなどがあり，指示が入るか否かといった理解力の程度を考慮し，指導しながら実施する．

(2) 口腔と咽頭・喉頭の可動域訓練

　口腔と咽頭の可動域拡大には，舌の巧緻性の改善，食塊のコントロール，および咀嚼のための練習を行う．可動域拡大訓練は，口唇，下顎，口舌，舌根，頬，頸部，喉頭および声帯などが対象となる．

　効果的な可動域の拡大のためには，徒手的に筋力や可動を促すようにやや負荷をかけたり，頻度を増やすなどが必要である．食前に行うと，覚醒とリラクゼーションが図られ，食事の準備体制がとれる．

　舌根部，声帯の内転運動を強化するプリング法（pulling exercize，**図Ⅶ-5-6**），プッシング法（pushing exercize），メンデルソン（Mendelsohn）法，喉頭挙上訓練法（裏声発声），などは，専門家からの指示を受けて実施する．患者や家族，介護者に対しては，これらの指導を行い，定期的な実施を促す．

(3) 口腔衛生，咽頭の衛生

　誤嚥性肺炎などを防止するため，口腔内の洗浄，歯垢の除去，義歯清掃などは必須である．嚥下自体が困難な人に対しては，吸引を行いながら実施するよう注意する．

　咽頭は，鼻腔，喉頭，食道と連絡しているため，鼻腔の清潔保持や胃からの逆流防止を

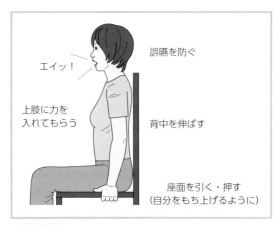

エイッ！

誤嚥を防ぐ

上肢に力を
入れてもらう

背中を伸ばす

座面を引く・押す
（自分をもち上げるように）

図Ⅶ-5-6　プリング法

心がける．含嗽が可能な場合には，咽喉頭への垂れ込み防止のため随時実施を促す．

(4) 間欠的経管栄養法

　間欠的経管栄養法は，外観や咽頭衛生によく，嘔吐や満腹感が少ない．さらに注入時間が短く，嚥下機能改善例もみられる[23]．口からカテーテルを食道内（間欠的口腔カテーテル栄養法，intermittent oro-esophageal tube feeding：IOC），あるいは胃内に挿入して，栄養を補給する．誤挿入や栄養剤の流速に注意する．本人や家族が実施できるよう指導する．

b. 直接訓練

　直接訓練法とは，実際に食物を食べてもらいながら適切な摂食動作とそれぞれの器官の動かし方を訓練する方法で，医師，言語聴覚士などの他の専門職と相談し実施する．

　代償法は，食事中の姿勢調整や適切な食物の種類の選択によって，麻痺のある部位を考慮しながら，食塊の流れ（経路，速度）を調整して誤嚥を防ぐ手法である．

(1) 姿勢の調整

　姿勢を調節して，咽頭腔の形態や周囲との位置関係を変え，食塊の流れを変えて，誤嚥を予防する．姿勢のバリエーションとして，頸部前屈位，頸部後屈位（tossing），頸部回旋法，椎骨部回旋位（側臥位），椎骨屈曲位（リクライニング位），下顎を引くと同時に頸部を回旋する姿勢などがある．目的別に体位を変更し，異常所見の出現の有無とともに適応の是非を評価する．実際の援助内容については，以下の内容がある．

　①リクライニング位での工夫

　咽頭は，気道と食道の交差する部位であることから，咽頭期障害のある患者は，咽頭残留や嚥下反射の遅れ，食道入口部の開大不全などで，誤嚥の可能性が高まる．

　リクライニング位は，気管が上方，食道が下方となり，食物の気道への侵入を防止する．通常，リクライニングは，30度程度から開始するが，口腔期障害を有する場合には，液体は重力で舌を流れる速度が増し，誤嚥のリスクが増えるので，食物の物性に留意する．

　なお，リクライニング時は，頭部がやや前屈位になるよう頭の下に枕やタオルを余分に入れ込み調整する．自力摂取は，リクライニング位45度以上で可能である．

② 円背の場合

口唇から奥舌，咽頭から食道までの角度を考慮し，咽頭腔が広がらないように，頸部の前屈位を考慮しながら姿勢調整する．

③ 麻痺がある場合

片麻痺により咽頭部に麻痺が生じているような場合には，食塊の残留を防止するために，麻痺側に頸部を回旋し，健側を食塊が通るように調整する．また，咽頭全体に麻痺があって残留が著しい場合は，椎骨部回旋位（側臥位）をとり，喉頭蓋への引っかかりを避けながら嚥下を行う方法もある．

(2) 代償的な嚥下法

一般的に効果が期待できる代償的な嚥下法を紹介する（図Ⅶ-5-7）．

① 頸部前屈（chin down）

誤嚥防止の方法としてよく知られる．お臍をのぞき込む姿勢をとり（C1〜C7 までをゆるやかに屈曲），嚥下をすることで喉頭蓋谷食物の残留や，嚥下後の誤嚥を防止する（図Ⅶ-5-7a）．うなずき嚥下は頸部前屈と同様の原理で，円背の人は顎を突き出す姿勢となるために誤嚥をしやすくなることから，誤嚥をしないようにしっかりとうなずいて嚥下する（図Ⅶ-5-7b）．

② 一側嚥下

一側嚥下は，咽頭通過に左右差があり，通過の良い側に食塊を通過させたい場合に，咽頭通過の良い側を下にした側臥位をとり，顔はベッドの正面から咽頭通過不良側へ向けて，片側の通過を促す方法である（図Ⅶ-5-7c）．ベッドアップする前に側臥位の姿勢をとってから，リクライニングの角度をつけ，それから肩と腰に体交枕を置いて体幹を支えるとよい．

③ 複数回嚥下（multi swallow）

複数回嚥下は，嚥下後に咽頭に残った残留物を，繰り返し嚥下することで除去する方法である．口頭指示だけでは嚥下が起こりにくい場合，甲状軟骨下に手を当て，上方へ何回か動かし，嚥下反射を誘発する嚥下反射促通手技（図Ⅶ-5-7d）を用いる．

④ 横向き嚥下（head rotation）

横向き嚥下は，頸部を回旋することで回旋側の咽頭腔を狭くし，反対側の咽頭通過を促進する方法である（図Ⅶ-5-7e）．咽頭通過に左右差がある場合に，通過の悪い頸部を回旋することで通過の良い側に食塊を通るようにする．嚥下前より行うことによって，嚥下中の喉頭侵入や誤嚥を防止することになる．また，食塊が残留しているときは，残留していない側に回旋することで，梨状窩の食塊残留の除去を図る．

コラム

食事をするために適切な体位の判断

適切な体位の判断要素として，先行期・準備期では，良肢位，安楽，摂食動作の機能性，また，口腔期・咽頭期・食道期では，嚥下機能，誤嚥予防，逆流予防の視点を考慮する．

体位調整の際には，常に目的を明確にし，その内容を優先させて体位の選択を検討する．患者の摂食嚥下障害のレベルが重度なほど，体位調整の内容が複雑となるため，1つの体位変更でどのように変化するかを観察する．重症例では，VF 下で判断することも多い．

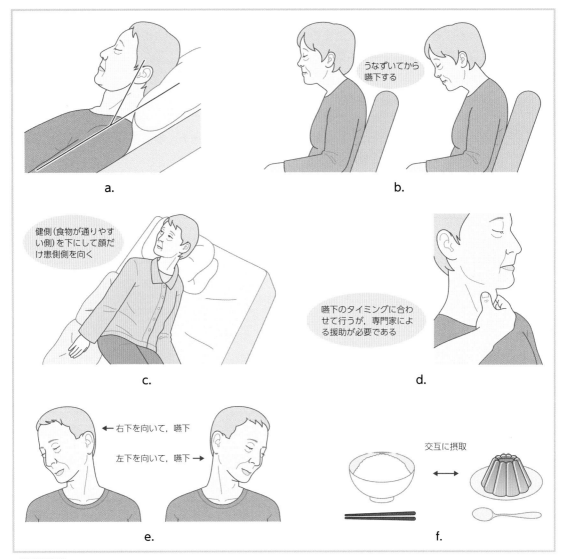

図Ⅶ-5-7　さまざまな代償法
a：頸部前屈，b：うなずき嚥下，c：一側嚥下，d：嚥下反射促通手技，e：横向き嚥下，f：交互嚥下

⑤ 交互嚥下

交互嚥下は，異なる物性の食品を交互に嚥下することで，咽頭の残留を除去する方法である（**図Ⅶ-5-7f**）．トロミのついた食品を食べた後，液体やゼリーを食べると良い（wash out）．

⑥ 声門閉鎖嚥下法（supraglottic swallow）

息こらえ嚥下ともいう．**声門閉鎖嚥下法**は，食塊を口に入れてから息を吸って，しっかり息を止めて，嚥下したあとで一気に吐き出す方法である．声帯をしっかり閉鎖することで誤嚥を防ぐほか，嚥下後の呼気により，気管に入りかかったものの喀出が可能となる．

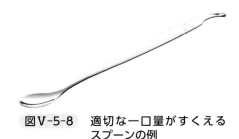

**図Ⅶ-5-8　適切な一口量がすくえる
スプーンの例**

[写真提供：株式会社青芳]

　⑦ メンデルソン手技

　嚥下をする時に喉頭が十分上がらない人や食道の開きが十分でない場合に行う．喉頭の挙上がピークに達したときに徒手で保持し，数秒間保った後，力を抜いて嚥下前の状態に戻す．

(3) 一口量調節と適切な器具の選定

　食物の一口量によって咽頭期誘発のタイミング（咽頭期誘発遅延時間）が変わるので，少量から開始し，患者がスムーズに移送，嚥下できる量を見極める．咽頭期障害のある場合，咽頭残留を防止するために，一口量を少なくし，ゆっくりと食べるように促す．

　また，スプーンや食器，オーバーテーブルの高さは，基本的にどのような食事かを確認でき，口に運ぶまでの距離を考慮し，取り込みやすく，安定して摂取行為が行えるよう準備する．スプーンは，適切な一口量がすくえて，口腔内でスプーンをひっくり返せるよう横幅があまりなく，浅めで，小さく，枝が細く長めのものがよい（**図Ⅶ-5-8**）．さまざまな種類があるので，患者に合ったものを用いる．

(4) 食事形態の調節

　運動障害がある患者，姿勢を変えられない患者，指示に従えない患者，随意的嚥下法ができない患者，口腔・咽頭刺激法がうまくいかない患者に適応する．嚥下機構が適切にタイミングをとれず，反射が十分でない場合，液体はうまく取り扱えないため，ベタつかない程度のトロミ状がよい．

　食物形態の選択は患者の状態によるが，口腔期の運動障害などにより食塊形成や咽頭への送り込みが困難，咽頭残留や誤嚥のリスクがある場合には，少量のゼリーをスプーンでスライス状（厚さ5mm）にしてすくい，丸飲みしてもらうと，スムーズに移送，嚥下ができる．食塊形成と移送の能力が向上したら，通常のスプーンでの摂取へと移行する．

　また，認知障害がある場合には，嚥下反射域に食物を到達させるために，トロミ付き水分を用いたほうが嚥下反射惹起までの時間を短縮できる場合がある．

(5) 食事をすすめる際の注意点

　姿勢，一口量，食事形態の調節は，摂取量，時間，むせや湿性嗄声の有無，バイタルサインの変化などをみながら，段階的に難易度を上げる．

　① 摂食量を増やす基準

　摂食量を増やす基準は，「摂食時間が30分以内で，7割以上摂取が3食続いたとき」[24]とし，3食の内容を変化させながらモニタリングするとよい．

　液体は，摂食嚥下障害において最も誤嚥しやすい形態で，嚥下反射の遅れなどがあると，タイミングが合わず，気管へ流入するリスクがある．また，増粘剤を加えてトロミをつけると，咽頭への流入速度が遅くなるので，誤嚥のリスクを軽減できる．

② 食物の種類

　食物の種類は，ゼリー状，スプーンですくって落としてポトリと落ちる程度のはちみつ状，ポタポタと落ちる程度のポタージュ状，ネクター状（軽いトロミ状），液体，固形のものを準備する．粘度が高くなると，べたつき，付着が増加する点にも気を配る．

　増粘剤は実際の食事をするまでの粘度などの変化に注意する．

③ 食事介助時の注意

　コップを使用して水分補給を行う場合には，頸部の角度が変化しないように，コップを傾けて摂取するように説明する．口唇閉鎖が困難な場合には，スプーンを口に入れたら，徒手的に口唇を閉鎖させ，スプーンを斜め上方向に引き抜くと良い．

学習課題

1．摂食嚥下の5期を説明しよう．
2．摂食嚥下障害の原因疾患について述べよう．
3．疾患別の摂食嚥下障害について述べよう．
4．訓練の種類と内容を説明しよう．

引用文献

1) Leopold NA, Kagel MC：Prepharyngeal dysphagia in Parkinson's disease. Dysphagia **11**：14-22, 1996
2) 河村洋二郎：口腔生理学，医歯薬出版，p.250，1979
3) 才藤栄一，田山治朗，藤島一郎ほか：摂食・嚥下リハビリテーション（金子芳洋，千野直一監），医歯薬出版，p.2-4，1998
4) Leopold NA, et al：Swallowing, ingestion and dysphagia；A reappraisal. Arch Phys Med Rehabil **64**：371-373, 1983
5) Schultz AR, Niemtzow P, Jacobs S, et al：Dysphagia associated with cricopharngeal dysfunction. Arch Phys Med Rehabil **60**：381-386, 1979
6) Palmer JB：Bolus aggregation in the oropharynx does not depend on gravity. Arch Phys Med Rehabil **79**：691-696, 1998
7) Saitoh E, Shibata S, Matsuo K, et al：Chewing and Food Consistency：Effects on Bolus Transport and Swallow Initiation. Dysphagia **22**：100-107, 2007
8) 千葉由美：摂食・嚥下障害のアセスメント法．看護技術 **52**（9）：16-20，2006
9) 鎌倉やよい，藤本保志，深田順子：嚥下障害ナーシング．フィジカルアセスメントから嚥下訓練へ，医学書院，2000
10) 深田順子：摂食・嚥下障害スクリーニングスケール．EB Nursing **6**（3）：12-85，2006
11) 高橋照子，芳賀佐和子：実践！フィジカルアセスメント―看護者としての基礎技術（小野田千枝子監），金原出版，1998
12) 小口和代，才藤栄一，水野雅康ほか：機能的嚥下障害スクリーニングテスト「反復唾液嚥下テスト」(the Repetitive saliva swallowing test：RSST) の検討 (2) 妥当性の検討．リハ医学 **37**（6）：383-388，2000
13) Tohara H, Saitoh E, Mays K, et al：Three Tests for Predicting Aspiration Without Videofluorography. Dysphagia **18**（2）：126-134, 2003
14) 向井美惠：フードテストおよび咬合状態とVF検査結果との関連（才藤栄一 主任研究者），平成10年度厚生省・老人福祉に関する調査研究等事業報告書，p.66-76，1999
15) 向井美惠：非VF系評価法（フードテスト）の基準化（才藤栄一 主任研究者），平成11年度長寿科学総合研究事業報告書，p.43-50，2000
16) 日本脳卒中学会脳卒中ガイドライン［追補2019］委員会編：(2) 嚥下障害．脳卒中治療ガイドライン2015〔追補2019〕，協和企画，p.16-17，2019
17) 本田知行：急性発症の摂食・嚥下障害，医師歯科医師のための摂食・嚥下障害ハンドブック，医歯薬出版，p.42-

46, 2000

18）大熊るり，藤島一郎，小島千枝子ほか：摂食・嚥下障害スクリーニングのための質問紙の開発．日本摂食嚥下リハビリテーション学会誌 **6**：3-8，2002

19）Teramoto S, Fukuchi Y：Detection of aspiration and swallowing disorder in older stroke patients：Simple swallowing provocation test versus water swallowing test. Arch Phys Med Rehabil **81**：1517-1519, 2000

20）Gottlieb D, Kipnis M, Sister E, et al：Validation of the 50 mL 3 drinking test for evaluation of post-stroke dysphagia. Disabil Rehabil **18**（10）：529-532, 1996

21）Leder SB, Espinosa JF：Aspiration risk after acute stroke：Comparison of clinical examination and fiberoptic endoscopic evaluation of swallowing. Dysphagia **17**：214-218, 2002

22）Dennis MS, Lewis SC, Warlow C, FOOD Trial Collaboration：Effect of timing and method of enteral tube feeding for dysphagic stroke patients（FOOD）：A multicentre randomised controlled trial. Lancet **365**：764-772, 2005

23）木佐俊郎，井後雅之，鰊川哲二ほか：脳卒中患者の摂食嚥下障害に対する間欠的口腔カテーテル栄養法（IOC）．リハビリテーション医学 **34**：113-120，1997

24）藤島一郎（編著）：ナースのための摂食・嚥下障害ガイドブック，中央法規出版，p.102-103，2005

6 排泄機能障害のある人への看護

この節で学ぶこと

1. 脳血管障害や脊髄疾患により起こる神経因性膀胱のメカニズムを理解する.
2. 排尿障害を有する患者の身体的, 心理的, 社会的問題をアセスメントできる.
3. 神経因性膀胱を有する患者の排泄管理方法について理解する.
4. 排便障害の原因を理解する.
5. 排泄に必要な動作を理解する.
6. 定期的な排便が援助できる方法を理解する.

　排泄とは, 体内にたまった老廃物を便や尿, 汗として体外に出すことである. 排泄機能に障害が生じると, 老廃物が体内に蓄積し, 健康維持を阻害されるだけでなく, ときには生命に危険を及ぼすこともある. 健康時は無意識に行っている排泄であるが, 正常な排泄は, 複雑な神経の働きによりコントロールされている.

　また排泄は, 尿路, 消化器官の機能だけでなく, 認識する, 立つ, 歩く, 座る, 拭く, 衣服の着脱など, 多くの日常生活動作が必要になる. さらに排泄は, 健康維持や生命維持などの身体面だけでなく, 自尊心や羞恥心などの心理面, 環境などの社会面にも大きく影響している.

　したがって, 排泄機能障害のある人を看護するには, これらの要素を理解して援助する必要がある.

6-1 排尿障害

A. 排尿障害とは

1 ● 正常な排尿の仕組み

a. 蓄尿と排尿

　正常な排尿とは, 蓄尿と尿排出がバランスよく定期的に行われることである. 蓄尿期では, 膀胱に 100〜200 mL の尿がたまると尿意を感じ (初発尿意), 300〜500 mL で最大尿意に達する. 最大尿意に達しても, 大脳の高位排尿中枢の抑制により, 排尿をするのに適切な場所までがまんすることができる. 尿排出期では, トイレなどの適切な場所で腹圧などを加えずに残尿なく尿を排出する.

b. 排尿に関与する神経

排尿には，高位排尿中枢，自律神経，体性神経が関与しコントロールしている．下部尿路では，仙髄（S2〜4）から出る副交感神経（骨盤神経）と胸腰髄（T11〜L2）から出る交感神経（下腹神経），仙髄（S2〜4）から出る体性神経（陰部神経）の働きにより，膀胱・尿道括約筋の収縮・弛緩が行われる[1]．

これらの調整を統括するのが，大脳皮質，脳幹部（橋）に分布する中枢神経である．蓄尿期には膀胱は弛緩し，尿道括約筋は収縮し禁制を保つ．尿排出期には膀胱は収縮し，尿道括約筋は弛緩する．

2● 排尿障害の原因

排尿障害の原因は，膀胱，尿道などの下部尿路や前立腺，子宮などの付属器，骨盤底筋群などの疾患や脳血管疾患，脊髄疾患など排尿を司る神経経路の疾患，認知障害など排泄動作に問題があるなど，多岐にわたる．

排尿障害は，① 蓄尿障害，② 尿排出障害，③ 両者の混合タイプに分類される（**表Ⅶ-6-1**）．

ここでは主として，脊髄および脳神経が障害を受けて，排尿機能が障害されたことにより起こる神経因性膀胱と，排泄行動をとるために必要な身体動作ができない場合に起こる「機能的な排尿障害」について記述する．

コラム

薬剤が尿閉を起こす危険性について

尿閉を起こす原因の1つに薬剤がある．代表的なものが，総合感冒薬，下痢止め，胃腸薬，抗精神病薬，抗不整脈などに含まれる抗コリン剤である．膀胱は副交感神経の刺激で収縮して尿を排出するが，抗コリン剤は副交感神経を抑制して膀胱を弛緩させ，尿道括約筋を収縮させる作用をもつため，尿閉を起こす．

とくに脊髄疾患，糖尿病，骨盤内手術の術後など末梢神経の障害により起こる膀胱排尿筋の収縮力低下や，前立腺肥大症などの下部尿路閉塞などにより，尿排出障害のある患者へのこれらの薬剤の投与には注意が必要である．尿閉を認めた場合の問診では，排尿状態に加えて既往歴や服用薬剤の聴取を行い，原因の除去と適切な排尿管理方法の選択を行う．

3● 神経因性膀胱による排尿障害の症状

神経因性膀胱による排尿障害には ① 蓄尿障害，② 尿排出障害，③ 両者の混合タイプがあるが，排尿に関与する神経のどの部分が障害されているかにより症状は異なる．

臨床では以下の状況がよくみられる．これらの状況は，長期に及ぶと腎機能障害をきたし QOL を低下させる．ときには敗血症を起こし，生命を脅かすこともある．

a. 頻　尿

頻尿は，1日の尿の回数が多いことをいう．膀胱内には 300〜500 mL の尿を貯留することができ，とくに疾患のない場合の排尿回数は，日中8回以下，就寝中は 0〜1 回とされる．頻尿が起こる原因としては，膀胱の容量が小さくなり尿がためられない，残尿がある，尿意ががまんできない，などの状態が考えられる．

表Ⅶ-6-1　排尿障害の分類と原因

排尿障害の分類	症状	原因・病態	臨床症状
蓄尿障害	腹圧性尿失禁	・子宮やその付属器，膀胱など骨盤内臓器の疾患や，手術による位置や形態の変化 ・分娩や加齢などによる骨盤底筋の脆弱化により，膀胱や尿道の位置が解剖学的に変化する ・膀胱内圧が尿道内圧を超えるために尿がもれる	・咳やくしゃみなど急な腹圧がかかったときに尿がもれる
	切迫性尿失禁 過活動膀胱	・脳血管障害など排尿を抑制する中枢の神経障害，脊髄疾患，多発性硬化症などの核上型脊髄障害 ・前立腺肥大，加齢など ・膀胱の知覚障害と不随意な膀胱収縮があり，尿意を抑制できずに，尿がもれる	・尿意はあるが，がまんできずにもれる ・強い尿意切迫感がある
	反射性尿失禁	・上位の脊髄損傷患者にみられ，膀胱内の尿の貯留や下腹部の刺激により不随意に膀胱が収縮する	・尿意はなく刺激により尿がもれる
	混合性尿失禁	・腹圧性尿失禁と切迫性尿失禁の混合	・腹圧がかかってももれるが，尿意も強くがまんができない
	廃用症候群	・オムツの使用歴が長い ・長期に留置カテーテルを挿入	・尿意の訴えや，蓄尿や排尿のコミュニケーションがとれなくなる
尿排出障害	溢流性尿失禁	・脊髄疾患，糖尿病などによる神経の障害により排尿時の膀胱収縮力が低下	・常に蓄尿状態で残尿が多い ・1回の尿量が少量ずつしか出ない ・尿意が明確でない
	排尿困難/尿閉	・腫瘍，結石，前立腺肥大など尿道の通過障害がある ・薬剤によるもの	・尿意はあるが排尿しようとしてもなかなか開始しない ・1回の尿量が少なく残尿がある ・尿の勢いがない ・腹圧をかけないと尿が出ない
蓄尿・尿排出障害	頻尿	・膀胱容量が減少している ・膀胱に不随意な収縮がある ・尿の排出が十分できていない	・尿の回数が多い ・1回の尿量が少ないことが多い
その他	機能性尿失禁	・膀胱・尿道に異常はないが，認知障害，高次脳機能障害または運動機能障害などがある	・トイレの位置の認識ができない ・麻痺や痛み，環境により排尿動作ができない

b. 尿失禁

　国際禁制学会（International Continence Society：ICS）では，尿失禁を「無意識あるいは不随意な尿もれであって，それが社会的にも衛生的にも問題になる状態」と定義している．尿がもれることだけでなく，尿失禁がQOLに大きく影響することを重視している．

c. 残　尿

　排尿終了時に膀胱内に残っている尿を残尿という．通常，排尿後の膀胱内には残尿はほとんどない．残尿が50 mL以上ある場合には，尿排出機能の低下があることが考えられる．

d. 高圧排尿による膀胱変形

　排尿困難がある場合，腹圧や手圧によって排尿することがある．これにより排尿時の膀胱内圧が異常に高くなる．この状態を高圧排尿という．この高圧排尿が続くことにより，

膀胱変形，膀胱尿管逆流現象が起こる．その結果，腎機能障害をまねくこともある．

e. 膀胱尿管逆流現象（VUR）

尿管は，約 25〜30 cm，直径約 5 mm の管腔臓器で，膀胱粘膜を貫通して膀胱三角部へ開口し，腎臓で生成された尿を蠕動運動により膀胱へ輸送する役割をもつ．

正常な膀胱と尿管の関係では，排尿時に膀胱内圧が上昇すると，膀胱粘膜下にある尿管は膀胱の内側から圧迫されるため，膀胱に貯留した尿が尿管へ逆流することはない．しかし，蓄尿・排尿を支配する神経に障害が起こると，この機構が働かず，膀胱に貯留した尿が尿管に逆流する膀胱尿管逆流現象（vesicoureteral reflex：VUR）が起こる．

f. 尿路感染

尿路感染の原因として，次のようなものが挙げられる．

① 慢性的に残尿があることにより膀胱内で細菌が繁殖する．

② 膀胱容量以上の尿が貯留することで，膀胱壁の血管が過度に伸展し，虚血状態になる．それにより粘膜の抵抗性が低下し，細菌感染しやすくなる．

③ 膀胱尿管逆流現象がある場合は，腎盂腎炎など上部尿路に感染を起こす．

4 ● 機能的な排尿障害の症状

脳梗塞や脳出血などの疾患の場合，尿意があり尿排出も完全にできるにもかかわらず，「尿意をがまんできない」,「トイレまで間に合わない」などの理由から失禁してしまうことがある．このような状態を切迫性尿失禁という．

排尿機能自体に大きな問題がなくても，麻痺などの運動機能の問題で「後始末ができない」など，排泄に必要な動作が阻害されていることにより，排尿に関する問題を呈することがある．これを「機能的な排尿障害」または機能性尿失禁という．

B. 排尿障害のアセスメント

急性期では，排尿を膀胱留置カテーテル法によって管理されることが多く，急性期を過ぎると本格的に管理方法が選択され，自立に向けた取り組みが始まる．

排尿は，これまで当たり前に行ってきた基本的動作であり，人間の尊厳に大きくかかわる動作でもある．それゆえ，これまでの排尿方法を変更する理由と，新しい排尿方法を獲得する意義を十分に説明して，対象者が前向きに取り組めるように援助することが，排尿障害をもつ人へのリハビリテーションの大きなポイントとなる．そのためには，専門医と協働して排泄障害を理解したうえで，排尿機能のアセスメントを行い，排泄管理方法を選択・指導することが必要である．

1 ● 問　診

排尿障害の全体像を把握する．原疾患以外に排尿障害を起こしうる疾患や状況がないか確認する．

この問診により，患者が問題としている主観的な症状と客観的な問題点が整理できる．また，排尿管理方法の選択の指標にもなる．

① 排尿日誌：24時間の排尿状態を経時的に記録する．記録する内容は，1日の排尿量，排尿間隔と時間，尿意の有無（または尿意に代わる症状），1回の排尿量と尿の性状，失禁の有無と量，導尿の有無と量，飲水量などの項目を記載する
② 既往歴，治療歴，服用している薬剤
③ 排尿障害に対する受けとめ：排尿管理が必要となる患者のほとんどは，疾患や負傷などで，ある日突然にさまざまな障害を同時に負うことが多い．その状況や回復の見込みなど患者や家族がどのように障害を受け入れているのか，どのようなことを望んでいるのかを確認する
④ 生活環境：住宅の環境や介護者の有無と援助が可能な時間，仕事や趣味など社会的活動の範囲，身体リハビリテーションのゴールや使用する補助具など

2●検　査

　検尿，残尿測定，腎臓超音波検査，膀胱造影，膀胱内圧測定などを専門医が行う（**表Ⅶ-6-2**）．下部尿路機能には，蓄尿と排出の2つの機能があるが，これら機能のどの部分に問題があるか，どの程度の障害があるのかの評価を行う．

表Ⅶ-6-2　**排尿障害のアセスメントに行われる検査**

検査名	検査方法	検査内容	アセスメント項目
検　尿	中間尿を採取する	白血球数，細菌数，潜血，タンパクなど	尿路感染症，尿路結石，腫瘍の有無
残尿測定	排尿直後に導尿して残尿量を測定するまたは超音波断層装置により膀胱の縦・横・奥行きを測定し，残尿量を計算する	残尿量	尿排出障害の評価
超音波検査	尿路の状態を超音波断層装置により検査する	上部尿路：腎臓の大きさ，水腎・水尿管症，結石，腫瘍 下部尿路：膀胱壁の肥厚，肉柱形成，憩室，腫瘍，結石	尿路の病態の有無と程度 治療の評価
逆行性排尿時膀胱尿道造影	造影剤を膀胱へ注入して，膀胱・尿道の状態を造影撮影する	蓄尿時の膀胱・尿道形態	膀胱の変形，膀胱頸部の開大の有無，VURの有無と程度（上部尿路機能の評価），結石，腫瘍の有無など
		排尿時の尿道形態	排尿中の尿道括約筋の状態
尿流量測定	膀胱内に尿を十分ためたうえで専用のトイレで排尿して，排尿状態を自動計算する	最大尿流率（尿勢の最も強い瞬間） 平均尿流率（尿流率の平均） 排尿量 排尿時間	自動計算されたデータと波形から尿排出障害を評価 ・膀胱排尿筋の収縮の強さ ・排尿方法（腹圧排尿）
膀胱内圧測定	① 膀胱内と直腸内に内圧測定用のカテーテルを挿入し，膀胱内へ生理食塩水を徐々に注入して，膀胱・直腸内圧の変化と尿意の有無を記録する	初発尿意（初めて尿意を感じたときの感覚と膀胱容量） 最大尿意（持続的に尿意があるという感覚と膀胱容量） 膀胱内圧	蓄尿時の膀胱の状態 ・膀胱のコンプライアンス ・無抑制収縮の有無
内圧流量測定	② 膀胱が充満したら排尿してもらい，膀胱・直腸内圧の測定を行う	排尿筋圧（膀胱の収縮による内圧：尿を排出するときの圧）	尿排出時の膀胱・尿道の状態 ・排尿筋圧 ・尿道抵抗（下部尿路閉塞の有無）

蓄尿機能の評価内容

- 適切な尿意を感じることができるか（膀胱知覚の評価）
- 尿がたまると膀胱が弛緩するか（膀胱排尿筋の評価）
- 尿道からのもれがないか（尿道括約筋の評価）
- 十分な尿をためることができるか（膀胱容量の評価）

排出機能の評価内容

- 膀胱がスムーズに収縮するか（膀胱排尿筋の評価）
- 尿道が弛緩するか（尿道括約筋の評価）
- 膀胱出口部の閉塞の有無（下部尿路閉塞の評価）
- 残尿の有無

表VII-6-3　排尿動作のアセスメント

動　作	正常な状態	正常にできる条件	できなくなる原因
尿意を感じる	・100〜200 mL 程度で尿意を感じる ・尿意を感じてから1時間程度がまんできる ・睡眠中でも尿意を感じて覚醒する	・膀胱に尿がたまる ・膀胱に尿がたまったことが脊髄神経を介して大脳に伝わる ・大脳で尿意を判断する	・神経損傷 ・括約筋の損傷で尿をためることができない ・長期カテーテル留置，長期オムツ使用 ・重度の認知症
トイレの認識	・トイレの位置がわかる ・尿器，便器の使い方がわかる	・トイレ，尿器，便器がわかる場所にある ・トイレ，尿器，便器と判断できる	・視力障害・認知障害 ・トイレの場所がわかりにくい
トイレ（居室）までの移動	・移動の目的がわかる ・起き上がることができる ・坐位をとることができる ・立位ができる ・歩行ができるあるいは車椅子など移動の用具が使用できる	・移動する意思がある ・筋力がある ・関節の拘縮がない ・バランスが保てる ・移動できる心肺機能がある ・痛みがない	・拘縮，麻痺，筋力低下，バランス不良 ・心肺機能の低下 ・視力の低下 ・段差や階段など環境の要因 ・排泄用具の不適応
衣類の着脱	・ズボンやスカートを下ろせる ・下着が汚れないように下ろす ・元のようにはける	・衣類の着脱方法を理解している ・手指が動き操作ができる ・腰を上げたり下ろしたりできる	・拘縮，麻痺，疼痛 ・厚着，窮屈な衣類，複雑な衣類 ・認知障害
便器や尿器の準備と使用	・便器・尿器の位置が確認できる ・ふたを開けるなど必要動作がわかる ・排尿に必要な体位をとることができる	・見える，または見る以外の方法で認識できる ・判断力がある ・手指の巧緻性など必要な動作ができる	・膝関節の拘縮 ・バランスの不良 ・手指の巧緻性 ・認知症 ・尿線の不正確
排尿する	・日中 4〜8 回，夜間 0〜2 回 ・1 回に 200〜500 mL の排尿 ・10〜30 秒以内の排尿時間 ・痛みや残尿感がない ・出そうと思えば力を入れなくても出せる	・蓄尿，排尿時の膀胱尿道の関係 ・神経の正常な伝達	・神経疾患，脳血管疾患，末梢神経に障害を起こす疾患 ・膀胱，尿道の機能形態異常 ・痛みがある ・心因的な問題
後始末をする	・尿道を拭く ・排泄物を流す ・手を洗う	・後始末の方法がわかる ・手指が動く ・見える，またはそのほかの方法で確認できる	・認知障害 ・拘縮，麻痺，疼痛 ・必要物品の場所がわかりにくい

［西村かおる（監）：ケースで納得！　排尿障害のケア（ウロ・ナーシング夏季増刊），メディカ出版，p.10，2003 より引用］

3 ● 排尿動作

　機能的な排尿障害の場合は，排尿に必要な身体各部の機能や筋力など，1つ1つの動作をていねいに観察し，排尿動作のどこに問題があるかをアセスメントする（**表Ⅶ-6-3**）．そのうえで，状況に応じた環境整備や排泄用具を選択することにより，解決することもある．

C.　排尿障害のある人への看護 （図Ⅶ-6-1）

排泄障害をもつ患者への看護の意義

　マズロー（Abraham H. Maslow, 1908-1970）は，生理的欲求と安全欲求を基本的欲求と位置づけ，この基本的欲求が満たされて，初めて成長欲求（承認欲求，自己実現）に移行するとしている．排泄は，体内の老廃物を排出するという役割をもつ以上，生きていくうえで不可欠な欲求であり，最も基本的な生理的欲求となる．

　なんらかの原因で，脳や神経に障害をきたし，保存的，外科的治療で解決ができない患者にとっては，これまでと違う方法で排泄の管理，自立を再獲得しなければならない．これらを支援していくことが，患者の身体的・精神的・社会的状況を回復させる看護にとって重要な一部分を構成する．

1 ● 排尿の仕組み，排尿障害の状況と排尿管理の必要性の説明

　幼小時に獲得した排尿行動を変える，自立していた排尿行動に他者の介助を必要とすることは屈辱感，羞恥心など，自尊心の低下をまねく．また，痛みなど苦痛を伴わない場合には，排尿管理の必要性を理解できず，継続できないという結果を起こす．

　排尿方法の選択や排尿の自立に向けての指導を開始するには，まず正常な排尿と現在の状態を関連づけて，排尿管理の必要性を理解できるように説明する．同時に管理を怠った

	急性期リハビリテーション		回復期リハビリテーション	生活期リハビリテーション
治療・療養	・腎機能の維持 ・尿路感染の予防	・排尿障害のアセスメント ・原因の検索 ・検査	・腎機能の維持 ・排尿管理方法の選択	・腎機能の維持 ・合併症の予防
看護目標	・排尿障害による合併症の予防		・排尿方法の確立 ・自己管理方法の獲得 ・合併症の予防	・QOLの維持 ・社会参加のための排尿管理支援
看護支援	・排尿状態の観察 ・尿路感染症の予防 ・清潔の保持	・症状観察 ・羞恥心・心理的援助 ・検査の援助 ・排尿動作の確認 ・排尿管理の必要性の説明 ・排尿環境の調整 ・合併症の予防	・排尿方法の決定 ・排泄用具の選択と指導 ・食事・水分摂取の教育 ・排泄環境の調整 ・排泄障害と合併症の説明 ・自尊心維持のための心理的支援	・生活環境・排泄環境の調整 ・社会資源の活用と調整 ・定期的な排尿管理の評価

図Ⅶ-6-1　排尿障害のリハビリテーション看護の流れ

表Ⅶ-6-4　排尿管理方法の選択

排尿方法	方法	適応	不適応	特徴・注意点
清潔間欠自己導尿	・時間ごとにカテーテルを挿入し，排尿することで高圧排尿を防止する	・尿排出障害 ・残尿が多い	・高位脊髄損傷で手指を動かせない場合は自己での導尿は困難	・定期的な導尿を行うため患者・家族の理解と実行力が必要 ・高圧排尿を防止することで，腎機能障害を予防できる
経尿道的膀胱留置カテーテル膀胱瘻	・尿道または恥骨上の下腹部から膀胱にカテーテルを留置し持続的にドレナージする	・上位の脊髄損傷などで清潔間欠導尿ができない		・尿路感染や尿路結石の原因になる ・定期的なカテーテル交換と管理が必要
膀胱皮膚瘻	・膀胱粘膜を下腹部に開口させる	・清潔間欠導尿ができない	・ストーマ装具の管理ができない	・ストーマ装具交換が必要になる ・失禁がない
装着型収尿器	・陰茎にコンドーム型収尿器を装着してドレナージする	・残尿がない完全尿失禁	・排尿筋の収縮がなく，残尿がある ・皮膚障害がある	・皮膚障害のリスクがある
叩打排尿法手圧排尿法	・下腹部の感知ポイントを叩打し皮膚-内臓反射を利用して排尿する ・恥骨上部を圧迫し排尿する	・残尿なく排尿でき上部尿路障害を起こさないと確認できた場合のみ	・膀胱収縮力が弱い ・残尿が多い ・膀胱尿管逆流現象がある	・腹圧上昇で排尿させるため上部尿路障害を起こしやすい

場合にどのような状況になるのかなど，排尿障害の身体的影響，社会的影響についての説明も重要である．そのうえで患者や家族の排泄に対する気持ちや理解度を確認しながら，心理的な援助を忘れず，繰り返し患者のペースに合わせて実施する．

2● 排尿管理の目標の設定

　排尿障害の援助の原則は，腎機能の荒廃を防ぐことと QOL を低下させないことである．

　とくに，高圧排尿や膀胱尿管逆流現象（VUR）など上部尿路障害（腎機能障害）の危険を伴う神経因性膀胱の患者にとって，適切な方法で排尿管理を行うということは，症状の改善や QOL の改善のみでなく，生命の危険を回避するという目的をもつ．つまり，下部尿路機能障害に続発する上部尿路感染や上部尿路機能障害を予防することが最も重要な目標となる．

　排尿管理は，生涯継続して昼夜を問わず行われるケアであり，患者や介護者が実行可能で，生活を脅かさない方法を選択・調整し，目標を設定する．

3● 回復期以降の排尿管理方法の選択 (表Ⅶ-6-4)

　排尿管理方法の選択には，腎機能の保護を第一条件とする．とくに脊髄損傷患者の中には，膀胱内に容量を超えて貯留することにより，**自律神経過反射**＊という生命にかかわる

＊自律神経過反射：第6胸髄より上位の脊髄が損傷されると，膀胱に尿が充満することにより交感神経が刺激される．本来これらを抑制する脳中枢からの経路が遮断されているため，発作性に血圧上昇することがある．これらは健常部位の皮膚の紅潮，頭痛，異常発汗，脈拍異常を起こす．ときにはこれが脳出血発症の原因となることがある．

状態を引き起こすことがある．これらの危険も念頭において，専門医と協働しながら決定する．

　患者と家族のQOLを低下させないためには，患者と家族（介護者）ができることと，できないことを明確にして，日常生活のパターンや介護力，患者が主として生活する場所の生活環境などを把握することが大切である．そして，どの時間にはどのようなケアが可能かを決定する．その際，複数の管理の方法を組み合わせるという工夫も必要である．

　継続できる排尿管理方法を選択するには，患者の日常生活のパターンを確認し，できるだけ無理なくその生活のリズムに組み入れられるようにする．決して忘れてはならないのは，排尿方法を変更し，継続的に管理していくということは，患者とその周囲にはかりしれない努力が求められるということである．その点に注意を払いながら，一方的な指導にならないようにする．

4 ● 排尿動作に問題がある場合の援助

a. 環境の調整

　麻痺や関節機能の障害がある場合，ベッドの高さや便座の高さが合わない，トイレまでの距離や段差などで動きにくいことが尿失禁の原因となることがある．この場合，理学療法士や作業療法士などと協力し，身体機能の訓練によって，トイレまでの移動や更衣動作の自立を目指す．同時に，患者の排尿動作を困難にしている段差の改善や障害物の除去，手すりの設置など，必要な環境を整えることで問題解決を図ることができる（p.99，140参照）．

b. トイレへの誘導

　尿意が明確でない場合やトイレが認知できない場合には，**排尿日誌**により排尿間隔を把握して時間ごとに誘導する．根気よく継続して行うことが重要である．

　排尿の自立を目指すためのトイレへの誘導法には，大きく3つの方法がある．

時間排尿誘導：認知障害があり尿意がはっきり伝えられない患者など，排尿が自立していない患者に対して，あらかじめ決めておいた一定時間ごとにトイレに誘導する方法．患者自身の動機よりも，介護者の意志が最も必要とされる

習慣化排尿誘導：排尿日誌などで排尿のパターンを把握し，パターンがおおよそ決まっている患者に対して，排尿時間に合わせてトイレに誘導する方法

排尿自覚刺激行動療法：尿意がある程度認識でき，排尿の促しに反応できる患者に有効な方法．定期的に病室を訪問し，自尊心を傷つけないような言葉かけを心がける

　その際の具体的な援助のポイントを5点，以下に挙げた．これを繰り返すことにより排尿習慣を再学習する．

- 失禁の有無を確認する
- 実際に失禁の有無があるか確認する（理解できていれば，それを認め，承認する）
- 排尿の意思があるか確認する
- 排尿の意思にかかわらず，トイレに誘導する（排尿があれば，それを認め，承認する）
- 次回に訪室する時間を説明する

c. 排泄用具の選択

　排泄用具には，ポータブルトイレ，尿器，収尿器，オムツ，パッドなどが代表的である．

　排尿動作に問題をもつ機能性尿失禁の場合には，「室内の移動が可能」，「立位が可能」，「坐位が可能」，「ベッド上で腰を上げることが可能」，「ベッド上で寝たきり」などさまざまな状況があるので，可能な動作により排泄用具を選択する．

　正常な排泄動作ができず，尿失禁がある場合に，オムツが使用されることも多い．しかし，安易なオムツの使用は，患者の自尊心を低下させ，排尿自立の可能性を低下させることにもつながる．オムツやパッドなどの着用に際しては，目的を明確にして効果的に適切なものを使用する．失禁の量，回数，皮膚の湿潤状態，援助者の状態，経済性などの視点から選択する．

5 ● 排尿管理の評価と継続的な支援

　定期的に腎機能障害の有無・程度をはじめ，膀胱・尿道などの下部尿路形態・機能の検査を行う．

　患者は生涯にわたって排尿管理を必要とすることが多い．継続するためには，① 患者は排尿管理に理解と関心をもっているか，② 継続して実行できる方法であるか，を問診により確認する．とくに，身体のリハビリテーションで，ADL 向上が期待できる患者は，社会生活への参加の機会も増えてくる．活動範囲が広がってくると，現在行っている方法が他者との関係に影響することもある．

　たとえば，間欠自己導尿が実施できない，においが気になる，介護者がいる場合には負担が大きくなっている，などである．現在行っている排尿管理や使用している物品が生活を不自由にしていないか，方法や物品の変更が必要ではないか，を継続的に評価する．

　排泄管理方法が決定して自立したあとでも，退院後の生活環境と排尿機能によっては，管理方法の変更が余儀なくされることもある．また，医療をとりまく状況は変化するため，随時新しい情報を入手してもらう必要もある．こうしたことから，定期的に外来受診することを指導する．

6 ● 排尿障害に伴うその他の問題と対処

a. 尿 臭

　尿のにおいの原因は，尿路感染によるものや，排尿後，長時間放置することによるものなど，さまざまである．

　尿路感染の予防としては，水分摂取量を調整することや，尿を酸性に保つことで，にお

いを軽減することができる．また，オムツやパッドを適切な回数交換することや，活性炭をはじめ消臭繊維を組み込んだオムツやパッドも市販されているので，利用するとよい．カテーテル管理や収尿器を使用する場合，蓄尿袋に専用の消臭剤をあらかじめ滴下しておく方法もある．

b. 皮膚障害

皮膚障害の原因は，尿が長時間付着することで皮膚が浸軟する（ふやける）ことであり，保護機能が損なわれたところに尿などの刺激物質や細菌が入り込み，炎症反応を起こして，発赤，びらん，発疹，感染などの症状を生じる[3]．

また，失禁のたびに強く清拭することで，皮膚本来の保護機能を低下させることがある．これらは，高分子吸収体の配合が多いオムツやパッドを使用するなど，使用する物品を適切に選択することで予防できる．

6-2 排便障害

A. 排便障害とは

1 ● 正常な排便の仕組み

a. 排便の経過

朝起きると迷走神経が刺激され，消化管運動が始まる．起き上がることで起立性大腸反射が起こり，大蠕動運動が始まる．食事を摂取すると胃-大腸反射が起こり，蠕動運動が亢進して，便は直腸内に送られる．さらに直腸内に便が到達すると，直腸内圧が上昇し，直腸肛門反射（排便反射）が起こり，内肛門括約筋が弛緩する．このときに意識的に腹圧をかけることにより，排便が始まる[4]．

1日の便の量は，食べた物の食物繊維量にも左右されるが，80〜200 gで，排便回数は1〜3回とばらつきがある．

b. 排便に関与する神経と肛門の状態

小腸や大腸は，腸自体の神経と自律神経によって調整されている．とくに骨盤内にある直腸は，排尿を司る神経と同様に，下腹神経（交感神経）と骨盤神経（副交感神経）により調整される．直腸内に便が到達し，直腸内圧が上昇すると，骨盤神経から脊髄を介して大脳中枢に伝達され，便意を感じる．また，直腸内に便がある状態でも，体性神経である陰部神経が意識的に外肛門括約筋を収縮させ，適切な位置まで便のもれを予防する．

脊髄や脊椎の疾患で，直腸・肛門機能を司る第2〜4仙髄が障害されると，肛門は，一見きちんと収縮しているようにみえるが，肛門に指を挿入してみると緊張はほとんどなく，スムーズに指が通過する．指を抜くと，ゆっくり締まり，閉じた状態になる．この場合は，患者に肛門を締めるように指示しても，随意的には収縮できないことがわかる．

2 ● 排便障害の原因

排便機能に影響を与える因子には，疾患や障害によるものだけでなく，これまでの既往

歴や排便習慣，食事の量や咀嚼機能，下部消化管の機能，ストレスまでさまざまである．排便障害の原因を理解するには，情報収集を十分に行い，アセスメントする必要がある．

3 ● 排便障害で起こる症状

a. 便 秘

便秘とは，糞便量の減少と，大腸内の過度の水分吸収のため，便が硬くなった状態をいう．

臨床的には，3日以上排便がない，強いいきみを必要とする，残便感がある，便意を感じないなどの状況がみられる．腸管運動の低下や神経経路の障害のほか，腸液の分泌，腸内細菌，食物繊維の摂取量も関与する．

また，腹圧がかけられないといった筋力の低下によるものや，トイレで排泄できない，ストレスがかかるなど心理的な問題でも起こる．その他，抗コリン剤，抗うつ剤など薬剤によるものも少なくない．

b. 便失禁

便失禁のタイプには，気がつかずにもれる「漏出性便失禁」と，がまんできずにもれてしまう「切迫性便失禁」がある．前者は神経経路の遮断により内肛門括約筋が障害されていることが多く，後者は外肛門括約筋が障害されていることが多い．

また，排尿と同様に，麻痺などで排泄動作が整えられていないことにより起こる「機能性便失禁」もよくみられる．

B. 排便障害のアセスメント

排便障害の看護の目標は，定期的に排便があり，随伴症状がないことである．排便障害にはさまざまな要因があるため，以下のような情報収集とアセスメントを行う．

1．健常時の排便状態：排便回数と排便時間，便の性状，使用している薬剤
2．既往歴
3．食事内容，摂取量，嚥下状態，歯牙の状態
4．疾患と神経障害の程度
5．排泄動作や運動機能
6．肛門や会陰部の状態，皮膚障害の有無
7．心理的状態
8．生活環境

C. 排便障害のある人への看護 (図Ⅶ-6-2)

1 ● 排便の仕組み，排便障害の状況と排便管理の必要性の説明

排便管理を効果的に行うには，患者の理解と協力が必要になる．まずは起こっている状況について十分な説明を行う．アセスメントに基づき，問題となる部分を明確にして，目標を設定する．そのうえで，患者が日常生活の中に組み込めるような方法を選択する．

急性期リハビリテーション	回復期リハビリテーション	生活期リハビリテーション
治療・療養 ・排便障害の原因の検索	・排便コントロール	・定期的な排便状態の評価
看護目標 ・定期的な排便	・排便コントロール方法の確立	・排便習慣の確立
看護支援 ・排便状態と随伴症状の観察 ・食事・水分の摂取状況と調整 ・清潔の保持と皮膚障害の予防 ・定期的な排便のための排便促進 ・罨法・マッサージ ・心理的負担への援助	・排便管理方法の選択と指導 ・排泄用具の選択 ・排便環境の調整 ・社会資源の調整 ・セルフケア，介護者への教育	・排便障害に伴う合併症の予防 ・生活の場の排泄環境調整 ・介護者の負担軽減

図Ⅶ-6-2　排便障害のリハビリテーション看護の流れ

　　説明を行う際には，患者の羞恥心に配慮し，尊厳を低下させないように注意する．

2●看護の工夫

　　排便間隔は，これまでの習慣や腸管の働きなど，患者によってさまざまである．長期間排便がないと，食欲減退などを起こすため，定期的に排便できるよう調節する．

a. 排便習慣の確立

　　排便習慣を確立するには，患者の便意があるときに排便を誘導することが最適である．ある程度まとめて排便するためには，便意をがまんさせない，胃 結腸反射を活用して食後にトイレに誘導する，温水洗浄便器の利用により肛門括約筋反射を刺激する，などの工夫を行う．

　　また，排泄しやすい便の性状にコントロールするために，食事の調整や薬剤の使用も考慮する．便意が弱い場合には，腹部マッサージを行ったり，腹臥位にすることで腸管を刺激して排便しやすくなる．

　　脊髄損傷など神経経路に障害がある場合には，腸蠕動が弱く，腹圧をかけることができないため自力で排便することが難しい．この場合は，緩下剤や坐薬，浣腸により腸蠕動を促進させ，直腸を刺激することで排便を促す．

　　また，直腸内に硬い便があると，その便で栓をした状態になり（嵌入便），それより上部の腸管にある便が排泄されず，坐薬や浣腸が効果的に実施できなくなる．この場合には，栓となっている便を摘便により排出することが必要である．

　　どのような患者に対しても，できるかぎり定期的な排便習慣を確立し，便失禁を予防することがQOLを低下させないポイントとなる．

b. 食事の調整

　　規則正しく，できるだけ坐位で食事を摂取できるようにする．とくに便の量や性状をコントロールするために，食物繊維の摂取・水分摂取量の調整を行う．その他，ヨーグルトなどの発酵食品は，腸内細菌を整えて排便機能を改善するので，積極的に摂取するとよい．

表Ⅶ-6-5　便の性状を整える食事対策

食　物		作　用	食　品　名
食物繊維	水溶性繊維	水に溶ける繊維で，水分を吸収して便を軟らかくする	海藻類，こんにゃく，バナナ，りんご，にんじん，おくら，キャベツ，プルーンなど
	不溶性繊維	水に溶けない繊維で便の容量を増して，腸蠕動を促進する	玄米，豆類，たけのこ，ごぼう，キノコ類，セロリなど
発酵食品		腸内の善玉菌を増やし，腸内細菌叢を改善する	ヨーグルト，納豆，チーズ，みそ，キムチなど
その他		食品に含まれるオリゴ糖がビフィズス菌を増やす役割をする	玉ねぎ，ごぼうなど
		便を出しやすくする	油類など

また，適量の刺激物は，腸管を刺激して排便を促す[5]（**表Ⅶ-6-5**）．

c. 排便の姿勢

　麻痺やその他の身体状況によって可能な排便姿勢は異なるが，できるかぎり坐位でできるように工夫する．安静時には直角である直腸と肛門の角度（直腸肛門角）が，坐位をとることによって開大し，排便がしやすくなる．また，坐位は腹圧を最もかけやすい体位でもある．

　自力で歩行できない場合でも，車椅子などでトイレ誘導する，トイレまで行けない場合でもポータブルトイレを使用する，など工夫する．

d. 腹部マッサージ，温罨法

　腹部マッサージは，臍を避けた腹部を右腹部から腸の走行に沿ってマッサージする方法である．これによって，弱くなった腹圧を助け，腸蠕動を促進させる．

　腹部や腰部の温罨法は，血液循環を良くして腸管を刺激する効果がある[5]．

e. 環境の調整

　排便には，排尿と同様，必要なさまざまな機能と動作が影響する．これらには，手すりをつける，高さを整えるなど，ADL に応じた環境を整えることが自立につながることが多い．また，自力で坐薬を入れる**坐薬入れ自助具**などを使用し，工夫する．

f. 心理的援助

　室内やベッド上での排便は，羞恥心を伴い，これらの心理的な負担や緊張などにより，自律神経の失調をきたすこともある．腸管は，自律神経の支配を受けるため，心理的負担は少なからず排便状態に影響し，便秘や下痢の原因にもなる．

　排便の援助を行うときにまず行うことは，患者の気持ちや訴えをよく傾聴し，信頼関係を築くことである．そして，その話の中から，患者が何をどのように問題と感じているのかを理解し，どうなればよいのかを話し合いながら援助することが必要である．排泄時にリラックスした状態でできるようにプライバシーを保ち，また身体機能障害があっても安全に排泄できる環境を整えることも，心理的な援助に結びつく．

3● 便秘時の排便管理方法の選択

　環境調整，食事，排便誘導によっても排便が促せない場合は，薬剤などを用いて，強制

表Ⅶ-6-6 緩下剤の種類

種 類	特 徴	例
塩類下剤	腸管で吸収されない．腸管内腔へ水分を移動させることにより水分が増加し腸蠕動を促進する	酸化マグネシウム（マグミット®, マグラックス®）
膨張性下剤	水分を吸収させて，腸内容物を膨張させることで腸管を刺激し排便を促す	カルメロースナトリウム（バルコーゼ®）
刺激性下剤	腸粘膜を刺激して腸蠕動を促進する	センナ（アジャストA®, アローゼン®），センノシド（プルゼニド®），ピコスルファートナトリウム水和物（ラキソベロン®）
坐 薬	直腸内で溶解し炭酸ガスを発生させて排便を促す．または直腸粘膜を刺激して腸蠕動を促す	炭酸水素ナトリウム坐剤（新レシカルボン坐剤®）

的に排便管理を行う場合がある．

a. 下 剤

　下剤の種類は非常に多く，その作用機序も異なるため，排便の状況を把握し，医師の指示で患者に適応した薬剤を使用する（**表Ⅶ-6-6**）．

　下剤により排便がコントロールできる場合はよいが，絶え間なく排便が続くと，肛門周囲の皮膚障害が起こる可能性がある．また，下剤の使用によって，外出ができない，においが気になるなど，QOLを低下させることがあるので，使用方法や使用量に注意する．

b. 浣 腸

　腸管内に宿便がある場合や腸蠕動が弱い場合には，浣腸によって腸粘膜を刺激し，排便を促す．浣腸しても腸蠕動が弱く，直腸内に排便が移行しない場合は，下剤と併用して定期的に排便できるようにコントロールする．実施時には，直腸を傷つけないように，体位，温度，カテーテルの挿入の長さ，に注意する．

c. 摘 便

　直腸にたまった便が硬くなり，自力で排泄できない場合に，本人または介助者により摘便を行う．肛門から直腸内に指を入れ，大きな便塊をほぐしながらかき出す方法である．痔疾がある場合は，その症状を悪化させたり，無理な摘便により直腸粘膜を傷つけることがあるので，注意が必要である．

4 ● 排便援助の評価

　排便援助の評価として，まずは定期的な排便習慣が確立できているかを確認する．確立できない場合には，その原因も確認する．たとえば，便の性状が問題なのか，あるいは現在の排便管理方法が大きな負担となっているのか，などである．

　次に，排便管理方法や排便状態について，患者もしくは介護者が満足しているかどうかを評価する．排便障害は，身体的な問題以外にも，心理的な負担や失禁などが続くと，衛生的・社会的な面で問題が生じてくる．したがって，定期的に評価し，問題点があればそのつどアセスメントを行い，援助方法を変更する，という支援を繰り返していく必要がある．

学習課題

1. 排尿にかかわる自律神経，体性神経について説明しよう.
2. 脊髄損傷および脳血管疾患により起こる排尿障害の症状を述べよう.
3. 排尿障害をアセスメントするために必要な項目を述べよう.
4. 清潔間欠自己導尿の目的について説明しよう.
5. 排便管理の方法を説明しよう.
6. 排泄障害を有する患者の心理状態について述べよう.

■ 引用文献 ■

1) 菅井亜由美：脊髄損傷による排尿障害. ケースで納得！ 排尿障害のケア（西村かおる監），メディカ出版, p.158-181, 2003
2) 神奈川リハビリテーション病院（編）：脊髄損傷マニュアル, 第2版, 医学書院, p.40-51, 1996
3) 徳永恵子：失禁に伴う皮膚障害. スキンケアガイダンス（日本看護協会認定看護師制度委員会創傷ケア基準検討会編），日本看護協会出版会, p.239-245, 2002
4) 大矢雅敏：排便の基礎知識. 徹底ガイド排便ケアQ＆A（前田耕太郎編），総合医学社, p.4-9, 2006
5) 藤井京子：便秘の入院患者さんのケア. 排便障害患者さんへのアプローチ（山名哲郎編），メディカ出版, p.68-74, 2007

7 心身障害を有して成人した人への看護

> ## この節で学ぶこと
>
> 1. 障害を有して成人した人のリハビリテーションのポイントや生活支援を理解する.
> 2. 重症心身障害を有して成人した人の臨床像とリハビリテーションのポイントを理解する.

　障害を有する子どもの多くは,小児期に障害を有しその障害とともに成長・発達を遂げていくため,**ライフステージに合わせた支援**が必要である.また近年,本邦では新生児医療・小児医療の進歩の裏で,障害児の病態像や医療的ケアは重度化の傾向にあり,今後そのような人々の成人期以降の支援についても議論が必要である.本項では出生時や幼少期から障害もしくは重症心身障害を有した人の成人期の看護を解説する.

7-1 障害を有して成人した人への看護

A. 障害を有する子ども

　障害児の受障の要因は,先天的な症候群や染色体異常,低出生体重児や出生時の受障,脳症や脳外傷による中途障害や原因不明など,多様である.

　障害像としては,視覚障害・聴覚障害などの感覚障害,心臓・呼吸器・腎臓・消化管などに重い病気のある内部障害,運動に関する器官が障害を受けている場合がある.たとえば,脳性麻痺と診断される子どもは胎児期から乳児期に脳に起こった非進行性の障害に起因しており,運動障害のみの子どもから,さまざまな機能障害が重複した人工呼吸器管理の子どももいる.そして,それらの障害や合併症が単独で存在することは少なく,1人の子どもの中で障害が重複していたり,年齢や発達によって障害の影響が軽減したり増悪したりする.そして成長・発達を遂げていく中で,身体機能は思春期から成人期にかけてゆるやかに低下し,ADLに影響を与えるような変形や痛みが出てくる傾向がある.

1 ● 知的能力障害,運動障害,感覚器の障害,発達障害

a. 知的能力障害

　知的能力障害は発達期に発症し,平均を著しく下回る知的機能（しばしば知能指数で

70〜75 未満と表現される），コミュニケーション，自己目標，社会的技能，自己管理，社会資源の利用，自身の安全の維持の 3 つ以上の項目で制限を伴うものとされる．知的機能の障害により発達の全側面に遅れがみられ[1]，リハビリテーションや発達可能な能力獲得において影響を与える．援助では，知的理解に沿った，適応スキルの獲得を目指すことが重要である．

b. 運動障害

神経・筋系，骨格系などの器質的または機能的な障害のために，正常な運動機能が妨げられ，移動や日常生活において配慮を必要とする状態である[1]．

乳幼児期に運動障害をもたらす疾患として出現率が高い脳性麻痺，二分脊椎などの脳・脊髄奇形，神経・筋疾患などが原因として挙げられる．脳性麻痺や二分脊椎などは非進行性だが，神経・筋疾患などの一部は進行性の疾患もあり[1]，独歩が可能なレベルからほとんど寝たきりの状態まで運動障害の程度も多様である．どのような運動障害レベルにおいても身体機能を高め，運動発達を促進する適切な援助を早期に開始し，発達の可能性を最大限に引き出すことが必要である．乳幼児期の早期から理学療法や作業療法などの訓練を開始することや，家族には育児も含めた日常生活での療育支援が必要である．

就学前には学習の準備のため，姿勢保持や移動を考慮した移動具や装具の作製，学校での動きを想定した身体の動きを習得するよう支援する．

思春期から青年期にかけては，身体の成長発達に伴い関節の変形・拘縮などの 2 次障害も生じやすいため，装具や移動具などを用いての姿勢保持，移動手段を確保することが必要である．

c. 感覚器の障害

(1) 視覚障害

視覚障害とは，視機能（視力，視野，色覚，暗順応，眼球運動，調節，両眼視など）の低下が回復困難な状態で，生活に支障をきたしている状態である．物と自分との関係，物と物との関係を把握することが難しく，概念や知識の獲得が限定的で不正確となりやすい．また，模倣による動作や行動の習得が大きく制限されることから，学習が困難になりやすい．視覚障害のある子どもは，学習方法を工夫し，早期から視覚障害に適した教育や援助を始める必要がある．

(2) 聴覚障害

聴覚障害は，障害部位により，① 伝音性難聴，② 感音性難聴，③ 混合性難聴に分かれており，聞こえの程度もさまざまである．聴力レベルによって 30 dB 以上が軽度難聴，50 dB 以上が中度難聴，70 dB 以上が高度難聴とされている．聴覚障害のある子どもの支援として，聴覚障害に関する基礎知識と養育を理解し，ほかの感覚（視覚・触覚等）の活用を通して心身の全体的な発達を損なわないようにすることが重要である．

d. 発達障害

一般には，特異的学習障害（LD），注意欠如・多動性障害（ADHD），自閉症スペクトラムなどを指す．障害児は以下で解説するこれらの障害が，身体障害などと重複している場合もあるため，子どもをよく観察して適切なアセスメント・治療・アプローチにつなげることが重要である．

(1) 特異的学習障害

学習障害（learning disabilities：LD）とは，全般的な知的発達に遅れはないが，聞く，話す，読む，書く，計算する，推論する，などの特定の能力の習得と使用に著しい困難を示し，さまざまな障害を指すものである．主として学齢期に顕在化するが，学齢期を過ぎるまで明らかにならないこともある．

(2) 注意欠如・多動性障害

注意欠如・多動性障害（attention deficit/hyperactivity disorder：ADHD）は，乳幼児期には典型的な症状はみられず，刺激に敏感，むずかりやすい，なだめにくい，睡眠が不規則で1日の生活リズムが確立しにくいなどの特徴がみられることがある．幼児期以降，典型的な気が散りやすい，多動，落ち着きがない，不注意などの症状が目立ち，機能または発達の妨げとなってくる．

(3) 自閉症スペクトラム

自閉症は，対人相互関係の障害・コミュニケーションの障害・限局した常同的な興味，行動・興味・活動の特徴をもつ．治療としては，行動療法や自閉症スペクトラムを中心とした発達障害児への治療プログラムなどが開発されている．子ども自身が安定してすごせたり，安心できる環境の中で新しいことに挑戦したり学習を進められるよう，周囲の配慮が必要である．

集団生活における問題が生じやすいことから，早期から親に適切なかかわり方を指導し，自尊感情や意欲を大切にしながら適応を促していくことが必要である．

2 ● 経年的変化

a. 障害を有する子どものライフステージ

子どもは成長・発達が著しいが，障害児にもそれはあてはまる．身体の成長に合わせたリハビリテーションや教育環境の調整，やがてその子どもなりの自立を目指していくことを医療者は意識し，支援していくことが重要である．

また，家族は子どものライフステージに合わせて発達し，その発達課題に直面したときに専門的な支援が必要な場合がある．乳幼児期から壮年期までにどのような看護が必要であるか，それぞれの発達段階におけるリハビリテーションの課題やゴール，看護問題について，肢体不自由児と脳性麻痺児のライフステージとして**表Ⅶ-7-1**，**図Ⅶ-7-1**に示す．

(1) 乳児期

乳幼児期は身体の成長・発達が著しく，また健康状態も不安定なことが多いため，健康状態の安定を図りながら，適切な発達支援を行っていく必要がある．家族の育児困難感をていねいに聞きながら，支援やサービスの調整をしていく．

(2) 学童・思春期

学童・思春期は身体機能のピークをむかえ，その後ゆるやかに低下していく傾向があるため，この時期に適切なリハビリテーションや体づくり，機能の向上を図ることが重要である．また，自分の障害を正確に認識し，その子どもなりの自立に向けた他者との関係づくりを支援していく必要がある．

表Ⅶ-7-1　症状項目別の生じやすい看護問題

肢体不自由	重症心身障害者
●摂食・栄養●	●呼吸●
□偏食傾向	□閉塞性，拘束性，中枢性呼吸障害
□摂食・嚥下障害	□易感染
●筋緊張の異常，姿勢調節機能●	□覚醒，意識レベルの低下
□異常筋緊張	□理解，認知力への影響
□筋，靭帯の短縮	●摂食・栄養●
□姿勢調整の困難	□意欲，活動性の低下
□関節拘縮	□偏食傾向
□疼痛	□消化吸収能の低下
●排泄●	□長期的な経管栄養による微量元素の不足
□機能性便秘	□GER，胃軸捻転
□日常生活への影響	□上腸間膜動脈症候群
●睡眠●	□易骨折，易感染
□身体的苦痛による睡眠中断	●筋緊張の異常，姿勢調節機能●
●コミュニケーション●	□異常筋緊張，痛み
□発信，表現，やりとりの困難	□異常反射
□周囲への気づきにくさ	□筋，靭帯の短縮
□特定のものへの執着	□側彎，臓器の位置異常
□パニック	□関節拘縮
	●排泄●
	□蓄尿障害，排尿障害
	□腎機能低下
	□結石
	□機能性便秘
	□消化吸収障害による下痢
	●睡眠●
	□概日リズムの障害
	□身体的苦痛，呼吸障害による睡眠障害
	□覚醒レベルの低下
	●コミュニケーション●
	□感覚入力，認知と発信，表現の困難
	□自己刺激
	□やりとりの困難

(3) 青年期

　青年期は障害が中・軽度である場合には進学・就労・自立の課題がある．自分の健康問題と障害を考慮するとともに，自立した生活に伴った環境の再調整が必要である．

(4) 壮年期

　壮年期は加齢に伴う運動機能の低下の他に，生活習慣病や成人期の疾患に罹患する可能性がある．また，親も年老いて子どもの介護が難しくなっていたり，死別という経験をし，親亡き後の意思決定等についての課題が出てくる．

b. 加齢に伴う身体面の変化

　脳性麻痺などの肢体不自由がある人は，加齢に伴う身体面の変化として運動機能の低下があり，**上肢の挙上困難や歩行能力・姿勢保持能力の低下**がみられる．またそれらに伴うADLの低下もみられる．

年齢	乳児期から幼児期	学童期／小学校
療育・社会参加の場	通園施設	普通学校・普通学校特別支援学級・特別支援学校
家族	育児期 親としての新しい役割の獲得，新しい家族関係	第1教育期 子どもの社会化
リハビリテーションの内容	発達の評価，基本動作の獲得・移動機能の獲得 巧緻動作の獲得	基本動作や姿勢保持能力の獲得と体の使い方の質的改善と維持 ・身体機能維持・向上のためのホームトレーニング，家族への指導
心理	親子の愛着形成　　　自己肯定感・自尊感情を高める	
言語	日常生活・遊び・家族とのやり取りの経験を積み重ねる プレスピーチとしての摂食指導	言語検査 コミュニケーションエイド・コミュニケーション能力の向上と拡大
摂食・嚥下	口腔機能および姿勢の発達に合わせた栄養の補給と食事の自立への支援 母子相互作用の促進	摂食機能の定期的な評価（とくに思春期以降）
社会性の向上自立の促進	療育への参加 家族ピアの紹介 適切な親子分離	集団適応能力・コミュニケーション能力を促す 社会的なマナーの学習 社会生活能力の向上（金銭管理・洗濯・調理等） 自分自身を知る機会と自分のことを人に伝える能力を養う 社会における自分の役割を学習する機会をもつ
環境	道具	基本動作，姿勢，移動機能の発達に合わせた坐位保持，車椅子，装具などの調整	車椅子の修正・調整 自分に合った福祉用具の使用を選択 電動車椅子の検討

環境	家屋	自宅の動線，家屋改修の検討 ベッド購入，レンタル 入浴方法の検討（訪問入浴・訪問看護と入浴方法の確認）	介護負担軽減に向けたアドバイス・環境調整 （ベッド・リフト・手すり・スロープなど 成長・卒後の生活を見据えて検討）
	進路	就学前相談・就学先の情報提供（普通級，支援級，特別支援学校）	学校選択のアドバイス ・特支（肢体・知的） ・普通校（普通級・支援級） ・通学方法の検討	・普通学校の場合の環境調整 ・授業や自活，運動会の内容検討 ・先生とのかかわり方 ・通学時のアドバイス　夏休みなど長期休暇のすごし方

看護目標	日常生活が安全・安楽にすごせる ＞ 集団生活に適応できる／親から離れてすごすことができる
	社会性の向上が図れる ＞
	家族が，子どもを育てる力を発揮できる ＞ 家族が精神的な不安を緩和できる
	生活リズムが確立し，体調が整う ＞ 体調が安定し，活動に参加することができる ＞

図Ⅶ-7-1　肢体不自由児・者のライフステージと支援

［千葉県千葉リハビリテーションセンター　ワーキンググループ・リハビリテーション療法部資料をもとに作成］

思春期／中学校	思春期／高等学校	青年期	壮年期
(学童期と共通)		大学・専門学校・企業・通所施設・施設・在宅	
第2教育期		第1～2排出期	親の死別
(学童期と共通)		機能維持 機能低下予防	機能維持 機能低下予防 機能低下をゆるやかにしていく
(学童期と共通)		精神疾患発症の可能性 親子の共依存，自己肯定感の低さによる自立の阻害の可能性	本人の状態に合わせた環境づくり
(学童期と共通)		コミュニケーション手段の再検討	
(学童期と共通)		摂食機能の低下再評価（食形態の変更，水分のトロミ剤の使用，経管栄養の併用） 食事姿勢の検討	
社会性の向上，仲間とのかかわり 自己理解を促す 社会生活能力の向上（金銭管理・洗濯・調理 等） 余暇のすごし方の拡大 (学童期と共通)		本人の自立に向けたかかわり （本人なりの自立とそれを持続させるための家族へのアプローチ）	親亡き後のかかわり 後見人，代理人
(学童期と共通)		機能低下（加齢）に合わせて調整 （座位保持装置，車椅子，体幹・上下肢装具　等）	
(学童期と共通)		車から部屋への動線 マットレスベッドの購入検討 入浴方法の再評価，トイレ移乗の再評価	
卒後の進路選択のアドバイス • 施設 • 就労（企業，就労継続A型，B型） • 進学（大学，専門学校など）		通勤・通学手段の確認	施設入所の相談

自立する意欲が高まる

その人なりの自律した生活が送れる

家族の介護疲労の軽減ができる

身体機能の低下を最小限にする

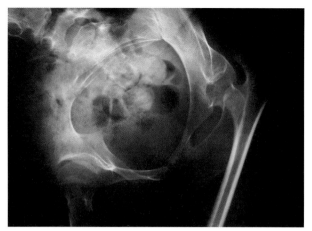

図Ⅶ-7-2　左股関節の完全脱臼のX線写真（23歳，脳性
　　　　　麻痺，痙直型四肢麻痺）

［写真提供：千葉県千葉リハビリテーションセンター小児整形外科
染屋政幸先生］

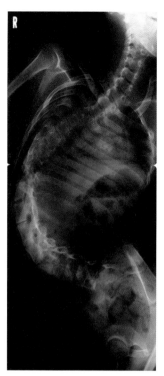

図Ⅶ-7-3　脊柱側彎のX線写真（23歳，
　　　　　脳性麻痺，痙直型四肢麻痺）

［写真提供：千葉県千葉リハビリテーションセンター
小児整形外科　染屋政幸先生］

（1）頸椎症性脊髄症

　アテトーゼ型脳性麻痺患者にみられる2次障害であり，頸椎の変形などにより頸髄が圧
迫されて起こる．頸部の高度後屈や持続的に頭部を左右に振る患者に起こりやすい[2]．成
人期に手足のしびれなどで発症し，進行するとADL低下をきたし生活全般に影響を及ぼ
す．手術は一時的には有効だが，術後の筋緊張や不随意運動のコントロールが悪い場合は
再発や悪化もあり，リラクゼーション，姿勢のコントロールなどのリハビリテーションが，
予防・治療ともに非常に重要である[2]．

（2）股関節障害

　脳性麻痺によく認められる2次障害である．変形性股関節症になるとADL能力を著しく
低下させるので，幼児期より関節可動域訓練，ストレッチ，リラクゼーションなどの理学
療法を行うことが必要である[2]．予防のため，股関節を定期的診察し，軽い異常が認めら
れる時期から装具などを用いて肢位の改善を図ることが必要である．脱臼した場合は，本
人の運動能力，痛み，認知能力などから判断して手術適応が決定される[2]（**図Ⅶ-7-2**）．

（3）脊柱側彎症

　脳性麻痺にしばしばみられ，特発性側彎症と異なり，骨の成長が止まった後にも進行す
る可能性がある（**図Ⅶ-7-3**）．進行予防として，ポジションニングや下部体幹・骨盤周囲
のストレッチ，四肢の関節可動域訓練などや，体幹装具や車椅子の調整，A型ボツリヌス
毒素製剤の投与などを行う．側彎だけではなく，ねじれや後彎も合併していることが多く，
治療として骨手術や筋解離術が挙げられるが，行える施設は日本では限られている[2]．

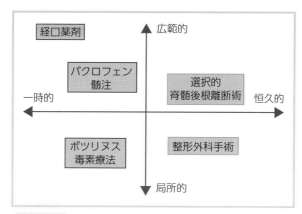

図Ⅶ-7-4　痙縮に対する治療法
[Graham H, Roger Aoki K, Ilona Autti-RämÖ, et al：Recommendations for the use of botulinum toxin type A in the management of cerebral palsy, Gait & posture11, p.71, 2000 より翻訳して引用]

(4) 足部変形

　痙性のある脳性麻痺の患者に起こる可能性があり，痙性の程度により幼児期から成人期まで幅広い年代で出現する．成人期には歩行機能の低下に影響し，歩容が変化することによって，膝関節・股関節にも負担をかけるため，関節の痛みの原因になったり，股関節症を誘発したりする[3]．予防として，小児期からの関節可動域訓練や下腿三頭筋のストレッチ，変形が起こり始めた場合は装具による安定した歩行の維持が重要である．歩行可能例については観血的治療も考慮されるが，歩行不能例では手術後も足部変形が再発する可能性があるため，積極的には手術を行わないことが多いとされている[2]．

(5) 痙性・筋緊張

　脳性麻痺などは加齢に伴い，筋の痙性の亢進・持続による機能的拘縮が起こる可能性がある．理学・作業療法によって関節拘縮の予防を行うとともに，内服治療やボツリヌス毒素療法にて痙性の症状を緩和する．また，日常生活動作に支障などがある場合，整形外科的痙性コントロール手術や，選択的脊髄後根遮断術を選択することもある（**図Ⅶ-7-4**）．

(6) 疼　痛

　脳性麻痺で訴えの多い身体症状は痛みであり，頸肩腕部痛，腰痛，股関節痛，外反母趾による疼痛，足底側趾節間関節部の疼痛などがある．股関節痛の痛みはベッドでの寝起きや車椅子への移乗時，更衣動作など生活全般に支障をきたす[4]．また，疼痛を緩和させるためにアルコール依存症になるケースも報告されている[5]．

　就労している障害者は，通勤や行動範囲の拡大，作業による長時間の同一姿勢などにより，身体の痛みや不調を抱えていることがあるが，運動障害が軽度の場合，医療機関や相談支援機関とのつながりが薄れているため相談する機会がなく，職場にも相談できず，体調を崩して仕事の継続が難しくなることがある．産業保健スタッフは個々人の障害特性や健康状態を把握し，就労環境を整えていくことや，ときには医療機関との連携が求められる．

B. 障害を有して成人した人のリハビリテーションと生活支援

1 ● リハビリテーションの実際

　生まれたときから障害のある人は，小児期の早期からリハビリテーションによる運動やさまざまな機能訓練を積み重ねてきていることが多い．幼児期から小学生までは成長・発達に合わせて運動能力を引き出すことから始まり，中学校以降では運動・機能を日常生活で発揮できるようにしていく．高等学校以降ではスキルをより向上させていく．

　また，小学校から高等学校までは，授業で何かしらの運動を行う機会があるが，成人期以降は意識して運動機会を設けないと活動量が減ってしまう．それに加えて老化による機能低下も健常者よりも早期に始まるため，20歳代から**運動機能の低下**をきたしやすい．成人期以降は，これらの小児期から積み重ねてきたリハビリテーションによる運動機能を低下させないことが重要である．

a. 運動・マッサージ・ストレッチ

　変形・拘縮の進行を予防するために，**継続的な関節可動域訓練**，ストレッチなどホームトレーニングと年に1回程度の関節可動域や歩容の評価が必要である．運動量の低下は急速な体重増加につながるため，支援者はカロリーコントロールも含めた生活指導の視点も必要である．

b. 歩行訓練

　日常的な運動の機会の減少によって，抗重力位の姿勢をとる機会が少なくなるため，意識してリハビリテーションの時間を設定して手すりや歩行器を利用して**歩行訓練**を行っていく．

c. 生活支援

　道具・装具は長年使っているものの作りかえの他に，変形・拘縮によって接触している部分の痛みが出てきてしまうものは型を取り直して作製する．また，介護者も高齢となってくると，移乗動作が身体的負担となってくる．移乗用リフトを本人・家族へ提案していき，安全・安心な生活のために**福祉用具を導入**する支援を行っていく（p.131参照）．

2 ● 思春期の療育プログラム

　療育支援センターなどでは，思春期を迎えた軽度肢体不自由児に対して，自己管理や生活力向上のためのグループでの教育プログラムを行っている．肢体不自由児・者で多い脳性麻痺者は，思春期以降に身体機能が低下する可能性が高く，運動能力・行動の制限から，2次障害・生活習慣病を生じやすい．また，健常者との対比から自尊心を低下させやすい[6]．そのため，教育プログラムを受けることによって，自己効力感を高め思春期以降の自身の身体機能の特徴・使い方や健康管理，進学や就労など成人期以降の生活について自立して取り組んでいく効果がある．

　かかわる職種は医師・看護師・理学療法士・作業療法士・心理士・生活指導員・ソーシャルワーカーの多職種でチーム編成される（**図Ⅶ-7-5**）．参加者は，個人面談・心理検査・カウンセリング・講義・グループリハビリテーションを受けて自己の障害を理解し，より自立したADLの拡大や健康管理の方法を習得する．また，仲間と今までの経験を共有した

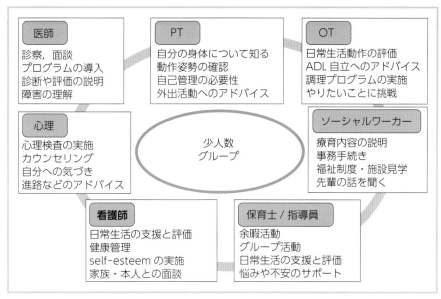

図Ⅶ-7-5　肢体不自由児の思春期教育プログラム例（多職種の役割）

り，成人した先輩の話を聞くことによって，思春期を迎えた児童が自己をみつめる中で，
将来について考える機会ともなる．

3 ● 小児から成人期医療への移行（トランジション）

以前は障害児専門の療育センターから成人期に移行（トランジション）できる施設もほ
とんどなく，本人・家族もどこもいけないという思いを抱えていた．しかし現在は，小さ
い頃からさまざまな療育機関でケアを受け，どこか1つの機関というよりは，より良いケ
アを複数の機関から受け入れるという体験を重ねてきている．また，受け入れ可能な施設
や病院数はまだ少ないが，地域のリハビリテーション施設や病院でも障害を有して成人と
なった人々へのリハビリテーションを実施している．本人・家族へ適切な情報提供を行い，
ニーズに合わせた施設移行支援が課題となっている．

C. 障害を有して成人した人の生活の質（QOL）・意思決定

1 ● 生活の質（QOL）

厚生労働省による身体障害者ケアガイドラインにおいて[3]，生活の質（QOL）の視点と
しては，障害者が日常生活や社会生活のあり方を自らの意思で決定し，生活の目標や生活
様式について，よりよい水準のものとしていけるようにすることが重要であり，本人が身
体的，精神的，社会的，文化的に満足できる豊かな生活を実現できるよう支援していく必
要がある，と述べられている．

身体的な困りごとに対しての治療・リハビリテーションについてはこれまで解説したと
おりであるが，本人が自分らしい生き方を実現していくためには，住まいや学習の場・職

場や日常生活の基盤となる地域の環境づくりや福祉サービスの充実とともに，それを活用し自分の意思決定のもとに**自立**や**社会参加**をする力をもつことが重要である．

2 ● 意思決定支援

a. 意思決定支援ガイドライン

　2017（平成29）年に障害福祉サービスの利用等にあたっての意思決定支援ガイドラインが厚生労働省より通知された．ガイドラインでは，日常生活や社会生活等において障害者の意思が適切に反映された生活が送れるよう，障害福祉サービスや成年後見制度の適切な利用を促進するための考え方が示されている[6]．本人を主体としたチームで意思決定を支えていくことが重要である．

b. SDMモデル

　SDM（Supported Decision-Making）モデルとは，2010年にオーストラリア・サウスオーストラリア州権利擁護庁（Office of the Public Advocate）によるパイロットプロジェクトから始まり，HCSCC（Health and Community Services Complaints Commissioner）が発展させてきた障害のある人の意思決定モデルである．このモデルは，障害のある人が「意思決定者（decision maker）」として中心に置かれた支援者のチームが，本人自身から「表出された希望」の実現のために取り組んでいくモデルである．オーストラリアでは，知的障害，精神障害，発達障害，高次脳機能障害があり，日常生活において何らかの意思決定支援を必要とする人がこのプログラムに参加している．本邦でも知的障害のある人などに対して取り組みがされている．

c. 重症心身障害児・者の意思決定支援

　重症心身障害児・者の意思決定について，医療者は家族と悩みながら支援しているのが現状である．それは，言語的なコミュニケーションが図れないことが多く，本人がどのような生活を望んでいるのか読み解くことが難しいためである．施設入所の場合，家族の意向を尊重しながら生活や活動を考えていくが，家族の高齢化などで面会が限られ，本人・家族の意思決定が難しいこともある．そのような場合，かかわっている1人の主観で本人の意思を判断するのではなく，多職種で本人の好きなこと・非言語的なコミュニケーションから読み取れる意味・本人の強みを国際生活機能分類（ICF）でカンファレンスを行い，よりよい生活が送れるよう取り組んでいくことが望まれる．

　また親が亡くなった後，「子どもの気持ちを誰が汲み取ってくれるのか，後見人は誰にするか，子どもの医療にかかわる親の意図は伝わるのか，子どもの葬儀はどうなるのか，親の墓に入れるのか」等問題はさまざまあり，親の生前に意向を確認し，合意形成を図っておくことも重要である．

7-2 重症心身障害を有して成人した人への看護

A. 重症心身障害児・者をとりまく現状

1 ● 重症心身障害児・者とは

　重症心身障害とは，運動機能も知的機能も重度に障害された状態を指し，日本特有の概念である．「重症心身障害児」という用語は行政用語であり，当該障害児を受け入れる施設を制度化した際に，対象となる状態を区分するために導入された概念である[7]．知能指数と運動機能から重症心身障害児の区分を表し，知能指数（IQ）が35以下で，かつ運動機能が寝たきりから坐位までに制限されている状態（大島分類の1〜4群）を重症心身障害児としている（**表Ⅶ-7-2**）．また近年では，大島分類に医療ケアが加味された，超重症心身障害児の分類がある（**表Ⅶ-7-3**）．

2 ● 重症心身障害児・者の疫学

a. 重症心身障害児・者数

　全国の重症心身障害児・者の正確な人数の実態調査はされておらず，各都道府県の重症心身障害児・者の入所施設におけるベッド数の総和や，発生率によって概算される．児童福祉法による医療型障害児入所施設及び障害者総合支援法による療養介護（事業所）施設の統計による入所施設で生活をしている18歳以上の重症心身障害児・者は2017（平成29）年度は10,935人であり，その人数は年々増加傾向である[8]（**図Ⅶ-7-6**）．その他の施設や在宅の重症心身障害児・者は推計値となるが，全国には約46,600人の重症心身障害児・者がおり[9]，入所者数は約21,500人と推計される[10]．

表Ⅶ-7-2　大島分類

(IQ)

21	22	23	24	25	80
20	13	14	15	16	70
19	12	7	8	9	50
18	11	6	3	4	35
17	10	5	2	1	20
走れる	歩ける	歩行障害	座れる	寝たきり	0

表Ⅶ-7-3　超重症児の分類

1　運動機能：坐位まで

2	判定スコア	（スコア）
(1)	レスピレーター管理*1	＝10
(2)	気管挿管・気管切開	＝ 8
(3)	鼻咽頭エアウエイ	＝ 5
(4)	O₂吸入または Spo₂ 90%以下の状態が 10%以上	＝ 5
(5)	1 回／時間以上の頻回の吸引	＝ 8
	6 回／日以上の頻回の吸引	＝ 3
(6)	ネブライザー 6 回以上／日または継続使用	＝ 3
(7)	IVH	＝10
(8)	経口摂取（全介助）*2	＝ 3
	経管（経鼻・胃瘻含む）*2	＝ 5
(9)	腸瘻・腸管栄養	＝ 8
	持続注入ポンプ使用（腸瘻・腸管栄養時）	＝ 3
(10)	手術・服薬にても改善しない過緊張で，発汗による更衣と姿勢修正を 3 回以上／日	＝ 3
(11)	継続する透析（腹膜灌流を含む）	＝10
(12)	定期導尿（3 回／日以上）*3	＝ 5
(13)	人工肛門	＝ 5
(14)	体位変換　6 回／日以上	＝ 3

＜判定＞		
1 の運動機能が坐位までであり，かつ，2 の判定スコアの合計が 25 点以上の場合を超重症児（者），10 点以上 25 点未満である場合を準超重症児（者）とする．	合計	点

*1　毎日行う機械的気道加圧を要するカフマシン・NIPPV・CPAP などは，レスピレーター管理に含む
*2　(8) (9) は経口摂取，経管，腸瘻，腸管栄養のいずれかを選択
*3　人工膀胱を含む
［厚生労働省：基本診療科の施設基準等及びその届出に関する手続きの取扱いについて　別添 6，別紙 14］
［https://hodanren.doc-net.or.jp/iryoukankei/20kaitei/bessi/kb_14.pdf］（最終確認 2020 年 9 月 25 日）

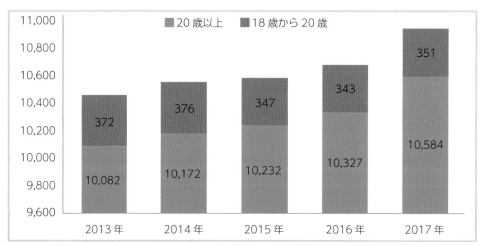

図Ⅶ-7-6　過去 5 年間の医療型障害児入所施設および障害者総合支援法（障害者自立支援法）による療養介護（事業所）施設の重症心身障害児・者数

［全国重症心身障害児者施設実態調査（児童福祉法による医療型障害児入所施設及び障害者総合支援法（障害者自立支援法）による療養介護（事業所）施設：公益社団法人 日本重症心身障害福祉協会資料より改変］

表Ⅶ-7-4　重症心身障害の主要因

出生前	胎内環境の異常	感染	サイトメガロウイルス，トキソプラズマ，ヘルペスウイルス
		中毒	バルプロ酸ナトリウム，フェニトイン，たばこ，アルコール
	脳形成異常	神経管奇形	脳瘤，二分脊椎〔キアリ（Chiari）奇形〕
		大脳半球分離不全	全前脳症（無葉性，半葉性，分葉性）
		神経細胞生成・遊走・分化異常	滑脳症，異所性灰白質，裂脳症，片側巨脳症
		血管障害	水頭無脳症など
		頭蓋異常	クローバー状頭蓋，狭頭症
	遺伝子異常	染色体異常	ダウン（Down）症候群，18番染色体トリソミー
		微細な構造異常	アンジェルマン（Angelman）症候群，ミラー・ディーカー（Miller-Dieker）症候群
		先天代謝異常	脂質代謝異常，糖原病，ムコ多糖症，ミトコンドリア病
		神経筋疾患	福山型筋ジストロフィー，筋緊張性ジストロフィー
		神経皮膚症候群	伊藤白斑，線状皮脂腺母斑症候群，結節性硬化症
		その他	レット（Rett）症候群（*MECP2*遺伝子），RAS/MAPK症候群など多数
周産期	低酸素・虚血	境界域梗塞	傍矢状梗塞，肩周囲に優位な筋力低下
		基底核・視床障害	不随意運動，比較的良好な知的能力，嚥下障害，頸椎症
		多囊胞性脳軟化症	痙性四肢麻痺，重度精神遅滞
		脳室周囲白質軟化症	下肢に優位な運動障害，視運動障害
		双胎間輸血症候群	乏血性脳障害，うっ血-心不全による脳障害
	出血	脳室内出血	胎芽マトリックス層出血，脳室内穿破，実質内出血
	中毒	核黄疸	不随意運動，比較的良好な知的能力，嚥下障害は少ない
出生後	中枢神経感染症炎症性疾患	急性髄膜炎	サイトカインによる脳浮腫，血管炎
		亜急性・慢性髄膜炎	結核性髄膜炎，真菌性髄膜炎
		急性脳炎急性脳症	ヘルペス脳炎，麻疹脳炎，エンテロウイルス脳炎急性壊死性脳症，遅発性拡散低下を伴う急性脳症
	頭部外傷	事故による外傷	頭蓋骨骨折，脳挫傷，出血，虚血性脳障害，頭蓋内圧亢進
		事故によらない外傷	乳幼児揺さぶられ症候群（shaken baby syndrome：SBS）
	頭部外傷以外の事故・中毒	溺水	子どもの事故死の約1割，真水（溶血），海水（循環不全）
		一酸化炭素中毒	ヘモグロビンと結合して酸素運搬を阻害，チトクロームCの機能を阻害

〔倉田慶子（編）：ケアの基本がわかる重症心身障害児の看護，へるす出版，p.30，2016より引用〕

b. 原　因

　重症心身障害の発生原因は出生前・周産期・出生後の要因に分かれているが[11]（**表Ⅶ-7-4**），多くは発達期に脳に何らかの障害をきたしたことが原因のため，さまざまな合併症があらわれたり，成長・発達に影響を与える．また，合併症の程度には個人差も大きいため，症状に合わせたケア・将来を見据えたケアが重要となってくる．

3● 小児から成人期医療への移行（トランジション）

　国立成育医療研究センターが行った，「重症心身障害児・者の医療的ケア等に関する調査」によると，18歳以降の小児科からの移行（トランジション）状況について家族へ行ったアンケートにおいて，小児科から成人対応の内科などに変更していないと回答したの

は，18〜20歳代で52.9%，30歳代で28.7%，40歳代で31.6%と報告されている[12]．各年代とも「引き続き，小児科で受診したい」という理由が最も多く，その他の回答として，「主治医から離れたくない」，「変更したいが，病気に対応できる病院がみつからない．またその他の障害特性を理解し対応できる病院がない」が挙がっている．

　在宅で生活をしている重症心身障害児・者の現状として，小児期（15歳以下）の地域基幹病院小児科での外来・入院診療ともに受け入れは比較的良好とされている．しかし，成人期になってからの小児科外来初診はできない状況であり，一般病院の内科外来やクリニックの初診受け入れは難しい．重症心身障害児・者は成人期以降に新たな医療的ケアが必要になることが少なくないことから，成人期までに在宅訪問医ないしは地域の医療機関につながり，入院・加療が必要な時の受け入れを整えていく必要がある[13]．

　近年，在宅訪問医や訪問看護ステーション看護師向けの小児在宅医療実技講習会が開催されており，重症心身障害児・者のケアについて円滑に移行できるよう取り組みがされている．

4● 家族への支援

　重症心身障害児・者の家族は，生まれたときから障害を有しているわが子の生命を守り，障害受容をしながら家族発達を遂げていく．しかし，療育においても子育ての困難さに加え，周囲に同じような子どもがいなかったり，適切な情報を得られず**苦労を重ねる家族も**多い．子どもが成人期に入ることは家族も**高齢**となっていることを意味し，家族だけでは介護の負担が大きいため，新たなサービスの導入や福祉用具の情報提供の支援も重要である．上記の成人期医療への移行についても，家族とていねいに話し合いを重ね，緊急時や家族の体調不良時の対応について検討しておく必要がある．

B. 重症心身障害を有して成人した人への看護

1● 重症心身障害児・者の症状，合併症

　重症心身障害児・者に多い症状は呼吸器疾患，神経疾患，骨・筋疾患，消化器疾患，泌尿器疾患等である[14]（**図Ⅶ-7-7**）．また，摂食嚥下障害，睡眠障害，などもみられ，本人と家族の生活を考えながら治療や合併症へのケアの専門的な支援をしていく必要がある．これらの障害や合併症は単独で出現しているというより，それぞれが影響し合って悪影響を及ぼしていることが多い．

　重症心身障害児・者は早期に老化が進み，若年から心身の機能低下や成人期特有の症状が出現する．加齢に伴って脳萎縮の進行があることも報告されており，そのため粗大運動の低下，認知機能の低下による興味・関心の喪失，嚥下機能の低下，呼吸機能の低下などさまざまな**機能低下**が出現する．

2● 成人期にあらわれる症状，合併症

a. 頸椎症性脊髄症

　アテトーゼ型脳性麻痺を合併する重症心身障害児・者では，長年の頸部後屈・片側への

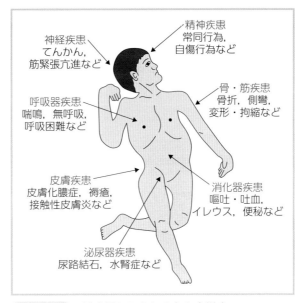

図VII-7-7　重症児にみられる主な合併症
[江草安彦（監）：重症心身障害療育マニュアル，第2版，医歯薬出版，p.24，2005 より引用]

回旋・頭部を左右に振る動作によって，前述した頸椎症が出現することがある（p.298 参照）．頸髄を圧迫して四肢の運動機能の低下と膀胱・直腸障害が進行する[15]．痛がるような様子，不機嫌，筋力低下，失禁が出てきたときには本症を疑う必要があるため日々の観察が重要である．

b. 摂食機能の低下

　摂食嚥下機能の未熟さや異常パターンのまま，思春期以降の成長スパートによって頸部が伸長し喉頭の距離が延びることによって誤嚥のリスクが高くなる．また，頸部後屈が進んだり，側彎の進行によって下顎が挙上していくことにより，**嚥下機能の低下**をきたす．体調不良から経口摂取を中断していたことによる廃用により，一気に機能低下をきたすことも少なくない．また，脳幹の機能低下が進むと嚥下障害が出現してくる．

　食事量の減少，食事時間の延長，体重減少，血液検査値の栄養状態の悪化，繰り返す誤嚥性肺炎，窒息などがみられた場合，摂食・嚥下機能の再評価をし，食事形態の変更や工夫，経管栄養の併用などを考える必要がある．

c. 呼吸機能の低下

　脊柱側彎の進行による肺容量の変化や，唾液の嚥下困難などさまざまな要因で**呼吸機能**が低下し，感染症を契機に一気に状態が悪化する．思春期から成人期にかけて気管切開や人工呼吸管理となることがある．ケアとしては，側彎が進行しないようなポジショニングや腹臥位を生活の中で取り入れていく．また，在宅で使用できる排痰補助装置が普及してきており，スクイージングでは排痰が難しい例では効果的な排痰が行えることが多い．医療型入所施設では，肺内パーカッションベンチレーターと排痰補助装置を組み合わせて呼吸機能の維持を図っている施設もある．

d. 消化管合併症

筋弛緩薬や抗てんかん薬は副作用として**麻痺性イレウス**を起こしやすい．また，呑気症による消化管の拡張を起こしガスが滞ることや，側彎によって消化管の走行が大きく変化し狭窄することによってイレウスを引き起こす．排ガスを促すケアや，側彎の部分を伸ばし，進行させないためのポジショニングやストレッチが重要となる．

e. 泌尿器合併症

加齢に伴って**神経因性膀胱**の悪化による残尿量の増加・尿閉・失禁や尿路結石症が増えてくる．結石や膀胱破裂を防ぐために間欠的な導尿が必要になることも多い．男性は前立腺肥大による症状として現れることもある．尿量や排尿間隔，膀胱の緊満に変化がないか日々観察していく．

f. 悪性腫瘍

同年齢の健常者と比べると40歳未満の若年発症が多いことが報告されている[11]．重症心身障害児・者では，症状をとらえるのが難しいため発見が遅れることもある．体調不良が続いたり，「何かいつもと違う」という直感から早期発見につなげるということを大事にして日頃の観察を行っていく．

> **事例** Aさん，30歳代，女性，脳性麻痺（大島分類1群）
>
> 　Aさんの最初の症状は，緊張亢進が続くことによる経口摂取量不良と体重の減少だった．そのような症状は重症心身障害児・者の加齢に伴うよくある症状だった．そのため，筋弛緩薬の調整や食事の内容を調整していた．その後，血便がみられるようになり，内服している筋弛緩薬の副作用かもしれないとされ，内服量を調整して経過観察となった．
>
> 　観察中も多量ではないが排便ごとに血液が混じるようになったり，排便がなくても血液が付着するようになったが，月経と鑑別するのも難しかった．その後，下部消化管内視鏡検査を行ったところ上部直腸がんが発見された．

事例のように，痛みや不快感を言語的に伝えることが重症心身障害児・者では難しいことが多く，何かしらの不快や体調悪化のサインから早期発見につなげることは，親や病院・施設の支援者でも困難なことが多い．

g. 骨粗鬆症・骨折

重症心身障害児・者は栄養状態の不良，抗てんかん薬の副作用，運動量の低下，特に抗重力方向に力が加わらないことや廃用性の変化により**骨折**のリスクが高い．若年期から重度の骨粗鬆症がみられることもある．歩行可能例でも加齢に伴う骨塩量の低下や，女性は閉経後の骨粗鬆症の悪化も加わる．骨折部位も小児期の好発部位とは変化し，大腿骨頸部骨折，脊椎圧迫骨折，上腕骨近位部骨折が増加してくる[15]．

3 ● リハビリテーションの実際

重症心身障害児は学童後期から思春期にかけてさまざまな合併症が進行していく．そのため，リハビリテーションを行って，成人期にかけて合併症を最小限にしていくことが重

要であり，成人期以降は身体機能を維持し健康状態が大きく悪化することなくすごせるということが大きな目標となる．また，成人期までにさまざまな療育機関や支援者とつながり，いろいろな人からのケアに慣れていることや，さまざまなリハビリテーションを受け入れられることは非常に重要であり，以下に紹介する．

a. 変形・拘縮の予防

頸部拘縮，頸部後屈，側彎，股関節異常などの変形・拘縮が成人期にかけて進んでいく．リハビリテーションの実際は小児期と大きく変わるのではなく，小さい頃からの**ストレッチ**をできる範囲で継続していくことや，**装具の更新**，適切なポジショニングを行うことが重要である．姿勢保持は，重力の分散化と関節を中間位に保ち，1つの関節に過剰な力がかかっていないか評価し，日々のポジショニングを行っていく．

b. 腹臥位

腹臥位は筋緊張をゆるめ，副交感神経を優位にするので日常的に取り入れられるリハビリテーションである[15]．体幹のさまざまな筋肉を伸ばすことができるため，筋肉の柔軟性を確保することや側彎の進行を防ぐ効果がある．肺理学療法としては，背側の分泌物をドレナージすることができる．重症心身障害児・者にとって呼吸機能や消化管機能の増悪を予防することは，最も重要なリハビリテーションの目的の1つであり，腹臥位は最もよく行われるリハビリテーションである．

c. ボツリヌス毒素療法

ボツリヌス毒素療法とは，ボツリヌス菌によって産生される神経毒素の1つであるA型ボツリヌス毒素を筋肉内に注射して，筋肉に指令を出す神経に作用して筋肉の緊張をやわらげる治療である．脳性麻痺や脳血管疾患などの局所的な痙縮治療として確立されており，重症心身障害児・者にも適用される．筋緊張亢進による痛みの緩和や，日常生活のケア（更衣，オムツ交換など），関節が動かしやすくなることを期待して注射することが多い．

注射部位によっては体幹の姿勢の崩れやすさや，唾液の嚥下処理の悪化につながるため，医師・理学療法士・看護師が身体評価を協働して行い，注射する部位を適切に決定する必要がある．

4● それぞれに合った活動

重症心身障害児・者にとって，リハビリテーションは機能の改善や維持だけではなく，日々の生活を楽しくすごしたり，喜びを感じられたりする活動としても重要である．たとえば，実際の移動手段にはならなくとも，指の力で操作できる電動車椅子に乗ってみることは，笑顔で取り組んでいることも多く，とても**楽しい体験や活動**となっている．また活動する姿勢を，痰が出しやすい姿勢となるよう理学療法士と調整することで，苦しさで活動が途中で制限されることを防ぐことができる．

その人その人の潜在能力や楽しいと感じる活動を引き出してリハビリテーションに活かすことは，重症心身障害児・者の活動の意欲や生活の質を豊かにするものである．

5● 重症心身障害児・者のリハビリテーションの現状と課題

重症心身障害児・者は成人期に障害を有した人とは，身体の構造・連鎖している合併症

などまったく異なった特徴がある．そのため，小児期から成人期へのリハビリテーション施設の移行がされている事例は少なく，障害児のリハビリテーション施設においてライフステージすべてのリハビリテーションを担っていることが多い．一方，近年の在宅移行施策を背景に，重症心身障害児・者のリハビリテーションを提供していなかった**訪問リハビリテーション事業所**においても少しずつ訪問・実施が増えてきている．

　今後，障害児・者のリハビリテーションを専門的に行ってきた施設と訪問リハビリテーションが連携し，蓄積した知識・技術を地域で継続して提供できるようなシステムの構築が求められている．

学習課題

1．障害を有して生まれ成人した人のリハビリテーションのポイントについて，成長・発達の視点から整理しよう．
2．重症心身障害児・者の成人期の合併症とそれに伴うリハビリテーションについて整理しよう．

▍ 引用文献 ▍

1）荒木暁子：障害を有する子どもへの看護．NiCE リハビリテーション看護─障害をもつ人の可能性とともに歩む，第2版（酒井郁子，金城利雄編），南江堂，p.221-238，2015
2）曽根　翠：成人に至った脳性麻痺のリハビリテーション．Monthly Book Medical Rehabilitation **87**：63-70，2007
3）厚生労働省：身体障害者のケアガイドライン（2002年4月）〔https://www.mhlw.go.jp/topics/2002/04/tp0419-3.html〕（最終確認 2020年6月2日）
4）野村忠雄：実践講座　障害者の加齢に伴う問題と対策（新連載1）脳性麻痺─整形外科的二次障害─．総合リハ **37**（1）：41-46，2009
5）佐久間和子：成人脳性麻痺者の障害像─重度障害者施設者の現状から．臨床リハ **9**：443-448，2000
6）厚生労働省：障害福祉サービス等の提供に係る意思決定支援ガイドライン，p.4-6，2017年3月31日〔https://www.mhlw.go.jp/file/06-Seisakujouhou-12200000-Shakaiengokyokushougaihokenfukushibu/0000159854.pdf〕（最終確認 2020年6月2日）
7）鈴木康之：重症心身障害児（者）の理解─重症心身障害児（者）の尊厳を守るためのケアのために．写真でわかる重症心身障害児（者）のケアアドバンス（鈴木康之，舟橋満寿子監，八代博子編），インターメディカ，p.12-13，2017
8）全国重症心身障害児・者施設実態調査（児童福祉法による医療型障害児入所施設及び障害者総合支援法（障害者自立支援法）による療養介護（事業所）施設：公益社団法人　日本重症心身障害福祉協会
9）岡田喜篤（監）：新版　重症心身障害療育マニュアル，医歯薬出版，p.41，2015
10）社会福祉法人全国重症心身障害児（者）を守る会，全国重症心身障害児施設一覧〔http://www.normanet.ne.jp/~ww100092/29shisetu.pdf〕（最終確認 2020年6月2日）
11）小川勝彦：悪性腫瘍　発生状況，重症心身障害児・者医療ハンドブック，第2版（児玉和夫監），三学出版，p357，2017
12）国立成育医療研究センター研究所政策科学研究部：重症心身障害児・者の医療的ケア等に関する調査～結果報告書～，2017年3月，p.12-14〔https://www.city.yokohama.lg.jp/kurashi/kosodate-kyoiku/oyakokenko/shogaihoken/20170615.files/0009_20180726.pdf〕（最終確認 2020年6月2日）
13）石井光子：千葉県の重症心身障害児・者に必要な資源を考える─ベッド数全国ワースト3からの脱却─，第29回千葉県重症心身障害連絡協議会年度大会
14）平元　東：重症心身障害児の診断と評価．重症心身障害療育マニュアル，第2版（江草安彦監），医歯薬出版，p.24，2011
15）小川勝彦：成人期にある重症心身障害児の身体的な特徴・合併症，ケアの基本がわかる．重症心身障害児の看護，へるす出版，p.83-86，2016

遺伝と障害

　事故や外傷等を除くほとんどすべての疾患の発症には，遺伝要因が関係している．ウイルスや細菌への曝露によって生じる感染症ですら，宿主の遺伝要因（遺伝子型）によって感染のしやすさが関連しており，疾病の成り立ちにおいて「遺伝」はきわめて重要な概念である．環境要因のみで生じる事故や外傷とは反対に，遺伝要因のみで生じる疾患もある．そのような疾患は，単一遺伝子疾患と呼ばれる．単一遺伝子疾患は，特定の遺伝子に疾患を引き起こすような変化を有している場合に発症する．

　神経筋疾患は，運動機能に障害を生じるため，患者のADL維持向上のためにリハビリテーションが計画される代表的な疾患群といえる．神経筋疾患はまた，単一遺伝子疾患が多く含まれる疾患群でもある．たとえば，1983年に世界で初めてDNAの変化によって発症することが示された疾患は，遺伝性神経筋疾患のハンチントン（Huntington）病である．遺伝性神経筋疾患の特徴として，進行性（不可逆的）で，有効な予防・治療法が存在しないことが多く，家系内で複数の患者が生じうることが挙げられる．これらの特徴は，障害やリハビリテーションに対する当事者の思いや取り組みに，以下のように少なからず影響を与える．

　まず，遺伝性神経筋疾患の不可逆性，不治性は，「どんなにリハビリテーションを頑張っても，症状はどうせ進行する」とか，「どうせよくはならない」といった思いを患者に生じさせる．実際に，リハビリテーションや対症療法を実施しても，症状の進行を止めることはできない．一方で，リハビリテーションが症状の進行をゆるやかにしうるという研究結果が近年になって公表されてきている．このことは，遺伝性神経筋疾患とともに生きる患者にとって希望となる可能性がある．

　次に，遺伝性神経筋疾患はメンデル遺伝形式に従う疾患が多いため，家系内で複数の患者を認める．そのような場合，患者は，自分以前に発症し障害を有する家系員（とくに，親，祖父母などの，上の世代）と同じ運命をたどる，という認識をもちやすい．時に，未病の状態から自身の発症についての予期的な悲嘆にくれる家系員もいる．このような状況は，遺伝性疾患に特有といえる．ただし，家系内で共有される同じ遺伝子の変化であっても症状には個人差があることも知られている．他の家系員のネガティブな疾患イメージを過度に自己投影することを避けるような援助も必要である．

　上記で述べたような当事者の認知は，「遺伝」という言葉のもつ「絶対性」，「継承性」といったイメージによるところが大きい．"genetics"とは本来"heredity（継承性）"と"variation（多様性）"を意味する言葉であるが，"genetics"が「遺伝」と定訳されたことで，「多様性」という重要な概念が薄れ，遺伝性疾患が「特異なもの」ととらえられ，その結果ネガティブなイメージがつきまとっている．このような言葉に対する印象は，「障害」とも共通しないだろうか．

　「遺伝」にせよ「障害」にせよ，多様性の1つの要素としてとらえる社会を目指したい．

Ⓒ Ⓞ Ⓛ Ⓤ Ⓜ

栄養とリハビリテーション

　生活機能の向上には，栄養と活動の両方が必要である．

　リハビリテーションは生活機能の向上を一義的な目的とするが，運動機能低下，脳卒中などの疾患や外傷などによる運動機能障害に対しては，心身機能を整え，環境因子や個人因子へ配慮することで本人の活動や参加の可能性を維持・拡大することが可能である．つまり，栄養状態を改善するための呼吸，循環，排泄・交換や知覚・認知などを包括的に整え，活動と休息のバランスをとりながら運動機能を促進していく．これらは看護が従来から行ってきた回復力を高めるための援助にほかならない．

　とくに，高齢者は自然経過として，全身の筋力・筋量が低下し，運動機能が低下する．これに障害による運動機能低下や食事摂取の困難さなどが加わると，意欲の低下，低栄養，生活機能の低下と相まって，活動性が低下し社会参加を阻むという負のスパイラルが生じる．地域包括ケアのあらゆる場で栄養スクリーニングと低栄養リスクへの介入が評価され，今後も栄養とそのマネジメントはますます重要視されるであろう．

　栄養とリハビリテーションは，総合的にアセスメントすることが重要である．転倒などにより大腿骨を骨折する高齢者は多く，身体・心理両面へのインパクトが大きい．痛みへの対応，心理的な対応と栄養補給によって補完されたリハビリテーションプログラムは，より衰弱した高齢者の健康状態および心理的側面に効果的だとされている[i]．口腔機能，栄養と運動を総合的にアセスメントし，支援することが重要である[ii]．

　リハビリテーション，ならびに質の高い栄養管理を行ううえで，国際生活機能分類（ICF）に基づく体系的な問題解決手法として『リハ栄養ケアプロセス』[iii]が提唱されている．

① アセスメント・診断推論：ICF を使用して，フレイルや栄養評価を行う．

② 診断：栄養状態，サルコペニア，栄養素摂取の過不足の有無と原因を診断する．

③ ゴール設定：リハ栄養介入の目的や目標を明確化するために，SMART なゴール設定が重要である〔SMART は経営管理から発した法則で，目標管理に必要な 5 つの成功因子：specific（具体的），measurable（測定可能），attainable（達成可能），related（関連した），time-bound（期間が明確）からなる〕．

④ 介入：機能，活動，参加，QOL を最大限高める栄養管理である．栄養状態，活動量と摂取量を具体的に設定し，多職種でかかわる．

⑤ モニタリング：介入の効果をゴール設定と比較し，現在の介入を継続するか否か，継続しない場合には新たな介入を計画する．

　また，『KT バランスチャート®』[iv]は，口から食べるために不足している部分を補い，強みや可能性を引き出すための包括的評価と食支援を実現するツールとして活用されている．包括的評価とは，① 心身の医学的視点，② 摂食嚥下の機能的視点，③ 姿勢・活動的視点，④ 摂食状況・食形態・栄養的視点，の 4 つの視点による 13 項目で構成されている．

引用文献

ⅰ）Alexiou KI, Roushias A, Varitimidis SE, Malizos KN：Quality of life and psychological consequences in elderly patients after a hip fracture：a review. Clin Interv Aging 13：143-150, 2018

ⅱ）Wright J, Baldwin C：Oral nutritional support with or without exercise in the management of malnutrition in nutritionally vulnerable older people：A systematic review and meta-analysis. Clin Nutr 37（6 Pt A）：1879-1891, 2017

ⅲ）若林秀隆，荒木暁子，森みさ子（編）：サルコペニアを防ぐ！　看護師によるリハビリテーション栄養，医学書院，2017

ⅳ）小山珠美：口から食べる幸せをサポートする包括的スキル KT バランスチャートの活用と支援，第 2 版，医学書院，2017

リハビリテーション看護における倫理的諸問題

この章を学ぶにあたって

　リハビリテーション看護実践は, 倫理的でなくてはならない. なぜならリハビリテーション看護の対象者は, 安全と自尊心が傷つきやすい状態におかれているからである. リハビリテーション看護の提供上, 生じがちな倫理的諸問題について理解し, 日々の看護提供を自ら律していくことが求められる.

1 リハビリテーション看護における倫理的諸問題

この節で学ぶこと

1. 看護実践に関連する道徳的概念を理解する.
2. リハビリテーション看護における倫理的葛藤の場面を理解する.
3. リハビリテーションにおける倫理問題を理解する.

A. 看護の倫理とリハビリテーションにおける看護の専門性

1 ● 看護の専門性

　保健師助産師看護師法第5条において,看護師は,「…この法律において『看護師』とは,厚生労働大臣の免許を受けて,傷病者若しくはじょく婦に対する療養上の世話又は診療の補助を行うことを業とする者をいう」と定義されている[1].

　この療養上の世話と診療の補助は,看護師の業務独占であり,看護師でない者が,第5条に規定されている業を行うことはできない.そして,診療の補助は,医師の指示がなければすることができない(臨時応急の手当ては除く).この点において,看護師は法的に医師との対等性はないが,療養上の世話は,看護師の専門的な判断と知識技術のもとに,看護師の責任によって提供される.すなわち,看護の専門性と責務は,「療養上の世話」に保証されている.かつ,看護師は,「診療の補助」についても,医師の指示のもとに,それを確実に行っていく専門職としての責務を保有している.

　一方,看護の究極の目的は,看護の対象となる人の自立を助けることにある.この「自立」とは,「その人がどうなりたいか,自分で考えて決めた自立」[2],すなわち「自律」の概念が包含された目的である.この目的に向かって,看護師は診療の補助と療養上の世話を行うのである(「自立」と「自律」についてはp.71以下も参照).

　このように看護の目的の中には,もともと「当事者中心」,「自己決定の尊重」というリハビリテーション医療を支えている倫理的な概念が内包されている.

2 ● 看護実践に関連する道徳的概念とリハビリテーション看護

　フライ(Sara T. Fry)は,看護実践に関連する4つの道徳的概念を提言した[3].

　まず,看護師-人間の尊厳を守る道徳的技能であり,看護師-患者関係の道徳的基盤であり,道徳的徳目である「ケアリング」,次に病気や苦悩,死についての体験の意味を患者と看護師がともに考え,患者についての責任性をどのようにとらえているかを定義づける「アドボカシー」,看護役割として何がなされるのかについて説明や根拠を与える「責務」,

最後に患者ケアの向上という目標に向けて，他の人と積極的に物事に取り組み，結集させる「協力」である．

　フライによるこれら4つの概念は，そのままリハビリテーション看護がこれまで価値をおいてきた概念である．

a．ケアリング

　ケアリングとは，日本語に訳せば「気遣い世話する」ことである．ノディングス（Nel Noddings）によれば，ケアリングは，ケアされる人の中で完結する性質をもち[4]，ケアする人とされる人の関係性に立脚した営みである．一方，治療・訓練が有する専門性は，基本的に客観的指標で評価されるべきものであると考えられ，数量化された事実の蓄積によって進歩してきた．

　これに対して，看護実践を価値づけるケアリングは，ケアを受ける当事者のきわめて主観的な認識によって効果が評価される．看護職がいくらケアを提供したと思っても，ケアされる人がそれをケアだと認識しなければ，ケアとして完結しない．すなわち，「気遣いに満ちた世話」の効果は，最終的には，患者の語りや言動の「よい変化」によって表現されるものであり，リハビリテーション看護の効果は，医学モデルでの評価の枠を超えた包括的な変化として，患者自身のありようによって表現されるものである．

b．アドボカシー

　アドボカシーとは，障害とともに生きる体験をしている患者とともにその意味を考え，患者にとっての障害とその意味を全面的に支援していく実践として具現化されるものである．

　アメリカリハビリテーション看護師協会が定めた倫理基準には，「リハビリテーションナースはクライエントの擁護者（アドボケイター）として行動する」，「リハビリテーションナースは非難せず，患者の多様性を考慮した非差別的な態度でケアを提供する」[5]と明記されている．このように，絶望の淵にあり，将来に夢や希望を見出しえず，苦悩の中にいる患者に対しても，リハビリテーションチームにおける看護師は，徹底的に患者の擁護者としてふるまうことが，倫理的な看護といえよう．

　同様に，倫理基準では，「リハビリテーションナースは，クライエントの意思決定がリハビリテーションチームの価値と一致しない場合でも，その権利を支持する」[5]とも表現されている．

c．責　務

　リハビリテーションチームにおける看護の責務を考えてみよう．前述したとおり，看護は，療養上の世話と診療の補助を業とする．すなわち看護職は，「気遣いのある世話」という専門性を発揮しつつ，同時に「診療の補助」業務を行う医療職である．看護師は，治療・訓練の意味や効果を理解し，患者の理解を助け，効果の評価をともに行うことができる．看護師が診療の補助として行っている体調のモニタリングや検査の援助，与薬などの医療行為は，セラピスト（理学療法士や作業療法士など）では肩代わりすることができないものであり，かつ，患者の全身状態を把握し，健康状態の悪化につながる因子を予測し，環境を調整していくという看護師の仕事は，リハビリテーションを円滑に進めるための基盤となるものである．

　　看護の責務は，このように，診療の補助と療養上の世話の両方を患者のニーズに合わせて実施することにあるといえる．リハビリテーションチームに加わる看護師が，この責務を明確に説明できるということが，看護実践を倫理的に行ううえで必要となる．

d. 協　力

　協力という概念は，リハビリテーションチームにおける看護師の役割を規定している．看護師は，医師や他の医療職のために「連携・協働」をマネジメントするのではない．患者のリハビリテーションとケアの質の向上のために連携・協働を推進しているのである．

B. リハビリテーション看護における倫理的葛藤および倫理的問題

1● リハビリテーション看護における倫理的葛藤

　　リハビリテーション看護は，倫理的実践であるがゆえに，リハビリテーション看護に携わる看護職は，特徴的な葛藤にさらされる．レッドマン（Barbara K. Redman）とフライによれば，リハビリテーション看護師の**倫理的葛藤**は，過剰な治療あるいは過小な治療に特徴づけられるという[6]．

a. 過小な治療

　過小な治療とは，さらなるリハビリテーションが必要と思われる患者が，コストの関係から退院を余儀なくされたり，高齢であることや認知症であることを理由に，リハビリテーションの適応から外されてしまう，ということを含む．

　リハビリテーションが必要であるにもかかわらず，サービスがいきわたらず，結果的に患者の生活の質が低下することを予見しながらも，看護職だけではどうしようもないと葛藤することが，過小な医療に対する倫理的葛藤ということである．

b. 過剰な治療

　過剰な治療とは，逆に患者や家族が必ずしもリハビリテーションを望んでいない，あるいは望みが明確に表現されない場合であっても，リハビリテーションを実施すべきかどうか，という葛藤を含んでいる．これらはリハビリテーションの「適応の判断」に関する倫理的葛藤ということができる．

　リハビリテーションは，患者，家族，医療従事者，医療施設，コミュニティのそれぞれにとって意義があるが，その意義は非常に多様である[7]．過剰な治療によって患者の自律を妨げてしまい，同時に治療が必要な患者に治療がいきわたらなくなるという地域ケア資源の公平分配の問題がある．

2● 患者の尊厳とリハビリテーション看護

　　このように，看護師は，その職業上，倫理的葛藤を生ずる機会が多く，そのつど倫理的感受性を高める傾向にある．しかし，その中で，看護師が倫理的葛藤を生じにくいため気づかれにくく，しかしながら患者の尊厳に深くかかわる倫理的問題がある．それは「気遣いに満ちた世話をする」という配慮と，患者と看護師の関係性にかかわる2つの問題である．看護師がこのような問題に鈍感であると，知らず知らずのうちに，患者の尊厳を大き

く傷つけるおそれがある.

a. 気遣いに満ちた世話

　気遣いに満ちた世話をするためには，看護師が「この人をケアしたい」という意図をもち，自らの感情をかかわらせることが前提である[8].　しかし「そのケアしたい」という意図を埋もれさせ，ケアを日常業務としてルーティン化し，自分の感情をかかわらせなくなったとき，日常生活の世話は，ただの「介助」業務となってしまう.　つまり日常生活の「世話」は，看護師の意図によって，単なる ADL の介助になったり，あるいは業務になったり，あるいは虐待にもなる可能性がある.

　「ケアの公平分配」という倫理原則の中で，1 人 1 人に個別のケアを提供する看護師であり続けるということは，そのケアは，看護師の意図，選択，決断という内面の力に大きく依存していることを意味している.　リハビリテーション看護は，他の領域と比較して「療養上の世話」という責務をさらに要求される.　だからこそ，世話をする看護師個人の限界を自覚し，同僚と協働していく必要があるといえる.

b. 患者と看護師の関係性

　2 つ目の問題は，ルーベル（Judith Wrubel）が指摘している「看護師が全能の救済者となり，患者の状況に過剰な関与をしてしまう」ことである.

事例① 歩行が不安定な脳卒中患者がトイレに行こうとするのを発見

　看護師の B さんは，リハ病棟に入院したばかりで歩行が不安定な脳卒中患者 A さんが，1 人でトイレで排尿しようと立ち上がったところを見つけた.

　「まだ歩けないのに，1 人でトイレに行こうとするなんて…….　あれほど，用があったらコールしてくださいといったのに，覚えていないのかしら」と思ったが，とにかく，「A さんは転倒の危険が高く危ないし，まだ 1 人では移動させられない.　見守りを強化しなくては」と考え，「A さん，1 人でトイレに行ったら危ないから，看護師を必ず呼んでください」と A さんに伝えた.

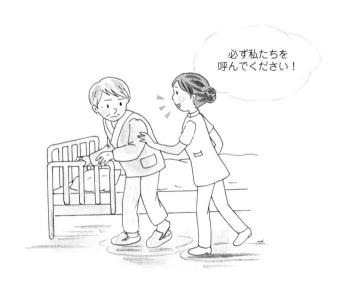

必ず私たちを
呼んでください！

　　この看護師は，ルーベルが指摘するところの「状況を支配しているのは自分である．世界は安全であると思いたいのである．過剰関与する看護師は，患者の抱える重荷と問題を自分のうちに接収してしまう」[9]状態に入っているのである．リハビリテーション看護における看護師の過剰関与は，患者を混乱させ，リハビリテーションへの意欲をそぎ，看護師の言いなりになるという患者の尊厳の低下をもたらすものである．患者を主体的な存在としてとらえる観点については p.79-80 も参照．

　　リハビリテーションにかかわる看護師は，世話に伴うこれら 2 つの落とし穴を自覚する必要がある．アメリカリハビリテーション看護師協会の倫理基準でも，「リハビリテーションナースは，クライエントの自律，威厳や権利を維持，保護するような態度でケアを提供する」こと，および「リハビリテーションナースは，自分自身の信念や価値体系を有し，それが患者やその重要他者に提供するケアにどのように影響するのかを自覚している」ことが求められている．

C.　リハビリテーション展開における倫理的問題

　　リハビリテーションチーム内での価値の対立に関してオープンに話し合い，学び合う風土をつくる必要がある．

　　違和感や対立を感じたときに，メンバーどうしが本音で話し合い，お互いの専門性の違いを尊重すること，そして患者中心という理念を共有すること，その両方があることでチームとしての倫理的な成熟が進展していくと考えられる．

学習課題

1. 看護実践に関連する 4 つの道徳的概念とリハビリテーション看護が価値をおくものとの関連を説明しよう．
2. リハビリテーション看護に特徴的な倫理的葛藤を説明しよう．
3. 「世話」に伴う倫理的問題について述べよう．

■引用文献■

1) 井部俊子，中西睦子（監）：看護管理学習テキスト別巻看護管理基本資料集，日本看護協会出版会，p.62-63，2003
2) 井上幸子ほか（編）：看護学大系 1 看護とは（1）―看護の概念と看護の歴史，第 2 版，日本看護協会出版会，p.27，1995
3) フライ ST：看護実践の倫理―倫理的意志決定のためのガイド，日本看護協会出版会，1998
4) ノディングズ N：ケアリング―倫理と道徳の教育女性の観点から，晃洋書房，p.6，1997
5) 米国リハビリテーション看護師協会：リハビリテーション看護の実践―概念と専門性を示す ARN のコアカリキュラム，日本看護協会出版会，p.33-42，2006
6) Redman BK, Fry ST：Nurses' ethical conflicts；What is really known about them? Nursing Ethics 7（4）：360-366, 2000
7) 酒井郁子：リハビリテーションと看護の幸せな関係．超リハ学（酒井郁子），文光堂，p.432-434，2005
8) 酒井郁子：看護師となる私．超リハ学（酒井郁子編），文光堂，p.40，2005
9) ベナー P，ルーベル J：ベナー/ルーベル現象学的人間論と看護，医学書院，p.341-396，1999

第**IX**章

リハビリテーション看護の システム化と 発展を目指して

この章を学ぶにあたって

　質の高いリハビリテーション看護活動を保証していくためには，看護のシステム化と看護師への継続教育が重要である．この章では，今後のリハビリテーション看護の発展の方向性を理解するとともに，リハビリテーション看護の大きな可能性を考えてみよう．

1 療養の場の移行に伴う看護の継続

この節で学ぶこと

1. リハビリテーションを行うさまざまな場を理解する.
2. 継続する看護の視点を理解する.
3. 情報を共有する方法を理解する.
4. 継続した看護を評価する方法を理解する.

A. リハビリテーションを行う場

リハビリテーションが行われる療養の場はさまざまである.

図Ⅸ-1-1には,「脳卒中」の場合の医療連携体制のイメージが示されている[1]. このように, 医療や介護の制度改革の結果, 現在の医療の体制では疾病の発症から回復に向けたプロセスを1つの施設で完結することができないため, 対象者はさまざまな役割や機能をもつ施設を選択しながら療養を続けていくことになる. リハビリテーションを行う場も同

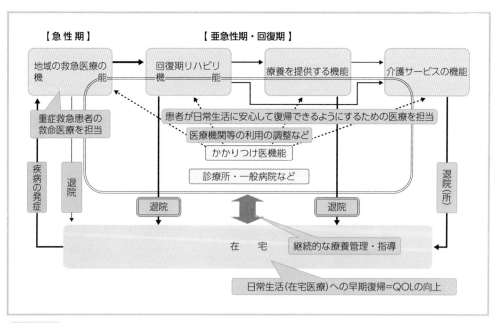

図Ⅸ-1-1　医療連携体制のイメージ（「脳卒中」の場合）
［厚生労働省：第11回「医療計画の見直し等に関する検討会」資料, 2005より引用］

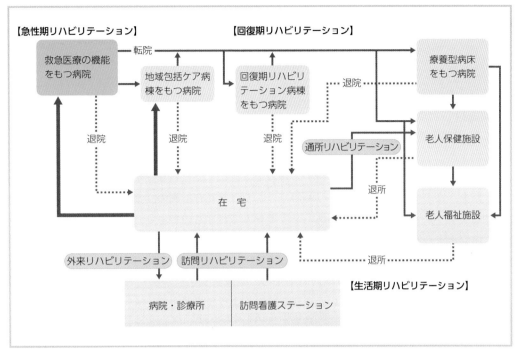

図IX-1-2　脳卒中や骨折により入院治療することになった対象者のリハビリテーションを行う場

　様に，対象者は，回復過程や背景により，どこでリハビリテーションを行っていくかを選択することになる．

　たとえば，患者は疾病の発症により，救急医療の機能をもつ病院で治療と並行して「急性期リハビリテーション」を行う．その後，「回復期リハビリテーション」を ① 地域包括ケア病棟をもつ病院，② リハビリテーション病院，③ 回復期リハビリテーション病棟をもつ病院，④ 療養型病棟をもつ病院，⑤ 老人保健施設などで行う．このうちのどれかを選ぶということもあれば，回復期リハビリテーション病棟をもつ病院からさらに老人保健施設へ療養の場を移すということもある．そして，在宅復帰後は，「生活期リハビリテーション」を病院や診療所の外来で行ったり，介護保険制度の老人保健施設で行われる通所リハビリテーションや，訪問看護ステーションによる訪問リハビリテーションを利用するなどして，リハビリテーションを継続していく．ケースによっては，回復期リハビリテーションを行う施設を利用することなく，自宅へと退院することもある（**図IX-1-2**）．

B. 場の移行に伴う看護の継続

　看護は，どのような療養の場であっても，対象となる人が，「自分はどう生きたいのか，どのようなことをしたいのか」というニーズに沿って展開していくものである．疾病の発症から自宅に戻るまでのプロセスを 1 つの施設で完結し，同じスタッフの下で看護を継続していけるのであれば，その目的達成に向かって比較的容易に一貫したケアを計画し，実施することができるだろう．

しかし，個々の患者が療養の場をさまざまに移りながら，目的の達成に向かわなければならない現状では，各施設の看護師は，その施設で行うべきリハビリテーションを計画し実施するとともに，その施設からの受け入れ先となる新たな療養の場においても一貫性のある適切なケアを継続することの必要性を十分に認識する必要がある．継続したケアが実現可能か否かをアセスメントし，必要に応じて援助していかなければならない．

1 ● 患者や家族への援助

リハビリテーションを始めるとき，どのくらいの期間でどのような訓練を行い，どの程度機能が回復していくのか，今いる施設ではどこまでリハビリテーションを行っていくのかを，まずは医師が判断し，リハビリテーション総合計画の立案を始める．ただし，リハビリテーション総合計画は，あくまでチームで行うものであり，看護師やセラピスト（理学療法士，作業療法士，言語聴覚士）もその専門的視点から計画を提案し，対象者のリハビリテーション総合実施計画書を作成する．

病状安定後，できるだけ早い時期から，対象者や家族が次にどの療養の場でリハビリテーションを継続していくのかを決定できるように援助する．

患者や家族には，どのような療養の場があるのかという情報を提供することも大切であるが，それだけでなく，現在どのような回復過程にあり，今後「自分はどう生きたいのか，どのようなことをしたいのか」，そのためにはどのような療養の場を選んでいけばよいのか，また，選ぶことができるのかについて話し合う．

場の選択にあたっては，患者の経済的状況も考慮に入れて，折り合いをつけることも重要である．家族や関係者の情報を整理し，患者の予測される回復過程を考え，どのような準備をし，次に何を継続していかなければならないのかを予測し，リハビリテーションチームに情報を提供しながら，今後考えられる療養の場への準備をする．

2 ● 次の療養の場への引き継ぎ

a. 情報交換

療養の場はさまざまであり，各施設の目的，機能，スタッフもさまざまである．場を移る直前に，それまで行ってきた看護をそのまま次の場でも行ってもらうように情報を伝えれば終わりというのではなく，時間の余裕をもって話し合いの場を設け，次の場のスタッフと対象者の目標を共有し，これまではどのように看護やリハビリテーションを行ってきたのか，これからも必要となる医療処置はどのようなことがあるのか，それらを次の場では何をどのようにできるのかなどの情報交換や意見交換を積極的に行い，次の場で対象者の受け入れをスムーズに準備してもらえるように働きかける必要がある．これらの過程では，患者やその家族も一緒に話し合っていけるように心がける．

b. 場の調整

次に，情報交換をもとに次の場へ移るための実際の方法を検討し，調整を行う．何の事前の準備もなく，場が移ってすぐにその新たな環境や生活に順応することは患者にとって負担が大きい．送り出し元の入退院支援部門の看護師は，事前に受け入れ先の看護師と，どのような準備をしたらよいのかについて相談しながら，準備が必要と思われることにつ

いて，医師や対象者・家族と話し合い，退院計画の中に組み入れて実施していくことが必要となる．リハビリテーションの目標や，予測される退院時の ADL，継続しなければいけない治療の可能な調整範囲，食事の内容や排泄のタイミングなどの調整などが準備としてあげられる．

c. 情報共有の手段

　対象に関する**情報共有の手段**としては，カンファレンス，電話，紙面に記述したものを FAX，電子メール，郵送により伝達するなど，さまざまな手段がある．いずれの場合も，事前に患者や家族に情報の共有について承諾を得る必要がある．

　お互いにどのような情報を必要としているのかを知り，連携している地域や施設などとの間で情報交換すべき項目内容について合意形成しておく．また，専門用語をできるだけ避け，わかりやすい言葉を使用する．

C. 看護の継続の評価

　患者が次の療養の場へ移行したら，以下の点について評価を行う．

- 患者がリハビリテーションを継続するための適切な場を，多職種間の十分な話し合いのうえ，選ぶことができたか
- 移行する場と適切な情報交換をすることができたか
- 患者のニーズに沿って，次の療養の場での生活につながるような退院計画を立案・実施することができたか

　また，次の療養の場のスタッフと以下の点についても評価し，今後の看護の継続に役立てていくのが望ましい．

- 次の療養の場で適切な看護は継続されたか
- 次の療養の場に移ったことについて，またそのケアについて患者は満足しているかなど

学習課題

1. リハビリテーションを継続していく場にはどんな場があるか，場とその特徴を整理しよう．
2. さまざまな場のスタッフと，ケアを継続するための情報を共有するときの態度，心構えについて考察しよう．
3. 継続した看護を評価するために，どんな情報をどのように集めたらよいのか考えよう．

■引用文献■
1) 厚生労働省：第 11 回「医療計画の見直し等に関する検討会」資料，2005
　〔http://www.mhlw.go.jp/shingi/2005/07/s0711-7.html〕（最終確認 2020 年 5 月 1 日）

2 リハビリテーション看護の質改善

この節で学ぶこと

- リハビリテーション看護の質改善にエビデンスを活用する必要性を理解する.
- リハビリテーション看護の質改善におけるエビデンスの活用に組織的に取り組むための方法を理解する.
- 看護における evidence based practice（EBP）について理解する.

　さまざまな療養の場を移行する患者に，多職種と協働して提供されるリハビリテーション看護の質改善のためには，場所や職種の間で共有できる科学的な根拠，いわゆるエビデンスを活用することが有益である．看護実践におけるエビデンスの活用は，診療に関する判断を単独で行うことが多い医師の場合と異なり，個々の看護師の学習によって行われるのではなく，看護管理者などのリーダーシップのもとに病院・病棟といった組織単位で行わなければ，看護実践の改善にはつながりにくい．以下では，evidence based practice（EBP）の考え方について学び，日本のリハビリテーション看護において EBP をどのように推進していけばよいかを学んでいきたい.

A. エビデンスを活用したリハビリテーション看護の質改善

1 ● リハビリテーション看護におけるエビデンスの活用の必要性

　2016 年にアメリカリハビリテーション看護師協会が発表したリハビリテーション看護のコンピテンシー（能力）モデル（p.44 参照）を説明した文献では，リハビリテーション看護師のコンピテンシーとして「最良のエビデンス（科学的根拠）に基づいた看護と専門職種の協働による介入」を看護師主導で行うことが明記されている[1]．リハビリテーション看護を行う看護師にとっては，初心者であるか経験のあるベテランであるかなどその熟練度に関係なく，エビデンスを活用して障害や慢性疾患の管理を行うことは必須の能力であると考えられている.

　エビデンスの活用の方法として，この文献では，1–2 年の経験しかない初心者（novice），3–5 年の経験のある中堅（intermediate level），5 年以上の経験がある，あるいは高度実践看護師（advanced practice nurses）である熟達者（advanced）ごとに分けて簡単に説明がされている．初心者の看護師には，エビデンスに基づいて作成されたケア計画やプロトコルなどを用いた実践が求められ，中堅の看護師には，エビデンスをふまえながら，柔軟なアセスメントを行い，ケアの不足点を見定め，対象者，家族，多職種チームと協働して現実的に

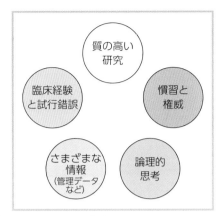

図Ⅸ-2-1　看護実践のエビデンスの源
［Polit D, Beck C：Nursing Research：Generating and Assessing Evidence for Nursing Practice, 11th ed, Wolters Kluwer, p.6-7, 2021 をもとに作成］

到達可能なリハビリテーションのゴールに向けたケア計画を立てることが求められている．熟達者には，複雑な患者ニーズに対する相談を受ける場面などで，ロールモデルになったり，卓越した臨床判断を示したり，変革を促進したりすることで，エビデンスの活用を促進させることが求められている．

　熟達者の役割は，高度実践看護師に相当する専門看護師や認定看護師などの専門的能力をもった看護師が行うことが望ましいが，日本のリハビリテーション看護分野にはこれらの看護師はそれほど多いわけではない．したがって，この熟達者の役割はリハビリテーション看護の経験が豊富な看護師や看護管理者が主導し，看護師を含む多職種チームで行っていくことが現実的だろう．

2 ● エビデンスとは

a. 5つのエビデンスの源

　ここで，リハビリテーション看護を含む看護領域において，「エビデンス」とは何を指すのかを改めて確認しておきたい．一般的に用いる日常語としては，エビデンスとは，「証拠．とくに治療法の効果などについての根拠」とされている[2]．アメリカの著名な看護学の研究者であるポーリット（Denise F. Polit）らはその著書の中で，看護やケア実践のエビデンスの源となるものを，①慣習と権威（tradition and authority），②臨床経験と試行錯誤（clinical experience and trial and error），③論理的思考（logical reasoning），④さまざまな情報（管理データなど，assembled information），⑤質の高い研究（disciplined research）の5つにまとめている（**図Ⅸ-2-1**）[3]．

　リハビリテーション看護を提供する組織で行われている看護実践の中には，効果や理由は不明瞭な「慣習」も多くあるだろうし，臨床経験を積んだ看護師の「試行錯誤」がよいケアにつながることは多々あるだろう（経験を積んだ看護師の直感に基づく実践は状況が目まぐるしく変化する臨床現場において不可欠である）．病態生理等の知識を用いた「論理的思考」に基づく判断は，日本の看護師のほとんどが基礎教育の段階から看護過程の展開

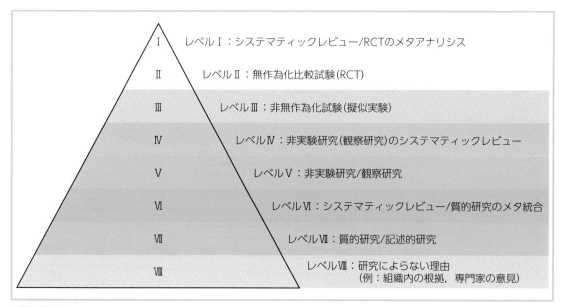

図Ⅸ-2-2　エビデンスヒエラルキー（ポーリットとベックによる）
［Polit D, Beck C：Nursing Research：Generating and Assessing Evidence for Nursing Practice, 11th ed, Wolters Kluwer, p.29, 2021 より引用］

や関連図の作成などを通して慣れ親しんでいる．また，看護管理的な視点で，コストデータなどの「情報」を活用して改善点を見出したり他施設・病棟と比較して成果が低い点を改善したりすることもある．

　これらのすべてが看護やケアを行ううえでの重要な根拠といえる．しかし，医療や看護の領域では，最後に挙げている「質の高い研究」が最も誤りがなく信頼できるエビデンスとなる．

b. エビデンスレベルと研究デザインの質

　しかし，研究により作成されたエビデンスであれば，すべてが信頼できるというわけではない．エビデンスがどの程度信頼できるかは，一般的に**研究デザイン**によって決定される**エビデンスレベル**（階層）と研究デザインの妥当性や信頼性を示す**研究デザインの質**の2つによって検討される[4]．

　エビデンスレベルについてはさまざまな分類法が提案されているが，ここでは看護学の研究法のテキストで提案されている分類を示す（**図Ⅸ-2-2**）[3]．図の上にあるほど，そのエビデンスが質の高い研究デザインにより作られたことを示す．看護学領域での特徴である対象者の経験や現象を理解するための質的研究を含むため，本書ではこの図を採用する．

3● ガイドラインとは

　「ガイドライン」はEBPにおいて重要である．一般的に用いる日常語としては，ガイドラインとは「指針，基本方針，指導目標」とかなり幅広い説明がされている[2]．このように幅広い説明からの余計な混乱を避けるために一般語としての「ガイドライン」と医療における「ガイドライン」の意味や使用法が異なることをおさえる必要がある．

医療におけるガイドラインの説明として，病院でよく用いる言葉を一般人にわかりやすく説明するための提案をまとめた国立国語研究所のホームページ[5]では，「診療指針．標準治療．標準的な診療の目安．病気になった人に対する治療の実績や，学会での研究をふまえて作られた診療の目安」と説明している．ガイドラインの中で，とくに医学的治療に関するものは"診療ガイドライン"と呼ばれる．

以降は，診療ガイドラインを含む医療や看護，ケアの実践に関するガイドラインについて説明する（その他のガイドラインに関してはコラム参照）．

日本において，診療ガイドラインとその関連情報を提供している**日本医療機能評価機構**は，診療ガイドラインについて，「科学的エビデンスに基づき，系統的な手法により作成された推奨を含む文章．患者と医療者を支援する目的で作成されており，臨床現場における意思決定の際に，判断材料の１つとして利用することがある」と説明している[6]．看護領域でのガイドラインの例としては，日本がん看護学会が作成した「外来がん化学療法看護ガイドライン」がある．リハビリテーション看護に関連する診療ガイドラインとしては日本リハビリテーション医学会による「**脳性麻痺リハビリテーションガイドライン 第2版**」や「**神経筋疾患・脊髄損傷の呼吸リハビリテーションガイドライン**」や日本脳卒中学会による「**脳卒中治療ガイドライン2015［追補2019対応]**」などが存在する．

現時点では医療や看護，ケアの実践にガイドラインのほとんどは診療ガイドラインとして医学領域で作成されており看護領域のガイドラインの数は少ない．今後，系統的な手法により作成された科学的エビデンスに基づく看護領域のガイドラインが増加していくことを期待したい．

4 ● その他

診療ガイドラインやシステマティックレビューを見つけるときに役に立つ活動やウェブサイトとして，Minds，コクラン（Cochrane），ジョアンナ・ブリッグス研究所（The Joanna Briggs Institute：JBI）の3つを紹介する（**表IX-2-1**）．これらの活動やウェブサイトにより発信されるシステマティックレビューやガイドラインなどを活用することでエビデンスの活用を効率的に行うことにつながるだろう．

コラム

さまざまなタイプの「ガイドライン」

ガイドラインといわれる文書には，行政機関が作成しているものも存在する．たとえば，厚生労働省により作成されている，「福祉分野における個人情報保護に関するガイドライン」などがある．行政機関が作成するガイドラインについてはそれらに沿わない場合に罰則などの法的な拘束性があるかどうかは個別に判断する必要がある．拘束性がある場合には，科学的エビデンスの有無にかかわらず従う必要があるだろう．その他，科学的な研究によるエビデンスではなく，主として専門家や利害関係者のコンセンサスや主張に基づいて作成される業界団体や専門職団体が作成するガイドラインもある．たとえば，日本看護協会の，「看護職の夜勤交代制勤務に関するガイドライン」などがその一例である．科学的なエビデンスに基づき系統的手法で作成されたガイドラインでなくても，これらのガイドラインの作成の過程や意図などを理解したうえで適切に活用することが望ましいだろう．

表Ⅸ-2-1　診療ガイドラインやシステマティックレビューをみつけるときに役に立つ活動や
ウェブサイト

Minds ガイドラインライブラリ〔https://minds.jcqhc.or.jp/〕

質の高い診療ガイドラインの普及を通じて，患者と医療者の意思決定を支援し，医療の質の向上を図ることを目的として日本医療機能評価機構が行っている EBM 普及推進事業（Minds）により運営されているデータベースである．科学的根拠に基づいて作成された日本中の診療ガイドラインを検索できるウェブサイトである．看護のガイドラインも一部含まれている．

コクラン〔https://www.cochrane.org/ja/evidence〕

英国発祥の，研究者・専門家・患者・介護者・健康に関心のある個人から構成される非営利の世界的ネットワークであり，医療に関する意思決定をより良いものとするために，システマティックレビューの作成などによりエビデンスを統合することやそれらのエビデンスの活用を促進することを目的としている．そのウェブサイトからは厳密な手順に則って実施された世界中のシステマティックレビューを検索できる．基本的には英語で運営されているが一部は日本語訳されているものも存在する．

ジョアンナ・ブリッグス研究所（JBI）〔https://joannabriggs.org/〕

特に看護やケアに関する EBP を促進するため非営利機関であり，オーストラリアの南部に位置するアデレード大学に本部がある．世界各国に支部があり活動を行っており，日本においては大阪大学医学系研究科や兵庫医療大学に提携センターがあり活動を行っている．JBI ではシステマティックレビューの実施やエビデンスの活用を促進するためのエビデンスサマリーといった資料の作成や普及を行っている*．

＊〔山川みやえ：ベストプラクティスの共有でケアの質向上を―国内外のエビデンスを実践に活かすには．看護管理 23 （13）：1145-1147，2013 より引用〕

B.　リハビリテーション看護における EBP

1● EBP（evidence based practice）とは

　看護学の国際的な学術団体である Sigma Theta Tau International によると，EBP とは，「実践者，患者，その他の重要な他者（家族など）が，意思決定を共同で行うプロセスである．その意思決定は，研究によるエビデンス，患者の経験や意向，実践者の専門知識やノウハウ，その他の信頼できる情報源に基づいて行われる」と定義されている[7]．

　EBP は，医学領域で発展した evidence based medicine（**EBM**，エビデンスに基づく医療）が，看護を含む医学以外の領域にも拡大していった経緯で使われるようになった用語である．看護において類似した用語としては evidence based nursing（**EBN**）などもあるが，本書では多職種で共通して使用しやすい EBP を用いることとする．

2● EBP のプロセス

　アメリカやイギリス，カナダなどの EBP に関する文献や書籍などの多くでは，EBP を推進する際に何らかのモデルに沿って組織的に取り組むことが推奨されており，EBP のプロセスについて多数のモデルが開発されている．EBP のモデルとしては後で詳しく解説する IOWA モデル（IOWA Model）の他に，ジョンスホプキンス看護 EBP モデル（Johns Hopkins Evidence-Based Practice Model），ARCC モデル（Advancing Research and Clinical Practice Through Close Collaboration Model），イノベーションの普及理論（Diffusion of Innovation Theory）などがある．

　これらのモデルは，① 問題の定式化（課題の明確化），② 文献検索，③ 文献検討（エビデンスの批判的吟味），④ 患者への適応（エビデンスから推奨される介入の選択と実装），

⑤ アウトカムを評価（介入による変化の評価）の 5 つの段階を何らかの形で含む[8].

3 ● PICO による EBP の実践

a. PICO による整理法

EBP のために課題を明確化する，つまり EBP の目的を明確にし，収集するエビデンスを絞るために，臨床実践で感じる課題や疑問を洗練することが必要である．以下では，臨床実践についての疑問を洗練させるためのツールである **PICO** を紹介しておきたい．PICO は研究を行うときにリサーチクエスチョン（研究上の疑問）を明確にするときにも用いられるが EBP を進めていくうえでも有益なツールである．

PICO はその構成要素である Patient（患者），Intervention（介入），Comparison（対照群），Outcome（アウトカム）を示したフォーマットである．この 4 つの要素に加えて，Timeframe（時間枠）の T を加え，**PICOT** と表記することもある[8,9].　以下，柴山の論考[10]と IOWA モデルの書籍[8]に基づいて PICO の各要素について説明する

Patient では，どのような属性を持つ患者を EBP の対象とするのかを明確にする．この際，疾患（重症度や合併症なども含む）や場所，年齢，性別などを特定する．

Intervention では，EBP のためにどのような介入（アセスメント，予防法，治療法，看護など）に関心を特定する．EBP で関心のあることが介入ではなくて，特定の疾患の発症や予後の予測因子を明らかにすることである場合には，PICO に含まれる要素である Intervention を Exposure（曝露）と変更し，PECO と表記することもある．

Comparison では興味のある関心や因子を比較対照する群を明確にする．通常は Intervention や Exposure で設定した介入や予測因子がない対照群との比較となるため，Intervention や Exposure が明確となれば Comparison は自然と決定されることが大半であろう．EBP において後述するようにエビデンスを活用した結果を評価する際にはこの Comparison は設定されず，EBP を行う前後での比較を行うことが多いとされている．

Outcome は，介入の実施や予測因子の存在によって期待される望ましい/望ましくない状態を示すものであり，介入の場合には疾患の治癒や症状や障害の緩和，予測因子の場合には疾患の発症などが考えられるだろう．

Timeframe は，介入などの後にその結果が生じる時期を明示するための要素である．

b. 質的研究への適用への注意

最後に質的研究により明らかとされるような，患者の体験や現象の意味についてのエビデンスを看護の質の改善に活用したい場合に課題を明確化する方法を紹介する．

今野は，質的研究のエビデンスをまとめるためのシステマティックレビューを行う際には，量的な研究で用いられる PICO により疑問や課題をまとめることは避けるべきとしている[11].　たとえば，**表Ⅸ-2-1** に示した JBI では，PICo として，P を Participants/People（対象とする人々），I を phenomena of Interest（対象とする現象），Co を Context（対象とする背景，文脈）としている．またその他にも PEO として，P を Participants（対象とする参加者），E を Exposure（参加者が曝露された・体験した現象），Outcome（質的なアウトカム）としたり[12]，Population（対象となる人々）と Situation（理解したい状態や経験，状況）[3]とすることが提案されている．

　　質的研究を EBP に活用する方法についてはこのように複数の考え方が混在している状況であり，今後の発展が期待される．

PICOT の例

　　たとえば，回復期リハビリテーション病棟に勤務する看護師が，入院している脳卒中患者の転倒を予防することに関心をもった場合の PICOT は以下のように設定されるだろう．
P：回復期リハビリテーション病棟に入院している 65 歳以上の脳卒中患者
I：転倒の予防策
C：特別な予防策を行わない場合
O：入院中の転倒
T：入院後 1 ヵ月以内
　　この PICOT に沿って EBP を進める場合は，回復期リハビリテーション病棟に入院している高齢の脳卒中患者に適用可能な転倒予防に関する介入研究のエビデンスを収集し，その内容に応じ病棟で活用できるケア計画やプロトコルを作成し，試験的に使用してみて効果を検討するというように活動が展開されることとなるだろう．

4 ● IOWA モデルを活用した EBP のプロセス

　　本項では IOWA モデルを用いて EBP のプロセスについて説明する．図Ⅳ-2-3 は IOWA モデルの全体像を示したもので[8]，これに沿って EBP のプロセスを解説する．

a. 問題焦点型/知識焦点型トリガー

　　図の最上部にある問題焦点型/知識焦点型トリガーは，EBP の課題・テーマを決めるきっかけを示す．

　　問題焦点型トリガーは，EBP を行う予定の病棟でインシデントが増加しているデータがある（リスクマネジメントデータ・プロセス改善データ）場合など，その病棟で生じている問題をきっかけにして EBP のテーマを決定することを示している．**知識焦点型トリガー**としては，新しいエビデンスが発見され病棟で活用すると効果が期待される場合（新規の研究）や，新しい診療報酬制度の改定により新しいケアの方法を導入せざるをえなくなった場合などが考えられる．

　　これらのきっかけにより EBP のテーマを決定し，前項で述べた PICO を用いて課題を明確にする．

b. 組織の優先度の検討

　　次にその課題が所属している病院や病棟での優先度（「組織の優先度」）が高いものかを検討することになる．たとえば，最新の論文を読んで転倒の予防策を新たに導入したいと看護師が思い，EBP のテーマを転倒予防としたときに，病棟の目標が入院患者の転倒予防やインシデントの削減である場合は転倒予防というテーマの優先度は高くなるだろう．逆に，その病棟に入院してくる患者の多くが転倒リスクが低い状態であったとしたら優先順位は低くなると考えられる．

c. チームの形成と批判的吟味

　　組織の優先度が高いテーマが決定された後に**チームの形成**を行う．チームメンバーは可

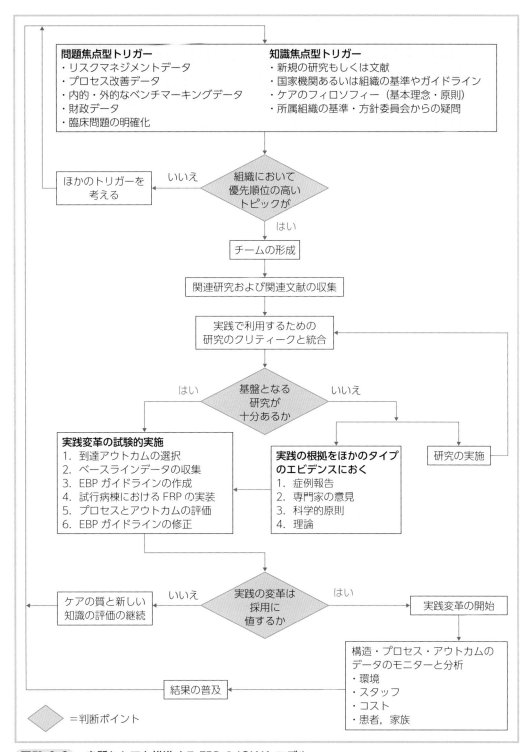

図Ⅸ-2-3　　良質なケアを推進する EBP の IOWA モデル
［アイオワ大学病院看護研究・EBP・質改善部門編（松岡千代，深堀浩樹，酒井郁子監訳）：看護実践の質を改善するための
EBP ガイドブック，ミネルヴァ書房，p.ix，2018 より引用］

能であれば多職種や研究者，図書館司書などを含むことが望ましい（実際には難しいかもしれない）．少なくとも役割分担ができるように複数名で実施できるようにしておくことが望ましい．

　形成したチームにより文献検索・収集を行い，集めた文献のクリティーク（**批判的吟味**）を行ってエビデンスの統合を行ったら，実践に活用するだけの十分なエビデンスがあるかを判断する．文献検索・収集とクリティークには研究デザインなどの専門的な知識が必要であり，詳細に学習したい人は研究法などに関する成書を参照してほしい．

d. 実践変革の試験的実施

　ここまでのプロセスで「基盤となる研究が十分ある」つまりエビデンスが存在すると判断された場合には**実践変革の試験的実施**を1病棟などで小規模に行い，そのエビデンスがその組織（病院など）で活用可能であるかを検討する．試験的実施を行うときには期待されるアウトカムを明確にしておき，事前にそのアウトカムの状態についてのデータを収集しておく必要がある．たとえば，転倒予防についてのエビデンスを活用する場合には，期待されるアウトカムは転倒の減少となるため，事前に転倒数などのデータを収集できるようにしておくことが望ましい．

e. 実践変革の開始と結果の普及

　次に統合したエビデンスを活用するためのケア計画やプロトコルなど，病棟で活用できるEBPガイドラインを作成する．前述の診療ガイドラインとは異なり，病棟の業務フローなどに応じて簡便に作成すればよいものである．このEBPガイドラインを一定期間試行し，試行の間のプロセスやアウトカム（転倒数など）を評価し，そのエビデンスが組織で活用可能であると判断された場合，組織全体で実践変革の開始に取り組むこととなる．結果の普及としては，EBPの実施とその評価について，学会発表を行ったり論文，雑誌記事として公開したりすることが考えられる．

C. エビデンスの実装（IOWAモデルを例に）

　ここで，看護師がEBPを組織的に進めていくうえで最も困難が多く，かつやりがいがあるともいえるプロセスである**実装**（implementation，実際にエビデンスを活用すること）を行う際に活用できる方法（実装戦略）を紹介したい．IOWAモデルでは実装戦略は4つのフェーズ（①気づきと関心の創造，②知識とコミットメントの構築，③活動と採用の促進，④統合と継続的使用の促進）で構成される（**表Ⅸ-2-2**）．

a. 気づきと関心の創造

　この段階は，EBPあるいはエビデンスを活用した質改善の必要性や利点に，看護職が気づき関心をもつことを促す段階である．

　具体的な戦略の案としては，導入しようとしているエビデンスの患者ケアや組織におけるメリットを強調して伝えることや，エビデンスについてまとめた簡単なポスターなどの資料を掲示すること，そのエビデンスに詳しい外部の専門家に関与してもらうことなどが提示されている．

表Ⅸ-2-2　EBP の実装戦略

	気づきと関心の創造	知識とコミットメントの構築	活動と採用（ケアの変更の決定）の促進	統合と継続的使用の促進
スタッフへのアプローチ	・利点やきたされる影響を強調して伝える ・現状との親和性，互換性を強調して伝える ・継続教育プログラムを行う ・実践者に対し，重要なポイントを，短く覚えやすいフレーズで提示する ・勉強会を行う（例：抄読会） ・スローガンやロゴを作成する ・スタッフミーティング（カンファレンス）を開催する ・病棟のニュースレターを発行する ・病棟での現任教育を行う ・重要なエビデンスを整理して配布する ・ポスターやチラシを作成する ・電子カルテの中に必要な項目を入れる ・告示や広報を行う	・教育を行う（講義，伝達講習，e-learning など ・ポケットガイドを作成する ・変更するケアの内容と，管理者やステークホルダーの目標や優先事項を，結びつける ・変革を促進してくれる人を探し任命する ・外部講師による情報提供や教育を実施する ・他の EBP プロトコルと，ケアの変更を統合する ・実践に役立つ信頼できるエビデンスを普及させる ・観察可能な効果指標を示す ・望ましいとされる実践やアウトカムと現時点を比較し，その差を示す（ギャップアセスメント/ギャップ分析） ・実践者の意見を取り入れる ・現場での運用や簡易化に取り組む ・ケアの変更を計画するためのグループをつくる ・各病棟の状況（設備や資源）に合わせて実施する ・マニュアルや資料を作成する ・ケーススタディ（事例検討）を行う	・外部講師による情報提供や教育を実施する ・ケアをリマインドしたり促すような仕組みを導入する（例：アラート機能など） ・作業フローまたは意思決定アルゴリズム提示する ・マニュアルや簡単にみることができる資料を作成する ・スキル・能力の獲得を促す ・実践した結果を同僚に提示する ・インセンティブ（特別な手当）を与える ・試行的にケアを変更する ・多職種で議論し問題解決する ・エレベーターで会ったときなどに管理者に話す ・現場でデータを取り，報告する ・進捗や更新の状況を報告する ・変革を促進してくれる人を探し任命する ・ロールモデルとなる人を探す ・ケアの場面やベッドサイドでの問題解決につなげる ・ケアの場面で承認する	・病棟単位で進捗を賞賛する ・活動のチームや個人に対して，データをフィードバックする ・病院内や学会，メディアで発表する ・病棟ごとの状況に合わせて，改善された点（仕事の減少，感染曝露の減少等）をスタッフに伝える ・スタッフ/患者/家族からのフィードバックに基づいてケアの方針や方法を見直し，共有する ・仲間（同僚）同士で影響し合う ・ケアに関するリマインド機能を更新する
組織的サポートの構築	・文献や資料を入手しやすくする ・管理者に問題の重要性を伝える ・新しい取り組みを行うことを公に報告する	・チームワークを高める ・利用や応用にあたっての問題解決に取り組む ・ベンチマーキングを行う（病棟間や病院間で比較する） ・さまざまな立場の管理者へ報告する ・行動計画（業務計画）を作成する ・組織の管理職や意思決定者に報告する	・主要な指標についてモニタリングする ・実行可能でタイムリーなデータをフィードバックする ・誰かを責めるようなことは行わないように配慮し，議論する ・チェックリストを作成する ・記録を作成する ・診療上の規定を示す文書を作成する ・ケアについて患者に知らせたり，患者の意思決定のためのツールを作成する ・QI（質改善・向上）の担当部署に報告する ・組織の管理職や意思決定者に報告する ・行動計画（業務計画）を作成する ・患者/家族の要望や組織目標と，ケアの変更内容を関連づける ・病棟オリエンテーションを行う ・活動に関する個々のパフォーマンス評価を行う	・指標のモニタリングとフィードバックを行う ・組織の管理職や意思決定者に報告する ・病棟目標や手順書などを見直す ・スタッフ教育を終了する基準（スタッフのコンピテンシーを測定できる指標）を作成する ・病棟の係や組織の委員会におけるプロジェクトの責任者で共有する ・戦略プランを立てる ・結果の傾向を分析する ・教育プログラムに反映させる ・ニュースレターなどで公表する ・財政的なインセンティブ（特別な手当）を与える ・活動にかんする個々のパフォーマンス評価を行う

［友滝　愛，津田泰伸，深堀浩樹：エビデンスやデータに基づくケアの質改善．看護管理 **29**（3）：228，2019 より引用］

b. 知識とコミットメントの構築

この段階は，看護職にとってエビデンスについて学習しやすい環境や教育を準備し，エビデンスについての学習を促す段階である．さらに看護職がエビデンスの活用に，主体性，責任感，動機をもって活動できるように支援する．

具体的な戦略の案としては，教育（e-learning 等も含む）の機会を設けること，エビデンスに関してもち運びのできるポケットガイドを作成すること，組織内にそのエビデンスの活用を進める立場の人を設定すること（こうした役割をもつ人のことをチェンジエージェント［変革推進者］と呼ぶことがある），そのエビデンスを 1 事例に適用してみること（ケーススタディ）などが提示されている．

c. 活動と採用の促進

この段階は，看護職が知識として得たエビデンスに基づいて活動を行い，日々の看護実践において定着していくことを促進する段階である．

具体的な戦略の案としては電子カルテ上にエビデンスが適用されるタイミングでリマインドを出すこと，特定の看護実践についてワークフローを作成すること，現場でエビデンスの活用がうまくいった場合に褒める（承認する）こと，チェックリストを活用することなどが提示されている．

d. 統合と継続的使用の促進

この段階は，「活動と採用の促進」の活動をさらに発展させ，エビデンスが日常的な看護実践の中に統合され継続的に使用されることを促進する段階である．

具体的な戦略の案としては，エビデンスを活用してケアの結果が改善したことをスタッフ間で共有すること，看護基準や標準看護計画などをエビデンスを反映して見直すこと，組織内の教育プログラムにエビデンスを含むようにしそのために必要とされる能力を測定すること，などが提示されている．

リハビリテーション看護を含む看護の領域では質の高い看護・医療・ケアを提供するための質改善の努力はこれまでも行われてきた．しかし，それらの努力は必ずしもエビデンスに基づいておらず，組織的に行われていない側面があったことも否めない．看護師は，質改善の活動をエビデンスに基づいて組織的に行う必要性を理解し，臨床現場で少しずつでも実践していってほしい．

> **学習課題**
>
> 1．リハビリテーション看護の質改善に活用できる「エビデンス」について説明しよう．
> 2．EBP のプロセスで活用するツールの 1 つである PICO について説明しよう．
> 3．EBP のプロセスについて述べよう．

■引用文献■

1) Vaughn S, Mauk KL, Jacelon CS, et al：The competency model for professional rehabilitation nursing. Rehabil Nurs **41**（1）：33-44, 2016
2) 新村 出編：広辞苑，第 7 版，岩波書店，2018

3）Polit D, Beck C：Nursing Research：Generating and Assessing Evidence for Nursing Practice, 11th ed, Wolters Kluwer, 2021

4）Melnyk BM, Fineout-Overholt E：Evidence-based practice in nursing & healthcare：A guide to best practice. Lippincott Williams & Wilkins, 2011

5）国立国語研究所：「病院の言葉」を分かりやすくする提案〔http://www2.ninjal.ac.jp/byoin/teian/ruikeibetu/teiango/teiango-ruikei-c/guideline.html〕（最終確認 2020 年 5 月 1 日）

6）日本医療機能評価機構：Minds ガイドラインライブラリ〔https://minds.jcqhc.or.jp/〕（最終確認 2020 年 5 月 1 日）

7）Sigma Theta Tau International 2005-2007 Research and Scholarship Advisory Committee：Sigma theta tau international position statement on evidence-based practice February 2007 summary. Worldviews Evid Based Nurs **5**（2）：57-59, 2008

8）アイオワ大学病院看護研究・EBP・質改善部門編（松岡千代，深堀浩樹，酒井郁子監訳）：看護実践の質を改善するための EBP ガイドブック―アウトカムを向上させ現場を変えていくために，ミネルヴァ書房，2018

9）斉藤早苗：看護実践と研究，NiCE 看護学原論（髙橋照子編），第 2 版，南江堂，p.206, 2016

10）柴山大賀：Evidence-Based Nursing：Evidence を作る・使う（特集 第 7 回日本慢性看護学会学術集会記録（2）：教育講演 I より）．日本慢性看護学会誌 **8**（1）：6-11, 2014

11）今野理恵：質的研究のシステマティックレビューの現状と動向―JBI の取り組みから．看護研究 **49**（3）：189-200, 2016

12）Shekelle PG, Woolf SH, Eccles M, et al：Developing clinical guidelines. Western Journal of Medicine **170**（6）：348, 1999

③ 地域包括ケアシステムにおけるリハビリテーション

この節で学ぶこと

1. 地域包括ケアを，地域リハビリテーション（community based rehabilitation：CBR）の概念と関連づけて理解する．
2. 地域包括ケアシステムの日本における政策的・制度的経緯を理解する．
3. リハビリテーション看護の課題を，地域における生活の広がりの中でとらえ，生活の各局面における看護の役割を理解する．

A. 地域社会で生きていくためのリハビリテーション －CBR について

1 ● 地域社会を舞台としたリハビリテーション

　リハビリテーションには，1人1人が自分らしく生きることを支え，実現するという広い意味があることは，本書の第Ⅰ章で学んだ．さて，人が自分らしく生きるということは，どこでどのように暮らしていくことだろうか．ここでは，どのような空間的・地理的そして人間関係的・社会的な広がりの中で生きていくかを，地域（community）という言葉でとらえて考えてみたい．

a. 地域とは

　地域を，地図を用いてなんらかの方法で区切った単位ととらえることもできる．あるいは，人が，寝起きし，仕事や学校に行き，知人・友人や家族と交流するときに，動く範囲と接する人々を示しているととらえることもできる．前者を俯瞰的な概念とすると，後者は生活者の目線で周囲を見渡す見方といえる．地域という言葉には，このような二重の意味がある．

　人の生活の，空間的・地理的そして人間関係的・社会的広がりとしての地域は，リハビリテーションを進める舞台になる．

b. 生活の空間的・社会的広がり

　人が生活する地域は，どのように広がっているだろうか．

　寝起きするベッドの周囲，居室，住まい，買い物や近所付き合いで出かける範囲，さらに通学や仕事で移動する範囲というように，その人の暮らし方によって範囲がある．

　ある町で暮らすAさんがいる．Aさんは病気やけがをして入院したあと，無事自宅に退院できた．しかし，入院をきっかけに，暮らしの中での行動範囲が狭められてしまった．Aさんにとっては，退院して自宅に戻れば十分回復できたといえるだろうか．

c. リハビリテーションの舞台の広がり

　Aさんにとって，リハビリテーションつまり全人間的に復権していくということは，寝起きし，ベッドを離れ，食事をし，トイレに行き，家族と話をすることにとどまらない．住まいにやってくる人，知人・友人や訪問サービスのスタッフと付き合い，買い物や用足しで近所に出かけ，そこにいる人々とやりとりをすることも暮らしの一部である．さらに，学校や仕事場に出かけ，自分の役割を果たすことが，生活の欠かせない一部かもしれない．このような生活の広がりに対応して，Aさんにとってのリハビリテーションの課題もまた広がっていく．

　地域を舞台にした，このようなリハビリテーションで求められる考え方と内容を出発点に，「地域包括ケアシステム」について考えてみる．

2 ● 地域リハビリテーション（CBR）の考え方

a. 地域を基盤としたリハビリテーション

　地域を舞台にしたリハビリテーションを示す国際的に使われている用語は，community based rehabilitation（CBR）である．その定義は，1994年に世界保健機関（World Health Organization：WHO），国際労働機関（International Labour Organization：ILO），ユネスコ（国連教育科学文化機関，United Nations Educational, Scientific and Cultural Organization：UNESCO）の合同政策方針で定められ，2004年に改訂されている[1]．

　地域を基盤とするリハビリテーション（CBR）とは，リハビリテーションの機会の均等化，障害をもつすべての人々を社会的に包摂するための，地域社会開発の全体についての戦略である（開発［development］には，「地域づくり」や「町づくり」という耳慣れた言葉をあてることも可能であろう）．CBRは障害のある人たち自身，その家族，団体と地域社会，行政や民間の医療，教育，職業，社会その他のサービスの，適切な，合同の尽力によって実行される[1]．

b. 住み慣れた自宅で暮らす

　前述のAさんについて考えてみよう．Aさんの寝室，居室，自宅の中での活動は，入院中の医学的リハビリテーションの効果で，自分なりに実行できているかもしれない．あるいは，退院時の想定と異なる困難があり，訪問看護，訪問介護，訪問リハや通所介護（デイサービス），通所リハ（デイケア）を利用して，やりこなしているかもしれない．看護師やケアワーカー，セラピストなど医学的リハビリテーションに携わる専門職が，在宅で役割を発揮するかどうか，問われるところである．住環境面でも，入院中に行った家屋評価による改修がうまく効いて，離床や屋内の移動，トイレや浴室の利用ができている場合もあるが，在宅ケアの中で住宅改修を追加する場合もあろう．

c. 自分の町で暮らす

　では，家の外ではどうだろうか．ケアプランに組み込まれたデイケアやデイサービスの送迎サービスが，安全な外出を可能にしている．しかし，自分の好きな時に買い物に出かけたり，銀行や役所など大事な用足しに，自由に行くことが可能だろうか．駅やバスの停留所までの道，公共の交通や建物は，Aさんが利用できるように工夫されているだろうか．あるいは，自由な外出を介助するサービスは整っているだろうか．さらに，Aさんが勉強

したり，働いたりするうえで，学校・職場に復学・復職するチャンス，環境の調整と周囲の理解や配慮が整っているだろうか．

　このように考えていくと，Aさんが地域社会でリハビリテーションを続けていくためには，保健・医療・福祉のサービスだけでなく，建物や道路，行政機関や人々の理解と配慮が必要である．まさに町づくり・地域づくりの課題に切れ目なくつながっていくことがわかる．

3● 日本における CBR と地域包括ケアシステム

a. 地域リハビリテーション

　日本では，地域リハビリテーションという言葉が使われており，日本リハビリテーション病院・施設協会が，2001年に以下のような定義を示している．

　　地域リハビリテーションとは，障害のある人々や高齢者およびその家族が，住み慣れたところで，そこに住む人々とともに，一生安全に，いきいきとした生活が送れるよう，医療や保健，福祉及び生活にかかわるあらゆる人々や機関・組織がリハビリテーションの立場から協力し合って行う活動のすべてを言う[2]．

b. 地域包括ケアシステムと CBR

　CBRは，開発途上国で有効に用いられてきた概念でもあるが[3]，日本のような先進国でも，病院や施設でのケア，在宅ケア，さらに教育的，職業的，社会的リハビリテーションをつないでいく考え方として，大きな意味がある．本項のテーマである地域包括ケアシステムが，社会の課題になってきたことは，その例証といえよう．

B. 地域包括ケアシステムの概念とその発展

1● 地域包括ケアシステムの登場と2つの源流

　地域包括ケアシステムは，厚生労働省が設置した「高齢者介護研究会」が，2003年に介護保険制度を改革する方向性として提起したものである[4]．

　国が新しい政策を打ち出す時には，その源流に実践の積み重ねがあることが多い．地域包括ケアシステムも例外でなく，各地の病院など保健・医療系と，社会福祉協議会や社会福祉法人などの福祉系の，2つの実践の流れが，古くは1970年代から始まっていた．これらが地域包括ケアの2つの源流である．これらには，さまざまな事業体や行政機関が参加しており，そのあり方は地域によって異なり，多様である．

　これらをもとに，高齢化がさらに進む中でのケアのあり方を示したのが，政策としての地域包括ケアシステムである．

2● 地域包括ケアシステムの概念の発展

　地域包括ケアシステムは，当初は介護サービスが中核と考えられて，医療のごく一部分しか含められていなかった．しかし，その後，社会的に議論される中で概念が拡大・整理され，2011（平成23）年に改正された介護保険法では，医療，介護，予防，住まい，生活

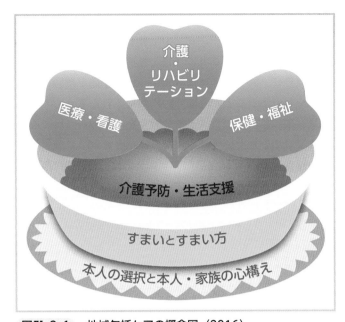

図Ⅸ-3-1　地域包括ケアの概念図（2016）
［地域包括ケア研究会：地域包括ケアシステムと地域マネジメント，三菱 UFJ
リサーチ＆コンサルティング，p13，2016 より引用］

支援の 5 つの要素で構成されると規定された．このような概念の変化と発展は，厚生労働
省の老人保健健康増進事業の一環として 2008 年に設立された地域包括ケア研究会が，報告
書で用いてきた概念図に表れている[5]．

　はじめは，介護，医療，予防，住まい，生活支援の 5 つの輪で構成される比較的シンプ
ルな図であったが，2012 年にはこれらを植木鉢に見立てた図で示されるようになった．
2016 年には，土台に「本人の選択と本人・家族の心構え」を置き，その上の鉢が「すまい
とすまい方」，鉢の中の土が「介護予防・生活支援」，そこから生える 3 枚の葉には「医療・
看護」，「介護・リハビリテーション」，「保健・福祉」と書かれる姿に改められた（**図Ⅸ-
3-1**）．

　地域包括ケアシステムは，以下のように法律の条文で定義がなされている＊．

　（前略）地域の実情に応じて，高齢者が，可能な限り，住み慣れた地域でその有する
　能力に応じ自立した日常生活を営むことができるよう，医療，介護，介護予防（中略），
　住まい及び自立した日常生活の支援が包括的に確保される体制をいう．

　このように，地域包括ケアシステムは，介護と医療，住まいなどの分野にまたがる概念
に育ってきた，法律で定義された用語である．ただし，現時点では対象が高齢者に限定さ
れている．

＊2013 年の社会保障制度改革プログラム法（持続可能な社会保障制度の確立を図るための改革の推進に関する法律）
　の第 4 条 4 項，2014 年の医療介護総合確保推進法（地域における医療及び介護の総合的な確保の促進に関する法
　律）の第 2 条 1 項に同一の定義が記載されている．

3 ● これからの課題

ここで，地域リハビリテーションの定義と地域包括ケアシステムの法的定義に，共通する言葉や表現が少なくないことに注目しておきたい．

高齢者と同様に，障害者の支援もまた，地域社会を舞台に行われ，それが町づくりにつながっていくと考えることが，国際的に共有された考え方である．

日本では，地域包括ケアシステムの対象を，高齢者だけでなくほかの全年齢にも拡大していくべきではないかという議論がある．たとえば，地域包括ケア研究会は，2016（平成28）年度の報告書で，「地域包括ケアシステムは，本来的に高齢者や介護保険に限定されたものではなく，障害者福祉，子育て，健康増進，生涯教育，公共交通，都市計画，住宅政策など行政が関わる広範囲なテーマを含む『地域づくり』である」と指摘している[6]．

地域包括ケアシステムと地域リハビリテーションの最も異なる点は，前者が日本の高齢者介護についての政策として登場し，介護保険制度の中で法的に規定され，財源を与えられていることである．それを全年齢・全対象に広げるうえでは，法的制約をどのように乗り越えるかという課題があることをおさえておきたい．

C. 地域包括ケアをリハビリテーション的なシステムにするために

地域包括ケアをリハビリテーションとして展開するために，リハビリテーション看護がどのような役割を果たしうるかを考えよう．

1 ● 生活のダイナミズムを視野におく

a. 生活機能を決める多数の要因

リハビリテーションでは，当事者（患者・利用者）と環境の両側に働きかけて，よりよい生活機能を実現していく．国際生活機能分類（ICF，p.22）の概念を用いていえば，生活機能は，健康状態，環境因子，個人因子と相互に影響し合いダイナミックに決まっていく．当事者の生活史と家庭や社会での役割，ADL，健康状態と機能・構造や環境におけるリスクなどが，これを知る手がかりになる[7]．

このようなプロセスを継続的に援助するには，どのような目標（ゴール）をどのように立てるかが課題となる．もし病気だけに着目するならば，治すこと・安定化させること・コントロールすることなどが目標になろう．しかし，リハビリテーションや地域包括ケアの視点で考えるためには，目標設定にはもっとふさわしい方法がある．

b. リハビリテーションの目標（ゴール）を立てる

リハビリテーション医療では，長期目標と短期目標の2つを立てる．適切な目標は，当事者を励まし，支援チームの構成メンバーの役割を明確にすることで，ダイナミックで効果的な支援をもたらす．

長期目標（long term goal）では，数ヵ月〜数年の間に，当事者がどのような生活機能を（再）獲得していくかを表現する．本人の希望が尊重されるのは当然だが，実は，病気やけがで本人自身が混乱していて，長期的な希望をもてない場合もある．「どうなりたいです

か」と質問しても答えが得られるとは限らない.

　そこで，さまざまな要因を把握した援助者が，適切な対話によって，長期目標の設定を支援する必要が出てくる. たとえば「この病気や障害がなかったら，家族や友人や仕事のために，何をしなければならないのですか？」という質問が，有効な場合がある.

　短期目標（short term goal）は，現在の生活機能から出発し，比較的短期間で少しでも長期目標に近づく実現可能な状態を表現し，チームで共有する[7].

　地域包括ケアでは，当事者が暮らす地域を視野において目標をとらえることが必要かつ可能であり，よりダイナミックなケアが可能になる.

　ここで，目標を見出す役割は，さまざまな専門職と周囲の人々が協働で行う.

c. 自己決定と尊厳

　リハビリテーションの歴史の中で，障害のとらえ方について医学モデルと社会モデルの対立と議論がある. ポイントの1つは，1972年にアメリカのカリフォルニア大学バークレー校を卒業しようとしていた障害者，エド・ロバーツ（Ed［ward］Roberts）らが，地域の中に自立生活センターを作ったことで始まり，世界に広がった**自立生活運動**が提起した. 障害者の**自己決定**と**尊厳**を切り離せないものとするかどうかである（カリフォルニアの障害者運動については p.65 のコラムも参照）.

　地域包括ケアでは，病気やけがの治療が第一義的ではなくなる場合もあり，自己決定の課題が鋭く問われてくる. 自己決定をしていく過程で支援が必要な場合もある. たとえば，「病気がみつかった時に，入院するかしないか」,「介護の必要度が増した時に，介護施設に入るかどうか」,「人生の最期を，どこでどのように迎えるか」等の場面である.

　地域包括ケアシステムが提唱された時から「高齢者の尊厳を支える」ことが課題とされてきた. 2016年に変更された概念図（**図Ⅸ-3-1**）では，「本人・家族の選択」から「本人の選択」へと，自己決定が強調されている. このように，地域包括ケアシステムの議論の中では，自己決定と尊厳に繰り返し注意が払われてきたのである.

d. 移動と社会参加

　リハビリテーションの視点から地域包括ケアシステムを考えるうえで，地域包括ケアシステムが，高齢者以外も含む全世代を対象としていくことが課題になりつつあることには，すでに触れた. ここではさらに，移動と社会参加について補足する.

　移動（mobility）は，活動の一部といえるが，社会参加の基礎ともなる. 移動可能な範囲が，ベッド周囲なのか，屋内なのか，家の近所なのか，より遠方なのかは，生活の空間的・地理的広がりを決める. 地域包括ケアシステムの概念図に「すまいとすまい方」は一貫して示されているが，すまいの外への広がりは言及されていない. 移動可能な範囲は，移動能力，移動手段（杖，車椅子，電動車椅子など），環境（道路，建物の構造・機能など），援助（移動支援など）などで決まり，リハビリテーションの重要な課題である.

　社会参加は，多様なかたちがある. 職業リハビリテーションはその重要な構成部分であるが，生活場面での社会参加にはより広い意味がある. たとえば，家の中で家事を受けもつ，知人に会う，買い物や用足し（医療機関の受診，役場や金融機関の利用），遊び，旅行，墓参りなども，他者とかかわって役割を果たすという意味で立派な社会参加といえる.

　サロンなど地域での活動への参加が，健康の増進や介護予防に有効であることが知られ

てきている．地域包括ケアシステムには，これらも含まれる．

2● さまざまな生活の局面での支援課題

　地域包括ケアがカバーする，生活の広がりの中に，どのような局面があり，そこで必要なリハビリテーションを支える資源には何があるかを，**表Ⅸ-3-1** に示した[8]．

　診療報酬制度（医療費の支払い）や介護保険制度では，リハビリテーションと名のつくサービスは，基本的に理学療法士（PT），作業療法士（OT），言語聴覚士（ST）ら療法士（セラピスト）が行うものを指す．注意する必要があるのは，セラピストが行う機能・活動訓練は，入院リハ，とくに回復期リハ病棟では長時間（1日180分まで）利用できるのに対し，退院後は，施設入所でも在宅生活でも，せいぜい週に数回にとどまることである．

　本来の意味を考えるならば，訪問看護も訪問診療も，もっといえば外来や入院の医療も，リハビリテーションの資源の一部である．1つ1つの生活活動，社会参加を支えていくことが，リハビリテーションの機会になる．

a. 入院中の生活

　現在では，医療機関での入院も，地域包括ケアシステムに含められている．入院中の医学的リハビリテーションは，退院後の生活を準備するために，地域での生活の広がりをとらえて行われる必要がある．

b. 自宅での生活

　退院後，自宅で安心・安定した生活が送れる，身辺活動が行える，家庭内で役割を果たす，家の外でも社会参加をすることが，リハビリテーションの目標になる．

　自宅での生活を支えるサービス（居宅サービス）が基礎になり，介護保険や障害者福祉制度を使って利用する（**表Ⅸ-3-1**）．

　制度によって用語が異なるが，① 訪問サービス（訪問介護，訪問看護，訪問リハ，居宅介護，訪問診療など），② 環境を調整するための福祉用具，補装具の貸与や給付，住宅改修など，③ 通院・通所系のサービス（外来リハ，通所介護，通所リハ，自立訓練，就労支援など）などがある．通所リハビリテーション（デイケア），通所介護（デイサービス）などでは，施設への送迎サービスも提供される．

　さらに，④ 外出の際に利用できる支援としては，同行援護，行動援護（障害者福祉）などがある．また，⑤ 通所，訪問，入所（お泊まり）を臨機応変に組み合わせて提供する，小規模多機能型居宅介護，看護小規模多機能型居宅介護〔複合型サービス，通称「看多機」（かんたき）〕などのサービスもあり，地域密着型サービスと呼ばれる．

　介護保険の対象である介護サービスは，ケアマネジャーがケアプランをとりまとめ管理する．

　自宅等で暮らす当事者を支えるケアは在宅ケア，その人たちのリハビリテーションを在宅リハビリテーションと呼ぶ．いずれも地域包括ケアの一部である．

c. 施設入所中の生活

　介護保険の対象となる特別養護老人ホーム（介護老人福祉施設），老人保健施設，介護医療院，あるいは有料老人ホーム入所中の特定施設入居者生活介護，障害者福祉による施設入所がある．さらに，入所・入居している当事者が共同で生活を営むことを重視するグ

表Ⅸ-3-1 地域包括ケアにおけるリハビリテーションで利用可能な資源の例（医療保険・障害者福祉・介護保険で提供されるサービス）

医療保険	入院		急性期リハビリテーション 回復期リハビリテーション病棟 地域包括ケア病棟 　　ほか
	通院		外来リハビリテーション 精神科デイケア 　　ほか
	訪問		訪問診療 訪問看護 訪問リハビリテーション 訪問薬剤指導管理 訪問栄養食事指導
障害者福祉	居宅		居宅介護 重度訪問介護 同行援護 行動援護 療養介護 生活介護 重度障害者等包括支援
	入所		施設入所支援 短期入所 共同生活援助 宿泊型自立訓練
	通所		自立訓練（機能訓練） 自立訓練（生活訓練） 就労移行支援 就労継続支援A型（雇用型） 就労継続支援B型（非雇用型）
	福祉用具等		住宅改修
			日常生活用具
			補装具
介護保険	居宅	訪問	訪問介護 訪問入浴介護 訪問看護 訪問リハビリテーション 居宅療養管理指導（薬剤師，管理栄養士等）
		通所	通所介護 通所リハビリテーション
		短期入所	短期入所生活介護 短期入所療養介護
		福祉用具等	福祉用具貸与 特定福祉用具販売 住宅改修費支給
		その他	居宅介護支援
	施設	入所介護	介護老人福祉施設 介護老人保健施設 介護療養型医療施設 介護医療院 特定施設入居者生活介護
	地域密着型	訪問・通所型	小規模多機能型居宅介護 夜間対応型訪問介護 定期巡回・随時対応型訪問介護看護
		認知症対応型	認知症対応型通所介護 認知症対応型共同生活介護
		施設・特定施設型	地域密着型特定施設入居者生活介護 地域密着型介護老人福祉施設入居者生活介護

［厚生労働省資料より作成，2018 年現在］

ループホーム（認知症対応型共同生活介護，共同生活援助）がある．

介護施設入所中は，当事者の生活機能が活かされる環境の整備や福祉用具の活用，人とのふれあいや会話，趣味などの活動がリハビリテーションのための働きかけの中心になり，療法士は専門的なアドバイスの提供を通じてかかわることになる．

3 ● 地域包括ケアにおけるリハビリテーション看護の役割

a. リハビリテーションの視点

ともすれば，リハビリテーションという言葉は，「機能訓練」という狭い意味で使われがちである．地域包括ケアシステムをめぐっても，その傾向がある．

しかし，本書で，第Ⅰ章をはじめ随所で述べられているリハビリテーションの理念を理解し，地域社会という空間的・地理的な，そして人間関係的・社会的な広がりを視野に入れて働くことで，地域包括ケアをリハビリテーションの視点で実践することが可能となる．

b. 継続看護の視点

リハビリテーション看護こそ**継続看護**の実践でなければならない．看護は，地域包括ケアシステムを構成するほぼすべての現場で仕事をする職種である．それぞれの現場の看護職が継続看護を追求することで，1人1人の当事者の長期目標を目指すことが可能になる．

c. 多職種連携の視点

同時に，地域包括ケアもまた**多職種連携**（専門職連携）が求められる舞台である．特に，地域社会では，保健・医療・福祉の専門職のみならず，行政機関，学校，保育所，警察，さまざまな雇用の現場などとの，いわば「多業種連携」が必要となる．リハビリテーション看護もまたその一員として，さまざまな職種・業種をつなぐ役割が期待される．

学習課題

1. 人の暮らしの空間的・社会的広がりについて述べよう．
2. CBR の定義について説明しよう．
3. 地域包括ケアシステムの，制度的な経緯と特徴，意義と課題について述べよう．
4. 生活者・患者の各生活局面におけるリハビリテーション看護の役割について考えよう．

▌引用文献▐

1) WHO, ILO, UNESCO：CBR A Strategy for Rehabilitation, Equalization of Opportunities, Poverty Reduction and Social Inclusion of People with Disabilities Joint Position Paper 2004, WHO, p.2, 2004
2) 日本リハビリテーション施設・病院協会：地域リハビリテーション定義・推進課題・活動指針〔http://www.rehakyoh.jp/teigi.html〕（最終確認 2018 年 8 月 20 日）
3) Tjandrakusuma H：アジア・太平洋地域における CBR（地域に根ざしたリハビリテーション）の取り組み．リハビリテーション研究 **94**：13-17, 1998〔http://www.dinf.ne.jp/doc/japanese/prdl/jsrd/rehab/r094/r0940004.html〕（最終確認 2019 年 9 月 11 日）
4) 高齢者介護研究会：2015 年の高齢者介護　高齢者の尊厳を支えるケアの確立に向けて〔https://www.mhlw.go.jp/topics/kaigo/kentou/15kourei/〕（最終確認 2018 年 8 月 20 日）
5) 地域包括ケア研究会：地域包括ケアシステムと地域マネジメント，三菱 UFJ リサーチ&コンサルティング，p.13, 2016
6) 地域包括ケア研究会：地域包括ケアシステムと地域マネジメント，三菱 UFJ リサーチ&コンサルティング，p.35, 2016
7) 藤井博之：在宅リハビリテーション：PT・OT・ST に何をどう依頼するか．治療 **95**（2）：258-263, 2011
8) 藤井博之：リハビリテーションとしての在宅医療（在宅医療の技とこころ），南山堂，2011

4 地域包括ケアシステムにおけるリハビリテーション看護

この節で学ぶこと

1. 自宅で暮らす障害のある患者の全人的特徴を理解する.
2. 自宅で暮らす患者へのリハビリテーション看護の目的と看護師の役割を理解する.

A. 地域包括ケアシステムにおけるリハビリテーション看護とは

リハビリテーションは, 発症からの経過や障害の程度により異なるが, その目的は「心身機能」, 「活動」, 「参加」などの生活機能の維持向上を図ることである. 地域包括ケアシステムにおけるリハビリテーションには急性期, 回復期も含まれるが, 本項ではとくに生活期を中心に述べる.

生活期は, 自宅で暮らしている対象者（とその家族）が体力や活動の維持・改善, 生活環境の整備, 社会参加の促進, そして介護負担の軽減も含め, **地域のさまざまな医療や社会資源を活用**しながら, 自立した生活を送ることができるように, **多職種協働・連携**のもと**長期**にわたり幅広い医療・介護が提供されていく必要がある.

B. リハビリテーションにかかわるサービスと介護報酬

1 ● 地域におけるリハビリテーションのサービスとその特徴

医療施設（病院等）における急性期や回復期を経て, 生活期には自宅を中心とした地域社会において長期にわたる療養や機能維持・回復（リハビリテーション）が必要となることから, 対象者とその家族を含めた支援が必要となる（**図Ⅸ-4-1**）. たとえば訪問看護, 訪問リハビリテーション, 通所リハビリテーション等は**医療系介護**と呼び, ほかの介護サービスとともに**介護保険制度**によって提供されている. その内容は以下のとおりである.

a. 訪問看護

訪問看護は在宅における療養生活を伴う医療ニーズへの対応が強化されることから, 医療機関からの在宅復帰の促進, および在宅療養者の異常などの早期発見のためにも在宅生活を支える重要な役割を担っている. 生活自立度や日常生活活動などの機能評価を受けることによって療養生活をすごしながら, 生活機能・心身機能・社会機能の維持・継続をモニタリングすることが可能となる.

具体的には, 訪問看護では, 退院時の日常生活自立度や治療経過をふまえ, 生活機能・

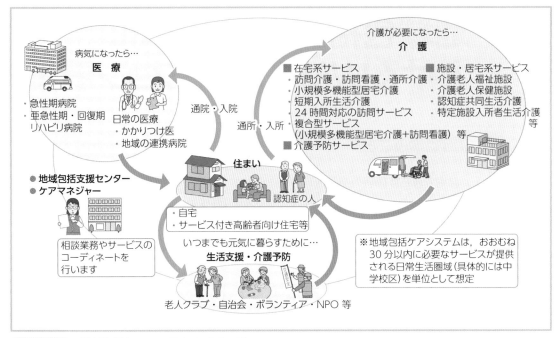

図Ⅸ-4-1　地域包括ケアシステムのイメージ

[厚生労働省：地域包括ケアシステムの実現に向けて（https://www.mhlw.go.jp/stf/seisakunitsuite/bunya/hukushi_kaigo/kaigo_koureisha/chiiki-houkatsu/　最終確認2020年5月1日）]

身体機能・社会機能を把握し，リハビリテーションゴールがどのように設定されているかを確認することが大切である．それらをふまえて，① 現疾患の治療経過のアセスメント，② フィジカルアセスメント，③ 服薬管理・指導，④ 栄養状態の把握，⑤ 身体の清潔保持の把握（洗顔，口腔ケア，入浴，排泄など），⑥ 身体機能の全体的な評価を行い，心身機能の状態をいち早く把握することが必要である．

b. 訪問リハビリテーション

　訪問リハビリテーションとは，医師の指示のもと病院・診療所・介護老人保健施設から理学療法士または作業療法士などが訪問するサービスを指す．訪問リハビリテーションは，個別対応ができ，在宅生活に適した援助を行うことが可能である．主な対象者は，① 障害があり，通院・通所リハビリテーションが困難な者，② 実際の生活場面での指導やかかわりが効果的な者，③ 障害が重度な者，④ 環境調整や整備が必要な者，である．主な援助内容は，① 障害者の評価と機能訓練，訓練方法の助言と指導，② 介護者への介護方法の指導，③ 生活環境整備の助言と指導，④ 日常生活全般の相談と指導，⑤ 対象者，家族への精神的支援，⑥ 他の職種との連携，調整，などである．

　適切で効果的なリハビリテーションを実現するために，リハビリテーション計画書の充実や計画策定と活用のプロセスの充実，介護支援専門員や他のサービス事業所を交えた「リハビリテーションカンファレンス」の実施と対象者に関する情報提供の仕組みの充実が期待されている．

c. 通所リハビリテーション

通所リハビリテーションは，家庭での活動が難しく，社会から孤立しがちな対象者に活動の場を提供し，生活機能の維持・向上を図り，有意義な社会生活をすごすことができるように支援することが目的である．具体的には，① 日常の継続した健康管理，② 心身機能の維持，③ 閉じこもりの予防，④ 介護負担の軽減（レスパイトケア）などである．そのために必要な健康と体力の維持・増進に加え，個人の生活状態のアセスメント（疾病，心身機能，生活環境，介護力，障害の認識の程度など）が必要である．また，多職種のチームでかかわり，プログラムや目標を設定し，定期的な評価・修正が必要である．

d. 訪問介護

在宅における中等度の要介護者の支援を促進するため，短時間（20分未満）の**訪問介護**で身体介護を受けることができる．このことによって短時間の介護場面でも心身のチェックおよびリハビリテーションが可能となる．

また，自立支援型サービス機能の強化を図るため，介護職と通所リハビリテーションのリハビリテーション専門職が対象者の居宅を訪問し，身体状況を評価し，生活機能の向上を目的とした訪問介護計画が立案されることによって，より生活機能維持向上を目的としたリハビリテーションが期待できる．

2 ● 介護報酬（2018［平成30］年度介護報酬改定を例に）

前述のような地域におけるリハビリテーションのサービスの多くは介護保険の対象となる．介護報酬によってサービスの項目・内容が規定されていることから，対象者に必要なリハビリテーションサービスが提供されているか，医療従事者もその項目・内容を把握しておく必要がある．**介護報酬**とは，事業者が利用者（要介護・要支援者）に介護サービスを提供した場合，その対価として事業者に支払われる報酬のことである．介護報酬は，介護サービスの種類ごとに設定されており，基本報酬に加え，各事業所のサービス提供体制や利用者の状況に応じて加算・減算される．

介護報酬は3年に一度改定されている．これまでの介護報酬改定は，**表IX-4-1**のとおりである[1]．

2015（平成27）年度の介護報酬改定では，改定率が全体でマイナス2.27%であった．重点化した「中重度の要介護者・認知症高齢者への対応強化」についてはプラス0.56%，「介護職員の処遇改善」はプラス1.65%となり，それ以外はマイナス4.48%とされた．2018（平成30）年度は，全体で0.54%のプラス改定である．この介護報酬改定は6年に1度の診療報酬との同時改定であり，医療と介護の連携や自立支援・重度化防止の推進などに重点が置かれている．

平成30年度介護報酬改定では「団塊の世代が75歳以上となる2025年に向けて，国民1人1人が状態に応じた適切なサービスを受けられるよう，質が高く効率的な介護の提供体制の整備を推進」することを掲げている．このうち，特にリハビリテーションに関係するものについて**表IX-4-2**に簡潔にまとめた[2,3]．このように，介護報酬の改定を通して地域包括ケアシステムの推進や地域におけるリハビリテーションの充実が図られている．

表Ⅸ-4-1　介護報酬改定の流れ

改定時期	改定にあたっての主な視点	改定率
平成 15 年度改定	・自立支援の観点に立った居宅介護支援（ケアマネジメント）の確立 ・自立支援を指向する在宅サービスの評価 ・施設サービスの質の向上と適正化	−2.3%
平成 17 年 10 月改定	・居住費（滞在費）に関連する介護報酬の見直し ・食費に関連する介護報酬の見直し ・居住費（滞在費）および食費に関連する運営基準等の見直し	
平成 18 年度改定	・中重度者への支援強化 ・介護予防，リハビリテーションの推進 ・地域包括ケア，認知症ケアの確立 ・サービスの質の向上 ・医療と介護の機能分担・連携の明確化	−0.5% [−2.4%] ※[ ]は平成 17 年 　10 月改定分を含 　む.
平成 21 年度改定	・介護従事者の人材確保・処遇改善 ・医療との連携や認知症ケアの充実 ・効率的なサービスの提供や新たなサービスの検証	+3.0%
平成 24 年度改定	・在宅サービスの充実と施設の重点化 ・自立支援型サービスの強化と重点化 ・医療と介護の連携・機能分担 ・介護人材の確保とサービスの質の評価	+1.2%
平成 26 年度改定	・消費税の引き上げ（8%）への対応 　・基本単位数等の引き上げ 　・区分支給限度基準額の引き上げ	+0.63%
平成 27 年度改定	・中重度の要介護者や認知症高齢者への対応のさらなる強化 ・介護人材確保対策の推進 ・サービス評価の適正化と効率的なサービス提供体制の構築	−2.27%
平成 29 年度改定	・介護人材の処遇改善	+1.14%
平成 30 年度改定	・地域包括ケアシステムの推進 ・自立支援・重度化防止に資する質の高い介護サービスの実現 ・多様な人材の確保と生産性の向上 ・介護サービスの適正化・重点化を通じた制度の安定性・持続可能性の確保	+0.54%

C. 自宅で暮らす患者へのリハビリテーション看護とその評価

1 ● リハビリテーション看護のポイント

　医療施設内では，リハビリテーションチームとしての多職種にサポートされながらリハビリテーション継続が可能であった．しかし，生活期のリハビリテーションは，家族や地域における医療チームとともに継続する必要があり，多職種間の目標の設定と共有が重要である．加えて，生活者が使用可能な社会資源の動向を把握し，生活者が地域社会の中で身体的にも精神的にも社会的にも安心してリハビリテーションを受けることができているかを評価することが，地域包括ケアシステムにおけるリハビリテーション看護の成功の鍵となる.

a. 精神的援助

　病院から退院して自宅ですごす生活者が「元気を失っていく」原因は，① 生活感覚のとまどい，② 社会的孤立と孤独感，③ 獲得された無力感，④ 役割の変化と混乱，⑤ 目標の変化ないしは喪失，⑥ 可能性がわからない，⑦ 障害の悪化や再発の不安，である[4].

表Ⅸ-4-2　平成 30 年度介護報酬改定の概要

Ⅰ. 地域包括ケアシステムの推進

地域の実情に応じてできる限り住み慣れた地域で生活できるように，地域包括ケアシステム（どこに住んでいても適切な医療・介護サービスを受けることができる体制）の構築を推進
① 中重度の在宅要介護者や居住系サービス利用者，特別養護老人ホーム入所者の医療ニーズへの対応
② 医療・介護の役割分担と連携の一層の推進
・リハビリテーションに関し，医療から介護への円滑移行を図るため，面積・人員等の要件を緩和するほか，リハビリテーション計画書の様式を互換性を持ったものにする
③ 医療と介護の複合的ニーズに対応する「介護医療院」の創設
④ ケアマネジメントの質の向上と公正中立性の確保
⑤ 認知症の人への対応の強化
・看護職員を手厚く配置しているグループホームに対する評価を設ける
・どのサービスでも認知症の方に適切なサービスが提供されるように，認知症高齢者への専門的なケアを評価する加算や，若年性認知症の方の受け入れを評価する加算について，現在加算が設けられていないサービス（ショートステイ・小規模多機能型居宅施設・看護小規模多機能型居宅施設・特定施設等）にも創設する
⑥ 口腔衛生管理の充実と栄養改善の取り組みの推進
⑦ 地域共生社会の実現に向けた取り組みの推進

Ⅱ. 自立支援・重度化防止に資する質の高い介護サービスの実現・充実

① リハビリテーションに関する医師の関与の強化
② リハビリテーションにおけるアウトカム評価の拡充
・現在，介護予防通所リハビリテーションに設けられているアウトカム評価（事業所評価加算：要支援状態の維持・改善率を評価）を介護予防訪問リハビリテーションにも設ける
・現在，通所リハビリテーションに設けられている生活行為の向上のためのリハビリテーションに関する加算（6 月で目標を達成できない場合は減算）を，介護予防通所リハビリテーションにも設ける
③ 外部のリハビリ専門職等との連携の推進を含む訪問介護等の自立支援・重度化防止の推進
・訪問介護，通所介護，特別養護老人ホーム等において，通所リハビリテーション事業所等のリハビリ専門職等と連携して作成した計画に基づく介護を評価する
④ 通所介護における心身機能の維持に係るアウトカム評価の導入
⑤ 褥瘡の発生予防のための管理や排泄に介護を要する利用者への支援に対する評価の新設
⑥ 身体的拘束等の適正化の推進

Ⅲ. 多様な人材の確保と生産性の向上

① 生活援助の担い手の拡大
② 介護ロボットの活用の促進
③ 定期巡回型サービスのオペレーターの専任要件の緩和
④ ICT を活用したリハビリテーション会議への参加
・リハビリテーション会議への医師の参加について，テレビ電話等を活用してもよいこととする

Ⅳ. 介護サービスの適正化・重点化を通じた制度の安定性・持続可能性の確保

① 福祉用具貸与の価格の上限設定等
② 集合住宅居住者への訪問介護等に関する減算及び区分支給限度基準額の計算方法の見直し等
③ サービス提供内容を踏まえた訪問看護の報酬体系の見直し
・訪問看護ステーションからのリハビリ専門職の訪問について，看護職員との連携が確保できる仕組みを導入するとともに，基本サービス費を見直す
④ 通所介護の基本報酬のサービス提供時間区分の見直し等
⑤ 長時間の通所リハビリの基本報酬の見直し
・3 時間以上の通所リハビリテーションの基本報酬について，同じ時間，同等規模の事業所で通所介護を提供した場合の基本報酬との均衡を考慮しつつ見直す

　　回復期病棟を退院し，自宅に帰り生活期リハビリテーションを受けている脳血管障害患者は，訓練回数，病状の説明などに不満を感じ，今後の身体機能に悲観的であるなどの傾向がみられるため，介護保険によるサービスの利用回数や病状に関する十分な説明と将来的不安に対する**精神的ケア**が必要である[5]．加えて，退院後の在宅生活で生じた問題点を

患者，家族，医療チームとともに早期に明確化して共有し，目標を設定する必要がある．ケアの対象者は少しのトラブルで抑うつ状態に陥る危険性があり，看護師や多職種でケアの対象者とその家族を心理的にサポートするシステムづくりが必要である[6]．

b. 多職種連携

たとえば心臓リハビリテーションを受けている患者が，健康面のほか，**経済状態，家族**の問題にも不安を抱いているとき，患者の不安軽減のためには，患者個々の経済状況に合った金額設定と地域における福祉情報の提供が必要となる[7]．

これらより，地域包括ケアシステムにおけるリハビリテーション看護は，看護職が単独で援助することではなく，患者を中心としたリハビリテーションチームでそれぞれの専門性を生かしながら，① 身体面，② 精神心理面，③ 社会面（生活面）の多方面から連携してかかわることが強く求められる．たとえば，脳血管障害患者で摂食嚥下障害のある患者への作業療法士，言語聴覚士による食事方法の工夫や食事場面への積極的参加が，摂食・嚥下機能の維持・向上に有効である[8]．訪問・通所リハビリテーションを提供する事業者は，介護支援専門員や担当者などがリハビリテーションカンファレンスに参画し，リハビリテーションの観点から対象者主体の日常生活に着目した支援計画を立案し，多職種で共有することが重要である．

(1) 脳血管障害のリハビリテーション看護の例

脳卒中治療ガイドラインでは，慢性期脳卒中患者に対するリハビリテーションの介入が推奨されている．脳血管障害患者は，自宅退院がリハビリテーションの最終目的ではなく，実際の日常生活の中で ADL や IADL（instrumental ADL，手段的日常生活活動）の維持向上が必要であり，家庭生活や社会の中で，対象者自身の役割を確立しながら，生活を続けるための長期にわたるリハビリテーションが必要である．退院後に，嚥下障害が増悪したり高次脳機能障害が顕在化するなど，社会生活が困難となる場合もあるため，長期的な視点をもってリハビリテーションを継続させる必要がある．そのためには，対象者自身の健康管理はもちろんのこと，キーパーソンとなる家族などの心身にわたる健康管理が重要となってくる．

(2) がんのリハビリテーション看護の例

がんのリハビリテーションは，病気別に予防的，回復的，維持的，緩和的なアプローチが必要である．

がんリハビリテーションは，維持的・緩和的介入が主であると考えられていたが，今日では，初期治療を行った後は通院治療が可能となっている．そのため，がんリハビリテーションにおいてもリハビリテーションは重要な意味合いをもつ．つまり，入院前からがん治療にむけた身体的・精神的・社会的介入が必要であり，通院治療においても一定の QOL を保つように支援することが求められる．がん治療に耐えうる体力を維持することはもちろんのこと，がん治療を十分に受けることができるような医療保険制度の紹介や公的保険制度等の情報提供が，がんリハビリテーションにおいては重要である．

2● 地域包括ケアシステムにおけるリハビリテーション看護評価の重要性

生活期は，身体の回復が概ね固定化した慢性期であり，患者の日常生活活動の獲得レベルを維持させることが求められる．一方，精神面は必ずしも安定しているわけではなく，ボディイメージなどの変化により自己概念が揺らぎやすい．そのためには，日常生活活動に影響を及ぼす身体的な変化や精神的変化がどのような原因で起こっているかアセスメントし，患者がセルフケア行動を維持できるように役立てていくことである．

身体的機能や精神的機能評価は，信頼性・妥当性が検証されている指標で客観的に評価することが必要である．日常生活活動を評価する代表的な指標は，**バーセル指数**（Berthel Index：BI），**機能的自立度尺度**（functional independence measure：FIM）である（p.104, p.368参照）．どちらも日常生活活動における機能低下を評価することができる．これらの評価結果は，患者の自立度やセルフケア能力維持拡大の指標となるほか，この評価によってどのような訓練や看護が患者のセルフケア能力の維持・拡大に関係したかが評価できる．これらの指標は，看護師のみならず，医師，理学療法士，作業療法士などと共通で用いられるため，多職種連携をするうえでの重要な「**共通言語**」として有用である．

患者の言動の意味を理解して看護することが必要であり，患者の心身機能の維持・向上が看護援助によるものであったかどうかを客観的に評価することが必要である．

学習課題

1. 地域包括ケアシステムにおけるリハビリテーションにかかわる職種とその役割についてまとめてみよう．
2. 地域包括ケアシステムにおける看護援助の具体的な役割を考えてみよう．
3. 急性期病棟，回復期病棟（あるいは病院），リハビリテーション病棟（または施設）を見学し，それぞれの特徴から，地域包括ケアシステムにおけるリハビリテーション看護に求められていることは何かを考察してみよう．

▌引用文献▌

1) 厚生労働省：平成30年度介護報酬改定の主な事項（介護報酬改定の改定率について）
2) 厚生労働省：平成24年度介護報酬改定の効果検証及び調査研究に係る調査（平成25年度調査）の実施内容について（案）
3) 厚生労働省：平成27年度介護報酬改定に関する審議報告，平成30年度介護報酬改定の主な事項〔https://www.mhlw.go.jp/file/06-Seisakujouhou-12300000-Roukenkyoku/0000196991.pdf〕（最終確認2020年5月1日）
4) 大田仁史：地域リハビリテーション原論 Ver.6，医歯薬出版，p.53-57，2014
5) 中村多美子，茂木信介，後閑浩之ほか：当院における脳血管障害の回復期及び維持期リハビリテーションの実態と問題点．群馬医学 70：121-124，1999
6) 財津　瞳，日野ますみ，溝口美香ほか：維持期リハビリテーション患者の入院目的の明確化と看護師の役割─回復期病棟より自宅退院した事例を通して─．日本リハビリテーション看護学会学術大会集録17回，p.19-21，2005
7) 千葉真理子，下村雅昭，浜崎　博：居住区内維持期リハビリテーション参加者の不安感と経済的負担度に関する調査．心臓リハビリテーション 12（1）：149-153，2007
8) 小嶋　功：摂食・嚥下機能障害患者に対するチームアプローチによる介入効果．神戸学院総合リハビリテーション研究 3（1）：21-29，2007

5 リハビリテーション看護の現状と課題

この節で学ぶこと

1．看護基礎教育におけるリハビリテーション看護の教育内容を理解できる．
2．看護継続教育におけるリハビリテーション看護の教育課程を理解できる．
3．リハビリテーション看護の教育/学習における課題を理解できる．
4．超高齢社会においてリハビリテーション看護の担う役割が理解できる．
5．新しい技術や情報ツールの利用法，海外のリハビリテーション看護の方向性の概要を理解できる．

A. リハビリテーション看護教育の現状と課題

1 ● 看護基礎教育の動向とリハビリテーション看護の教育の実際と課題

a. 日本における看護基礎教育の動向

　日本における看護基礎教育は多くの場合専門学校と大学で行われる．専門学校は厚生労働省の**看護師等養成校指定規則**により教育内容が規定されており，2019（令和元）年にはこの改正が行われ，2022年から改正された指定規則による教育がスタートすることとなった[1]．

　この背景には人口および疾病構造の変化に応じた医療提供体制整備の必要性，看護師の就業場所の拡大と利用者の多様性・複雑性の増大への対応強化の要請，他の医療職者の教育の高度化と働き方改革に応じたタスクシフティングの要請などがあり，これらにより看護師の基礎教育の高度化の必要性が高まってきたことによる．

　また看護系大学は2019年のデータによると272大学285課程，入学定員は24,525人となり，国家試験受験者の約3割強が学士課程卒の看護師となっている[2]．このような看護系大学の急増に対応し，2011（平成23）年には，「看護系人材の在り方に関する検討会」が取りまとめた最終報告書において5つの「学士課程においてコアとなる看護実践能力」と20個のこれに応じた「卒業時到達目標」が明示された[3]．これを受けて2018年には，「**看護学教育モデル・コア・カリキュラム　学士課程においてコアとなる看護実践能力の習得を目指した学修目標**」が設定されるに至った[4]．

　リハビリテーション看護は，モデル・コア・カリキュラムの「D 看護実践の基本となる専門基礎知識」の中の「D-4 健康の段階に応じた看護実践，D-4-3）回復期にある人々に対する看護実践の学修目標①〜⑧」が主にカバーされる領域である[4]（**表Ⅸ-5-1**）．

表Ⅸ-5-1　リハビリテーション看護の学修目標（看護教育モデル・コア・カリキュラム）

D-4-3）回復期にある人々に対する看護実践

ねらい：

回復期にある人の心身の回復過程を理解し，個の特性に応じて生きることを支え QOL を高める看護実践を学ぶ．

学修目標：

① 心身の回復状況のアセスメントや回復状況に応じた看護を説明できる．

② リハビリテーション，国際生活機能分類（International Classification of Functioning, Disability and Health＜ICF＞）の概念を理解できる．

③ 回復への動機付けや意欲についてアセスメントできる．

④ 回復への意欲を支え，より主体的な回復過程を遂げるための看護を説明できる．

⑤ 回復期にある人を支える家族の状況をアセスメントし，支援できる．

⑥ 回復期にある人が個の特性に応じた生活を送るために，関係する職種や機関と必要な情報や目標を共有できる．

⑦ 生活機能障害（身体，知的，高次機能，精神，発達）についてアセスメントでき，ノーマライゼーションの視点から必要な看護を説明できる．

⑧ 回復期にある人が障害に応じた生活を送るために，活用できる社会資源と連携し，就労等の支援について説明できる．

表Ⅸ-5-2　リハビリテーション看護の出題範囲（看護師国家試験出題基準）

目標Ⅳ．リハビリテーションの特徴を理解し看護を展開するための基本的な理解を問う．

大項目	中項目	小項目
7．リハビリテーションの特徴と看護	A．リハビリテーションの特徴	a．リハビリテーションの定義
		b．リハビリテーションにおける看護の役割
		c．機能障害と分類
	B．機能障害のアセスメント	a．生活機能障害と日常生活動作＜ADL＞
		b．居住環境
	C．障害に対する受容と適応への看護	a．廃用症候群の予防
		b．日常生活動作＜ADL＞・活動範囲の拡大に向けた援助
		c．補助具・自助具の活用
		d．心理的葛藤への援助
	D．チームアプローチと社会資源の活用	a．多職種連携
		b．身体障害者福祉法に基づく社会資源の活用
	E．患者の社会参加への支援	a．就労条件・環境の調整
		b．社会参加を促す要素と阻害要因

　このように看護師の教育の高度化は社会からの要請に応じる形で着実に展開されつつある．これを表現する看護師の実践能力の中で，リハビリテーション看護は回復を支える看護実践能力として基礎教育に位置づけられているといえる．

b．看護師国家試験出題基準とリハビリテーション看護

　では看護師の基礎教育の目標となる**看護師国家試験出題基準**では，リハビリテーション看護はどのように位置づけられているのだろうか．

　平成 30 年版の出題基準[5]の中で，リハビリテーション看護に関連する基準として成人看護学の「目標Ⅳ　リハビリテーションの特徴を理解し看護を展開するための基本的な理解を問う」基準が挙げられる（**表Ⅸ-5-2**）．

c. 看護基礎教育におけるリハビリテーション看護の教育の課題

ここまで解説してきたように，リハビリテーション看護は，モデル・コア・カリキュラムと看護師国家試験出題基準に組み込まれている．つまりリハビリテーションとは，理学療法士や作業療法士の独自の業務などではない．リハビリテーションに取り組む患者の看護を看護師が主体的に推進できるための基礎的実践能力は看護基礎教育で保障されているからである．

一方，リハビリテーション看護の知識を実際に実習などで活用する応用学習の機会がどれだけ確保されているのか，もしくは，それを統合させるための実習指導は機能しているのか，という点の確認と実質化が今後の基礎教育での課題となる．

また，基礎教育課程でのリハビリテーション看護の位置づけは現在のところ成人看護学の中におかれているが，高齢者が増加し，実際のところ回復期リハビリテーション病棟では入院患者の平均年齢が75歳以上であることから，高齢者へのリハビリテーション看護を老年看護学に位置づける必要があるだろう．

2 ● 継続教育としてのリハビリテーション看護の教育/学習の現状と課題

a. リハビリテーション看護師のキャリア発達のめやす

日本リハビリテーション看護学会は，リハビリテーション看護師のキャリア発達のめやすを，**表Ⅸ-5-3** のように規定している[6]．これによると，リハビリテーション看護師としての発達段階は4段階に分類され，最終的にはリハ看護・組織のマネジメントができるリハ病棟の看護管理者を想定したキャリア発達となっている．

b. リハビリテーション看護に関連する継続教育課程

リハビリテーション看護継続教育課程には，認定看護師として，脳卒中看護認定看護師，摂食嚥下障害看護認定看護師，皮膚・排泄ケア認定看護師の教育課程がある（**表Ⅸ-5-4**）．また，専門看護師の中では，老人看護専門看護師は高齢者のリハビリテーションを支援する資源として機能する．

そのほかに回復期リハビリテーション病棟での看護を展開するために，回復期リハビリテーション看護師認定コースがある．

表Ⅸ-5-3 リハビリテーション看護師のキャリア発達のめやす（日本リハビリテーション看護学会）

キャリア発達ステージ（経験年数のめやす）		ステージⅠ（1年～2年）	ステージⅡ（3年～4年）	ステージⅢ（5年～6年）	ステージⅣ（7年～　）
キャリア発達の課題		組織へのコミットメントとリハ看護師としての展望	リハ看護師としての自己効力感	組織におけるリーダーシップとリハ看護師としてのやりがい	組織マネジメントとリハ看護を通しての社会活動
期待される能力	主な構成要素	指導を受けてリハ看護が実践できる	リハ看護が実践できる	リハ看護の指導ができる	リハ看護・組織のマネジメントができる

〔日本リハビリテーション看護学会：リハビリテーション看護師のキャリア発達のめやす（第1報），2012年9月29日，〔https://www.jrna.or.jp/pdf/career.pdf〕（最終確認2020年5月25日）より引用〕

表IX-5-4　リハビリテーション看護実践の専門的な看護師

分野《認定機関》	分野の知識と技術	人数 （2018年7月）
脳卒中リハビリテーション看護認定看護師 《日本看護協会》	□脳卒中患者の重篤化を予防するためのモニタリングとケア □活動性維持・促進のための早期リハビリテーション □急性期・回復期・維持期における生活再構築のための機能回復支援	719名
2020年〜 新たな認定看護師 脳卒中看護認定看護師 《日本看護協会》	□重篤化回避のためのモニタリングとケア □早期離床と生活の再構築に向けた支援 □在宅での生活を視野に入れたケアマネジメントと意思決定支援 □身体所見から病態を判断し，抗けいれん剤，抗精神病薬及び抗不安薬の臨時の投与ができる知識・技術 【特定行為区分】 　■「栄養及び水分管理に係る薬剤投与関連」 　■「精神及び神経症状にかかわる薬剤投与関連」	
摂食・嚥下障害看護認定看護師 《日本看護協会》	□摂食・嚥下機能の評価および誤嚥性肺炎，窒息，栄養低下，脱水の予防 □適切かつ安全な摂食・嚥下訓練の選択および実施	827名
2020年〜 新たな認定看護師 摂食嚥下障害看護認定看護師 《日本看護協会》	□摂食嚥下機能とその障害の評価 □摂食嚥下機能の評価結果に基づく適切な援助・訓練方法の選択 □誤嚥性肺炎，窒息，栄養低下，脱水の増悪防止に向けたリスク管理 【特定行為区分】 　■「栄養及び水分管理に係る薬剤投与関連」	
皮膚・排泄ケア認定看護師 《日本看護協会》	□褥瘡などの創傷管理およびストーマ，失禁等の排泄管理 □患者・家族の自己管理およびセルフケア支援	2,488名
2020年〜 新たな認定看護師 皮膚・排泄ケア認定看護師 《日本看護協会》	□褥瘡のトータルマネジメント □管理困難なストーマや皮膚障害を伴うストーマケア □専門的な排泄管理とスキンケア □脆弱皮膚を有する個人・リスクがある個人の専門的なスキンケア □地域包括ケアシステムを視野に入れた同行訪問実施とマネジメント □身体所見を病態判断し，褥瘡又は慢性創傷の治療における血流のない壊死組織の除去及び創傷に対する陰圧閉鎖療法ができる知識・技術 【特定行為区分】 　■「栄養及び水分管理に係る薬剤投与関連」 　■「創傷管理関連」	
老人看護専門看護師 《日本看護協会》 2020年〜 特定審査の実施	高齢者が入院・入所・利用する施設において，認知症や嚥下障害などをはじめとする複雑な健康問題を持つ高齢者のQOLを向上させるために水準の高い看護を提供する．	144名
回復期リハビリテーション看護認定コース修了者 《回復期リハビリテーション病棟協会》	回復期リハビリテーション病棟において，以下の活動を行うことのできる看護師を育成することを目的とする． ① 回復期リハビリテーションサービスの対象者及びその家族に対する質の高い看護の提供 ② 回復期リハビリテーション病棟における個人，集団，組織に対するリスクマネジメント ③ 回復期リハビリテーションサービスにおける多職種との協働とチームアプローチの実践	2019年4月現在 12期生まで 修了

3●リハビリテーション看護師としての学習の課題

　リハビリテーション看護師として獲得すべき実践能力は，生活機能障害への援助を展開するための看護実践能力，他の専門職と協働して患者のリハビリテーションの目標を達成するための専門職連携実践能力，そして患者の回復を支え，推進し，患者本人の選択を支援するための患者の主体性に焦点をあてた環境調整と患者-看護師関係の構築であろう．

　一方，基礎教育終了後の看護師が，すぐにリハビリテーション病棟で専門的なリハビリテーションにかかわることは少ない．多くの場合，一般病院で他科を経験したあとのセカンドキャリアとしてリハビリテーション病棟に異動し，そこからリハビリテーション看護を実践することとなる[7]．

　看護基礎教育でリハビリテーション看護を学んだとしても，一般病院急性期での看護の経験学習の蓄積は，リハビリテーション看護実践能力と連動しないことが多い．そのため，リハ病棟に異動になった看護師はこれまでの看護の役割機能とは異なるリハビリテーション看護の実践にとまどいを感じることもある[8]．つまりセカンドキャリアとしてリハビリテーション看護を選択した看護師は，治療優先の看護の学習経験をアンラーニングし，生活機能の自立を目指した看護に転換する必要性が生じる[9]．すなわち，リハビリテーション看護師として生活と人生に価値を置き，患者のリハビリテーションを推進するために学び直すということが最大の学習課題となるといえる．

B.　これからのリハビリテーション看護

　今日，人口の高齢化の進展と慢性疾患中心型の疾病構造を背景にして，障害のある高齢者が大幅に増加していくと推計される日本において，加齢や慢性疾患により障害のある人のADLの回復とQOLの向上を目的とするリハビリテーション看護は，本質は変わることはないものの時代に即応した専門的役割を果たすことを期待されている．「リハビリテーションの歴史」（p.7以下参照）をふまえ，以下では21世紀の超高齢社会におけるリハビリテーション看護について展望してみる．

1●人口の高齢化と高齢障害者の増加

　日本の総人口は21世紀に入って長期の人口減少過程にある中で，高齢者人口は増大し，「団塊の世代」（1947〜1949年の生まれ：戦後のいわゆるベビーブームで生まれた年代で人口が多い）が75歳以上となる直近の2025年には65歳以上の高齢者が3,677万人に増加すると推計されている．高齢化率も30.0％となり，約3.3人に1人が65歳以上となると予測されている．その後も，高齢者人口は増えつづけ，2042年の3,935万人でピークを迎えると推計されている[10]．とくに，入院受療率の高い85歳以上の人口の伸び率が高く，2025年には2010年に比べ1.9倍に急増すると見込まれている[11]．

　厚生労働省による2016年の生活のしづらさなどに関する調査（全国在宅障害児・者等実態調査）結果の概要によると，身体障害者手帳所持者は4,287千人（2011年調査時3,864千人）で，65歳以上が72.6％（2011年：68.7％）を占めており，そのうち70歳以上が59.2％（2011年：57.3％）と，高齢になるに従い増加は顕著となっている[12]．身体障害の

等級別でみると，1・2級の重度障害を有する身体障害者は，65歳以上では1,469千人で，総数の45.8%を占めている．人口の高齢化とともに，**高齢で介護を必要とする重度な身体障害者が増加**すると推測されている．

　一方，少子高齢化の進展に伴い，社会の中心となる生産年齢人口は，1995年に8,716万人でピークを迎えた後に減少に転じており，2029年に6,951万人と7,000万人を割り，2065年には4,529万人となると推計されている[13]．現役世代である生産年齢人口の減少は，労働力不足による経済活動を含めた国民生活に少なからず影響を及ぼすことが予測されており，医療介護分野もその例外ではない．

2●超高齢社会における地域リハビリテーション体制の充実・強化

　人口の高齢化とともに増大する国民医療費の抑制と介護を必要とする場合でも住み慣れた自宅で最期までその人らしく暮らしていけるよう，医療福祉政策として入院医療・施設介護から在宅医療・介護への移行が強力に推進されている．在宅医療・介護の推進に向け施策が整備される中で，団塊の世代がすべて75歳以上になる2025年には医療・介護サービスや生活支援サービスが不足することが見込まれており，これらの課題の解決のために，日常生活圏域の中では医療・介護サービスや生活支援サービスが包括的・継続的に提供されるシステムとして，いわゆる地域包括ケアシステムの構築が急がれている．ここでいう地域包括ケアシステムとは，「ニーズに応じた住宅が提供されることを基本としたうえで，生活上の安全・安心・健康を確保するために，医療や介護のみならず，福祉サービスを含めたさまざまな生活支援サービスが日常生活の場（日常生活圏域）で適切に提供できるような地域での体制」[14]を意味している（詳細はp.338以下参照）．

　地域包括ケアシステムが構築され，その中で地域リハビリテーション・サービスが量的にも質的にも充実すれば，呼吸・循環管理下で集中的なリハビリテーション・アプローチが必要な重度の障害がある患者を除き，多くの患者が回復期リハビリテーション病棟を経由することなく急性期病院から**自宅へ直接退院**し，在宅でリハビリテーション・サービスを受けることが可能になってくる．**暮らしの場でのADL再学習**は実用的かつ効率的であり，早期のADL能力の向上につながることが期待できる．

　今日では，インターネットによる情報通信技術の進化がめざましく，これらの技術を活用したテレビ会議などにより，サービス提供者が同一の場所に集まることなく合同カンファレンスを開催することは十分可能である．今後，患者，家族が急性期病院から自宅へ直接退院することが不安なく選択できるよう，地域包括ケアシステムのもとで地域リハビリテーション体制を充実・強化していくことが重要になってくる．

3●先端情報処理技術やロボット技術のリハビリテーションへの導入

　21世紀に入って，先端科学技術や医学・医療技術の進歩はめざましく，たとえば，インターネット情報処理技術の発展や人工知能を組み込んだ**ロボット技術**の開発，医学・医療分野でいえばiPS細胞の作製やそれによる脊髄神経や網膜など再生医療の広がりなどは，現代人のこれまでの常識や生き方までも大きく変えようとしている．

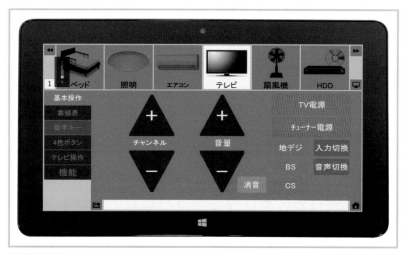

図Ⅸ-5-1　環境制御装置（ECS）
複数の家電をコントロールできる.
［写真提供：橋本義肢製作株式会社］

　リハビリテーションに特化してみると，わずかな随意機能でセンサーやスイッチを作動させ，複数の装置を制御できる**環境制御装置**（environmental control system：**ECS**）は障害者が自立生活を送るうえにおいて欠かせないものになっているが（**図Ⅸ-5-1**），現在では脳波を用いた ECS の開発が進められており，実用化すれば重度運動機能障害者の生活の自立の可能性をさらに高めることが期待できる.

　医療領域における人工知能を組み込んだロボット機器として急性期医療では手術支援ロボット"Da Vinci"がすでに導入されている. リハビリテーションでは障害者の生活動作を補助あるいは代行する自立支援ロボットや介護ロボット，訓練支援ロボット，就労支援ロボットなどの開発が進み，一部はすでに実用化されている[15]. このような活動支援ロボットは，長寿社会に幸福をもたらすリハビリテーションの切り札とされ，実用化に向けて開発が進んでいる[16]. その他，ロボット技術を応用した電動アシスト付きの義足の開発など，ロボット支援機器は障害者の ADL，QOL の向上に欠かせないものになってきている.

　リハビリテーション看護における先端科学技術活用に関する報告は少ないが，可能性として人工知能の特徴である情報処理能力の高さを活用して患者のアセスメントやケア計画の立案，あるいは評価の客観性の保障に活用する，あるいは人工知能を組み込んだ看護支援ロボットが看護技術等を補完して実行することなどが考えられる. いずれにしても，近未来において人工知能が社会のあらゆる場面に導入される時代が来ることは確実であり，看護においても活用の可能性について検討する必要があろう.

4● 海外の先進的な取り組みから考える

　これまで述べてきたように21世紀に入り，人工知能を組み込んだロボット技術など先端科学技術の開発が進み，医療介護の分野にも活用されるようになっている. 今後もさらに活用が進むことが予測されている. インターネット情報通信技術の進歩なども，多数の人

が違う場所から同時に双方向性にコミュニケーションを行い，情報の交換・共有を可能にしている．ADL能力の回復を促進し社会統合を目標として数多くの人がかかわるリハビリテーションでは，このような知識や技術を活用した質の高いサービスの提供を求められる時代がくることが予想される．これらの科学技術の進歩や社会の変化をふまえながら，日本よりリハビリテーション看護の歴史のあるアメリカリハビリテーション看護師協会（ARN）のリハビリテーション看護師の能力向上への取り組みを参考にして，これからのリハビリテーション看護について考えてみる．

a. 看護師による介入

はじめに，ARNでは2014年にリハビリテーション看護師に必要とされる能力を明確にすることを目的に4つの領域と14の能力から構成される専門リハビリテーション看護師のコンピテンシーモデル（competency model for professional rehabilitation nursing）を公表している（p.44，p.324も参照）[17]．能力モデル4領域の中の1つが看護師主導の介入（nurse-led-intervention）であり，4つの能力からなっている．その中の1つが（障害のある人の）「QOL向上に支援技術を活用する能力（use supportive technology for improved QOL）」であり，専門リハビリテーション看護師には障害や慢性疾患のある人の自己管理の向上と機能改善，QOL向上のために適切な支援技術を活用する能力が必須であるとしている．

適切な支援技術の例として，電子情報通信技術を介して病院と在宅の間で健康関連の情報提供やケア相談・教育等を行うテレヘルス（tele-health），離れた場所から健康状態を観察できるデジタル監視装置や電子環境制御装置などを挙げている．テレビ電話やデジタル監視装置など，**電子情報通信技術**を介した情報伝達を双方向性に行うことは，障害のある人のQOL向上に効果的であるとしている．科学技術の急速な進歩・開発により，人工知能が組み込まれた介護支援ロボットや訓練支援ロボットなどの医療・介護支援機器が一部実用化される時代が到来する中で，これからのリハビリテーション看護師は，そのような支援技術を修得し，ケアに積極的に用いる能力が求められるようになると思われる．

b. 在宅療養患者へのケア

日本における地域リハビリテーション・サービスとしては，現行では訪問看護ステーションや訪問リハビリステーションから看護師や理学療法士，作業療法士，言語聴覚士等が自宅を訪問しリハビリテーションを行っている．地域リハビリテーション・サービスの中で訪問看護師は在宅療養者の看護ケア全般を行うことが本来の役割であり，リハビリテーション看護に特化したケアプランを立案し実施するまでの専門性を期待することは困難な現状がある．

アメリカでは，ARNが在宅でリハビリテーション看護を実践する看護師を「在宅リハビリテーション看護師（**home care rehabilitation nurse**）」と位置づけ，その役割は患者が病院と在宅を入退院する際に患者・家族を支援し，在宅で行われるリハビリテーションケアプランの調整を果たすことであると明確化している．さらに，リハビリテーション看護の専門技術を活用して患者・家族あるいは介護者のための個別的教育プログラムを開発することも含めている．

その他に，在宅リハビリテーション看護師は在宅と医療施設の間で継続して患者が自立したケアをできるように支援することがあるが，その目標は，患者が地域共同体の中で家

族や他の人との関係性を取り戻し，自宅で安全に自己管理により生活していくことであるとしている．ARN は，在宅ケアの継続性に在宅リハビリテーション看護師が果たす役割は必須であると述べている．在宅リハビリテーション看護師が存在することによって患者ケアの費用対効果の改善，リハビリテーション看護の臨床知識とスキルの向上，リハビリテーション患者の合併症や入退院頻度の減少，看護の質の向上，地域に相談ができる専門家がいることによる費用削減等[18]が可能になる．

　日本でも地域包括支援システムが構築され，地域リハビリテーションの充実・強化がされる中で在宅を活動拠点として，生活に即した看護を展開していく専門的リハビリテーション看護の知識と技術をもつ，アメリカの在宅リハビリテーション看護師のような専門人材が活躍する時代が来ることを期待したい．

　最後に，少子高齢化社会の進展による生産年齢人口の減少により将来，医療介護人材が確実に不足することが予測される中で，これからのリハビリテーション看護師は，人工知能を組み込んだロボット技術や電子情報通信技術を駆使し，在宅を活動の場として多職種協働により障害のある人の ADL の回復と QOL 向上のために根拠に基づく効率的なケアを創造していく専門的能力を発揮していくことが必要であると考える．

学習課題

1．看護基礎教育においてリハビリテーション看護はどのように教授されるのかを説明できるようにしよう．
2．リハビリテーション看護の教育/学習における課題を説明できるようにしよう．
3．リハビリテーション看護の主要な対象者が，医療施設・地域社会ともに高齢者となっていることから，どのようなことが社会的な課題になっているのか説明できるようにしよう．

▌引用文献▌
1)　厚生労働省：看護基礎教育検討会報告書，2019
2)　日本看護系大学協議会データベース委員会：看護系大学に関する実態調査の年次比較（2003 年度，2008 年度，2013 年度〜2017 年度）〔https://www.janpu.or.jp/wp/wp-content/uploads/2020/02/2019DB5yearComparison.pdf〕（最終確認 2020 年 5 月 1 日）
3)　大学における看護系人材養成のあり方に関する検討会：大学における看護系人材養成のあり方に関する検討会最終報告，2011
4)　大学における看護系人材養成の在り方に関する検討会：看護学教育モデル・コア・カリキュラム「学士課程においてコアとなる看護実践能力」の習得を目指した学習目標，2017
5)　厚生労働省医政局看護課：保健師助産師看護師国家試験出題基準 平成 30 年版，2018
6)　日本リハビリテーション看護学会：リハビリテーション看護師のキャリア発達のめやす，「看護実践能力」第 1 報〔https://www.jrna.or.jp/pdf/career.pdf〕（最終確認 2019 年 4 月 20 日）
7)　全国回復期リハビリテーション病棟連絡協議会：回復期リハビリテーション病棟におけるケアの質に関する調査報告書，2012
8)　秋山雅代，矢野理香：回復期リハビリテーション病棟に配置転換された看護師の特徴的な実践体験．第 42 回日本看護学会論文集　看護管理 2012：474-477，2012
9)　Yamaguchi T, Sakai I：The unlearning process of senior clinical nurses in rehabilitation wards. Journal of Advanced Nursing 75（11）：2659-2672, 2019
10)　内閣府．平成 30 年版高齢社会白書，p.2-3，2018〔http://www8.cao.go.jp/kourei/whitepaper/w-2018/zenbun/pdf/1s1s_01.pdf〕（最終確認 2018 年 10 月 30 日）

11）川越雅弘：地域包括ケアシステムにおけるリハビリテーション．総合リハ **42**（7）：609-614，2014

12）厚生労働省：平成 28 年生活のしづらさなどに関する調査（全国在宅障害児・者等実態調査）結果の概要 p.2-4，2018〔https://www.mhlw.go.jp/toukei/list/dl/seikatsu_chousa_b_h28.pdf〕（最終確認 2018 年 10 月 30 日）

13）内閣府：平成 30 年版高齢社会白書．p.4，2018〔http://www8.cao.go.jp/kourei/whitepaper/w-2018/zenbun/pdf/1s1s_01.pdf〕（最終確認 2018 年 10 月 30 日）

14）川越雅弘：高齢化の現状と今後の推移．リハビリテーションと地域連携・地域包括ケア．（日本リハビリテーション医学会診療ガイドライン委員会・リハビリテーション連携パス策定委員会編），診断と治療社，p.6-9，2013

15）山内　繁：介護ロボットの実用化の現状と課題．総合リハ **42**（8）：715-719，2014

16）才藤栄一：リハビリテーション医療における活動支援システム，特に活動支援ロボットについて．日本慢性期医療協会誌（JMC）**26**（117）：9-18，2018

17）Vaughn S, Mauk KL, Jacelon CS, et al：The Competency Model forProfessional Rehabilitation Nursing **41**（1）：33-44，2016

18）Association of Rehabilitation Nurses：Home Care Rehab Nurse〔https://rehabnurse.org/about/roles/home-care-rehabilitation-nurse〕（最終確認 2018 年 10 月 30 日）

付　録

付録 1　身体障害者障害程度等級表

（身体障害者福祉法施行規則別表第 5 号）

級別	視覚障害	聴覚又は平衡機能の障害		音声機能, 言語機能又はそしゃく機能の障害	肢　体　不　自　由		
		聴覚障害	平衡機能障害		上　肢	下　肢	体　幹
1級	両眼の視力（万国式試視力表によって測ったものをいい, 屈折異常のある者については, きょう正視力について測ったものをいう. 以下同じ.）の和が 0.01 以下のもの				1　両上肢の機能を全廃したもの 2　両上肢を手関節以上で欠くもの	1　両下肢の機能を全廃したもの 2　両下肢を大腿の 2 分の 1 以上で欠くもの	体幹の機能障害により坐っていることができないもの
2級	1　両眼の視力の和が 0.02 以上 0.04 以下のもの 2　両眼の視野がそれぞれ 10 度以内でかつ両眼による視野について視能率による損失率が 95 パーセント以上のもの	両耳の聴力レベルがそれぞれ 100 デシベル以上のもの（両耳全ろう）			1　両上肢の機能の著しい障害 2　両上肢のすべての指を欠くもの 3　一上肢を上腕の 2 分の 1 以上で欠くもの 4　一上肢の機能を全廃したもの	1　両下肢の機能の著しい障害 2　両下肢を下腿の 2 分の 1 以上で欠くもの	1　体幹の機能障害により坐位又は起立位を保つことが困難なもの 2　体幹の機能障害により立ち上がることが困難なもの
3級	1　両眼の視力の和が 0.05 以上 0.08 以下のもの 2　両眼の視野がそれぞれ 10 度以内でかつ両眼による視野について視能率による損失率が 90 パーセント以上のもの	両耳の聴力レベルが 90 デシベル以上のもの（耳介に接しなければ大声語を理解し得ないもの）	平衡機能の極めて著しい障害	音声機能, 言語機能又はそしゃく機能の喪失	1　両上肢のおや指及びひとさし指を欠くもの 2　両上肢のおや指及びひとさし指の機能を全廃したもの 3　一上肢の機能の著しい障害 4　一上肢のすべての指を欠くもの 5　一上肢のすべての指の機能を全廃したもの	1　両下肢をシヨパー関節以上で欠くもの 2　一下肢を大腿の 2 分の 1 以上で欠くもの 3　一下肢の機能を全廃したもの	体幹の機能障害により歩行が困難なもの
4級	1　両眼の視力の和が 0.09 以上 0.12 以下のもの 2　両眼の視野がそれぞれ 10 度以内のもの	1　両耳の聴力レベルがそれぞれ 80 デシベル以上のもの（耳介に接しなければ話声語を理解し得ないもの） 2　両耳による普通話声の最良の語音明瞭度が 50 パーセント以下のもの		音声機能, 言語機能又はそしゃく機能の著しい障害	1　両上肢のおや指を欠くもの 2　両上肢のおや指の機能を全廃したもの 3　一上肢の肩関節, 肘関節又は手関節のうち, いずれか一関節の機能を全廃したもの 4　一上肢のおや指及びひとさし指を欠くもの 5　一上肢のおや指及びひとさし指の機能を全廃したもの 6　おや指又はひとさし指を含めて一上肢の三指を欠くもの 7　おや指又はひとさし指を含めて一上肢の三指の機能を全廃したもの 8　おや指又はひとさし指を含めて一上肢の四指の機能の著しい障害	1　両下肢のすべての指を欠くもの 2　両下肢のすべての指の機能を全廃したもの 3　一下肢を下腿の 2 分の 1 以上で欠くもの 4　一下肢の機能の著しい障害 5　一下肢の股関節又は膝関節の機能を全廃したもの 6　一下肢が健側に比して 10 センチメートル以上又は健側の長さの 10 分の 1 以上短いもの	

| 乳幼児期以前の非進行性の脳病変による運動機能障害 | | 心臓，じん臓若しくは呼吸器又はぼうこう若しくは直腸，小腸，ヒト免疫不全ウイルスによる免疫若しくは肝臓の機能の障害 | | | | | | |
上肢機能	移動機能	心臓機能障害	じん臓機能障害	呼吸器機能障害	ぼうこう又は直腸の機能障害	小腸機能障害	ヒト免疫不全ウイルスによる免疫機能障害	肝臓機能障害
不随意運動・失調等により上肢を使用する日常生活動作がほとんど不可能なもの	不随意運動・失調等により歩行が不可能なもの	心臓の機能の障害により自己の身辺の日常生活活動が極度に制限されるもの	じん臓の機能の障害により自己の身辺の日常生活活動が極度に制限されるもの	呼吸器の機能の障害により自己の身辺の日常生活活動が極度に制限されるもの	ぼうこう又は直腸の機能の障害により自己の身辺の日常生活活動が極度に制限されるもの	小腸の機能の障害により自己の身辺の日常生活活動が極度に制限されるもの	ヒト免疫不全ウイルスによる免疫の機能の障害により日常生活がほとんど不可能なもの	肝臓の機能の障害により日常生活活動がほとんど不可能なもの
不随意運動・失調等により上肢を使用する日常生活動作が極度に制限されるもの	不随意運動・失調等により歩行が極度に制限されるもの						ヒト免疫不全ウイルスによる免疫の機能の障害により日常生活が極度に制限されるもの	肝臓の機能の障害により日常生活活動が極度に制限されるもの
不随意運動・失調等により上肢を使用する日常生活動作が著しく制限されるもの	不随意運動・失調等により歩行が家庭内での日常生活活動に制限されるもの	心臓の機能の障害により家庭内での日常生活活動が著しく制限されるもの	じん臓の機能の障害により家庭内での日常生活活動が著しく制限されるもの	呼吸器の機能の障害により家庭内での日常生活活動が著しく制限されるもの	ぼうこう又は直腸の機能の障害により家庭内での日常生活活動が著しく制限されるもの	小腸の機能の障害により家庭内での日常生活活動が著しく制限されるもの	ヒト免疫不全ウイルスによる免疫の機能の障害により日常生活が著しく制限されるもの（社会での日常生活活動が著しく制限されるものを除く。）	肝臓の機能の障害により日常生活活動が著しく制限されるもの（社会での日常生活活動が著しく制限されるものを除く。）
不随意運動・失調等による上肢の機能障害により社会での日常生活活動が著しく制限されるもの	不随意運動・失調等により社会での日常生活活動が著しく制限されるもの	心臓の機能の障害により社会での日常生活活動が著しく制限されるもの	じん臓の機能の障害により社会での日常生活活動が著しく制限されるもの	呼吸器の機能の障害により社会での日常生活活動が著しく制限されるもの	ぼうこう又は直腸の機能の障害により社会での日常生活活動が著しく制限されるもの	小腸の機能の障害により社会での日常生活活動が著しく制限されるもの	ヒト免疫不全ウイルスによる免疫の機能の障害により社会での日常生活活動が著しく制限されるもの	肝臓の機能の障害により社会での日常生活活動が著しく制限されるもの

級別	視覚障害	聴覚又は平衡機能の障害		音声機能,言語機能又はそしゃく機能の障害	肢体不自由		
		聴覚障害	平衡機能障害		上肢	下肢	体幹
5級	1 両眼の視力の和が0.13以上0.2以下のもの 2 両眼による視野の2分の1以上が欠けているもの		平衡機能の著しい障害		1 両上肢のおや指の機能の著しい障害 2 一上肢の肩関節,肘関節又は手関節のうち,いずれか一関節の機能の著しい障害 3 一上肢のおや指を欠くもの 4 一上肢のおや指の機能を全廃したもの 5 一上肢のおや指及びひとさし指の機能の著しい障害 6 おや指又はひとさし指を含めて一上肢の三指の機能の著しい障害	1 一下肢の股関節又は膝関節の機能の著しい障害 2 一下肢の足関節の機能を全廃したもの 3 一下肢が健側に比して5センチメートル以上又は健側の長さの15分の1以上短いもの	体幹の機能の著しい障害
6級	一眼の視力が0.02以下,他眼の視力が0.6以下のもので,両眼の視力の和が0.2を超えるもの	1 両耳の聴力レベルが70デシベル以上のもの(40センチメートル以上の距離で発声された会話語を理解し得ないもの) 2 一側耳の聴力レベルが90デシベル以上,他側耳の聴力レベルが50デシベル以上のもの			1 一上肢のおや指の機能の著しい障害 2 ひとさし指を含めて一上肢の二指を欠くもの 3 ひとさし指を含めて一上肢の二指の機能を全廃したもの	1 一下肢をリスフラン関節以上で欠くもの 2 一下肢の足関節の機能の著しい障害	
7級					1 一上肢の機能の軽度の障害 2 一上肢の肩関節,肘関節又は手関節のうち,いずれか一関節の機能の軽度の障害 3 一上肢の手指の機能の軽度の障害 4 ひとさし指を含めて一上肢の二指の機能の著しい障害 5 一上肢のなか指,くすり指及び小指を欠くもの 6 一上肢のなか指,くすり指及び小指の機能を全廃したもの	1 両下肢のすべての指の機能の著しい障害 2 一下肢の機能の軽度の障害 3 一下肢の股関節,膝関節又は足関節のうち,いずれか一関節の機能の軽度の障害 4 一下肢のすべての指を欠くもの 5 一下肢のすべての指の機能を全廃したもの 6 一下肢が健側に比して3センチメートル以上又は健側の長さの20分の1以上短いもの	

備考
1 同一の等級について二つの重複する障害がある場合は,一級うえの級とする.ただし,二つの重複する障害が特に本表中に指定せられているものは,該当等級とする.
2 肢体不自由においては,7級に該当する障害が2以上重複する場合は,6級とする.
3 異なる等級について二つ以上の重複する障害がある場合については,障害の程度を勘案して当該等級より上位の等級とすることができる.
4 「指を欠くもの」とは,おや指については指骨間関節,その他の指については第一指骨間関節以上を欠くものをいう.
5 「指の機能障害」とは,中手指節関節以下の障害をいい,おや指については,対抗運動障害をも含むものとする.
6 上肢又は下肢欠損の断端の長さは,実用調(上腕においては腋窩より,大腿においては坐骨結節の高さより計測したもの)をもって計測したものをいう.
7 下肢の長さは,前腸骨棘より内くるぶし下端までを計測したものをいう.

乳幼児期以前の非進行性の脳病変による運動機能障害		心臓，じん臓若しくは呼吸器又はぼうこう若しくは直腸，小腸，ヒト免疫不全ウイルスによる免疫若しくは肝臓の機能の障害						
上肢機能	移動機能	心臓機能障害	じん臓機能障害	呼吸器機能障害	ぼうこう又は直腸の機能障害	小腸機能障害	ヒト免疫不全ウイルスによる免疫機能障害	肝臓機能障害
不随意運動・失調等による上肢の機能障害により社会での日常生活活動に支障のあるもの	不随意運動・失調等により社会での日常生活活動に支障のあるもの							
不随意運動・失調等による上肢の機能の劣るもの	不随意運動・失調等により移動機能の劣るもの							
上肢に不随意運動・失調等を有するもの	下肢に不随意運動・失調等を有するもの							

付録2　評価スケール

◆ ADL の評価

表1　バーセル指数（Barthel index：BI）

	自立	部分介助	
食事*1	10	5	きざむ必要があれば部分介助
椅子ベッド移乗*2	15	10	10は最小介助または監視の場合
		5	5は起き上がって座れるが移れない
整容	5	0	洗顔，洗髪，髭剃り，歯磨きを含む
トイレ動作*3	10	5	乗り移り，服の上下，拭く，流す
入浴	5	0	浴槽，シャワーまたはスポンジバス
平地歩行*4	15	10	10は軽介助，監視の場合
		5	5は歩けないが車椅子操作可能
階段*5	10	5	
更衣	10	5	靴紐，ファスナーも含める
排便コントロール*6	10	5	5は坐薬・浣腸の介助か，時々の失敗
排尿コントロール*7	10	5	5は時々の失敗または集尿器の介助

Mahoneyの記載のポイントを和訳し，自立・部分介助別の点数にまとめた．採点に関する全記録ではない．

*1 食べ物を取って口に入れるまで．装具・自助具は自分で装着できればよい．普通の時間内でなければならない．
*2 ベッドから起き上がることも含める．
*3 手すりは減点せず．差し込み便器なら空にしてきれいにできて10点．
*4 基準は50ヤード（46メートル）．義肢・装具，杖，車輪なし歩行器はよいが，車輪の歩行器は不可．
*5 手すり，杖を使ってもよいが，杖はもち歩かなければならない．
*6 失敗しないかどうかと，坐薬や浣腸を自分で管理できるか．
*7 失敗しないかどうかと，集尿器を自分で管理できるか．

[園田　茂：日常生活活動（動作）の評価．現代リハビリテーション医学，第4版（千野直一監），金原出版，p.116，2017 より許諾を得て転載]

表2　機能的自立度尺度（functional independence measure：FIM）

大項目	中項目	小項目	年月日	
1. 運動項目	1）セルフケア	① 食事		
		② 整容		
		③ 清拭（入浴）		
		④ 更衣（上半身）		
		⑤ 更衣（下半身）		
		⑥ トイレ動作		
	2）排泄コントロール	⑦ 排尿管理		
		⑧ 排便管理		
	3）移　乗	⑨ ベッド・椅子・車椅子		
		⑩ トイレ		
		⑪ 浴槽・シャワー（浴槽かシャワーか）	（□浴　□シ）	（□浴　□シ）
	4）移　動	⑫ 歩行・車椅子（主な移動手段）	歩＝ 車＝ （□歩　□車）	歩＝ 車＝ （□歩　□車）
		⑬ 階段		
2. 認知項目	5）コミュニケーション	⑭ 理解*		
		⑮ 表出*		
	6）社会的認知	⑯ 社交的交流		
		⑰ 問題解決		
		⑱ 記憶		
合計点				

得　点	運動項目
7	自立
6	修正自立（用具の使用，安全性の配慮，時間がかかる）
5	監視・準備
4	75%以上，100%未満している
3	50%以上，75%未満している
2	25%以上，50%未満している
1	25%未満しかしていない

得　点	認知項目
7	自立
6	軽度の困難，または補助具の使用
5	90%以上している
4	75%以上，90%未満している
3	50%以上，75%未満している
2	25%以上，50%未満している
1	25%未満しかしていない

*⑭の（□聴覚　□視覚），⑮の（□音声　□非音声）は省略した

[千野直一，椿原彰夫，園田　茂ほか編著：FIM の評価表．脳卒中の機能評価—SIAS と FIM［基礎編］，金原出版，p.145，2012 より許諾を得て転載]

表 3　障害高齢者の日常生活自立度（寝たきり度）判定基準

生活自立	ランク J	何らかの障害等を有するが，日常生活はほぼ自立しており独力で外出する 　1．交通機関等を利用して外出する 　2．隣近所へなら外出する
準寝たきり	ランク A	屋内での生活はおおむね自立しているが，介助なしには外出しない 　1．介助により外出し，日中はほとんどベッドから離れて生活する 　2．外出の頻度が少なく，日中も寝たり起きたりの生活をしている
寝たきり	ランク B	屋内での生活は何らかの介助を要し，日中もベッド上での生活が主体であるが，坐位を保つ 　1．車椅子に移乗し，食事，排泄はベッドから離れて行う 　2．介助により車椅子に移乗する
	ランク C	1 日中ベッド上で過ごし，排泄，食事，着替えにおいて介助を要する 　1．自力で寝返りをうつ 　2．自力では寝返りもうてない

判定にあたっては，補装具や自助具等の器具を使用した状態であっても差し支えない．

［厚生労働省資料，平成 3 年 11 月 8 日 老健第 102-2 号 厚生省大臣官房老人保健福祉部長通知を改訂］

表 4　IADL スケール

項　　目	得　点
A．電話の使用 　1．自分から積極的に電話をかける（番号を調べてかけるなど） 　2．知っている 2，3 の番号へ電話をかける 　3．電話を受けるが，自分からはかけない 　4．電話をまったく使用しない	1 1 1 0
B．買い物 　1．すべての買い物を 1 人で行う 　2．小さな買い物は 1 人で行う 　3．すべての買い物に付添いを要する 　4．買い物はまったくできない	1 0 0 0
C．食事の支度 　1．献立，調理，配膳を適切に 1 人で行う 　2．材料があれば適切に調理を行う 　3．調理済み食品を温めて配膳する．また調理するが栄養的配慮が不十分 　4．調理，配膳を他者にしてもらう必要がある	1 0 0 0
D．家屋維持 　1．自分で家屋を維持する．または重度作業のみときどき援助を要する 　2．皿洗い，ベッドメーキング程度の軽い作業を行う 　3．軽い作業を行うが十分な清潔さを維持できない 　4．すべての家屋維持作業に援助を要する 　5．家屋管理作業にはまったくかかわらない	1 1 1 1 0
E．洗　濯 　1．自分の洗濯は自分で行う 　2．靴下程度の小さなものは自分で洗う 　3．すべて他人にしてもらう	1 1 0
F．外出時の移動 　1．1 人で公共交通機関を利用する．または自動車を運転する 　2．タクシーを利用し，他の公共交通機関を使用しない 　3．介護人または道連れがいるときに公共交通機関を利用する 　4．介護人つきでのタクシーまたは自動車の利用に限られる	1 1 1 0
G．服　薬 　1．適正量，適正時間の服薬を責任をもって行う 　2．前もって分包して与えられれば正しく服薬する 　3．自分の服薬の責任をとれない	1 0 0
H．家計管理 　1．家計管理を自立して行う（予算，小切手書き．借金返済，請求書支払，銀行へ行くこと） 　2．日用品の購入はするが，銀行関連，大きなものの購入に関しては援助をする 　3．貨幣を扱うことができない	1 1 0

［Lawton MP, Brody EM, 1969］

QOL の評価

表5　SS-QOL の 6 領域と含まれる質問項目内容

領域（下位尺度）	質問項目
家庭生活	1．家族と一緒に何かをして楽しむ 2．自分が家族の重荷になっていると感じる 3．体の状態が家族生活に影響する
言語	1．発音するのが難しい 2．電話で話すときはっきり話すのが難しい 3．他の人が，自分の話を理解するのが難しい 4．言いたい言葉をみつけるのが難しい 5．繰り返し話す必要がある
性格	1．イライラしやすい 2．他の人に対して我慢がならない 3．自分の性格が変わった
思考・記憶	1．集中するのが難しい 2．ものを記憶するのが難しい 3．ものを書きとめておかなければ忘れてしまう
上肢機能	1．ものを書いたりタイプを打ったりするのが難しい 2．靴下をはくのが難しい 3．ボタンをはめるのが難しい 4．チャックをしめるのが難しい 5．（広口の）びんのふたを開けるのが難しい
視覚	1．テレビがみづらく，番組を楽しめない 2．視力が悪く何かを取ろうとするとき手を伸ばすのが難しい 3．左右どちらか一方の側にあるものがみえづらい

［Williams LS, 1999］

医療者の側の評価（多職種連携）

表6　インタープロフェッショナルワーク実践能力評価尺度（CICS29）

　この尺度は多職種連携の実践能力を測定するためのものです．教育的介入の前後比較などの縦断的な調査または，対象者の基本属性が均質である場合に個人間の比較に用いることができますが，職種や年齢の異なる集団間の比較には用いることができません．また，使用の際には，項目番号と下位尺度名を削除し，項目順を無作為に並び替えて使用することを推奨します．

　あなたが他の職種とどのように連携して働いているか，また，その認識についてお伺いします．それぞれの項目について，該当する番号に○をつけてください．

　なお，ここでの「チーム」とは，患者の治療・ケアを目的とした複数の専門職で構成されるグループのことをさします．

下位尺度Ⅰ：プロフェッショナルとしての態度・信念	そうである	まあそうである	どちらともいえない	あまりそうではない	そうではない
1　常に実践を改善しようとしている	5	4	3	2	1
2　常に実践した治療・ケアの振り返りをしている	5	4	3	2	1
3　専門職としてあるべき姿を追求している	5	4	3	2	1
4　根拠に基づいた治療・ケアを実践している	5	4	3	2	1
5　実践している治療・ケアの根拠を誰に対しても説明できる	5	4	3	2	1
6　最新の専門知識を実践に活用することができる	5	4	3	2	1
下位尺度Ⅱ：チーム運営のスキル					
7　チームメンバーの仕事の範囲や限界を理解している	5	4	3	2	1
8　チームメンバーの忙しさや仕事のペースに配慮している	5	4	3	2	1
9　チームがうまく機能しないときに，チームメンバーと協力して解決を試みることができる	5	4	3	2	1
10　チームメンバー同士で対立が生じた時に自ら調整している	5	4	3	2	1
11　どのようなときにチームにトラブルが起こりやすいかを知っている	5	4	3	2	1
下位尺度Ⅲ：チームの目標達成のための行動					
12　チームの取り組みの成果を説明することができる	5	4	3	2	1
13　チームが掲げる目標を達成するために，自身の実践を調整することができる	5	4	3	2	1
14　チームの目標に照らして，自分とチームメンバーとの間で意見を調整することができる	5	4	3	2	1
15　チームメンバーの専門職としての力量に応じて，必要な支援ができる	5	4	3	2	1
16　チームがうまくいっているかを客観的に評価することができる	5	4	3	2	1
下位尺度Ⅳ：患者を尊重した治療・ケアの提供					
17　患者だけでなく，家族の意向も尊重している	5	4	3	2	1
18　患者の自立を念頭に置いて治療・ケアを行っている	5	4	3	2	1
19　患者が自己決定できるようにかかわることができる	5	4	3	2	1
20　患者の特性や状況に応じて，患者への関わり方を変えている	5	4	3	2	1
21　患者にとって最善の治療方法やケアを探究している	5	4	3	2	1
下位尺度Ⅴ：チームの凝集性を高める態度					
22　他の専門職とコミュニケーションをとる機会を意識的につくっている	5	4	3	2	1
23　患者の治療・ケアのありかたについて，他の専門職と日常的に話し合っている	5	4	3	2	1
24　ミーティングでは他の専門職が話しやすい雰囲気をつくりだそうとしている	5	4	3	2	1
25　日常的に職種間の良好な人間関係をつくる努力をしている	5	4	3	2	1
下位尺度Ⅵ：専門職としての役割遂行					
26　専門的知識に基づいて他の専門職に意見を述べることができる	5	4	3	2	1
27　チームから求められている自職種の役割を遂行できる	5	4	3	2	1
28　自職種の専門的知識や技術を用いてできることの範囲を理解している	5	4	3	2	1
29　たとえ他の専門職との間に摩擦が生じても，自職種の専門性の観点から必要な意見を言っている	5	4	3	2	1

この尺度の利用をご希望の際は，下記までご連絡願います．
〒260-8672千葉県千葉市中央区亥鼻1-8-1　千葉大学大学院看護学研究科 看護システム管理学分野 ケア施設看護システム管理学領域
酒井 郁子（Chiba IP Studies研究代表者）　E-Mail：ikusakai@faculty.chiba-u.jp

［専門職連携教育研究センター：インタープロフェッショナルワーク実践能力評価尺度（CICS29）．〔https://www.iperc.jp/inohanaipe/wp-content/uploads/2018/11/9ea648ff6757e1c7b407ee0c5973bbfe.pdf〕（最終確認：2020年3月16日）より引用］

付録 3　身体の関節運動と可動域

上肢

部位名	運動方向・参考可動域角度(度)	基本軸	移動軸	測定肢位および注意点	参考図
肩甲帯	屈曲20 伸展20	両側の肩峰を結ぶ線	頭頂と肩峰を結ぶ線		屈曲 0° 伸展
	挙上20 引き下げ（下制）10	両側の肩峰を結ぶ線	肩峰と胸骨上縁を結ぶ線	背面から測定する	挙上 0° 引き下げ
肩 （肩甲帯の動きを含む）	屈曲（前方挙上）180 伸展（後方挙上）　50	肩峰を通る床への垂直線 （立位または坐位）	上腕骨	前腕は中間位とする 体幹が動かないように固定する脊柱が前後屈しないように注意する	屈曲 伸展 0°
	外転（側方挙上）180 内転　0	肩峰を通る床への垂直線 （立位または坐位）	上腕骨	体幹の側屈が起こらないように90度以上になったら前腕を回外することを原則とする →「　その他」参照	外転 内転 0°
	外旋60 内旋80	肘を通る前額面への垂直線	尺骨	上腕を体幹に接して，肘関節を前方90度に屈曲した肢位で行う 前腕は中間位とする →「　その他」参照	外旋　0°　内旋
	水平屈曲135 水平伸展　30	肩峰を通る矢状面への垂直線	上腕骨	肩関節を90度外転位とする	水平伸展 0° 水平屈曲
肘	屈曲145 伸展　5	上腕骨	橈骨	前腕は回外位とする	屈曲 伸展 0°

✦ 上肢（つづき）

部位名	運動方向・参考可動域角度（度）	基本軸	移動軸	測定肢位および注意点	参考図
前腕	回内90 回外90	床への垂直線	手指を伸展した手掌面	肩の回旋が入らないように肘を90度に屈曲する	
手	屈曲（掌屈）90 伸展（背屈）70	橈骨	第2中手骨	前腕は中間位とする	
手	橈屈25 尺屈55	前腕の中央線	第3中手骨	前腕を回内位で行う	

✦ 手指

部位名	運動方向・参考可動域角度（度）	基本軸	移動軸	測定肢位および注意点	参考図
母指	橈側外転60 尺側内転　0	示指 （橈骨の延長上）	母指	以下の手指の運動は，原則として手指の背側に角度計を当てる運動は手掌面とする	
母指	掌側外転90 掌側内転　0			運動は手掌面に直角な面とする	
母指	屈曲（MCP）60 伸展（MCP）10	第1中手骨	第1基節骨		
母指	屈曲（IP）80 伸展（IP）10	第1基節骨	第1末節骨		
指	屈曲（MCP）90 伸展（MCP）45	第2〜5中手骨	第2〜5基節骨		
指	屈曲（PIP）100 伸展（PIP）　0	第2〜5基節骨	第2〜5中節骨		

手指（つづき）

部位名	運動方向・参考可動域角度（度）	基本軸	移動軸	測定肢位および注意点	参考図
指	屈曲（DIP）80 伸展（DIP）0	第2〜5中節骨	第2〜5末節骨	DIPは10度の過伸展をとりうる	
	外転 内転	第3中手骨延長線	第2, 4, 5指軸	中指の運動は橈側外転，尺側外転とする	

下肢

部位名	運動方向・参考可動域角度（度）	基本軸	移動軸	測定肢位および注意点	参考図
股	屈曲125 伸展 15	体幹と平行線	大腿骨 （大転子と大腿骨外顆の中心を結ぶ線）	骨盤と脊柱を十分に固定する 屈曲は背臥位，膝屈曲位で行う 伸展は腹臥位，膝伸展位で行う	
	外転45 内転20	両側の上前腸骨棘を結ぶ線の垂直線	大腿中央線 （上前腸骨棘より膝蓋骨中心を結ぶ線）	背臥位で骨盤を固定する 下肢は外旋しないようにする 内転の場合は，反対側の下肢を屈曲挙上してその下を通して内転させる	
	外旋45 内旋45	膝蓋骨より下ろした垂直線	下腿中央線 （膝蓋骨中心より足関節内外果中央を結ぶ線）	背臥位で，股関節と膝関節を90度屈曲位にして行う 骨盤の代償を少なくする	
膝	屈曲130 伸展 0	大腿骨	腓骨 （腓骨頭と外果を結ぶ線）	股関節を屈曲位で行う	
足	屈曲（底屈）45 伸展（背屈）20	腓骨への垂直線	第5中足骨	膝関節を屈曲位で行う	

◆ 下肢（つづき）

部位名	運動方向・参考可動域角度（度）	基本軸	移動軸	測定肢位および注意点	参考図
足部	外がえし20 内がえし30	下腿軸への垂直線	足底面	膝関節を屈曲位で行う	
	外転10 内転20	第1，第2中足骨の間の中央線	同左	足底で足の外縁または内縁で行うこともある	
母指（趾）	屈曲（MTP）35 伸展（MTP）60	第1中足骨	第1基節骨		
	屈曲（IP）60 伸展（IP）　0	第1基節骨	第1末節骨		
足指	屈曲（MTP）35 伸展（MTP）40	第2～5中足骨	第2～5基節骨		
	屈曲（PIP）35 伸展（PIP）　0	第2～5基節骨	第2～5中節骨		
	屈曲（DIP）50 伸展（DIP）　0	第2～5中節骨	第2～5末節骨		

◆ 体幹

部位名	運動方向・参考可動域角度（度）	基本軸	移動軸	測定肢位および注意点	参考図
頸部	屈曲（前屈）60 伸展（後屈）50	肩峰を通る床への垂直線	耳孔と頭頂を結ぶ線	頭部体幹の側面で行う 原則として腰かけ坐位とする	

◆ 体幹（つづき）

部位名	運動方向・参考可動域角度（度）	基本軸	移動軸	測定肢位および注意点	参考図
頸部	左回旋60 右回旋60	両側の肩峰を結ぶ線への垂直線	鼻梁と後頭結節を結ぶ線	腰かけ坐位で行う	
	左側屈50 右側屈50	第7頸椎棘突起と第1仙椎の棘突起を結ぶ線	頭頂と第7頸椎棘突起を結ぶ線	体幹の背面で行う 腰かけ坐位とする	
胸腰部	屈曲（前屈）45 伸展（後屈）30	仙骨後面	第1胸椎棘突起と第5腰椎棘突起を結ぶ線	体幹側面より行う 立位，腰かけ坐位または側臥位で行う 股関節の運動が入らないように行う	
	左回旋40 右回旋40	両側の後上腸骨棘を結ぶ線	両側の肩峰を結ぶ線	坐位で骨盤を固定して行う	
	左側屈50 右側屈50	ジャコビー線の中点に立てた垂直線	第1胸椎棘突起と第5腰椎棘突起を結ぶ線	体幹の背面で行う 腰かけ坐位または立位で行う	

◆ その他

部位名	運動方向・参考可動域角度（度）	基本軸	移動軸	測定肢位および注意点	参考図
肩 （肩甲骨の動きを含む）	外旋90 内旋70	肘を通る前額面への垂直線	尺骨	前腕は中間位とする 肩関節は90度外転し，かつ肘関節は90度屈曲した肢位で行う	
	内転75	肩峰を通る床への垂直線	上腕骨	20度または45度肩関節屈曲位で行う 立位で行う	

［日本整形外科学会・日本リハビリテーション医学会関節可動域合同委員会：関節可動域表示ならびに測定法，1995より抜粋］

付録 4　徒手筋力テスト

上肢

評価する部位（筋肉）	方法	参考写真
手指の外転 （背側骨間筋）	① 患者に両手の指を外側全開に広げてもらう（→） ② 検者は，全開させている指に抵抗を加える（→） 〔筋力3くらいの場合の方法〕	
手指の掌屈，背屈 （手根屈筋，伸筋群）	① 患者に手首を背屈，掌屈してもらう（→） ② 検者は，患者の両手を握るようにして，背屈，掌屈に抵抗を加える（→） 〔筋力3くらいの場合の方法〕	
肘の屈曲 （上腕二頭筋）	① 患者に肘を90度に曲げてもらう（→） ② 屈曲する際に，検者は患者の前腕をつかんで，抵抗を加える（→） 〔筋力3くらいの場合の方法〕	
肘の伸展 （上腕三頭筋）	① 肘の屈曲ののち，患者に肘を伸展してもらう（→） ② 伸展する際に，検者は抵抗を加える（→） 〔筋力3くらいの場合の方法〕	

上肢（つづき）

評価する部位（筋肉）	方法	参考写真
肩関節の外転 （三角筋）	① 患者に肩関節を外転してもらう（→） ② 外転の際に，検者が上腕をつかんで抵抗を加える（→） 〔筋力3くらいの場合の方法〕	
肩の挙上 （僧帽筋）	① 患者に両肩を挙上してもらう（→） ② 挙上の際に，検者は両手を患者の両肩に当て，抵抗を加える（→） 〔筋力3くらいの場合の方法〕	

下肢

評価する部位（筋肉）	方法	参考写真
股関節の内転 （股関節の内転筋群）	坐位で行う場合〔筋力3くらい〕 ① 患者を坐位にさせて，両膝を閉じるように動いてもらう（→） ② 検者の手を患者の大腿部の内側に当て，抵抗を加える（→）	
	仰臥位で行う場合〔筋力2くらい〕 ① 患者を仰臥位にさせて，下肢を開いた状態から閉じるように動いてもらう（→） ② 検者の手を患者の膝関節と距腿関節の内側に当て，抵抗を加える（→）	

◆ 下肢（つづき）

評価する部位（筋肉）	方法	参考写真
股関節の**外転** （中殿筋，小殿筋）	坐位で行う場合〔筋力4以上〕 ① 患者は坐位のままで，両膝を開くように動いてもらう（→） ② 検者の手は患者の大腿部の外側に当て，抵抗を加える（→） 〔注：筋力3の場合は側臥位で行う〕	
	仰臥位で行う場合〔筋力2くらい〕 ① 患者は仰臥位のままで，下腿をやや開いた状態からさらに開くように動いてもらう（→） ② 検者の手は患者の膝関節と距腿関節の外側に当て，抵抗を加える（→）	
股関節の**屈曲** （腸腰筋）	① 患者は坐位のままで，両大腿部を片方ずつ上に挙げてもらう（→） ② 検者は両手を患者の大腿部の上に置き，抵抗を加える（→） 〔筋力3くらいの場合の方法〕	
膝関節の**伸展** （大腿四頭筋）	① 患者は坐位のままで，下腿を片方ずつ前方に押し出してもらう（→） ② 検者は患者の下腿に手を当て，抵抗を加える（→） 〔筋力3くらいの場合の方法〕	

◆ 下肢（つづき）

評価する部位（筋肉）	方法	参考写真
膝関節の屈曲 （ハムストリングス 〔大腿後面筋群〕）	① 患者は膝関節の伸展ののち，下腿を片方ずつ後方に動かしてもらう（→） ② 検者は患者の腓腹部に手を当て，抵抗を加える（→） 〔筋力3くらいの場合の方法〕	
足の背屈 （下腿伸筋群から 足関節背屈群）	① 検者の手を患者の足背に当て，患者に抵抗するように動かしてもらう（→） ② 検者も抵抗を加える（→） 〔筋力3くらいの場合の方法〕	
足の底屈 （足関節底屈筋群）	① 検者の手を患者の足底に当て，検者の手に抵抗するように動かしてもらう（→） ② 検者も抵抗を加える（→） 〔筋力3くらいの場合の方法〕	

付録 5　自助具・補助具一覧

◆ 食事動作に使用される自助具・補助具

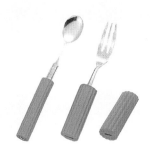

①スポンジ付きスプーン・フォーク
　スプーン，フォークなどの握り部分を太くし，握力の弱い人がもちやすいように加工したもの．差込み式のパッドもある．

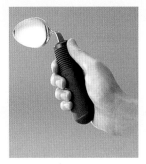

②折り曲げスプーン
　スプーンの柄をちょうど良い角度に曲げることができ，食べ物をこぼさずに楽に口に運ぶことができる．同様のフォークもある．

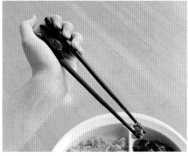

③バネ付き箸
　バネで挟む動作を補助することにより，容易に箸を使うことができる．食事の動機づけに効果がある．

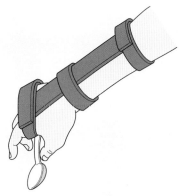

④スプーン付き手関節伸展位保持副子
　手関節背屈位を保持するとともに，スプーンの握りを助ける．

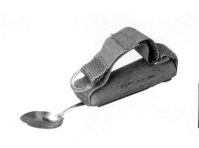

⑤スプーンホルダー
　握力がなくてもスプーンやフォークを保持することができる．

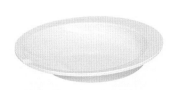

⑥すくいやすい皿
　皿を斜めにしなくても，食べ物を容易にすくい上げることができる．

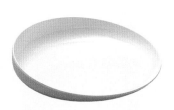

⑦スクープディッシュ
　片側の端に高さをつけることにより，食べ物を容易にすくい上げることができる．

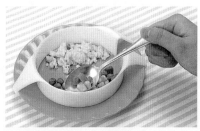

⑧フードガード
　皿にのせて使用し，食べ物がこぼれないようにする．

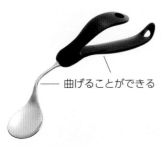

⑨変形可能な柄・もち手
柄ももち手もちょうど良い角度や形に曲げることができ，握力が弱くても保持しやすい.

— 曲げることができる

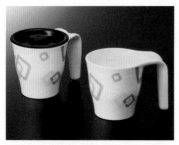

⑩もちやすいコップ
握力が弱くても，もち上げやすい.

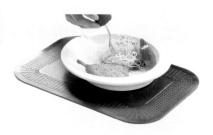

⑪滑り止めマット（食卓用）
マットにのせることで，食器がすべりにくくなる.

整容動作に使用される自助具・補助具

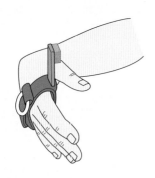

①歯ブラシホルダー
握力がなくてもブラシを保持することができる.

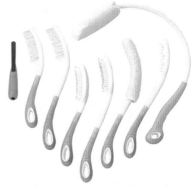

②長柄のブラシ・くし
関節可動域制限や片麻痺がある場合でも，柄の長さを利用してブラシやくしを使うことができる.

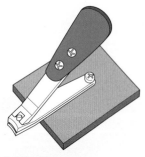

③片手用爪切り
利き手が麻痺した場合に，健側の爪を患側の肘などを利用して切ることができる.

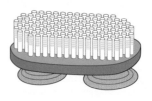

④吸盤付きブラシ
裏に吸盤が付いており，浴室のタイルや洗面台などに固定して使う. 片手しか使えない場合でも，手足自体をブラシにこすりつけて洗うことができる.

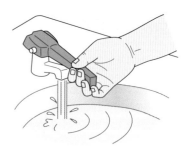

⑤蛇口ホルダー
関節に負担なく水道の蛇口を軽い力で開けることができる.

更衣動作に使用される自助具・補助具

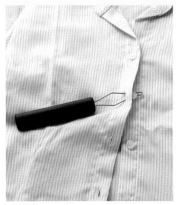

①ボタンエイド
指先の細かい動作が困難な場合に，ボタンエイドの針金部分で引っかけてボタン操作を行う．

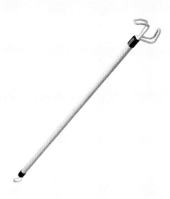

②リーチャー
多目的に使用できる．更衣，靴下着脱，カーテン操作，物を引き寄せたり押しやるなど，離れたところの物の操作全般に使用できる．

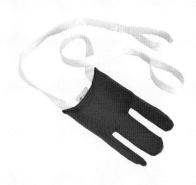

③ソックスエイド
足先まで手の届かない場合でも靴下を履くことができる．同様のものとしてストッキングエイドもある．

入浴動作に使用される自助具・補助具

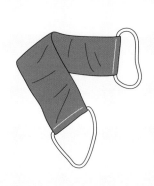

①ループ付きタオル
一側のループを患側にかけ，健側の上肢を使って背中を洗うことができる．ループをゴムループにするとさらに洗いやすくなる．

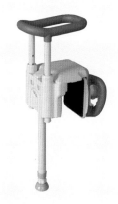

②浴槽用手すり
浴槽での立ち上がりや出入りの際の支えとして便利．

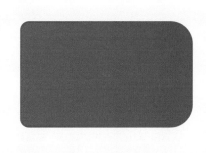

③滑り止めマット（入浴用）
浴槽のなかや洗い場で使用する．裏に吸盤が付いていて滑りにくい．

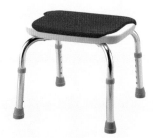

④入浴用シャワー椅子
座ったままでシャワーが使える．ひじ掛け付き，背もたれ付き，折りたたみ機能付きなど，各種ある．

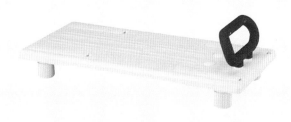

⑤バスボード
浴槽に渡して使用する．浴槽への出入りのときに腰かけることで安定性が増す．

● トイレ動作に使用される自助具・補助具

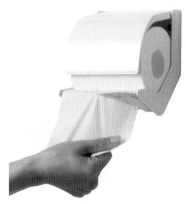

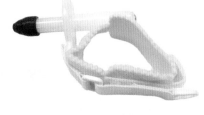

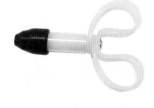

①片手で切れるトイレットペーパーホルダー
片手で簡単にトイレットペーパーを切ることができる.

②坐薬挿入器（手掌固定タイプ）
四肢麻痺や関節炎などにより，通常の方法で坐薬を挿入することが困難な場合に使用する.

③坐薬挿入器（指装着タイプ）

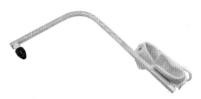

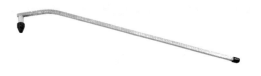

④坐薬挿入器（リーチャータイプ）

⑤坐薬挿入器（てこ挿入タイプ）

● 写真提供（掲載順）：
食事動作に使用される自助具・補助具：アビリティーズ・ケアネット株式会社，酒井医療株式会社
整容動作に使用される自助具・補助具：相模ゴム工業株式会社
更衣動作に使用される自助具・補助具：酒井医療株式会社，プロト・ワン有限会社
入浴動作に使用される自助具・補助具：アロン化成株式会社
トイレ動作に使用される自助具・補助具：株式会社シマブン，株式会社オアシスMSC

索　引

欧文索引

看護学テキスト NiCE
リハビリテーション看護（改訂第 3 版）　　障害のある人の可能性とともに歩む

2010 年 5 月 10 日	第 1 版第 1 刷発行	編集者　酒井郁子，金城利雄，深堀浩樹
2014 年 4 月 20 日	第 1 版第 4 刷発行	発行者　小立健太
2015 年 12 月 15 日	第 2 版第 1 刷発行	発行所　株式会社 南 江 堂
2020 年 2 月 20 日	第 2 版第 5 刷発行	㊢113-8410 東京都文京区本郷三丁目 42 番 6 号
2021 年 1 月 20 日	第 3 版第 1 刷発行	☎（出版）03-3811-7189 　（営業）03-3811-7239
2024 年 2 月 20 日	第 3 版第 3 刷発行	ホームページ https://www.nankodo.co.jp/

印刷・製本 三報社印刷

Ⓒ Nankodo Co., Ltd., 2021

定価は表紙に表示してあります．
落丁・乱丁の場合はお取り替えいたします．
ご意見・お問い合わせはホームページまでお寄せください．

Printed and Bound in Japan
ISBN 978-4-524-24629-8